中医药膳加工与制作

曹　峰　主编

科学技术文献出版社

SCIENTIFIC AND TECHNICAL DOCUMENTATION PRESS

·北京·

图书在版编目（CIP）数据

中医药膳加工与制作 / 曹峰主编. —北京：科学技术文献出版社，2020.9
（2024.1重印）
ISBN 978-7-5189-7131-2

Ⅰ.①中… Ⅱ.①曹… Ⅲ.①药膳—加工 ②药膳—制作 Ⅳ.① R247.1
② TS972.161

中国版本图书馆 CIP 数据核字（2020）第 172273 号

中医药膳加工与制作

策划编辑：薛士滨 责任编辑：吕海茹 张雪峰 责任校对：王瑞瑞 责任出版：张志平

出 版 者	科学技术文献出版社
地 址	北京市复兴路15号 邮编 100038
编 务 部	（010）58882938，58882087（传真）
发 行 部	（010）58882868，58882870（传真）
邮 购 部	（010）58882873
官 方 网 址	www.stdp.com.cn
发 行 者	科学技术文献出版社发行 全国各地新华书店经销
印 刷 者	北京虎彩文化传播有限公司
版 次	2020 年 9 月第 1 版 2024 年 1 月第 4 次印刷
开 本	787×1092 1/16
字 数	557千
印 张	24.25
书 号	ISBN 978-7-5189-7131-2
定 价	98.00元

编 委 会

前　言

　　中医药膳食疗理论与实践历史悠久、源远流长，为中华民族的繁衍生息做出了不可磨灭的贡献。中医药膳学是在中医理论指导下，研究中医药膳的起源、发展、理论、应用及开发的一门学科。中医药膳加工与制作主要讲述中医药膳的基本理论、基本知识与基本技能。

　　本书紧扣专业特点，全书分为上、中、下三篇。上篇为基础理论；中篇为加工技能；下篇为药膳应用及实训。本书的编写始终贯穿以能力培养为本位、以素质提高为中心、以实际应用为主旨的思想。

　　本书的出版得到贵州省中医养生文化研究与产业科技创新人才团队和贵州中医药大学校本自编著作（教材）项目的大力支持，在此一并致谢。

　　由于编者时间和水平有限，本书难免存在不足之处，恳请广大读者批评指正，提出宝贵意见，以便再版时进一步完善。

曹　峰

目　录

<u>上篇　基础理论</u>

<u>中篇　加工技能</u>

下篇　药膳应用及实训

上篇 基础理论

第一章 中医药膳的特点与应用原则

第一节 中医药膳的发展历程

1. 起源于远古

药膳实践起源于远古先民的生产生活。远古时期，人类祖先为了生存，主要采取原始采集的方式来获取食物。早期人类通过采集野生植物，包括果实、花叶、根茎等部位来食用，或者猎取野生动物，以此来缓解饥饿、增强体力。在人类自然采集过程中偶然发现摄取某些动、植物可以减少疾病，人们发现各种植物有不同的味道，如姜是辛味的，吃过以后人会感到温热，会有发汗、止呕等作用；薄荷是辛味的，吃过使人感觉清凉，有清利咽喉等作用；山药是甘味的，吃了以后可以增长气力等。这都是中药学早期经验的积累，是中药理论的发端。随着经验积累的增加，人们在随后的采集过程中主动去发现具有治疗作用的动、植物，经过漫长时间的积累，人类祖先将采集过的动、植物的基本性能和毒性逐渐总结下来，这是药食同源的最早起源，也为中医药膳学发展奠定了最早的基础。

《韩非子·五蠹》曰："上古之世，民食果瓜蚌蛤，腥臊恶臭而伤害腹胃，民多疾病。有圣人作，钻燧取火以化腥臊，而民悦之，使王天下，号之曰燧人氏。"燧人氏钻燧取火后，人类逐渐由茹毛饮血的生食阶段进入熟食阶段。通过高温处理的食物更容易被人体消化，寄生虫、病菌也大大减少，因此，疾病也慢慢减少，而用火加工食物的方式也逐渐增多，有煮、蒸、炮、烤、煎、焙、炒等各种方式，这也是药膳烹饪制作的重要条件。

酒的出现也是药膳起源的重要环节。醫，从西。《说文解字》中说"医之性然，得酒而使"，说明酒在医学起源中占据重要的作用。《战国策》中说"帝女令仪狄作酒而美，进之禹，禹进而甘之"，说明当时的人们把酒作为治疗疾病和养生的重要材料。

2. 奠基于秦汉

随着夏朝建立，国家文明兴起，药膳也随之发展。经过春秋战国百家争鸣，伴随社会发展，直至秦汉之际，药膳理论逐渐由萌芽实践上升到理论阶段。商宰相伊尹的《汤液经》就精于药膳调养，可惜现已失传。周代设立食医，《周礼》记载"（食医）掌和王之六食、六饮、六膳、百酱、八珍之齐""以五味、五谷、五药养其病"。我国设立食医的时间比西方营养师早了 2000 多年。春秋战国时期，经济发展，社会变革，教育普及，百家争鸣，文化繁荣，实践医学进一步发展，理论医学基本形成，药膳学从萌芽实践阶段走向理论阶段。先秦的很多文献都涉及中医药膳的内容，如《吕氏春秋·本味》中"灭腥去臊除膻，必以其胜，无失其理，调和之事，必以甘酸苦辛咸"。马王堆古医书记载了百余种食疗药物，很多疾病都是通过药疗和食疗相结合，如春鸟卵入桑枝蒸之、入黍中食之来治疗性功能障碍，雀卵合麦粥治疗阳痿等。直至秦汉大一统阶段，帝王追求长生，对医药的重视逐渐加大，徐福海外求仙方、黄老之学盛行，都促进了药膳学的形成和发展。

现存最早的药物学专著《神农本草经》约成书于东汉，载药365种，其将药物分为上、中、下三品。上品120种为君，主养命，以应天，无毒，多服久服不伤人，欲轻身益气、不老延年者，本上经，如大枣、人参、枸杞、五味子、地黄、沙参、菊花、石斛、丹砂。中品120种为臣，主养性，以应人，无毒有毒斟酌其宜，欲遏病补虚羸者，本中经，如粟米、生姜、葱白、当归、贝母、杏仁、乌梅、鹿茸、麻黄。下品125种为佐使，主治病，以应地，多毒不可久服，欲除寒热邪气破积聚愈疾者，本下经，如附子、大黄、桃核仁、杏核仁、大豆黄卷、赤小豆。汉代方士和本草都是官职名称，都主方药工作。方士烧金炼丹，寻求长生不死之药兼治病，本草专事方药医疗。因本草官多从神仙著作中获得药物养生知识，故在本草著录中多有延年神仙内容，《神农本草经》的养生取向受古代仙道影响较大。《神农本草经》所载养生方药中具"轻身"功能的药物有125种，令人不老或抗老的药物有62种，延年益寿的药物有47种。

同时代的《黄帝内经》不仅构建了中医学的理论基础，而且记载了大量有关中医药膳的内容，如《素问·六节藏象论》中"五味入口，藏于肠胃，味有所藏，以养五气，气和而生，津液相成，神乃自生"；《素问·脏气法时论》中"毒药攻邪，五谷为养，五果为助，五畜为益，五菜为充，气味合而服之，以补精益气"；《素问·五常政大论》中"谷肉果菜，食养尽之"。《黄帝内经》将五脏、五味相对应，强调饮食应该"谨和五味"，不应该有所偏嗜，与现代营养学中强调全面营养不谋而合，极大地丰富了药膳学的理论。此外，《黄帝内经》记载的13个方剂中有6首是药膳配方，如乌贼骨丸由海螵蛸、茜草、麻雀蛋、鲍鱼四味配制而成，能补精血、益阴气、通经脉，味道鲜美，营养丰富，药食并举，是治疗血枯闭经之药膳精品。

东汉末年，张仲景所著《伤寒杂病论》确立了中医理法方药相结合的辨证论治体系，书中提出饮食"得宜则益体，害则成疾"。张仲景在治疗疾病中常用热粥以助药力发汗，还提出一些饮食禁忌，如"肝病禁辛，心病禁咸，脾病禁酸，肺病禁苦，肾病禁甘"等。《伤寒杂病论》载方269首，被称为"方书之祖"。其中，很多方剂是药食相配，也可称为药膳，如猪肤汤、苦酒汤、当归生姜羊肉汤、桂枝汤、百合鸡子黄汤、黄芪建中汤、瓜蒌薤白白酒汤、甘麦大枣汤。其中，猪肤汤"少阴病，下利咽痛，胸满心烦，猪肤汤主之"，即用猪肤（即猪肉皮）一斤，配白蜜、白米粉熬成，有滋阴润肺、清虚热之效，多用于慢性咽炎等。苦酒汤"少阴病，咽中伤，生疮，不能语言，声不出者，苦酒汤主之"，苦酒即醋，配鸡蛋清、半夏来清润降火、祛痰开声。当归生姜羊肉汤"若寒多者，加生姜成一斤；痛多而呕者，加橘皮二两，白术一两。加生姜者，亦加水五升，煮取三升二合，服之""产后腹中疞痛，当归生姜羊肉汤主之，并治腹中寒疝，虚劳不足""寒疝，腹中痛及胁痛里急者，当归生姜羊肉汤主之"，其中，当归三两、生姜五两、羊肉一斤、水八升，煮服。张仲景的很多药膳名方千古流传，其方剂的配伍也为后世药膳的创制建立了规范。

秦汉时期还有其他很多有关药膳的专著问世，如《神农食经》《养性书》《四时御制》，由于战乱不断、社会不安，大多都已亡失。

3. 承启于唐宋

魏晋时期，炼丹服石的风尚盛行，造成了伤生损体的不良影响。社会健康流弊日盛，膳食调理越来越受到重视。隋唐孙思邈力主食养食疗，其著作《备急千金药方》记载了食疗原料162种，其中有果实类30种、蔬菜类63种、谷米类24种、鸟兽类45种，并创制了很多药膳名方，提出很多食养食疗原则。《千金翼方》中也提出了"食疗不愈，然后命药"，非常推崇食养食疗。其弟子孟诜撰《补养方》，门人将其增补为《食疗本草》，这是我国第一部食养食疗专著。此外，王焘的《外台秘要》也记载了大量药膳的内容。《食医心鉴》《食性本草》等药膳专著频出，药膳有了专科化的发展趋势。

到了宋代，国家对医药高度重视，成立了校正医书局，整理出版了大量医药类文献。《太平圣惠方》《圣济总录》等大型方书收载了众多药膳方，如"芪婆汤""乏力气方"等。养生名家陈直撰写了《养老奉亲书》，将药膳食疗放在养老奉亲、防止老年病的首位。他认为饮食不节造成的身体脾胃受损，这是疾病产生的重要因素，药膳可以通过平衡人体阴阳、五行生克制化，来实现对人体健康的干预，实现养生保健作用。书中载方323首，其中药膳方162首，如"益气牛乳方"是其中著名的药膳方。

4. 纷呈于金元

金元时期，以金元四大家为首的各家医学流派异彩纷呈。其中，补土派李东垣主张补脾胃养元气，认为饮食不当造成的脾胃受伤、饮食不节是致病的重要原因。攻下派张从正直接强调食养，认为"养生当论食补""精血不足，当补之以食"。元朝皇家更加重视药膳的重要性。元朝宫廷设置执掌饮膳的太医四人，"补养调护之术，饮食百味之宜""汤煎琼玉、黄精、天门冬、苍术等膏，牛髓、枸杞等煎，诸珍异馔，咸得其宜"。元饮膳太医忽思慧的《饮膳正要》是我国第一部营养学专著，是元代以前药膳食疗的集大成者。书中对药膳疗法、制作、饮食宜忌、饮食卫生、服药忌口、食物相反、食物中毒解毒、过食危害等有详细记载，收载和创制众多药膳方，其中抗衰老药膳方29首，其他疾病药膳方129首。元末贾铭以"慎饮食"为养生要旨，寿至百岁，明初进《饮食须知》8卷给明太祖，选饮食物325种，并简述其性味宜忌。由于金元少数民族南迁，与汉民族融合统一，此时的药膳也吸纳了很多少数民族的饮食特点，如奶制品、牛羊肉等少数民族的食材大大增加，这极大地丰富了中医药膳学的发展。

5. 集成于明清

明清时期，国家统一，社会相对安定，大量对历代医药文献的总结研究不断问世。明朝李时珍的《本草纲目》对上至《神农本草经》、下至金元时期的大量医药著作进行了广泛的收集整理，并走访全国各地，成就了不朽的医药巨著，其中在谷、菜、果实、介、禽各部收集了大量药膳物品，在其他部类也记载了大量药物的食疗功能，集合历代药膳的各种成就，成为药膳食品大全，为后世的药膳研究提供了大量资料。此外，汪颖的《食物本草》也记载了大量药膳的内容，他还对全国各地的泉水进行考证研究，探讨其不同的功效。明朝中后期，自然灾害频发，人民生活困苦，救济灾荒成为重要的社会命题。周定王朱橚《救荒本草》收录可食植物414种，由徐光启收录在《农政全书》中。王磐的《野菜谱》（《救荒野谱》）收录了60种野菜。鲍山撰《野菜博录》载野菜435种，并介绍其性味。这些救济灾荒的野生植物不仅对解决贫苦人民生活问题有所帮助，也极大地拓展了中医药膳原料的范围，推动了中医药膳学的发展。

清朝的医药家们大多承袭《本草纲目》的学术成果，也推出了大量药膳相关著作，如沈李龙的《食物本草会纂》附《日用家钞》《食鉴本草》（柴裔的4卷本，费伯雄1卷本）。比较著名的有王士雄的《随息居饮食谱》、袁枚的《随园食单》、陈修园的《食物秘书》、章杏云的《调疾饮食辨录》、黄鹄的《粥谱》等书，使中医药膳学得到进一步发展。

6. 创新于现代

近现代以来，特别是中华人民共和国成立以来，药膳学有了全新的发展。在认真发掘、系统整理的基础上，不仅出版了大量综合性著作，如叶橘泉的《食物中药与便方》、王者悦的《中国药膳大辞典》、顾绍年的《中医食疗药膳》、姚海洋的《中国食疗大典》，还出版了各种版本的学科教材《中医药膳学》，以及大量药膳临床专著、药膳科普读物。数以百计的药膳著作对现代药膳学的发展产生了有力的推动。

随着科学技术的发展，药膳学的发展也走向了科技化、创新化。有关药膳的实验和临床研究也有了长足的发展，特别是单味药及其主要成分的现代养生保健机制研究取得了很大突破，也衍生出一大批单味食疗保健产品。此外，药膳的应用也更加广泛，随着市场经济的发展，越来越多的药膳产品走进人们的生活，新技术、新方法被引入到药膳研究应用中，传统药膳的菜肴类、面点类等也逐渐向饮料类、冲剂、浓缩剂等新剂型拓展，既方便了大众的使用，也给药膳研究发展带来了新的生机和商机。

中医药膳经历了几千年的历史发展，不仅形成了相对完善的学科体系，而且在现代科学技术的创新推动下不断满足社会需求，展现出了蓬勃发展的美好前景。

第二节　中医药膳的特点

中医药膳是在中医学、烹饪学和营养学理论指导下，严格按药膳配方，将中药与某些具有药用价值的食物相配伍，采用我国独特的饮食烹调技术和现代科学方法制作而成的具有一定色、香、味、形的美味食品。中医药膳是中国传统的医学知识与烹调经验相结合的产物，"寓医于食"，既将药物作为食物，又将食物赋予药用，药借食力，食助药威，二者相辅相成，相得益彰；既具有较高的营养价值，又可防病治病、保健强身、延年益寿。

人类生活在天地之间的自然界中，是天地自然的产物。如《素问·宝命全形论》所说"人生于地，悬命于天，天地合气，命之曰人"，而自然界是人类生命起源的根本，为人类的生活提供了基本条件。《素问·六节藏象论》指出，"天食人以五气，地食人以五味。五气入鼻，藏于心肺，上使五色修明，音声能彰；五味入口，藏于肠胃，味有所藏，以养五气，气和而生，津液相成，神乃自生"。中医学认为，人体是一个有机的整体，人与所处的自然界也是一个有机的整体。在这种整体观念思想的指导下，中医认识到人的生命健康和疾病的发生、传变、预后等受多方面因素的综合影响，如季节气候、地域环境及人的年龄、性别、体质等。因而在中医治未病时，必须考虑人体健康及疾病的发生、传变与季节气候、地域环境及人的年龄、性别、体质等因素的关系，因时制宜、因地制宜、因人制宜，综合制定适宜的治未病方法，以达到养生保健，防止疾病传变和复发，促进疾病康复的目的。

人是一个统一的有机整体，人的生命与所处的自然环境息息相关，所以，中医治未病必须从整体全局着眼，注意到生命活动的各个环节，全面考虑，综合调养。综合调养在强调全面、协调、适度的同时，也强调养宜有针对性，要根据实际情况，具体问题具体分析，不可一概而论。一般说来，可综合考虑各种因素对人的健康和疾病康复的影响，因人、因时、因地不同而分别施养。

中医治未病应在三因制宜原则的指导下，全面奉行对个人生命健康或疾病康复有利的方法，避免任何不利于健康或疾病康复的因素对人体的危害。正如《素问·上古天真论》所说"所以能年皆度百岁而动作不衰者，以其德全不危也"，即上古时期的长寿之人之所以大多可以健康地活到百岁，是因为全面奉行养生之道，施行养生之法，从而不会受病邪的侵害。某些仅凭施行单一方法而获得健康长寿或者促进疾病康复的认识，忽略了人自身是一个有机的整体，人与所处的自然环境也是一个有机的整体，这种片面的认识违背了中医治未病综合调养的基本原则。

第三节　中医药膳的应用原则

一、因时调养

自然界有阴阳规律性的周期变化，表现为时间节律性。自然界阴阳动态的消长变化表现为年、月、日节律性的周期变化特点。因时调养是指根据自然界阴阳变化的年、月、日节律性周期变化和气候环境变化特点，确定适宜的中医治未病方法，以达到养生保健，防止疾病传变和复发，促进疾病康复的目的。中医治未病因时调养主要包括四季调养、月令调养和昼夜调养。

（一）四季调养

四季调养，是指根据四季气候变化，制定适宜的中医治未病方法，以达到养生保健，防止疾病传变和复发，促进疾病康复的方法。一年四时气候呈现出春温、夏热、秋凉、冬寒的节律性变化，是自然界阴阳消长变化的结果。春夏之时，自然界阳气逐渐增长，阴气逐渐消减，则日照时间逐渐增加，气候逐渐变为温热；秋冬之时，自然界阳气逐渐消减，阴气逐渐增加，则日照时间逐渐变短，气候逐渐变为凉寒。这种四季气候的变化，对人体的生理功能、病理变化均能产生影响，因此，治未病必须以顺应四时阴阳的变化规律为基本原则。《灵枢·本神》说："故智者之养生也，必顺四时而适寒暑……如是则辟邪不至，长生久视。"这是中医"天人相应"观点的体现。

因此，应主动在生活起居、情志调节、锻炼形体等方面全面顺应四时阴阳的变化，如《素问·四气调神大论》云："夫四时阴阳者，万物之根本也。所以圣人春夏养阳，秋冬养阴，以从其根；故与万物沉浮于生长之门。逆其根则伐其本，坏其真矣。"通过春季和夏季养生养长以蓄养阳气，秋季和冬季养收养藏以蓄养阴气以顺应四季变化，从而达到养生保健的目的。人类适应自然环境的能力是有一定限度的。如果气候剧变，超过了人体调节功能的一定限度，或者机体的调节功能失常，不能对自然变化做出适应性调节时，人体就会发生疾病。有些季节性的多发病或时令性的流行病有着明显的季节倾向，如《素问·金匮真言论》所说"春善病鼽衄，仲夏善病胸胁，长夏善病洞泄寒中，秋善病风疟，冬善病痹厥"。为了有针对性地预防季节多发病，应做到《素问·上古天真论》所阐述的"虚邪贼风，避之有时"，依据这类病证多有季节性发病的特点，重点加以防范。

如果已经发生疾病，也应根据季节的不同，有针对地采取措施，防止疾病的传变或复发，如张仲景在《金匮要略·藏府经络先后病脉证》云："夫治未病者，见肝之病，知肝传脾，当先实脾，四季脾旺不受邪，即勿补之；中工不晓其传，见肝之病，不解实脾，惟治肝也"。原文阐述说高明的医生治疗肝病常结合运用补益脾气的方法，这是因为肝病易传之于脾，在还未传变至脾时预先补益脾气的方法，即是治未病。四季末的最后十八天是脾土当令的时间，此时可以不用补益脾气的方法。此外，某些慢性宿疾，往往在季节更迭时导致疾病复发或加剧。如哮喘等病证常在冬季气候寒冷时发作或病情加重，患有这类病证的患者大多是体内阴盛阳衰，抵抗力明显下降，外邪容易侵入而发病。这类病证采用中医三伏贴这种冬病夏治的治未病方法效果较为理想。三伏贴是利用夏季阳气旺盛的特点，运用补虚助阳药以温里散寒，这也是中医强调"春夏养阳"的原因。夏季三伏期间是一年中阳气最旺盛的时候，且在这个时间人体阳气有由表入里的趋势，在三伏天进行贴敷治疗，最易发挥扶助人体阳气、加强卫外功能、增强体质的效果。

（二）月令调养

月令调养，是指根据月令变化，制定适宜的中医治未病方法，以达到养生保健，防止疾病传变和复发，促进疾病康复的方法。一个月中按照月相的变化可分为朔月、上弦月、满月、下弦月四个时期。不同月相对人体气血运行有明显的影响。正如《素问·八正神明论》云："月始生，则血气始精，卫气始行；月廓满则血气实，肌肉坚，月廓空，则肌肉减，经络虚，卫气去，形独居，是以因天时而调血气也。是以天寒无刺，天温无疑；月生无泻，月满无补；月廓空无治。是谓得时而调之。因天之序，盛虚之时，移光定位，正立而待之。"即在满月时人体气血相对旺盛，此时应慎用补法；朔月时人体气血相对亏虚，此时宜慎用泻法。因此，在养生保健和治疗治疾病时，应考虑到月令变化对人体和病情变化的影响，如育龄期女子月经与气血关系极为密切，受月令影响较大，故在调理女性月经时，可以参照月经的周期节律及月令对气血的盛衰变化影响而施治。

（三）昼夜调养

昼夜调养，是指根据昼夜的更迭变化，制定适宜的中医治未病方法，以达到养生保健，防止疾病传变和复发，促进疾病康复的方法。一天之中昼夜阴阳的变化影响着人体脏腑功能、气血运行及病情变化。《素问·生气通天论》详述了人体的阳气昼夜消长的规律，"阳气者，一日而主外，平旦人气生，日中而阳气隆，日西而阳气已虚，气门乃闭。是故暮而收拒，无扰筋骨，无见雾露，反此三时，形乃困薄"。人体阳气的运行具有清晨生发、中午隆盛、傍晚收敛、夜半潜藏的特点，如果在夜晚频繁地扰动阳气，如长期熬夜、剧烈运动、深夜外出被外邪侵袭等，日久就可能损伤人体阳气，影响人体健康，所以应根据一天昼夜更迭阴阳变化对人体的影响，合理安排工作、学习和休息时间。

一般而言，在病理变化上，大多数疾病白天病情较轻，傍晚加重，夜间最重，呈现出周期性的起伏变化。《灵枢·顺气一日为四时》阐述说：“朝则人气始生，病气衰，故旦慧；日中人气长，长则胜邪，故安；夕则人气始衰，邪气始生，故加；夜半人气入脏，邪气独居于身，故甚也。”因此，防治疾病时应根据昼夜阴阳消长的规律，结合人体气血的消长变化采取适宜的治未病方法，往往可以事半功倍。如针灸学中根据人体脏腑功能和经络气血的昼夜运行规律，创立“子午流注针法”调整人体脏腑气血，就是昼夜调养原则指导的体现。

二、因地调养

地域环境有地区气候、地理环境和人群生活习惯的差异，这是因为不同的地域环境，其地势海拔、气候特点、物产资源、经济状况、社会治安、文化风俗、宗教信仰等不同，造成不同地域的居民在生理体质上有不同特点，同样也是某些疾病具有地区发病特点的原因。比如，我国东南方气候多湿热，人体腠理多疏松，体格多瘦削；西北地处高原，气候多燥寒，人体腠理多致密，体格多壮实。地理环境不同，形成了生理上、体质上的不同特点，因而不同地区的发病情况也不尽一致。中医治未病，依据不同的地域环境，选择有利于个体健康或疾病康复的外部地理环境条件，尽量避开不利于个体健康或疾病康复的外部地理环境条件，因地制宜采取适宜的治未病方法，以达到保养生命，防止病情传变和复发，以及促进疾病康复的目的。因地调养主要包括适应本地环境和防治地方病证两个内容。

（一）适应本地环境

中医学非常重视地区方域对人体体质乃至病理变化的影响。我国地域辽阔，各地的地理环境、气候条件相差很大，如《素问·异法方宜论》云：东方是“天地之所始生也，鱼盐之地，海滨傍水”；西方是“金玉之域，沙石之处，天地之所收引也。其民陵居而多风，水土刚强”；北方是“天地所闭藏之域也，其地高陵居，风寒冰冽”；南方是“天地所长养，阳之所盛处也，其地下，水土弱，雾露之所聚也”；中央地区“其地平以湿，天地所以生万物也众”。这些记载今天依然比较符合我国大部分地区的地理气候特点。人们长期生活在特定地理环境之中，逐渐形成了功能方面的适应性变化。一旦易地而居，环境突然改变，个体生理功能难以迅即发生相应的适应性变化，故初期会感到不太适应，有的甚至会因此而发病。所谓“水土不服”，指的就是这种情况。因此，一旦长期迁居入新的环境，应积极调整自己的身心状态，迅速适应本地的气候环境、饮食习惯、法律规范、人文风俗等。

（二）防治地方病证

不同的地理环境的差异造成一些地方多发病或流行病的发生，这就是地域性疾病的特点，因此要认识疾病的地域性特点，以此来指导中医治未病。由于地域气候特点、饮食结构及生活习惯不同，造成某些病证具有地区多发的特点。如我国古代中原地区，在《素问·

异法方宜论》详细进行了描述，"中央者，其地平以湿，天地所以生万物也众。其民食杂而不劳，故其病多痿厥寒热。其治宜导引按跷，故导引按跷者，亦从中央出也"。我国古代中原地区多为平原，降雨量丰沛，物产资源丰富。中原地区居民生活安逸少劳，因此易发四肢痿弱无力、手足厥冷不温的病证；因形体偏弱，易被外邪侵袭，多见恶寒发热的外感病证。中原地区居民的这种体质特点和发病特点，可以应用导引、按摩之类以强身健体和防治疾病。现代研究发现，人的生长和发育与一定地区的化学元素含量有关，人体从环境摄入的元素量超出或低于人体所能适应的变动范围，就会患化学性地方病。如地方性甲状腺肿主要多见于远离沿海及海拔高的山区，流行地区的土壤、水和食物中含碘量极少，与缺碘有密切关系。地方性甲状腺肿发病率高低与含碘量成反比，而采用碘盐可预防该病的发生。

三、因人调养

因人制宜是指根据人的年龄、性别、体质等个体差异，确定适宜的中医治未病方法，以达到保养生命，防止病情传变和复发，以及促进疾病康复的目的。

（一）年龄

人体气血及脏腑盛衰和生理活动随着年龄的增长而发生不同的变化，从而影响人体对致病因素的反应能力。所以应根据不同年龄的体质及发病特点，制定适宜的中医治未病方法，以达到养生保健及防止疾病传变和复发、促进疾病康复的方法。如小儿生机旺盛，但气血未充、脏腑娇嫩，患病易寒易热、易虚易实，病情变化较速，但接受治疗的药效反应也较快。故小儿治未病应以养护为主，发生病证治疗时用药剂量轻小，一般不宜用峻泻、涌吐及大温大补的食物或药物。青壮年气血旺盛，发育成熟，脏腑功能趋于稳定，对各类疾病的抵抗力也强。一般情况下无需频用补益之品；在患病时，青壮年患者多表现为邪正搏斗激烈的实证、热证，治疗用药禁忌相对少些，攻邪药较多使用，但得病邪清除，身体很快康复。老人生机减退，气血亏虚，患病多虚证，或虚实夹杂。因此平时以养护为主，患病时用药剂量也比青壮年较轻，补益药较多用，祛邪峻猛药也须慎用。如明代医家吴又可在《温疫论·老少异治论》中论述："凡年高之人，最忌剥削，设投承气，以一当十；设用参术，十不抵一。盖老年荣卫枯涩，几微之元气易耗而难复也。不比少年气血生机甚捷，其气勃然，但得邪气一除，正气随复。所以老年慎泻，少年慎补，何况误用耶！万有年高禀浓，年少赋薄者，又当从权，勿以常论。"

人的生命经过生长壮老已不同的阶段，不同的年龄阶段有不同的特征。如《素问·上古天真论》中阐述了女子以七年为一个周期，从七岁至四十九岁；男子以八年为一个周期，从八岁至六十四岁不同年龄段的生长壮老的生命过程。此外，在《灵枢·天年》中更加详细地描述了人以十年为一个周期，从出生到百岁的生命过程，探讨了脏腑、气血盛衰与人生长壮老已的关系。结合古代医家的认识，参照当今对年龄段的标准，可将人的一生可分为三个大的年龄段，包括婴幼儿期、青少年期和中老年期。一般出生后至 12 周岁为婴幼儿期，包括胎儿期、婴儿期、幼儿期和儿童期；13～35 周岁为青少年期，包括少年期和青年期；36 周岁以上为中老年期，包括中年期和老年期。不同年龄时期，人体的生理状态与疾病发生、发展和转归又有不同的特点。因此，中医治未病在人生命形成至生命消亡的全过程中，细分年龄有针对性地采取各种治未病方法，以达到保养生命，防止病情传变和复发，以及促进疾病康复的目的。

1. 婴幼儿期

婴幼儿期包括胎儿、婴儿、幼儿和儿童时期。一般从父母生殖之精结合到小儿出生时为胎儿期，出生后0~3周岁为婴幼儿期，3~12周岁为儿童期。婴幼儿是中医治未病的一个重点受护群体，故明代医家万密斋在《育婴家秘·十三科》中详细阐述了婴幼儿期的体质、发病特点及养护、治疗要点，"盖小儿初生，只是一块血肉耳，虽有神脏、形脏，有其具而未能用也。百日之后，知觉运动以渐而生。至于有疾，口不能言，脉无可诊，名曰哑科。一、二、三岁，口虽能言，而胃气未实，经脉未满，其脉难辨。故曰：子生三年，然后免于父母之怀，其有疾也，而欲治之，则肠胃脆薄，不胜汤丸；荣卫微弱，难施针灸。四岁以后，诸病与大人同，但药剂小耳。惊疳痘疹四证，当别论之。经曰：不能察其幼小者，调冠壮易明，童稚难治也"。

（1）胎儿调养：早在小儿出生前，就应在中医治未病理论指导下，做到优生优育。从父母生殖之精结合到小儿出生为止，共约40周，称为胎儿期。宋代《小儿卫生总微方论·禀受论》云："人禀父母精血化生……人之禀赋，自受气至胎化，自成形至生养，亦皆由焉。"明代张景岳特别强调胎孕养生保健的重要性，在《类经》中指出，"凡寡欲而得之男女，贵而寿，多欲而得之男女，浊而夭"，告诫为人父母者，在怀孕前就应当重视节欲保精，这样子代出生后体质强壮，脏腑功能强盛，生长发育正常，否则可能造成子代先天禀赋不足，体弱多病，生长发育迟缓或先天性生理缺陷和遗传性疾病。

（2）婴幼儿调养：胎儿出生后0~3周岁为婴幼儿期。一般0~1周岁为婴儿期，1~3周岁为幼儿期。一般婴儿以母乳为主食（4~6个月后逐渐添加辅食），1岁后的幼儿以成人食物为主食。

婴幼儿期的小儿是一个重点养护群体，明代医家万全在总结婴幼儿的调养要点时指出，"若要小儿安，三分饥与寒"，意思是说要确保小儿平安健康，就不能给孩子吃得过饱。

此外，婴幼儿因生长发育需要的营养物质相对较多，但其脾胃运化水谷的功能相对较弱，日常进食量只要能满足代谢需要，不宜吃得过饱，且不宜喂食难以消化的食物，否则很容易损伤脾胃而造成小儿食积。万密斋在《育婴家秘·鞠养以防其疾》中援引朱丹溪的观点对其阐述，"丹溪曰：小儿气血俱盛，食物易消，故食无时。然肠胃尚脆而薄，若稠黏干硬，酸咸辣甜，一切鱼肉瓜果酒面，烧炙煨炒，但是发热难化之物，皆宜禁绝"。这些宝贵的育儿经验迄今依然可以有效地指导对婴幼儿的调养。

（3）儿童调养：一般4~12周岁为儿童时期。儿童在这个时期气血逐渐充盛，生长发育迅速，如《素问·上古天真论》描述这个时期儿童生长发育的特点，"女子七岁，肾气盛，齿更发长……丈夫八岁，肾气实，发长齿更"；《灵枢·天年》描述为"人生十岁，五脏始定，血气已通，其气在下，故好走"。此时儿童活泼好动，在七八岁时换去乳牙。因其生长发育的需要，对食物营养的需求较大，所以儿童时期的养护应以保证身体发育的营养需求为主，避免出现营养不良。当然也要预防营养摄入过多造成儿童超重和肥胖的问题。此外，儿童时期在我国一般是在幼儿园和小学阶段，这个时期对儿童的培养直接影响着儿童以后的心智发育，故家人、老师应在这一时期重视培养儿童的学习兴趣，随时关注儿童的心理状态和情绪表现，保证其在儿童时期身心可以健康地成长。

2. 青少年期

青少年期是人生中生长发育的高峰期，也是形体、心理发育的关键时期。这一时期随着脏腑逐渐发育成熟，精气充实，气血调和，形体盛壮，是一生中精气最充盛，生理功能最为强盛的一个阶段。青少年期包括少年期与青年期。一般年龄在 13~17 周岁为少年；年龄在 18~35 周岁之间的人称为青年。尽管大多数慢性疾病是在成年期发生的，但许多与之有关的不良生活方式却是在青少年时期养成的，因此，青少年的调养要注意认识并施行健康的生活方式，避免不良生活方式对身心健康的损害。

（1）少年调养：少年时期一般是中学学习的关键时期，此时应引导他们把主要精力放在学习上，鼓励其积极参加学校文体等集体活动，加强优秀思想文化的修养和熏陶，多参与有益于身心健康的活动，避免一些不良思想和生活方式对其身心的危害。在这段时期里，人类会经历一段青春期，也就是性成熟的过程。《素问·上古天真论》描述女子"二七而天癸至，任脉通，太冲脉盛，月事以时下，故有子"，男子"二八，肾气盛，天癸至，精气溢泻，阴阳和，故能有子"。随着肾中精气逐渐充盈，开始产生天癸这种物质，促进人的生殖器官发育成熟，具备生殖功能，外在表现为男女第二性征发育。此时虽然性发育开始，但其心智发育尚未完全成熟，故应多加疏导，避免因此荒废学业，甚至误入歧途。

（2）青年调养：青年时期是人体脏腑发育成熟、气血充盛、形体最为盛壮的一个年龄阶段，如《灵枢·天年》阐述"二十岁，血气始盛肌肉方长，故好趋；三十岁，五脏大定，肌肉坚固，血脉盛满，故好步"。此外，青年时期也是心智发育成熟、学习知识、勇于探索的年龄阶段，青年是国家、社会中最积极、最活跃、最有生气的一个群体。青年因其形体强健、正气充盛，此时不宜滥用补药。主要是以养生健康的生活方式，如规律饮食，按时作息，坚持体育锻炼，无不良嗜好，不沾染毒品，积极参加社会集体文体、公益活动等；避免长期的不良生活方式对身心健康的影响，如经常饥饱无常，吸烟、酗酒，经常熬夜等。

3. 中老年期

中老年一般是指人类生命历程中青年之后的阶段，包括中年和老年。目前，一般认为 35~59 周岁的人群为中年人，60 周岁及 60 周岁以上的人群为老年人。世界卫生组织（WHO）及西方一些发达国家对老年人的定义为 65 周岁以上的人群。我国 2015 年新修订的《中华人民共和国老年人权益保障法》规定为 60 周岁。不过随着人均预期寿命的逐渐延长，我国对老年人的定义的年龄也有增加至 65 周岁的趋势。中老年期是人脏腑、气血由盛转衰的年龄阶段，适应环境及自我调控能力相对青壮年已亏虚不足，病邪易乘虚致病，且许多病证较难恢复。在中老年期养生保健及防病治病应注意其体质特点，有针对性地采用适宜的中医治未病方法。

（1）中年调养：中年是人体脏腑气血由盛转衰的转折点。随着年龄的增长，中年人的生理功能在不断下降，如《灵枢·天年》阐述"四十岁，五脏六腑十二经脉，皆大盛以平定，腠理始疏，荣华颓落，发颁斑白，平盛不摇，故好坐；五十岁，肝气始衰，肝叶始薄，胆汁始减，目始不明"。在开始逐渐衰老的趋势下，中年人若不注重平时养生保健，则容易出现早衰的表现，如《素问·阴阳应象大论》指出因中年时期调摄不慎造成阴阳失调的表现，"年四十，而阴气自半也，起居衰矣。年五十，体重，耳目不聪明矣。年六十，阴痿，气大衰，九窍不利，下虚上实，涕泣俱出矣"。同样中年时期由于正气相对亏虚不足，更容易诱发疾病。因此在中年时期，就必须要积极调养来延缓衰老，防止病证的发生。明代医家张景岳在《景岳全书·中兴论》中结合自己的养生体会，指出"人于中年左右，当大为修理一番，则再振根基，尚余强半。敢云心得，历验已多，是固然矣"。通过中年时期的调养，为进入老年期做好准备。

（2）老年调养：人到老年，生理功能开始出现明显衰退，可视其阴阳气血之虚实，有针对性地采取保健措施。老年人生理功能日趋老化，表现为脏腑功能衰退，精气血津液亏虚，正气不足，易被病邪侵犯而发病。如李东垣在《脾胃论·远欲》中描述自己老年的身心状态时说"残躯六十有五，耳目半失于视听，百脉沸腾而烦心，身如众派漂流，瞑目则魂如浪去，神气衰于前日，饮食减于曩时，但应人事，病皆弥甚"，并提出"安于淡薄，少思寡欲，省语以养气，不妄作劳以养形，虚心以维神，寿夭得失，安之于数，得丧既轻，血气自然谐和，邪无所容，病安增剧"的身心调养方法。故老年人应性情开朗，虚怀若谷，坚持运动，生活自理，老有所为，养成良好的生活习惯，保养精气神，以享尽天年。

（二）性别

男女性别不同，各有其生理和病理特点。女子以血为本，尤其是育龄期女性有经、带、胎、产等情况；男子以精为本，如许叔微在《普济本事方·妇人诸疾》中指出"男子以精为主，女子以血为主"。男性的生理特点主要是生精、排精，与肾有关，男子疾病的发生也多与肾精亏损有关，在治未病时多注重保精补肾；而育龄期的女子在生理上有经、带、胎、产、乳的特点，多涉及血，与肝的关系密切，女子疾病也多与之有关，在治未病时多重补血活血、养肝疏肝。正如费伯雄在《孟河费氏医案·妇科》中所说"男以肾为先天，女以肝为先天"。男女的性别差异在治未病时必须加以考虑。如女子在月经期和妊娠期，一些具有祛瘀破血、芳香走窜，有一定毒性的食物或者药物，如红花、麝香、半夏等均应当慎用或禁用。

（三）体质

体质是指形成于先天、定型于后天的个体在形态结构、生理功能和心理因素方面综合的、相对稳定的特性。先天禀赋是体质形成的基本要素，在此基础上受后天因素的影响，在生长、发育和衰老过程中所形成的相对稳定的特性，通过形态、功能和心理活动的差异性表现出来。不同的个体在体质上存在着各自的特点，故应根据个体的体质特点，有针对性地采取适宜的中医治未病方法，以达到保养生命、防止病情传变和复发，以及促进疾病康复的目的。

人的体质有强弱之分，亦有阴阳偏颇。中医治未病以增强体质为核心来适应自然变化，增强机体抗病能力，通过饮食、运动、精神调摄等中医治未病方法来增强人体体质，协调人体的阴阳平衡。对于体质偏颇之人，通过体质辨识，针对不同体质，运用相应的调养保健措施调整体质，在疾病未形成之前，对可能导致疾病的各种原因采取针对性预防措施，从而达到防控疾病的目的。如对偏于阳盛或阴虚之体，应慎用辛温燥热的食物或药物；偏于阳虚或阴盛之体，慎用寒凉伤阳的食物或药物。对患病后经治疗处于疾病尚未发作的稳定期或恢复期的患者适时提前采取预防性措施，防止疾病的复发。因人制宜选择药膳主要根据以下几种体质特点。

1. 平和质

形体特征：体形匀称健壮。

常见表现：面色肤色润泽，头发稠密有光泽，目光有神。鼻色明润，嗅觉通利，唇色红润，无口气。不容易疲劳，精力充沛。对寒热均有较好的耐受力，睡眠良好，胃口好。大小便正常。观察舌头颜色，呈淡红，舌苔薄而白，脉和而有神。

发病倾向：平时患病少。

对外界环境适应能力：对自然环境和社会环境的适应能力比较强。

药膳调理：食物宜多样化，不偏食，不可过饥过饱、偏寒偏热。

2. 气虚质

形体特征：肌肉不健壮。

常见表现：语音低怯、气短懒言，肢体容易疲乏，精神不振，容易出汗。舌头呈淡红色，舌体显胖大，舌边缘有齿印痕，脉象虚缓。容易头晕、健忘。有的人大便正常，有的人大便稀烂，便后仍感觉"没拉完"。小便则正常或者量、次数偏多。

心理特征：性格内向、情绪不稳定，胆小不喜欢冒险。

发病倾向：平素体质虚弱，容易感冒。还容易患内脏下垂、虚劳等病。

对外界环境适应能力：不耐受寒邪、风邪、暑邪。

饮食调理：常食益气健脾食物，如粳米、糯米、小米、大麦、山药、土豆、大枣、香菇、鸡肉、鹅肉、兔肉、鹌鹑、牛肉、青鱼、鲢鱼，少吃耗气食物如生萝卜、空心菜等。

药物调养：可用甘温补气之品，如人参、山药、黄芪等。脾气虚，宜选四君子汤，或参苓白术散；肺气虚，宜选补肺汤；肾气虚，多服肾气丸。

黄芪蒸鸡

【来源】《随园食单》

【组成】嫩母鸡1只（1000 g左右），黄芪30 g，精盐1.5 g，绍酒15 g，葱、生姜各10 g，清汤500 g，胡椒粉2 g。

【制法与用法】母鸡宰杀后去毛，剖开去内脏，剁去爪，洗净。先入沸水锅内焯至鸡皮伸展，再捞出用清水冲洗，沥干水待用。黄芪用清水冲洗干净，趁湿润斜切成2 mm厚的长片，塞入鸡腹内。葱洗净后切成段，生姜洗净去皮，切成片。把鸡放入砂锅内，加入葱、姜、绍酒、清汤、精盐，用湿棉纸封口。上蒸笼用武火蒸，水沸后蒸1.5～2小时，至鸡肉熟烂。出笼后去黄芪，再加入胡椒粉调味，空腹食之。

【功效与应用】益气升阳，养血补虚。适用于脾虚食少，倦怠乏力，气虚自汗，易患感冒，血虚眩晕，肢体麻木及中气下陷所引起的久泻、脱肛、子宫下垂等。

【方解】本方所治之证，为脾胃气虚、清阳下陷所致。脾胃气虚，受纳与运化不及，故见食少倦怠，气虚自汗，易患感冒；生化之源不足，故见血虚眩晕、肢体麻木；清阳不升，则见久泻、脱肛、子宫下垂等。治宜益气升阳，养血补虚。

方中黄芪性味甘温，功能补气升阳，益卫固表，利水消肿，既善于补气，又长于升阳，无论是脾虚食少、倦怠乏力，还是中气下陷之脱肛、子宫下垂等内脏下垂诸症，黄芪皆为必用之品。其益卫固表力佳，故又常用于虚人感冒等，《本草求真》谓其"能入肺补气，入表实卫，为补气诸药之最"。

鸡肉为填髓补精之佳品，以营养丰富，滋味鲜美著称。两者配伍，黄芪得鸡肉之助，则气化于精血，补气之力更强；鸡肉得黄芪以健脾，则运化力旺，化血生精之功更著，具有相得益彰之妙。本药膳制作简便，疗效确实，为多种虚弱性疾病的佳膳。对于病后体虚、营养不良、贫血、肾炎水肿、内脏下垂等患者，经常食用本膳，具有养生保健、增强体质、预防感冒等作用。

【使用注意】表虚邪盛，气滞湿阻，食积停滞，以及阴虚阳亢者，均不宜用。

3. 阳虚质

形体特征：体形白胖，肌肉不结实。

常见表现：平时怕冷，手足"热力不足"，喜欢热饮热食，精神不振，睡眠偏多。舌头颜色偏淡，略显胖大，边缘有齿印痕，舌苔湿润。脉象沉迟微弱。有些人面色柔白，常带"熊猫眼"，唇色淡，头发容易脱落，容易出汗。大便多稀烂，少量多次，尿则清长。由于怕冷，有些人睡觉常缩成虾状。

心理特征：性格多沉静、内向。

发病倾向：发病多为寒证，或者容易出现痰饮、肿胀、腹泻等。

对外界环境适应能力：不耐受寒邪和湿邪，耐夏不耐冬。

饮食调理：宜食温阳食品如羊肉、狗肉、鹿肉、鸡肉，少吃西瓜等生冷食物。"春夏养阳"，夏日三伏每伏食附子粥或羊肉附子汤一次。平时可用当归生姜羊肉汤、韭菜炒胡桃仁。

药物调养：可选补阳祛寒、温养肝肾之品，如鹿茸、海狗肾、蛤蚧、冬虫夏草、巴戟天、仙茅、肉苁蓉、补骨脂、杜仲等，成方可选金匮肾气丸、右归丸。偏心阳虚者，桂枝甘草汤加肉桂常服，虚甚者可加人参；偏脾阳虚者可选择理中丸或附子理中丸。

4. 阴虚质

形体特征：体形瘦长。

常见表现：手足心热，平时容易口燥热，咽喉干涩，口渴喜冷饮。鼻腔偏干，鼻涕少。大便干燥、舌头红，口水偏少，舌苔偏少。可见面色潮红，心有烘热感，眼睛干涩、视物模糊，皮肤偏干燥，因而更容易生皱纹。有些人会出现眩晕耳鸣，睡眠质量差，小便短而不畅，脉象"细弦而数"。

心理特征：性情急躁、外向活泼好动。

发病倾向：容易出现阴亏燥热的病变，或者病后表现为阴亏。

对外界环境适应能力：不耐热邪，耐冬不耐夏，恰恰和阳虚者相反，也不耐受燥邪。

饮食调理：多食梨、百合、银耳、木瓜、菠菜、无花果、冰糖、茼蒿等甘凉滋润食物，喝沙参粥、百合粥、枸杞粥、桑葚粥、山药粥。少吃葱、姜、蒜、椒等辛辣燥烈品。

药物调养：可用滋阴清热、滋养肝肾之品，如女贞子、山茱萸、五味子、旱莲草、麦门冬、天门冬、黄精、玉竹、枸杞子等药。

5. 痰湿质

形体特征：体形肥胖，尤其是腹部肥胖松软。

常见表现：面部皮肤油脂较多，汗水多且黏，容易胸闷，痰多。有些人面色淡黄发暗，眼圈微水肿，容易困倦。舌头胖大，舌苔白腻，嘴里常有黏、发腻、发甜的感觉。平时比较爱吃甜食和肥腻食物。大便正常或者略稀烂，小便量不多或者颜色稍微有些混浊。脉象滑。

心理特征：性格偏温和、稳重，多善于忍耐。

发病倾向：和其他体质相比，比较容易发展为"消渴"（糖尿病）、中风、胸痹。

对外界环境适应能力：最怕梅雨季节及湿润环境。

饮食调理：少食甜黏油腻，少喝酒勿过饱。多食健脾利湿、化痰祛湿的清淡食物，如白萝卜、葱、姜、白果、红小豆等。

药物调养：重点调补肺脾肾。可用温燥化湿之品，如半夏、茯苓、泽泻、瓜蒌、白术、车前子等。若肺失宣降，当宣肺化痰，选二陈汤；若脾不健运，当健脾化痰，选六君子汤或香砂六君子汤；若肾不温化，当选苓桂术甘汤。

6. 湿热质

形体特征：形体偏胖或者很瘦。

常见表现：平时面部常有油光，容易生痤疮粉刺。舌头颜色偏红，舌苔黄腻，容易口苦口干，身体感沉重容易疲倦。有些人还会心烦意乱，做事无精神，眼球血丝多，大便干燥硬结，或者显得比较黏，小便短而颜色发深，有些男性的阴囊显得比较潮湿，女性则白带增多。脉象多"滑数"，显得急促。

心理特征：性格多急躁易怒。

发病倾向：易患痤疮、火疖，常长疙瘩，也比较容易患黄疸、火热等症。

对外界环境适应能力：难以适应湿环境或者气温偏高，尤其是夏末秋初的"湿热交蒸"气候。

饮食调理：多吃西红柿、草莓、黄瓜、绿豆、芹菜、薏米、苦瓜、茵陈等物，饮石竹茶。忌辛温滋腻，少喝酒，少吃海鲜。

药物调养：可用甘淡苦寒清热利湿之品，如黄芩、黄连、龙胆草、虎杖、栀子等。方药可选龙胆泻肝汤、茵陈蒿汤等。

7. 血瘀质

形体特征：瘦人居多。

常见表现：面色晦暗，皮肤偏黯有色素沉着，容易出现瘀斑和疼痛。唇色黯淡或者发紫。舌头黯，有点、片状瘀斑，舌头下静脉曲张，脉象则细涩。有些人眼眶黯黑，鼻子黯滞，头发容易脱落，肌肤发干。女性常常痛经、闭经，或者经血中有比较多凝结的血块，经血颜色紫黑有块状物，有些人甚至有出血倾向、吐血和崩漏。

心理特征：心情容易烦躁，急躁健忘。

发病倾向：容易患出血、中风、胸痹等疾病。

对外界环境适应能力：怕风邪、寒邪。

饮食调理：常食红糖、丝瓜、玫瑰花、月季花、酒、桃仁等活血祛瘀的食物，酒可少量常饮，醋可多吃，宜喝山楂粥、花生粥。

药物调养：可用当归、川芎、怀牛膝、徐长卿、鸡血藤、茺蔚子等活血养血的药物。成方可选四物汤等。

8. 气郁质

形体特征：瘦者居多。

常见表现：最多见的是性格内向不稳定，抑郁脆弱，敏感多疑，对精神刺激的适应能力较差，平时苦着脸。表情烦闷不开心。有些人胸部有胀痛感或者有疼痛游走感，常叹气、打嗝，或者咽喉总觉得不舒服，有东西梗着。有些女性乳房胀痛。睡眠较差，食欲减退，健忘，痰多，大便多发干，小便正常。舌淡红，苔薄白，脉弦细。

心理特征：与上述"常见表现"相同。

发病倾向：容易患抑郁、脏躁、不寐（失眠）、惊恐等。

对外界环境适应能力：不喜欢阴雨天气，对精神刺激的适应能力较差。

饮食调理：少饮酒以活动血脉提升情绪。多食行气食物，如佛手、橙子、柑皮、荞麦、韭菜、茴香菜、大蒜、高粱、刀豆等。

药物调养：常用香附、乌药、川楝子、小茴香、青皮、郁金等疏肝理气解郁的药为主组成方剂，如越鞠丸等。若气郁引起血瘀，当配伍活血化瘀药。

9. 特禀质

形体特征：有的畸形，有先天生理缺陷或者外表无特殊。

常见表现：遗传性疾病有垂直遗传，家族共同特征等，胎传性疾病为母体影响胎儿个体生长发育及相关疾病特征。

心理特征：因疾病各有不同。

发病倾向：过敏体质者容易药物过敏、患花粉症，遗传疾病如血友病、先天愚型等。胎传疾病包括胎热、胎赤、胎惊、胎肥、胎痫、胎弱、发育迟缓等。

对外界环境适应能力：很差，尤其是过敏体质者，季节变化可诱发宿疾发作。

很多人可能都是复合体质，所以上述方法仅供参考，尤其是药物调养的内容，一定要谨遵医嘱。

第二章 中医药膳学的药（食）性及配伍理论

药食的药性、配伍理论，是药膳选择药材食物、防治疾病的原则，是中医药膳学主张"辨证用膳"的依据。只有掌握药食的性能和配伍原则，才能更好地熟悉各种药膳的作用，才能将药膳灵活运用于防病治病中去，从而维护人体健康。

第一节 药（食）性理论

中医认为药物和食物都是在自然界中获取的，所以有"药食同源"之说。食物和药物在性能上具有相通之处，都具有"四气""五味""升降浮沉""归经"等属性。

四气，即食物具有的寒、凉、温、热四种不同特性，又叫四性。寒性或凉性的食物大多具有清热、解毒、泻火、凉血、滋阴等作用，适用于热性体质或热证，如苦瓜、西瓜、马齿苋、绿豆等。温性或热性的食物大多具有散寒、助阳、温经、通络等作用，适用于寒性体质或寒证，如姜、辣椒、胡椒、韭菜、羊肉等。平性食物，是指寒热之性不甚明显的食物，作用比较缓和，具有补益滋养的作用，适用于普通人群。如粳米、黄豆、山药等。

五味，即酸、苦、甘、辛、咸五种不同的滋味。五味，一是来源于食物的真实滋味，二是从食物作用于人体后的反应总结而来。《素问·脏气法时论》认为"辛散、酸收、甘缓、苦坚、咸软"。酸（涩）味具有收敛、固涩的作用；苦味食物具有泻热坚阴、燥湿降逆的作用；甘味食物具有补益、和中、缓急的作用；辛味食物具有发散、行气、行血的作用；咸味食物具有软坚、散结、泻下的作用；淡味食物具有淡渗、利湿的作用。

升降浮沉，升即上升，降即下降，浮即发散，沉即泄利，是用来反映食物作用的趋向性。食物升降浮沉与其自身的性味有关。具有温、热性和辛、甘味的，质地轻薄、气味芳香的食物，大多具有升、浮的性能。具有寒、凉性和酸、苦、咸、涩味，质地结实、气味浓厚的食物，大多具有沉、降的性能。

归经，即食物对于人体特定的脏腑或经络的选择性作用。例如，同样是补益之品，就有枸杞补肝、莲子补心、黄豆健脾、百合润肺、黑豆补肾的不同。同样是清热之品，梨主要用来清肺热，而西瓜主要用来清心热和胃热。

功效，即食物作用的高度概括。如茯苓健脾祛湿、宁心安神，绿豆清热解毒，海带软坚散结，山楂活血化瘀等。

中医药膳中将食物的四气、五味、升降浮沉、归经、功效等多种性能结合起来，综合应用，才会取得良好的效果。

第二节　配伍理论

中医药膳学的配伍理论是指药膳在选择制作材料时，需要根据进食者的需要和药食的性能特点有选择地将两种或两种以上的材料配合在一起应用，以达到增强疗效、减少不良反应、养生保健的最佳效果。

《神农本草经》最早总结了中医配伍用药的规律，有单行、相须、相使、相畏、相恶、相反、相杀的配伍规律。药膳原料的选用原则主要有以下几个方面：

单行：是单独用一种药物。如玫瑰花茶。

相须：是指两种功效相似的食物或药物配合应用，可以增强原有食物或药物的功效。如龙眼肉和桑葚搭配可以增强养血补血作用；生姜炖羊肉增强补阳功能。

相使：是以一种药食为主，另一种药食为辅，二者合用，可以提高主要药食的功效。

相畏：是一种药食的不良作用或毒性作用，能被另一种药食减轻或消除。如螃蟹和生姜搭配可以减轻或消除螃蟹的寒性。

相杀：是一种药食能减轻或消除另一种药食的毒性或不良反应。

第三章 常用药膳原料

第一节 药膳原料的选用原则

一、药膳配伍原则

中医组方"君、臣、佐、使"的配伍原则，也是药膳配伍原则。

主要原料：即方中"君"药。方中必须有主料，针对用膳者身体情况的主要状态而设。

辅助原料：即方中"臣"药。辅助主料发挥作用的原料，针对主要状态相关的表现而设。

佐使原料：用于针对次要状态或引经的原料。

二、药膳配伍的选料方法

药膳作为膳食，配伍具体方法涉及两个方面，一是药物的选用；二是传统食物的选用。药物类原料的选用，必须遵循药物方剂的组成变化规律，选择原则有以下几个方面。①单行：即单独用一味药物做药膳，不存在配伍关系，如独参汤。②相须：与相似性味功效的食物或药物配合使用，以相互增强作用，如羊肉炖生姜，能增强温补作用。③相使：与相似功效的药食相配，明确君臣作用，有主有辅。

相畏与相杀是同一配伍关系从不同角度的两种提法。用不同性味功效的药食相配，用一味药减轻另一味药的不良反应或毒性。

第二节 常用食物类原料

药膳是在中医药理论指导下，通过中药和食物相互配伍，采用传统和现代科学技术制作的膳食品。其中所用的食物原料包含粮食、蔬菜、野菜、食用菌、果品、禽肉、畜肉、奶蛋、水产品、调味品等十大种类。

一、粮食类

粮食是人类赖以生存的重要物质基础，是供食用的谷类、豆类和薯类等原粮和成品粮的统称。五谷原是中国古代所称的五种谷物，后泛指粮食类作物五谷。关于五谷主要有两种说法，主流的是稻（俗称水稻、大米）、黍（俗称黄米）、稷（又称粟，俗称小米）、麦（俗称小麦，制作面粉用）、菽（俗称大豆）。

谷类如大米、小米、糯米、小麦、荞麦、玉米等，是我国人民的主食。南方人以大米为主，北方人以小麦为主。谷物富含糖类、蛋白质、B族维生素，含脂肪较低，无机盐含量相对较少。

豆类如大豆、赤小豆、绿豆、黑豆等。豆类食品在我国人民膳食中占有特殊的地位，素有"植物肉"之美称。其含蛋白质的质和量可与各种肉类媲美，其中尤以大豆的蛋白质含量最为丰富，蛋白质中氨基酸的成分亦与肉类食品相近。在日常生活中，豆类食品食法很多，可煮饭熬粥，又可加工成豆腐、豆浆、豆干、腐乳等多种美味食品供作菜肴，故是人们不可缺少的食品之一。更重要的是，其中所含脂肪主要为不饱和脂肪酸和磷脂，不含胆固醇，为高脂血症、冠心病、动脉硬化、肥胖症等患者的最佳食品。

薯类如番薯、马铃薯等是我国人民食用量较大的粮食类产品。薯类植物主要指具有可供食用块根或地下茎的一类陆生作物，有块根、块茎类，如番薯（红薯、甘薯）、木薯、马铃薯、薯蓣（山药）、脚板薯等。薯类被列入最好的清肠食品榜，常见的薯类有马铃薯、白薯、红薯、紫薯、木薯等。薯类营养价值非常高，经过研究确认，薯类是有效的抗癌佳品，是有效的清肠食品。薯类食品市场非常广阔，可作蔬菜、杂粮和制作淀粉等。

大 米

【来源】为禾本科植物稻（粳稻）去壳的种仁。

【异名】粳米、白米、稻米、粳粟米。

【性味归经】甘，平。入脾、胃、肺经。

【功效】健脾益气，调中和胃，除烦止渴，止泻止痢。

【主治】脾胃气虚，食少纳呆，倦怠乏力，心烦口渴，泻下痢疾。

【用法用量】50～200 g，煎汤、煮饭、熬粥均可。

【使用注意】大米煮粥虽是补益之物，但亦不可过量。

【药膳应用举例】

①病后体弱，食少，乏力：党参30 g煎汁，大米100 g，用党参汁煮稠粥。1～2次温服。（《中国药膳学》）

②脾虚湿盛引起的泄泻、水肿、小便不利等：薏苡仁60 g为末，同大米60 g煮粥，温热服之，每日2次。（《本草纲目》）

③心中烦热：生芦根30 g，水煮取汁；将大米入锅熬成粥八成熟，加入芦根汁熬至米烂熟即可。（《很老很老的老偏方》）

④老年人肝肾阴亏引起的腰膝酸软、眩晕耳鸣等：黑芝麻15 g微炒后研成泥状，加大米煮成粥即可。（《很老很老的老偏方》）

【文献摘录】

①味甘苦平……主益气，止烦，止泻。（《名医别录》）

②温中，和胃气，长肌肉。（《蜀本草》）

③北粳凉，南粳温，赤粳热，白粳凉，晚白粳寒，新粳热，陈粳凉。（《本草纲目》）

④补中，壮筋骨，益肠胃。（《日华子诸家本草》）

【按语】现代研究也证实，大米含有人体必需的淀粉、蛋白质、脂肪、维生素 B₁、烟酸、维生素 C 及钙、铁等多种营养成分，因此，大米不仅具有食用价值，亦是中医临床处方及体质虚弱和病后调理多用之品。米糠虽然只占稻谷总质量的 6%～8%，却占有稻谷64% 的营养成分，富含蛋白质、脂肪、维生素等营养成分。因此食用时应多食糙米，过于精细的大米在加工过程中因胚乳、糊粉层中营养成分损失过多，营养价值大大降低。

糯　米

【来源】为禾本科植物糯稻去壳的种仁。

【异名】稻米、江米、元米。

【性味归经】甘，温。入脾、胃、肺经。

【功效】补中益气，健脾止泻，缩尿，敛汗，解毒。

【主治】脾胃虚寒泄泻，霍乱吐逆，消渴尿多，自汗，痘疮，痔疮等。

【用法用量】内服：煎汤 30～60 g，或入丸、散，或煮粥。

【使用注意】湿热痰火及脾滞者禁服。凡发热、咳嗽痰黄、黄疸、腹胀之人忌食。糯米黏腻，若做糕饼，更难消化，故婴幼儿及老年人和病后消化力弱者忌食糯米糕饼。

【药膳应用举例】

①脾虚久泻，饮食少进：糯米 1 升（水浸一宿，沥干，慢火炒令极干，为细末），淮山药、芡实、莲肉各 3 两，胡椒末 1 钱，和匀，每日清晨用半盏，再入砂糖 2 匙，滚汤调服。（《红炉点雪》）

②脾胃虚寒引起的腹胀：将红小豆及薏苡仁用水淘洗干净后放入锅内先蒸 20 分钟，然后放入少许糯米及瓜子仁加水蒸熟，起锅后撒上黄瓜丁即可。

【文献摘录】

其性黏软，故谓之糯。（《本草纲目》）

【按语】稻谷全身都是宝。谷芽是稻的果实经发芽制成，可以"扶脾开胃，下气和中，消食化积"，主要用于治疗宿食积滞，脘腹胀满，食欲减退。消食作用比较缓和，尤其适合老人、小孩及病后体虚患者服用。稻谷中不仅含有丰富的 B 族维生素，而且含有较多的维生素 E，对于脚气病有很好的防治作用。糯稻花可以乌须发，防治须发早白。糯稻秆可以清热利湿，治疗"黄色如金病"，如肝炎等疾病。糯稻根可以养阴清热、止汗，治疗自汗、盗汗、阴虚发热等疾病。就连淘米水，又称米泔水，就是糯米淘洗时第二次滤出的白色混浊液体，也有其药用价值。米泔水含少量淀粉及维生素，性味甘、凉，无毒，可以清热凉血、通利小便。

小　麦

【来源】为禾本科植物小麦的种子或其面粉。

【异名】淮小麦。

【性味归经】甘，凉。入心、脾、肾经。

【功效】养心安神，除热止渴。

【主治】脏躁，烦热，消渴，泄利，痈肿，外伤出血，烫伤。

【用法用量】内服：小麦煎汤，50～100 g；或煮粥。小麦面炒黄温水调服。

【药膳应用举例】

妇人脏躁，喜悲伤欲哭，数欠伸：甘草3两，小麦1升，大枣10枚，上三味，以水6升，煮取3升，温分3服。亦补脾气。（《金匮要略》）

【文献摘录】

①凡麦，秋种冬长，春秀夏实，具四时中和之气，故为五谷之贵。（《图经本草》）

②主除热，止燥渴，咽干，利小便，养肝气，止漏血唾血。（《名医别录》）

③补虚，久食实人肤体，厚肠胃，强气力。（《本草拾遗》）

④养气，补不足，助五脏。（《日华子诸家本草》）

【按语】麦麸就是小麦外面的皮，又称麦皮，可以止汗、治疗脚气。麦穗快要成熟时上面产生的黑霉称为麦奴，可以清热解毒。

小麦的果实是人类的主食之一，磨成面粉后可制作面包、馒头、饼干、面条等食物，发酵后可制成啤酒、酒精、白酒或生物质燃料。面粉除供人类食用外，还可用来生产淀粉、酒精、面筋等，加工后副产品均为牲畜的优质饲料。进食全麦可以帮助降低血液循环中雌激素的含量，从而达到防治乳腺癌的目的。对于更年期妇女，食用全麦还能缓解更年期综合征。未成熟小麦还可入药治盗汗等症。

大　麦

【来源】为禾本科植物大麦的果实。

【异名】饭麦、牟麦。

【性味归经】甘，凉。入脾、肾经。

【功效】补脾益气，除烦止渴，利水。

【主治】食积胀满，小儿疳积。

【用法用量】内服：大麦煎汤，30～90 g；或煮粥。大麦研末炒黄温水调服。

【药膳应用举例】

①小儿食积厌食：大麦50 g，茯苓12 g，红糖适量。将大麦、茯苓煮粥，再加红糖，日服2次。（《现代营养知识大全》）

②烫火灼伤：大麦炒黑，研末，油调搽之。（《本草纲目》）

③食积：大麦30 g，微炒研末服，每次6 g，温开水送下。（《肘后备急方》）

【文献摘录】

补虚劣，壮血脉，益颜色，实五脏。（《本草纲目》）

【按语】大麦营养丰富，其中蛋白质含量较高，还有丰富的膳食纤维、维生素及矿物质元素。大麦苗即大麦的幼苗，能治黄疸、利小便，治冬季面目手足皲疹，可煮汁洗之。麦绿素是大麦苗汁的精华，富含维生素、矿物质、活性酶、叶绿素、氨基酸、蛋白质等活性有效成分。大麦制醋剩余的糟粕，酸而微寒，主治气滞风痹；若手臂脚膝痛可炒醋糟裹之。大麦片可以作为一种即食早餐食品，可用来煮麦片粥，风味独特、营养丰富。大麦焙烤后制成大麦茶或咖啡的替代品，这种产品冲泡后呈褐色，有浓郁的香味，可以消食化积。大麦在世界上的一个主要用途是做啤酒。世界上大约80%大麦被制成啤酒，1斤大麦大概可以做4~5斤啤酒。

荞 麦

【来源】 为蓼科植物荞麦的种子。

【异名】 花麦、乌麦、花荞、甜荞、荞子、三角麦。

【性味归经】 甘、微酸，寒。入脾、胃、大肠经。

【功效】 健脾消积，下气宽肠，解毒敛疮。

【主治】 肠胃积滞，泄泻，痢疾，男子白浊，女子赤白带下，自汗，盗汗，疮疹，丹毒，痈疽，烫火伤。

【用法用量】 内服：入丸、散，50~100 g；或制面食服。

【使用注意】 不宜久服。脾胃虚寒者不宜食用。不可与平胃散及矾同食。

【药膳应用举例】 咳嗽上气：荞麦粉120 g，茶末6 g，生蜜60 g，水1碗，将荞麦粉、茶末、生蜜共同放入水碗中，顺手搅千下，饮之，良久下气不止即愈。（《儒门事亲》）

【文献摘录】

①实肠胃，益气力，续精神，能炼五脏滓秽。（《食疗本草》）

②降气宽肠，磨积滞，消热肿风痛，除白浊白带，脾积泄泻。（《本草纲目》）

【按语】 荞麦含有丰富的膳食纤维，膳食纤维被称为人类的第七类营养素，可以促进胃肠蠕动，从而通利大便，可以预防便秘，还可以降低血糖血脂，对人类的健康意义重大。荞麦含有丰富的维生素E及维生素B，维生素是人体必需的有机化合物成分，对于人的生长发育及代谢具有重要作用。其中的烟酸是一种人体必需的水溶性维生素，参与人体的脂质代谢，具有解毒的功效，还可以扩张血管，降低胆固醇。现代研究认为，荞麦，尤其荞麦秧、荞麦叶含有较多的芦丁，又称为维生素P，也是维生素家族的一员，可以保护视力，软化血管，降低人体血脂，可以有效预防脑溢血，还具有抗炎作用。荞麦含有多种微量元素，其中镁可以溶解人体的纤维蛋白，扩张血管，可以有效降低胆固醇；锰也是人体必需的微量元素之一，适用于毛细血管脆性增加所致的出血。煮水服用，可以防治中风、视网膜出血等疾病。

玉 米

【来源】 为禾本科植物玉蜀黍属的种仁。

【异名】 珍珠米、苞谷、苞米、玉麦、棒子、玉蜀黍。

【性味归经】 甘，平。入胃、大肠经。

【功效】 调中开胃，利尿消肿。

【主治】 食欲不振，小便不利，水肿。

【用法用量】 煮食或磨成细粉做饼。30~60 g。

【使用注意】 脾胃虚弱者，食后易腹泻，不宜久食。免疫能力低下的人慎用。

【药膳应用举例】

①小便不利，水肿：玉米粉 90 g，山药 60 g，加水煮粥。(《食疗粥谱》)

②糖尿病：玉米 500 g，分 4 次煎服。(《锦方实验录》)

③眩晕：净龟 1 只，玉米须 120 g，放入砂锅，加水煮熟即可；食龟肉，饮汤。(《很老很老的老偏方》)

【文献摘录】

①小便淋沥沙石，痛不可忍，煎汤频饮。(《本草纲目》)

②煎汤有利尿之功。(《本草推陈》)

【按语】

玉米须为禾本科植物玉蜀黍的花柱和柱头。夏、秋果实成熟时采摘，除去杂质，鲜用或晒干生用。在中药里，玉米须茶又叫龙须，味甘性平，主治水肿、小便淋沥、黄疸、胆囊炎、胆结石、高血压、糖尿病、乳汁不通等病。

由于玉米在生长过程中被玉米皮包裹着，需要靠玉米须吸收养分，所以玉米须中有很多维生素等营养成分，它不仅能凉血、泻热，还可祛除体内湿热之气，能够利尿、消肿。自古以来，玉米须在中国就有较为广泛的应用。在《滇南本草》中也记载，玉米须具有止血、利尿的功效。中国南方常用玉米须加瘦猪肉煮汤治疗糖尿病，在《岭南采药录》中有此记录。

粟　米

【来源】为禾本科植物梁或粟的成熟种仁。

【异名】白梁粟、粟谷、小米、黄粟。

【性味归经】甘、咸，凉。入脾、胃、肾经。

【功效】和中益肾，除热，解毒。

【主治】脾胃虚热，反胃呕吐，腹满，食少，消渴，泻痢，烫火伤。

【用法用量】内服：煎汤，15 ~ 30 g；或煮粥。

【使用注意】不宜与杏仁同食，易令人吐泻。

【药膳应用举例】脾胃气虚、反胃：粟米 500 g，研磨成粉，水和丸如梧桐子大，煮熟少盐，空腹和汁吞下。(《食医心境》)

【文献摘录】

①稻米流脂粟米白，公私仓廪俱丰实。(《忆昔》)

②咸，微寒，无毒。(《本草纲目》)

③主养肾气，去脾胃中热，益气。(《名医别录》)

【按语】

煮粟米粥时，待到粥熟后稍稍冷却沉淀，会看到粥的最上层浮有一层细腻的米脂，称为"米油"，具有保护胃黏膜、补益脾胃的作用，所以，粟米最适合慢性胃炎、胃溃疡患者食用。粟米能供给人体丰富的营养，其粟粒中含有较多的蛋白质、脂肪、糖类、维生素和矿物质。粟米胚中脂肪含量约占52%，在粮食作物中，其含量仅次于大豆，其蛋白质和维生素的含量亦高于大米。不过，粟米缺少一些必需氨基酸，所以若与豆类、米面等混合食用，可以弥补不足。

番　薯

【来源】为旋花科植物番薯的块根。

【异名】山芋、甘薯、红薯、地瓜、白薯。

【性味归经】甘，平。入脾、肾经。

【功效】补中和血，益气生津，宽肠胃，通便。

【主治】脾虚水肿，泄泻，疮疡肿毒，大便秘结。

【用法用量】内服：适量，生食或煮食。50～500 g。

【使用注意】"中满者不宜多食"（《本草纲目拾遗》）；湿阻中焦，气滞食积者慎服。

【药膳应用举例】

水肿：用洗净的甘薯 500 g，挖洞，放入生姜 3 片，烤熟，每日早、晚各吃 250 g。连续服用。（《食物疗法》）

【文献摘录】

①番薯具有补虚、益气、健脾胃、强肾阳之功效。（《本草纲目》）

②能治痢疾、酒积热泻、湿热、小儿疳积。（《金薯传习录》）

【按语】明代医学家李时珍将其列为"长寿食品"。近年来，随着社会的发展，番薯的"社会地位"亦随之提高，世界不少国家称其为"长寿食品"。其功能在于，能迅速地中和米、面、肉、蛋等食品在人体内所产生的酸性物质，维持人体血液弱碱平衡，将摄入人体的胡萝卜素转化为维生素 A。番薯薯块中含有丰富而特殊的维生素 C、维生素 E 和钾元素。日本科学家研究发现，番薯薯块中含有一种不能从鸡、鸭、鱼肉类中获得的胶原黏液蛋白，这种物质能保持人体动脉血管壁的弹性，有效地防止动脉血管粥样硬化。无论是生番薯还是熟番薯，皆有这种黏液蛋白。

马铃薯

【来源】为茄科植物马铃薯的块茎。

【异名】山药蛋、洋番薯、薯仔、土豆、洋芋。

【性味归经】甘，平。入胃、大肠经。

【功效】和胃调中，解毒消肿。

【主治】胃痛，疟腮，痈肿，湿疹，烫伤。

【用法用量】适量，煮食或煎汤。50～100 g。

【使用注意】脾胃虚寒易腹泻者应少食。发芽的马铃薯因含有大量龙葵碱，故不宜食用。

【药膳应用举例】静脉输液外渗：将新鲜马铃薯和生姜切片，厚度 0.2～0.3 cm，贴于瘀肿处，外层裹一层保鲜膜，胶布固定，每两小时左右更换一次马铃薯片和生姜片。

【按语】马铃薯块茎含有大量淀粉，能为人体提供丰富的热量，且富含蛋白质、氨基酸及多种维生素、矿物质，尤其是其维生素含量是所有粮食作物中最全的。在欧美国家特别是北美地区，马铃薯早已成为第二主食。马铃薯原产于南美洲安第斯山区，人工栽培历史最早可追溯到大约公元前 8000 年到公元前 5000 年的秘鲁南部地区。马铃薯主要生产国有中国、俄罗斯、印度、乌克兰、美国等。中国是世界上马铃薯总产量最多的国家。

马铃薯的营养成分丰富而齐全、结构合理。其维生素 C 含量远远超过粮食作物；其蛋白质含量及糖类含量大大超过了一般蔬菜。尤其是马铃薯的蛋白质分子结构与人体的基本一致，极易被人体吸收利用，其吸收利用率几乎高达 100%。

黄　豆

【来源】为豆科植物大豆的种皮黄色的种子。

【异名】大豆、黄大豆。

【性味归经】甘，平，入脾、胃、大肠经。

【功效】宽中导滞，健脾利水，解毒消肿。

【主治】食积泻痢，腹胀食滞，疮痈肿毒，脾虚水肿，外伤出血。

【用法用量】内服：煎汤，30~90 g。

【使用注意】黄豆较难消化，多食易胀气，故每次食用不宜过量。

【药膳应用举例】脾虚：黄豆 30 g，粳米 60 g，先将黄豆用清水浸泡过夜，淘洗干净，再与洗净的粳米一同下锅，加水煮粥。（《食医粥谱》）

【文献摘录】

①逐水胀，除胃中热痹。（《名医别录》）

②治肾病，利水下气。（《本草纲目》）

③生研，涂痈肿，煮汁饮，杀鬼毒，止痛。（《神农本草经》）

④宽中下气，利大肠，消水胀，治肿毒。（《日用本草》）

【按语】大豆是一年生草本植物，是世界上最重要的豆类，起源于中国。大豆脂肪里含有很多不饱和脂肪酸，容易被人体消化吸收，而且大豆脂肪可以阻止胆固醇的吸收，所以，大豆对于动脉硬化患者来说，是一种理想的营养品。

豆渣中的膳食纤维对促进消化和排泄废物有着举足轻重的作用。适量地补充纤维素，可以促进肠道蠕动，从而预防便秘，降低肠癌的风险；同时，膳食纤维还具有明显地降低血浆胆固醇、调节胃肠及胰岛素水平等功能。食用豆渣，不仅能降低血液中胆固醇的含量，减少糖尿病患者对胰岛素的消耗；还具有预防肠癌及减肥的功效，因而豆渣被视为一种新的保健食品源。

黑　豆

【来源】为豆科植物大豆的黑色种子。

【异名】大豆、乌豆、黑大豆、菽、冬豆子。

【性味归经】甘，平。入脾、肾经。

【功效】活血利水，祛风解毒，健脾益肾。

【主治】水肿胀满，风毒脚气，黄疸，水肿，肾虚腰痛，遗尿，口噤，痈肿疮毒，药物及食物中毒。

【用法用量】内服：煎汤，9~30 g。

【使用注意】黑豆生用、煎煮偏寒，炒食性温。过食不宜消化，脾虚腹胀、肠滑泄泻者慎服，小儿不宜多食。

【药膳应用举例】

①肾虚腰痛，劳累或久坐，腰部无力感，或疼痛难忍，血虚目暗，腹胀水肿：猪肾2只，剖开，割去臊腺，洗净切片；黑豆100 g，淘净沥干；生姜洗净拍裂；橘皮、小茴香各5 g装入纱布袋中。将砂锅中注入清水800 mL，倒入黑豆，置旺火上，炖至酥烂后，再放猪肾、药纱布袋、姜丝、黄酒、化猪油和精盐，改用小火再炖15分钟，下味精，分1~2次趁热食菜喝汤。（《中国食疗本草新编》）

②精血亏虚：煮烂去皮，捣末猪膏作丸豆大，每酒下百丸，长肌增颜，填髓益气。（《本草易读》）

【文献摘录】

①黄疸水肿，肾虚遗尿。（《四川中药志》）

②涂痈肿；煮汁饮，止痛。（《神农本草经》）

【按语】黑豆中含有丰富的维生素、卵磷脂、黑色素及卵磷脂等物质，其中B族维生素和维生素E含量很高；黑豆中还含有丰富的微量元素，对保持机体功能完整、延缓机体衰老、降低血液黏度、满足大脑对微量物质需求都是必不可少的。黑豆中蛋白质含量高达36%~40%，相当于肉类的2倍、鸡蛋的3倍、牛奶的12倍；黑豆含有18种氨基酸，特别是含有人体必需的8种氨基酸；黑豆还含有19种油酸，其不饱和脂肪酸含量达80%，吸收率高达95%以上。黑豆除能满足人体对脂肪的需要外，还具有降低血中胆固醇的作用。黑豆中只含植物固醇，基本不含胆固醇，而植物固醇不会被人体吸收利用，又能抑制人体吸收胆固醇，具有降低胆固醇在血液中含量的作用。

赤小豆

【来源】为豆科植物赤豆或赤小豆的种子。

【异名】赤豆、朱豆、红豆、红小豆、红饭豆、米赤豆。

【性味归经】甘、酸，微寒。入心、小肠、脾经。

【功效】利水消肿退黄，清热解毒消痈。

【主治】水肿，脚气，黄疸，淋病，便血，肿毒疮疡。

【用法用量】煎汤、煮粥等。

【使用注意】阴虚津伤者慎用，过用可致渗利伤津。

【药膳应用举例】

①水肿：白茅根15 g，赤小豆30 g，加水放入两味，煮熟赤小豆后，去白茅根食豆。水随小便下。（《肘后方》）或将250 g左右的鲤鱼1条约放入热油中煎，加水适量，后放入事先泡好的赤小豆100 g，放生姜、黄酒少许；先武火煮沸，后文火焖至赤小豆烂熟，调入食

盐、味精即可；食鲤鱼及赤小豆，每周服食 3 次。（《外台秘要》）

②脚气：和鲤鱼烂煮食之，甚治脚气及大腹水肿。（《食疗本草》）

③肠痈：赤小豆、薏苡仁、防己、甘草，煎汤服。（《疡科捷径》）

④风瘙瘾疹：赤小豆、荆芥穗等份，为末，鸡子清调涂之。（《本草纲目》）

【文献摘录】

①主下水，排痈肿脓血。（《神农本草经》）

②清热和血，利水通经，宽肠理气。（《本草再新》）

③久食瘦人。（《食性本草》）

【按语】我国是世界上赤小豆产量最大的国家，也是主要出口国。其利尿通淋、除湿退黄之功应用历史悠久。现代研究发现，赤小豆治疗急性肾炎、肝硬化腹水、水痘、腮腺炎、皮肤病等疾病效果良好。唐朝诗人王维有首脍炙人口、千古传诵的诗："红豆生南国，春来发几枝，愿君多采撷，此物最相思"。王维所说的"红豆"是指豆科植物"相思子"的种子，而中药"红豆"是指豆科植物赤小豆或赤豆的干燥成熟种子，也称"赤小豆"。"相思子"的种子辛、苦、平，有毒，与赤小豆不可混用，以免中毒。

绿　豆

【来源】为豆科植物绿豆的种子。

【异名】青小豆。

【性味归经】甘，寒。入心、肝、胃经。

【功效】清热，消暑，利水，解毒。

【主治】暑热烦渴，感冒发热，霍乱吐泻，痰热哮喘，头痛目赤，口舌生疮，水肿尿少，疮疡痈肿，风疹丹毒，药物及食物中毒。

【用法用量】内服：煎汤，10～30 g，大剂量可用 120 g。

【使用注意】绿豆皮中的纤维素含量比较高，药用不可去皮。绿豆性寒，脾胃虚寒者慎服。

【药膳应用举例】

①小便短赤，痈肿疮毒：绿豆 50 g，薏苡仁 30 g，粳米 100 g，加水 1000 mL，煮至粥将成时，下冰糖，熬至糖溶于粥。分 2～3 次空腹服。（《中国食疗本草新编》）

②暑热烦渴：绿豆 25 g，粳米 100 g，冰糖适量，先水煮绿豆、粳米成粥，后放入冰糖，搅拌均匀即可。（《普济方》）

③消渴：绿豆 2000 g，用水煮烂研细，滤渣取汁，早、晚饭前各服一小盏。（《圣济总录》）

【文献摘录】

①清暑热，静烦热，润燥热，解毒热。（《本草汇言》）

②清火清痰，疗痈肿痘烂。（《会约医镜》）

【按语】绿豆中含有淀粉、蛋白质、膳食纤维、β 胡萝卜素、维生素 E、钙、钾、镁、铁、锌、硒等营养素和功能性低聚糖、黄酮类化合物等成分，具有较高的营养与保健价值，被誉为"食中要物""济世粮谷""清热解暑良药""绿色珍珠"。绿豆可以做绿豆粥、绿豆汤、绿豆米、绿豆饭、豆沙馅、绿豆糕、生豆芽菜，还可以做凉粉、粉皮、粉丝、冷饮，也可以用来酿酒。

豆　腐

【来源】为豆科植物大豆的种子的加工制成品。

【异名】寒浆，豆乳，脂酥，豆脯，菽乳。

【性味归经】甘，凉。入脾、胃、大肠经。

【功效】泻火解毒，生津润燥，和中益气。

【主治】目赤肿痛，肺热咳嗽，消渴，休息痢，脾虚腹胀。

【用法用量】内服：煮食，适量。

【使用注意】豆腐中因含较多嘌呤，故痛风患者谨慎服用；不宜一次食用太多；肾病患者慎服。

【药膳应用举例】

①痰火哮喘（包括急性支气管哮喘等）：豆腐1碗，饴糖60 g，生萝卜汁半酒杯；混合煮沸，每日2次分服。（《食物中药与便方》）

②肺虚久咳：水豆腐1块（重约200 g），川贝母10 g，冰糖适量，均捣成碎末，同放于大瓷碗中，注入清水300 mL，盖好，隔水蒸至熟透。分1~2次食用。（《中国食疗本草新编》）

③便血：豆腐渣炒黄，清茶调服。（《古今良方》）

④产后乳少：豆腐500 g，炒王不留行20 g，煮汤，喝汤吃豆腐。（《食物与治病》）

【按语】豆腐是中国的传统食品，味美而养生，也是我国素食菜肴的主要原料，在先民记忆中刚开始很难吃，经过不断改造，逐渐受到人们的欢迎，被人们誉为"植物肉"。豆腐可以常年生产，不受季节限制，因此在蔬菜生产淡季，可以调剂菜肴品种。

霉豆腐的制作方法是把新鲜豆腐放置1周左右发霉，将发酵好的豆腐与调料混合，将所有豆腐过一遍高度白酒后再放入瓦坛子中即可。霉豆腐是中国人民喜爱的传统食品，含有多种人体所需要的氨基酸、矿物质和B族维生素，营养价值很高，具有开胃、去火、调味的功能。霉豆腐是中国南方常见的一种传统特色豆制品。

魔　芋

【来源】为天南星科魔芋属植物的根茎。

【异名】蒟蒻、魔芋、蒻头、鬼芋、花梗莲、虎掌。

【性味归经】甘、辛、温。归心、脾经。

【功效】活血化瘀，解毒消肿，宽肠通便，化痰软坚。

【主治】瘰疬痰核、便秘、腹痛、咽喉肿痛、牙龈肿痛、颈淋巴结结核、跌打损伤、痈疖肿毒，毒蛇咬伤等。

【用法用量】外用适量，捣烂敷患处；3~5钱。

【使用注意】魔芋全株有毒，以块茎为最，不可生吃，需加工后方可食用；皮肤病患者慎食。

【药膳应用举例】

①用于恶性肿瘤及辅助治疗：魔芋、牡蛎、白花蛇舌草、蛇果草、首乌藤各 30 g，土贝母、玄参、山慈姑各 9 g，夏枯草 15 g 水煎，每日 1 剂，分 2 次服用；或魔芋 30 g，黄药子、天葵子、红木香、七叶一枝花各 25 g，水煎，每日 1 剂，分 2 次服用。

②治鼻咽癌：魔芋 30 g，先煎 2 小时，再加枸杞根、鸭跖草各 30 g，七叶一枝花 15 g，煎汤，滤渣饮汁，每日 1 剂，分 2 次服用。连服数月。

【按语】中国早在两千多年前就开始栽培魔芋了，食用历史也相当悠久。后来，魔芋从中国传到日本，深受日本人喜爱，几乎每户每餐必食之，直到现在也仍然是日本民间最受欢迎的风雅食品之一，日本已是世界上最大的魔芋食品消费国家。魔芋被联合国卫生组织确定为十大保健食品之一，含有 16 种氨基酸、10 种矿物质和丰富的食物纤维，对防治糖尿病、高血压等疾病有特效。魔芋低热、低脂、低糖，可以帮助预防和治疗结肠癌、乳腺癌等疾病。魔芋中含有丰富的植物纤维素，能促进胃肠蠕动，具有通便的作用，被称为“肠道清道夫”。魔芋中含钙较高，适合缺钙人群服用。魔芋具有很强的减肥作用：魔芋中的葡甘露聚糖有很强的溶胀能力，吸水性很强，成为黏性纤维素，可以帮助降低脂肪酸在体内的合成，起到减肥的作用；葡甘露聚糖吸水膨胀后产生一种饱腹感，在一定程度上也能起到控制饮食作用；葡甘露聚糖润肠通便，使部分未被吸收的营养物质随粪便排出，起到通便的作用而减肥。

二、蔬菜类

蔬菜，是可以作为副食品的草本植物的总称。“凡草菜可食者通名曰蔬”，蔬菜可以分为陆生植物和水生植物。按照食用部位来分，有叶、茎、根、瓜果等的不同。蔬菜的作用是多方面的，大多数性偏于寒凉。此外，蔬菜作为日常食物，在补充人体所需维生素、无机盐、糖类等方面起着重要的作用。

白　菜

【来源】为十字花科植物大白菜及其变种的幼株，分普通白菜和大白菜两种。

【异名】普通白菜又称小白菜、菘菜、油白菜、小青菜，大白菜又称黄芽菜、卷心白、黄芽白菜、黄芽白。

【性味归经】甘，凉。入肺、胃、大肠、小肠经。

【功效】解热除烦，通利肠胃，养胃和中，利小便。

【主治】感冒，肺热咳嗽，百日咳，咽炎声嘶，便秘，消渴，小便不利等。

【用法用量】内服：生食、煮食、煎汤、捣汁饮。外用：捣烂外敷。100 ~ 500 g。

【使用注意】隔夜的熟白菜和未腌透的大白菜忌用；脾胃虚寒，大便溏薄者慎用。

【药膳应用举例】

①小儿赤游丹：杵菘菜敷上。（《子母秘录》）

②飞丝入目：将白菜揉烂帕包，滴汁三二点入目，即出。（《普济方》）

③老年人便秘：白菜炒食之。（《食治本草》）

④治感冒：白菜心 250 g，白萝卜 60 g，水煎，加红糖适量，吃菜饮汤，数次可愈。（《家庭食医图镜》）

⑤治肺燥咳嗽：白菜 100 g，豆腐皮 50 g，红枣 10 枚，加水适量炖汤，油盐调味佐餐。（《食物与治病》）

【文献摘录】

①菘有三种……白菘似蔓菁也。（《新修本草》）

②三菘，日用之蔬。（《本草纲目》）

③通利肠胃，除胸中烦，解酒毒。（《名医别录》）

【按语】白菜原产中国南方，唐宋期间在自南向北转移过程中培育出大白菜，并在北方得以推广，逐渐奠定了在全国蔬菜中的霸主地位，成为"菜中最为常食"的蔬菜。至今白菜仍然是中国蔬菜中栽培面积最大、供应量最多、销售时间最长的蔬菜。大白菜含丰富的微量元素、维生素、膳食纤维和抗氧化物质，能促进肠道蠕动，帮助消化，还是减肥蔬菜，但白菜中叶绿素等营养素的量远远低于绿叶蔬菜，因此饮食还要全面搭配。

茼 蒿

【来源】为菊科茼蒿属植物蒿子秆和南茼蒿的茎叶。

【异名】同蒿、蓬蒿、同篙菜、蓬蒿菜、篙菜、菊花菜、筒蒿菜、蒿子秆等。

【性味归经】甘、辛、平。入肺、脾、胃经。

【功效】安心神，健脾胃，消痰饮，利肠胃，利小便。

【主治】脾胃不和，食积，二便不通，咳嗽痰多，心中烦热不安。

【用法用量】内服：煎汤，凉拌，炒食，煮食，鲜品绞汁，60~90 g。

【药膳应用举例】

①热咳痰浓：鲜茼蒿 90 g 水煎去渣，加冰糖适量熔化后分 2 次饮服。（《食物中药与便方》）

②高血压导致的头昏：鲜茼蒿 1 握，洗净捣烂取汁，每服 1 酒杯，温开水和服，每日 2 次。（《食物中药与便方》）

③心烦失眠，鲜茼蒿、菊花嫩苗各 60~90 g，煮汤，每日 2 次饮服。（《食物中药与便方》）

④纳少，不欲饮食：鲜茼蒿放热水中焯过，切细，加芝麻油、食盐、酱油、醋适量拌食。

【文献摘录】

①茼蒿气浊，能助相火。（《本经逢原》）

②安心气，养脾胃，消痰饮。（《备急千金要方》）

【按语】在中国古代，茼蒿为宫廷佳肴，所以又叫皇帝菜。茼蒿含有多种氨基酸、脂肪、蛋白质及较高含量的钠、钾等矿物质，能调节体内水液代谢，可防治水肿、通利水便。

茼蒿含有新鲜且为深绿色的色素，叶绿素具有去除胆固醇的功效。茼蒿中丰富的膳食纤维有助于促进肠道蠕动，帮助人体及时排除有害毒素，达到通腑利肠、预防便秘的目的。茼蒿富含维生素 A，经常食用有助于抵抗呼吸系统的感染，润肺消痰。茼蒿含有丰富的维生素、胡萝卜素及多种氨基酸，具有养心安神、降压护脑的作用。茼蒿中含有多种挥发性物质，它们所散发的特殊香味有蒿之清气、菊之甘香。茼蒿特殊的芳香气味有助于平喘化浊，还有助于增加唾液的分泌，能够促进食欲，消食开胃；茼蒿具有四种强化心脏的药效成分，其香味是特有的药效成分。

油　菜

【来源】属于十字花科芸薹属植物油菜的嫩茎叶。

【异名】芸苔、寒菜、胡菜、苦菜、薹芥、青菜、油白菜、瓢儿白、台菜、苔芥。

【性味归经】辛，温，无毒。入肝、肺、脾经。

【功效】清热解毒，祛风泻火。

【主治】高血脂、疖肿、丹毒、乳痈、便秘、胰腺癌等。

【用法用量】炒食、煮食，每日 150 g；外敷。

【药膳应用举例】

①痈疽、丹毒、乳痈、无名肿毒、湿疹等：用油菜煮汁食，或捣烂绞汁温服一小杯（约 30 mL），每日 3 次，连服 3 天；并用鲜油菜叶捣烂敷患处，每日更换 3 次。

②大肠风毒和下血不止：生油菜籽、炙甘草各 15 g，共捣为散，每次 6 g，用水一杯煎至五分，食前温服。

③小儿丹毒：油菜籽研细末，调香油敷患处，或用油菜叶捣汁涂擦。

④产后恶露不下，刺痛：油菜籽炒香，加肉桂各等份，共研细末，用醋煮面粉，糊为丸如龙眼核大，每次服一二丸，每日 2 次，用温黄酒送服。

【文献摘录】为其子可榨油也。（《本草纲目》）

【按语】油菜中含有丰富的钙、铁和维生素 C、胡萝卜素，是人体黏膜及上皮组织维持生长的重要营养源，对于抵御皮肤过度角化大有裨益。油菜为低脂肪蔬菜，且含有膳食纤维，能与胆酸盐和食物中的胆固醇及三酰甘油结合，并从粪便排出，从而减少脂类的吸收，故可用来降血脂。现代研究也证实，常吃油菜能降低血清胆固醇，减少动脉硬化形成，还能促进皮肤细胞代谢，减少色素沉着，有美容的作用。油菜中所含的植物激素，能够增加酶的形成，对进入人体内的致癌物质有吸附排斥作用，故有防癌功能。油菜中含有大量植物纤维素，能促进肠道蠕动，增加粪便的体积，缩短粪便在肠腔停留的时间，从而治疗多种便秘，预防肠道肿瘤的发生。油菜含有大量胡萝卜素和维生素 C，有助于增强机体免疫能力。油菜所含钙量在绿叶蔬菜中为最高。油菜所含的矿物质能够促进骨骼的发育，加速人体的新陈代谢和增强机体的造血功能；胡萝卜素、烟酸等营养成分也是维持生命活动的重要物质，不但具有预防癌症的作用，还有防止老化的功用。

菠 菜

【来源】为黎亚科植物菠菜的全草。

【异名】波棱菜、红根菜、赤根菜、鹦鹉菜、甜茶、飞龙菜。

【性味归经】甘，平。入肝、胃、大肠、小肠经。

【功效】养血，止血，平肝，润燥。

【主治】衄血，便血，头痛，目眩，目赤，夜盲症，消渴引饮，痔疮。

【用法用量】内服：煮食或捣汁。100～250 g。

【使用注意】体虚便溏者不宜多食。肾炎和肾结石患者不宜食用。不宜与含钙丰富的食物（如豆腐）共煮，既不利于对钙的吸收，又妨碍消化。

【药膳应用举例】

①消渴引饮：菠菜根、鸡内金等份，为末，米汤饮服，每日 3 次。（《本草纲目》引《经验方》）

②贫血：菠菜 500 g，鲜蘑菇 100 g，将鲜蘑菇洗净，放入水中焯一下，捞出切片，菠菜清水洗净切段。先将蘑菇片煸炒片刻，加入菠菜、食盐、姜汁，烧熟出锅即成。（《民间验方》）

【文献摘录】

①利五脏，通肠胃热，解酒毒。（《禽疗本草》）

②入血分。生血、活血、止血、去瘀。（《陆川本草》）

【按语】菠菜有"营养模范生"之称，富含类胡萝卜素、维生素 C、维生素 K、矿物质、辅酶 Q10 等多种营养素。菠菜叶片中还含有丰富的锌、氨基酸等，菠菜容易煮烂，很适合老年人和儿童食用。菠菜中含有较多的草酸，它能和食物中的钙质结合，形成沉淀而损失营养成分，故烹制前用沸水焯一下，去掉大部分草酸即可保留钙质。

韭 菜

【来源】为百合科植物韭菜的叶。

【异名】起阳草、懒人草、长生韭、壮阳草、扁菜。

【性味归经】辛，温。入肾、胃、肺、肝经。

【功效】补肾，温中，行气，散瘀，解毒。

【主治】肾虚阳痿，胃寒腹痛，噎膈反胃，胸痹疼痛，衄血，吐血，尿血，痢疾，痔疮，痈疮肿毒，漆疮，跌打损伤。

【用法用量】内服：捣汁，或煮粥、炒熟、做羹。60～120 g。外用：捣烂外敷或取汁滴注。

【使用注意】韭菜性温，阴虚内热及疮疡、目疾患者慎食。不宜久煎、久炒。

【药膳应用举例】

①肾虚阳痿：先将核桃仁 30 g 用麻油炒微黄，放入适量食盐后加入韭菜 120 g，炒熟服用。（《方脉正宗》）

②脾胃虚寒：韭菜 250 g，生姜 30 g，切段或捣碎，纱布包，绞取汁液，兑入牛乳 250 g，加热煮沸，温服。(《丹溪心法》)

【文献摘录】

①温中，下气，补虚，调和腑脏，令人能食，益阳。(《禽疗本草》)

②经血逆行，或血腥，或吐血，或唾血，用韭汁服之。(《丹溪心法》)

【按语】韭菜的主要营养成分有维生素 C、维生素 B_1、维生素 B_2、烟酸、胡萝卜素、糖类及矿物质。韭菜中还含有丰富的纤维素，每 100 g 韭菜含 1.5 g 纤维素，比大葱和芹菜都高，具有防治大肠癌、动脉硬化、冠心病等疾病的作用。

葱　白

【来源】为百合科植物葱的鳞茎。

【异名】葱茎白、葱白头、火葱、大葱。

【性味归经】辛，温。入肺、胃经。

【功效】发汗解表，散寒通阳。

【主治】风寒感冒，阴寒腹痛，二便不通。

【用法用量】煎汤，或煮粥食，每次可用鲜品 10 ~ 30 g。

【使用注意】表虚多汗者慎服，煎煮不宜过久。

【药膳应用举例】

①小儿伤寒初起，头痛身热，发冷无汗：鲜葱白 1 根，淡豆豉 6 g，薄荷 1.2 g，粳米 30 粒，水煎服。(《重订通俗伤寒论》)

②赤痢：葱白 1 根细切，和米煮粥，日日食之。(《食医心境》)

③外感头痛发热：将连根葱白 20 根和粳米适量一同煮粥，放入醋少许，温服之微微发汗。(《很老很老的老偏方》)

【文献摘录】葱，辛能发散，能解肌，能通上下阳气。(《本草纲目》)

【按语】大葱主要是作为一种调味剂放入菜品中，也可以直接食用，如山东著名的煎饼卷大葱。葱含有蛋白质、糖类等多种维生素及矿物质，对人体有很大益处。葱含有挥发油等有效成分，具有刺激身体汗腺，达到发汗散热之作用。葱中所含大蒜素，具有明显的抵御细菌、病毒的作用，尤其对痢疾杆菌和皮肤真菌抑制作用更强；香葱所含果胶，可明显地减少结肠癌的发生，有抗癌作用，葱内的蒜辣素也可以抑制癌细胞的生长。

芹　菜

【来源】为伞形科植物旱芹的带根全草。

【异名】水芹、南芹菜、香芹、蒲芹、药芹、野芹。

【性味归经】甘、辛、微苦，凉。入肝、胃、肺经。

【功效】平肝，清热，祛风，利水，止血，解毒。

【主治】肝阳头昏，风热头痛，咳嗽，黄疸，小便淋痛，尿血，崩漏，带下，疮疡肿毒。

【用法用量】内服：煎汤，9~15 g，鲜品 30~60 g；或绞汁；或入丸剂。外用：适量，捣敷；或煎水洗。

【使用注意】慢性腹泻者不宜多食。芹菜不宜久煎、久炒。

【药膳应用举例】

①肺痈：芹菜根、鱼腥草各鲜用 3 握，瘦猪肉酌量，炖服。（《福建药物志》）

②小便出血：水芹捣汁，日服六七合。（《太平圣惠方》）

【文献摘录】

①肝阳头昏，面红目赤，头重脚轻，步行飘摇等症。（《本草推陈》）

②清胃涤热，通利血脉，利口齿润喉，明目通鼻，醒脑健胃，润肺止咳。（《卫生通讯》）

【按语】芹菜是一种高营养价值的蔬菜，富含蛋白质、糖类、膳食纤维、维生素、钙、磷、铁、钠等 20 多种营养元素。芹菜中具有许多药理活性成分，其中，科研人员研究最多、最深入的是芹菜素，具有抗肿瘤、抗炎、抗氧化、降血压等作用。直接以新鲜芹菜榨汁服用或嫩芹菜捣汁加蜜糖少许服用，可防治高血压。芹菜中钙、磷含量较高，可增强骨骼健康。芹菜纤维素含量高，经过消化产生一种抗氧化剂，可以抑制肠内细菌，还可以加快肠蠕动，促进排泄，降低致癌物与结肠黏膜接触时间，预防结肠癌。芹菜中富含钾，可防治水肿。芹菜中富含铁，经常食用能起到补铁的作用。芹菜中含有可以中和尿酸的物质，经常服用可以防治痛风。

甘　蓝

【来源】为十字花科植物甘蓝的茎叶。

【异名】葵花白菜、包心菜、洋白菜、卷心菜、包菜、莲花白。

【性味归经】甘，平。归肝、胃经。

【功效】清利湿热，散结止痛，益肾补虚。

【主治】湿热内盛、疼痛、肾精不足等疾病。

【用法用量】捣汁服、炒食、煮食或生食。

【使用注意】散结止痛宜鲜品生用。

【药膳应用举例】

①胃脘拘急疼痛：洋白菜 50 g，粳米 50 g。洋白菜洗净，切碎煮半小时，捞出菜不用，下米煮粥，日食 2 次。（《民间验方》）

②胃及十二指肠溃疡：甘蓝鲜叶捣烂取汁 200~300 mL，略加温。饭前饮服，每日 2 次，连服 10 天为一个疗程。（《福建药物志》）

③甲状腺肿大，甲亢：生卷心菜拌食，不拘数量，长期服用。（《家庭食疗药膳手册》）

【文献摘录】

①利关节，明耳目，久服益肾，其叶使人不思睡，其子使人多睡。（《本草纲目》）

②久食大益肾，填髓脑，利五脏，调六腑。（《千金·食治》）

③补骨髓，利五藏六腑，利关节，通经络中结气，明耳目，健人，少睡，益心力，壮筋

骨。(《本草拾遗》)

【按语】本品为补益强壮养生佳品,适于虚弱体质及无病强身使用。甘蓝种子提取物有某些抑菌作用,全草几乎没有抗菌作用,其叶加热处理后应用于局部有刺激作用,可缓解疼痛。

荠　菜

【来源】为十字花科植物荠菜茎叶或带花序。

【异名】扁锅铲菜、地丁菜、地菜、荠、蘼草、花花菜、护生草、羊菜、鸡心菜、净肠草、菱角菜、清明菜、香田芥、枕头草、地米菜、鸡脚菜、假水菜、地地菜、烟盒草、西西、山萝卜苗、百花头、俞菜、辣菜等。

【性味归经】微寒,甘、淡。入心、肝、脾经。

【功效】凉血止血,利尿除湿,清肝明目。

【主治】妇女崩漏,月经过多,尿血,吐血,咯血;热淋,水肿,小便不利,尿浊,或妇女带下;肝热目昏,目赤,眩晕头痛,高血压等疾病的治疗。

【用法用量】煎汤,绞汁,炒食,做馅。内服干、鲜皆宜,便以鲜品为好。治疗目赤涩痛等症,除内服外,还可以鲜品绞汁滴眼。

【药膳应用举例】

①血热导致的妇女崩漏,月经过多,产后恶露不绝:荠菜花或荠菜30 g,马齿苋60 g,加水煎汤服。

②咯血、衄血、吐血、尿血:荠菜、白茅根各30 g,藕节60 g,加水煎汤服。

③眩晕头痛、目昏眼干:荠菜120 g,切段,同鸡蛋1～2个调匀,可加食盐少许,用食油适量于锅中,煎熟后食用。

④痢疾:荠菜二两,水煎服。(《广西中草药》)

⑤阳水水肿:荠菜根一两,车前草一两,水煎服。(《广西中草药》)

⑥内伤吐血:荠菜一两,蜜枣一两,水煎服。(《湖南药物志》)

⑦眼睛红肿热痛:新鲜荠菜根洗净,绞汁,外敷眼眶周围。

【文献摘录】

①主利肝气,和中。(《名医别录》)

②凉肝明目。(《食经》)

③止血,治肺出血,子宫出血,流产出血,月经过多,头痛、目痛或视网膜出血。(《现代实用中药》)

④消肿解毒,治疮疖,赤眼。(《陆川本草》)

⑤健胃消食,化积滞。(《广西中药志》)

萝　卜

【来源】为十字花科植物莱菔的新鲜根。

【异名】莱菔、萝白、地灯笼、寿星头。

【性味归经】辛、甘，凉。入脾、胃、肺、大肠经。

【功效】消食，降气，化痰，止血，解渴，利尿。

【主治】消化不良，食积胀满，吞酸，吐食，腹泻，痢疾，便秘，痰热咳嗽，咽喉不利，咯血，吐血，便血，消渴，淋浊。

【用法用量】内服：生食，捣汁饮；或煎汤、煮食。

【使用注意】脾胃虚弱，大便溏薄者不宜多食、生食。

【药膳应用举例】

①痰热咳嗽失音：萝卜250 g，生姜30 g，分别切片捣烂绞汁。频频含咽。(《普济方》)

②热病口渴和消渴：鲜萝卜250 g，切碎绞汁，冷服。(《新修本草》)

【文献摘录】

①主吞酸，化积滞，解毒，散瘀血，甚效。(《本草纲目》)

②散服及炮煮服食，下大气，消谷和中，去痰癖，肥健人，生捣汁服，止消渴，试有大验。(《新修本草》)

【按语】《本草纲目》称萝卜为"蔬中最有利者"，含有丰富的糖类和多种维生素、植物蛋白和叶酸。现代研究认为，白萝卜中含芥子油、淀粉酶和粗纤维，具有促进消化、增强食欲、加快胃肠蠕动和止咳化痰的作用。白萝卜中的膳食纤维含量尤其丰富，特别是叶子中含有的植物纤维更是可观，这些植物纤维可以促进肠胃蠕动，防止便秘，起到排毒的作用，从而改善皮肤粗糙、粉刺等情况。萝卜含有木质素，能提高巨噬细胞的活力，吞噬癌细胞。此外，萝卜所含的多种酶，能分解致癌的亚硝酸胺，因此，萝卜具有防癌作用。

洋　葱

【来源】为百合科植物洋葱的鳞茎。

【异名】玉葱、浑提葱、洋葱头。

【性味归经】辛、甘，温。入肺经。

【功效】健胃理气，解毒杀虫，降血脂。

【主治】食少腹胀，创伤，溃疡，滴虫性阴道炎，高脂血症。

【用法用量】内服：做菜生食或熟食，30～120 g。外用：适量，捣敷或捣汁外涂。

【使用注意】洋葱性辛温，热病不宜进食。患瘙痒性皮肤疾病之人忌食。

【药膳应用举例】

①高血压：取茶褐色洋葱皮每日5～10 g，水煎服，长期服用。(《妙药奇方》)

②牙痛：捣碎的葱头，当成软膏涂擦痛处。(《食物养生》)

③高脂血症：洋葱60 g，菜籽油炒，每日食。(《家庭食疗手册》)

【按语】洋葱在国外被誉为"菜中皇后"，营养价值非常高。洋葱是所知唯一含前列腺素A的蔬菜。前列腺素A能扩张血管，降低血液黏度，因而会产生降血压，增加冠状动脉的血流量，预防血栓形成的作用。洋葱含有黄尿丁酸，可以使细胞更好地利用糖分，从而起到降低血糖的作用。洋葱中含量丰富的槲皮素，其生物的可利用率很高。科学家研究报告指出，槲皮素可能有助于防止低密度脂蛋白的氧化，对动脉粥样硬化能提供重要的保护作用。

此外，槲皮素能抑制致癌细胞活性，阻止癌细胞生长；洋葱中所含的硒是一种抗氧化剂，能刺激人体免疫反应，从而抑制癌细胞的分裂和生长，同时还可降低致癌物的毒性；因此，洋葱具有抗癌作用。洋葱中所含的硫化物能促进脂肪代谢，具有降血脂、抗动脉硬化作用。洋葱所含挥发油能帮助提高性生活质量。洋葱富含维生素 C、烟酸，能促进细胞间质的形成和损伤细胞的修复，使皮肤光洁、红润而富有弹性；洋葱中所含的硫质、维生素 E 等，能阻止不饱和脂肪酸生成脂褐质色素，可预防老年斑。因此，多食洋葱还具有美容养颜的作用。

胡萝卜

【来源】为伞形科植物胡萝卜的根。

【异名】黄萝卜、葫芦菔、红芦菔、金笋、红萝卜。

【性味归经】甘、辛，平。入脾、肝、肺经。

【功效】健脾和中，滋肝明目，化痰止咳，清热解毒。

【主治】脾虚食少，肿痛，麻疹，水痘，疖肿，体虚乏力，泻痢，视物昏花，雀目，咳喘，百日咳，烫火伤，痔疮。

【用法用量】内服：煎汤，30～120 g；或生吃；或捣汁；或煮食。外用：适量，煮熟捣敷；或切片烧热敷。

【使用注意】胡萝卜忌与过多的酸醋同食，否则容易破坏其中的胡萝卜素。另胡萝卜素为脂溶性维生素，大量食用会贮藏于人体内，使皮肤的黄色素增加。停食 2～3 个月后会自行消退。

【药膳应用举例】

①夜盲症，角膜干燥症：用胡萝卜 6 根，水煎服；或用胡萝卜每次 3 根，用凉开水洗净，生食，连续 10 天；或胡萝卜与猪肝同炒食。（《家庭食疗手册》）

②小儿发热：红萝卜 60 g，水煎，连服数次。（《岭南采药录》）

【文献摘录】

①下气补中，利胸膈肠胃，安五脏，令人健食，有益无损。（《本草纲目》）

②止咳化痰，消肿气、面积、治痢症。（《分类草药性》）

【按语】胡萝卜的营养成分极为丰富，含有蔗糖、淀粉、胡萝卜素、维生素、多种氨基酸、甘露醇、木质素、果胶、槲皮素、山奈酚、挥发油、咖啡酸及钙等多种矿物元素。胡萝卜中所含丰富的木质素、槲皮素等成分，能增加冠状动脉的血流量，降低血脂含量，促进肾上腺素的合成分泌，进而具有降压、强心之功效。胡萝卜细胞壁的成分里所含极其丰富的钙果胶酸酯能加速胆汁酸的凝固，促使人体内胆固醇向胆汁酸发生转变，从而起到降低胆固醇、预防冠心病的作用。胡萝卜中富含膳食纤维，有利于延缓肠道葡萄糖的吸收，减少血糖上升的幅度，因此可以调节血糖水平，减少对胰岛素的需求。胡萝卜中的果胶物质能与进入体内的汞离子结合，促进人体内汞离子排出，消除或降低汞对人体的毒害作用。胡萝卜含的维生素有补肝明目的作用。胡萝卜中含有木质素是一种免疫能力很强的物质，可以提高人体巨噬细胞的能力，减少得感冒的概率。

茭 白

【来源】本品为禾本科植物茭白的花茎经黑粉的刺激而形成的纺锤形肥大的菌瘿。

【异名】本菰笋、菰米、茭白、茭儿菜、茭笋、菰实、菰菜、茭首、高笋、茭草。

【性味归经】味甘，无毒。入肝、脾经。

【功效】解热毒，除烦渴，利二便。

【主治】治烦热，消渴，黄疸，痢疾，目赤，风疮，缺乳等疾病。

【用法用量】炒食、煎汤、生用，30～60 g。

【注意事项】脾虚便溏、肾病、结石患者不宜服用。

【药膳应用举例】

①缺乳：茭白15 g，通草10 g，煮猪脚食；或鲜茭白100 g，黄芪30 g，猪脚1只，加水煮烂，吃肉喝汤，一次吃完，连续3日。

②高血压、便秘、胸烦心热：用鲜茭白30～50 g，旱芹菜30 g，水煎服。

③黄疸：茭白50 g，车前草30 g，炒食。

④热病口渴、小便不利：茭白250 g，白菜250 g，洗净，切碎，加水适量煮汤，略加香油、食盐调味。

⑤暑热烦渴：鲜茭白150 g，煮水服用。

【文献摘录】

①菰叶，利五脏。（《日华子本草》）

②脾胃虚冷、作泻者勿食。（《本草汇言》）

③去烦热，止渴，除目黄，利大小便，止热痢，解酒毒。（《本草拾遗》）

藕

【来源】为睡莲科植物莲的肥大根茎。

【异名】莲藕、莲根、藕节、果藕。

【性味归经】甘，寒。入心、肝、脾、胃经。

【功效】清热生津，凉血，散瘀，止血。

【主治】热病烦渴，吐衄，下血。

【用法用量】内服：生食，捣汁或煮食，适量。外用：适量，捣敷。

【使用注意】性寒，脾胃虚寒者慎用；产妇不宜过早食用，一般产后1～2周后食用化瘀为佳。

【药膳应用举例】

①热病伤津，烦渴喜饮：鲜藕120 g，捣烂，绞取汁液，加生蜜60 g，搅匀服，不拘时。（《太平圣惠方》）

②胃气不和，呕吐恶心：藕90 g，生姜10 g，捣烂，绞取汁液，1日分3次服用。（《圣济总录》）

③太阴温病口渴：梨汁、荸荠汁、鲜芦根汁、麦冬汁、藕汁，临时斟酌多少，和匀凉

服，不甚喜凉者，重汤炖温服。(《温病条辨》)

④女子贫血：藕节 20 g，当归 15 g，洗净，放入锅中，加入 500 mL 水；煮沸 15 分钟，取汁，调入红糖即可。(《喝了就有效的 200 道健康茶方》)

【按语】藕连接部分称为藕节，含天门冬素、鞣质等，具有较高的药用价值。藕节和藕在性味、功用上大致相似，但藕节又侧重止血功效。藕的营养价值很高，富含铁、钙等微量元素，植物蛋白质、维生素及淀粉含量也很丰富，有明显的补益气血，增强人体免疫力作用。藕中含有黏液蛋白和膳食纤维，能与人体内胆酸盐，食物中的胆固醇及三酰甘油结合，使其从粪便中排出，从而减少脂类的吸收。莲藕散发出一种独特清香，还含有鞣质，有一定健脾止泻的作用，能增进食欲，促进消化，开胃健中，有益于胃纳不佳、食欲不振者恢复健康。藕和藕节中含有的丹宁酸有收缩血管和止血的作用，对瘀血、吐血、衄血、尿血、便血者及产妇、血友病患者极为适合。

番　茄

【来源】为茄科植物番茄的新鲜果实。

【异名】小金瓜、西红柿、洋柿子、番柿。

【性味归经】酸、甘、微寒。入肝、脾、胃经。

【功效】生津止渴，健胃消食。

【主治】热病烦渴或胃热口渴，食欲不振。

【用法用量】内服：煎汤、炒煮，适量。或生食。

【使用注意】番茄性偏寒，脾胃虚寒者不宜多食。不宜空腹食用番茄。未成熟的青色番茄含有毒的龙葵碱，应当忌食。

【药膳应用举例】

①热病伤津，食欲不振：番茄 1 个，用开水焯一下，去皮捣烂，绿茶 3 g，加水 400 mL，煎 5 分钟。每日 1 剂，分两次饮用。(《喝了就有效的 200 道健康茶方》)

②口腔溃疡，牙龈出血：番茄 100 g，洗净、捣碎，加入绿茶 1 g，用沸水冲泡服用。饮茶时，将茶液含在口中片刻，为了更充分地与患处接触。(《很老很老的老偏方》)

【文献摘录】甘酸，微寒。生津止渴，健胃消食。治口渴，食欲不振。(《陆川本草》)

【按语】番茄被誉为神奇的菜中之果。番茄中的苹果酸、柠檬酸等有机酸能促进胃液分泌，有利于脂肪及蛋白质的消化；增加胃液浓度，调整胃肠功能，有助于胃肠疾病的康复。果酸和纤维素还有助消化、润肠通便的作用。此外，果酸能降低胆固醇的含量，对高脂血症很有益处。番茄含有丰富的维生素，其中，最重要、含量最多的就是番茄红素，其具有独特的抗氧化能力，可以清除人体内导致衰老和疾病的自由基；预防心血管疾病的发生；阻止前列腺的癌变进程，并有效地减少乳腺癌、胰腺癌、直肠癌、喉癌、口腔癌等癌症的发病危险。

豇　豆

【来源】本品为豆科植物豇豆的种子。

【异名】姜豆、长豆、羊角、豆角、角豆、饭豆、腰豆、长豆、裙带豆、浆豆。

【性味归经】甘，平。入脾、胃、肾经。

【功效】健脾益气，滋补肾阴。

【主治】脾胃虚弱，泻痢，吐逆，消渴，遗精，白带，白浊，小便频数等。

【用法用量】内服：煎汤或煮食。

【使用注意】气滞便结者禁用。

【药膳应用举例】

①食积腹胀，嗳气：生豇豆适量，细嚼咽下，或捣绒泡冷开水服。（《常用草药治疗手册》）

②白带，白浊：豇豆100 g，藤藤菜30 g，鸡肉100 g，料酒、葱、姜、盐、味精适量。将鸡肉洗净，切成小块，再把豇豆、藤藤菜冲洗干净，切段，与鸡肉一起放入锅内，再放入清水、料酒、葱段、姜片、精盐等，先以武火煮沸，继以文火慢煮，待鸡肉、豇豆熟烂时加入味精调味，当菜食用。（《四川中药志》）

③脾胃气虚，呕吐，腹胀，泄泻，消渴等：豇豆100 g，洗净，用清水浸泡发胀备用；粳米150 g，洗净，放入锅内，加入浸泡好的豇豆和清水适量，先用武火煮沸，再用文火煮至豇豆、粳米熟烂为度。最后放入精盐、味精、麻油等即可食用。

④糖尿病，口渴尿多：带壳豇豆100～150 g，煎服，每日1次。

【文献摘录】

①脾土虚弱，开胃健脾。（《滇南本草》）

②散血消肿，清热解毒。（《本草从新》）

③补心泻肾，渗水，利小便，降浊升清。（《医林纂要》）

④滋阴补肾，健脾胃，消食。（《四川中药志》）

⑤理中益气，补肾健胃，和五脏，调营卫，生精髓。（《本草纲目》）

【按语】豇豆可以为人体提供易于消化吸收的优质蛋白质和适量的糖类及多种维生素、微量元素等。豇豆中的B族维生素能维持正常的消化腺分泌和胃肠道蠕动的功能，抑制胆碱酶活性，可帮助消化，增进食欲；豇豆中含有丰富的维生素C，能促进抗体的合成，提高机体抗病毒的作用。豇豆中的磷脂有促进胰岛素分泌、参加糖代谢的作用，可以帮助降低血糖。

豇豆的嫩豆荚和豆粒味道鲜美，食用方法多种多样。嫩豆荚可炒食，也可凉拌。另外，豇豆还可用于加工腌泡、速冻、干制、保鲜菜及加工成罐头等，是加工出口的优良原料。豇豆的干种子还可以煮粥、煮饭、制酱、制粉等。

南 瓜

【来源】为葫芦科植物南瓜的果实。

【异名】番瓜、金瓜、倭瓜、北瓜、金冬瓜。

【性味归经】甘、平。入肺，脾，胃经。

【功效】补中益气、化痰、解毒消肿。

【主治】脾胃虚弱，肺痈，哮证，肿痛，烫伤。

【用法用量】内服：适量，蒸煮或生捣汁。外用：适量，捣敷。

【使用注意】气滞湿阻者慎用。

【药膳应用举例】

①火药伤人及烫火伤：生南瓜捣敷。（《随息居饮食谱》）

②糖尿病：鲜南瓜250～500 g，加水煮熟食之。每日1剂，分1～2次服。（《很老很老的老偏方》）

【文献摘录】蒸晒浸酒佳。其藤甘苦、微寒。平肝和胃，通经络，利血脉。（《本草求原》）

【按语】

南瓜中所含的南瓜多糖是一种非特异性免疫增强剂，能提高机体免疫功能，促进细胞因子生成，通过活化补体等途径对免疫系统发挥多方面的调节功能。

南瓜中丰富的类胡萝卜素在机体内可转化成具有重要生理功能的维生素 A，从而对上皮组织的生长分化、维持正常视觉、促进骨骼发育具有重要生理功能。南瓜中的果胶能调节胃内食物的吸收速率，使糖类吸收减慢，控制饭后血糖上升。果胶还能和体内多余的胆固醇结合在一起，使胆固醇吸收减少，血胆固醇浓度下降。

南瓜中的钴含量在各类蔬菜中居首位。钴能活跃人体的新陈代谢，促进造血功能，并参与人体内维生素 B_{12} 的合成，是人体胰岛细胞所必需的微量元素。南瓜中所含的维生素 C 能防止硝酸盐在消化道中转变成致癌物质亚硝酸。南瓜中含有的甘露醇，可减少粪便中毒素对人体的危害。南瓜能消除致癌物质亚硝胺的突变作用，有防癌功效。南瓜中含有的锌，是肾上腺皮质激素的固有成分，是人体生长发育的重要物质。

南瓜叶中含有多种维生素与矿物质，其中维生素 C 的含量很高，清热解毒功效很强，夏季时用南瓜叶煮水喝，可以起到消暑除烦的作用。

南瓜子为南瓜的种子，具有驱虫的功效，可用于绦虫病、血吸虫病。

南瓜藤为南瓜的茎，无毒，可通络、和胃、清肺，可用于肠热便秘、视物模糊、扁桃体发炎、咳嗽、肺结核低热等的论治。南瓜藤中不仅有人体肠胃需要的多种氨基酸与蛋白质，还富含较多种的粗纤维，可以加强肠道的蠕动，促进胃的消化。南瓜藤中的水分，即绿色部分，可以清热活血，经常痛经的女性可将南瓜藤用来煮水饮用。

冬　瓜

【来源】为葫芦科植物冬瓜的果实。

【异名】白瓜、白冬瓜、地芝、东瓜。

【性味归经】甘、淡，微寒。入肺、大肠、小肠、膀胱经。

【功效】利尿，清热，化痰，生津，解毒。

【主治】水肿胀满，淋证，脚气，痰喘，暑热烦闷，消渴，痈肿，痔漏；并解丹石毒、鱼毒、酒毒。

【用法用量】内服：煎汤；或煨熟；或捣汁。外用：适量，捣敷；或煎水洗。

【使用注意】脾胃虚寒者及阴虚消瘦者不宜过食。

【药膳应用举例】

①热淋：冬瓜500 g，葱白1根（去须细切），冬麻子500 mL，上捣麻子，以水2大盏绞取汁，煮冬瓜、葱白做羹，空腹食之。（《太平圣惠方》）

②食鱼中毒：饮冬瓜汁。（《小品方》）

③水肿：冬瓜皮20 g，洗净切细，放入保温杯中；加入200 mL沸水，加盖焖泡15分钟；去渣，调入适量蜂蜜即可。每日1剂，早、晚各冲饮1次。（《喝了就有效的200道健康茶方》）

④月经不调：冬瓜子30 g，捣烂，装入纱布袋和冰糖30 g一同放入保温杯中；加入300 mL沸水，冲泡10分钟即可。每日1剂，早、晚各冲饮1次。（《喝了就有效的200道健康茶方》）

【文献摘录】

①甘酸，微寒。生津止渴，健胃消食。治口渴，食欲不振。（《陆川本草》）

②若孕妇常食，泽胎儿毒，令儿无病。（《随息居饮食谱》）

③（冬瓜子）主腹内结聚，破溃脓血，凡肠胃内壅，最为要药。（《本草述钩元》）

【按语】冬瓜包括果肉、瓤和籽，含有丰富的蛋白质、糖类、维生素及矿质元素等营养成分。冬瓜维生素中抗坏血酸、硫胺素、核黄素及烟酸含量较高，矿物质元素有钾、钠、钙、铁、锌、铜、磷、硒8种，其中含钾量显著高于含钠量，属于典型的高钾低钠型蔬菜，对需进食低钠盐食物的肾脏病、高血压、水肿患者大有益处，其中元素硒还具有抗癌等多种功能；含有除色氨酸外的8种人体必需氨基酸，谷氨酸和天门冬氨酸含量较高，还含有儿童特需的组氨酸。冬瓜不含脂肪，膳食纤维含量较高，冬瓜中所含的丙醇二酸，能有效地抑制糖类转化为脂肪，对于防止人体发胖、维持健美的形体具有重要意义。冬瓜营养丰富且结构合理，为有益健康的优质食物。

冬瓜果实除作蔬菜外，也可浸渍为各种糖果。冬瓜的果皮和种子药用，有清热、利尿、消肿的功效。冬瓜籽中含有相当丰富的具防治癌症效果的维生素B_1。冬瓜藤水煎液对于脱肛症有独到之效。此外，冬瓜藤鲜汁外用，可增白皮肤，使皮肤有光泽，是天然的美容剂。

黄　瓜

【来源】为葫芦科植物黄瓜的果实。

【异名】胡瓜、王瓜、刺瓜。

【性味归经】甘，凉。入脾、胃、膀胱经。

【功效】清热，利水，解毒。

【主治】热病口渴，小便短赤，水肿尿少，水火烫伤。

【用法用量】内服：适量，煮熟或生食；或绞汁服。外用：适量，生擦或捣汁涂。

【使用注意】脾胃虚弱及病后体弱者慎服。

【药膳应用举例】

①烫伤：老黄瓜种取瓤入瓶中，埋于地下化成水后涂患处。（《医林集要》）

②暑热烦渴：糯米 100 g 洗净，用冷水浸泡 3 小时，捞出，沥干水分；雪梨 1 个去皮、核，洗净切块；黄瓜 1 根洗净、切条；山楂糕 1 块切条备用。锅中加入约 1200 mL 冷水，将糯米放入，先用旺火烧沸，转小火熬煮成稀粥；稀粥烧沸后，下入雪梨块、黄瓜条、山楂条及冰糖，拌匀，用中火烧沸，即可盛起食用。

【文献摘录】

①除胸中热，解烦渴，利水道。（《日用本草》）

②动寒痰，胃冷者食之，腹痛吐泻。（《滇南本草》）

【按语】黄瓜中富含蛋白质、糖类、维生素 B、维生素 C、维生素 E、胡萝卜素、烟酸、钙、磷、铁等营养成分。黄瓜皮所含营养素丰富，应当保留生吃。为了预防农药残留对人体的伤害，黄瓜应先在盐水中泡 15～20 分钟再洗净生食。用盐水泡黄瓜时切勿掐头去根，要保持黄瓜的完整，以免营养素在泡的过程中流失。

丝　瓜

【来源】为葫芦科植物丝瓜和粤丝瓜的鲜嫩果实，或霜后干枯的老熟果实。

【异名】绵瓜、布瓜、天罗瓜、天丝瓜、菜瓜。

【性味归经】甘，凉。入肺、肝、胃、大肠经。

【功效】清热化痰，凉血解毒，化瘀。

【主治】热病身热烦渴，咳嗽痰喘，肠风下血，痔疮出血，血淋，崩漏，痈疽疮疡，乳汁不通，水肿。

【用法用量】内服：煎汤，9～15 g；或烧存性为散，每次 3～9 g。外用：适量，捣汁涂，或捣敷，或研末调敷。

【使用注意】脾胃虚寒或肾阳虚弱者不宜多服。

【药膳应用举例】

①哮喘：丝瓜花 5 朵与粳米 1 杯一起放入水中浸泡一晚上，清晨捣碎，水煎服即成，每日 1 次。（《很老很老的老偏方》）

②沙眼：新鲜丝瓜 3 条，洗净，去蒂，切成段，加水适量煮汤，每日服 1 剂。（《很老很老的老偏方》）

【文献摘录】

①煮食除热利肠。老者烧存性服，祛风化痰，凉血解毒，杀虫，通经络、行血脉，下乳汁。（《本草纲目》）

②不宜多食，损命门相火，令人倒阳不举。（《滇南本草》）

【按语】丝瓜含蛋白质、脂肪、糖类、钙、磷、铁及维生素 B_1、维生素 C，还有皂苷、植物黏液、木糖胶、丝瓜苦味质、瓜氨酸等。丝瓜中含防止皮肤老化的 B 族维生素、增白皮肤的维生素 C 等成分，能保护皮肤、消除斑块，使皮肤洁白、细嫩，是不可多得的美容佳品，故丝瓜汁有"美人水"之称。

茄　子

【来源】为茄科茄属植物茄的果实。

【异名】落苏、昆仑瓜、白茄、紫茄、黄茄。

【性味归经】甘，凉。入脾、胃、大肠经。

【功效】清热，活血，消肿。

【主治】肠风下血，热毒疮痈，皮肤溃疡。

【用法用量】内服：煎汤。外用：捣敷。

【使用注意】茄子性寒，食时往往配以温热的葱、姜、蒜、香菜等。体质虚冷之人、慢性腹泻者不宜多食。

【药膳应用举例】乳头破裂：茄子裂开者，烧存性研末，用香油、猪油或开水调敷患处。（《妇人良方补遗》）

【文献摘录】

①甘凉，活血，止痛，消痈，杀虫。（《随息居饮食谱》）

②散血，止乳疼，消肿宽肠，烧灰米汤饮，治肠风下血不止及血痔。（《滇南本草》）

③宽中，散血，止渴。（《医林纂要》）

【按语】

茄子的营养丰富，含有蛋白质、脂肪、糖类、维生素及钙、磷、铁等多种营养成分。茄子中维生素 P 的含量很高，能增强人体细胞间的黏着力，增强毛细血管的弹性，减低脆性及渗透性，防止微血管破裂出血。茄子纤维中所含的维生素 C 和皂草苷具有降低胆固醇的功效。茄子中所含的 B 族维生素对痛经、慢性胃炎及肾炎水肿等也有一定辅助治疗作用。

茄子根、茎、叶入药，为收敛剂，有利尿之效，叶也可以做麻醉剂。种子为消肿药，也用为刺激剂。茄子中有一种叫茄碱的物质，具有抗氧化和抑制癌细胞的作用，是茄子保健作用的来源之一；但茄子对胃肠道有较强的刺激作用，对呼吸中枢有麻醉作用，人体摄入量高时会发生中毒。预防茄碱中毒的最好方法，自然是控制摄入量。不过，正常情况下，一餐吃 250 g 左右的茄子不会引起不适。

辣　椒

【来源】为茄科植物辣椒的果实。

【异名】番椒、辣茄、海椒、辣子、牛角椒。

【性味归经】辛、热，入脾、胃经。

【功效】温中散寒，下气消食。

【主治】胃寒气滞，脘腹胀痛，呕吐，泻痢，风湿痛，冻疮。

【用法用量】内服：入丸、散，1～3 g。外用：适量，煎水熏洗或捣敷。

【使用注意】阴虚火旺及火热出血者禁服。

【药膳应用举例】

①风湿性关节炎：辣椒 20 个，花椒 30 g，先将花椒煎水，沸腾后放入辣椒煮饮，取出撕开，贴患处，再用水热敷。（《全国中草药汇编》）

②胃脘冷痛：辣椒 1 个，生姜 5 片，加红糖煎水服。（《医药与保健》）或将茶叶 10 g，辣椒 500 g，胡椒、盐各适量，共同研末，拌和均匀，放入瓷瓶内，封口，静置半个月。每

次取 3 g，开水冲泡 5 分钟，温服，每日 2 次。（《很老很老的老偏方》）

③风寒湿痹：辣椒根 90 g，瘦猪肉 100 g，一同煮汤，调味后即可。（《很老很老的老偏方》）

【按语】辣椒中维生素 C 含量居蔬菜之首位，此外，维生素 B、胡萝卜素及钙、铁等矿物质含量亦较丰富。辣椒中的辣椒酊或辣椒碱，内服可做健胃剂，有促进食欲、改善消化的作用；辣椒碱还对蜡样芽孢杆菌及枯草杆菌有显著抑制作用。辣椒中的辣椒素使心率增加、血循环加快，对患有心脑血管疾病的人来说非常不利，有可能引发冠心病急性发作与脑卒中，所以，高血压、心脏病等心脑血管疾病患者应慎食辣椒。

槐　花

【来源】豆科植物槐的干燥花和花蕾。

【异名】槐米、槐蕊、豆槐、槐花炭。

【性味归经】味苦，性微寒。归肝、肺、心、大肠经。

【功效】凉血止血，清肝泻火。

【主治】肠风便血，痔血，血痢，尿血，血淋，崩漏，吐血，衄血，肝火头痛，目赤肿痛，喉痹，失音，痈疽疮疡等。

【用法用量】煎服：6～15 g。止血炒用，凉血止血宜炒用，清肝泻火宜生用；可以煎水代茶饮，亦可与夏枯草、菊花、黄芩等同用，以增清肝泻火明目之效。

【注意事项】槐花偏寒性，所以脾胃虚寒者慎服。

【药膳应用举例】

①大肠下血：槐花、荆芥穗等份，研为末，酒服一钱匕。（《经验方》）

②脏毒、酒病、便血：槐花（半两炒，半两生），山栀子一两（去皮，炒），上为末，每服二钱，新汲水调下，食前服。（《经验良方》槐花散）

③赤白痢疾：槐花（微炒）三钱，白芍药（炒）二钱，枳壳（麸炒）一钱，甘草五分，水煎服。（《本草汇言》）

④吐血不止：槐花火烧存性、研细，入麝香少许，每服三钱匕，温糯米饮调下。（《圣济总录》）

⑤白带不止：槐花（炒）、牡蛎（煅）等份，为末，每酒服三钱。（《摘元方》）

⑥衄血不止：槐花、乌贼鱼骨等份，半生半炒，为末，吹鼻。（《世医得效方》）

⑦舌出血不止：槐花晒干研末，敷舌上；或火炒为末敷舌上。（《奇效良方》）

⑧护肤养颜：槐花 50 g，蜂蜜 300 mL，龟苓膏粉 1 包，龟苓膏粉加水拌匀，然后放入锅中煮至水沸，将研为细末的槐花放锅中，然后用一网状漏勺过滤，并放入盆中冷却；食时放入蜂蜜，拌匀即可。

【文献摘录】

①治五痔，心痛，眼赤……治皮肤风并肠风泻血，赤白痢，并炒服。（《日华子本草》）

②凉大肠热。（《医学启源》）

③炒香频嚼，治失音及喉痹。又疗吐血，衄，崩中漏下。（《本草纲目》）

④泄肺逆，泻心火，清肝火，坚肾水。（《医林纂要》）

⑤治大、小便血，舌衄。（《本草求真》）

⑥槐花味苦，苦能直下，且味厚而沉，主清肠红下血，痔疮肿痛，脏毒淋漓，此凉血之功能独在大肠也，大肠与肺为表里，能疏皮肤风热，是泄肺金之气也。（《药品化义》）

【按语】

中医所讲的槐花，是指国槐的花，而非平时所说的"洋槐""刺槐"的花。国槐是土生土长的，也叫"土槐"，花期在每年六、七月份，是在天气较热的夏季开花，花为黄白色。洋槐的花也有一定的养生功效，但是与国槐有很大差别。《神农本草经》记载，常食槐花能"益气，头不白"。南北朝时期著名的学者颜之推在《颜氏家训》中写道："常服槐实，年七十余，目看细字，发须犹黑。"其实，不止槐花，槐角也具有护肤美发的作用。方法是直接用槐角泡水喝，在泡之前，先将槐角洗净晒干，然后放在锅中蒸，蒸完之后再晒，晒完再蒸，如此反复，使有效成分在泡水时尽可能地被释放，进而使药效达到最大。由于槐角属于苦寒性药，虚寒体质的人不太适合服用。名医扁鹊曾流传下来一个方子，叫"明目使发不落法"，其实就是用去了皮的槐子。长期服用此方，可以清肝明目。槐花为凉血要品，"能除一切热，散一切结，清一切火"。现代医学研究发现，槐花含有芦丁、黄酮类、脂肪酸、鞣质等成分。芦丁可降低毛细血管的通透性，鞣质有凝血的作用。槐花味苦性凉，能清泄肠热，对因血热导致的便血、痔血有很好的疗效。据《本草正》记载，"槐花凉大肠，治痔漏"。

香　椿

【来源】楝科椿属植物香椿，以根皮、叶、嫩枝及果入药。根皮全年可采，秋后采果，夏秋采叶及嫩枝。

【异名】红椿、椿花、香铃子、香椿芽、香椿头、香椿尖、椿叶、春尖头等。

【性味归经】性平，味苦、涩。归肝、肾、胃经。

【功效】祛风利湿，清热解毒，健胃理气，润肤明目，杀虫，涩血止痢，止崩。

【主治】用于痢疾、肠炎、泌尿道感染、便血、血崩、白带、风湿腰腿痛、胃、十二指肠溃疡，慢性胃炎等疾病的防治。

【用法用量】内服：煎汤，6～15 g；或研末。用量：根皮3～5钱，果2～3钱。

【使用注意】香椿为发物，多食易诱使疾病复发，不宜多食。

【药膳应用举例】

①唇上生疔：取香椿嫩叶，捣烂，和酒服之。（《岭南采药录》）

②赤白痢疾：香椿叶100～200 g，加水煎服。（《福建民间草药》）

③久失音，声哑：人乳4两，白蜜4两，梨汁4两，香椿芽汁4两（如无，用淡香椿为末）。上药和匀，重汤煮熟。白滚水送下，不拘时候。（《回春》卷五，嘹亮丸）

④瘴气恶心，四肢疼痛，口吐酸水，不思饮食，憎寒壮热：香椿嫩叶（酒浸，焙）3两，甘草（炙）1两，南壁土（向日者）1两，腊茶1两。每服2钱匕，用酒调下，空腹临卧服。（《圣济总录》卷三十七，香椿散）

⑤风寒外感：香椿子、鹿衔草，水煎服。（《四川中药志》）

⑥疝气痛：香椿子五钱，水煎服。（《湖南药物志》）

【文献摘录】

①发汗，治心胃气痛。（《民间常用草药汇编》）

②除风寒，治冷骨风及风湿关节痛。（《四川中药志》）

【按语】香椿营养丰富，含钙、磷、钾、钠等成分，有补虚壮阳、固精、补肾养发生发、消炎止血止痛、行气理血健胃等作用。凡肾阳虚衰、腰膝冷痛、遗精阳痿、脱发者宜食之。

香椿中含维生素 E 和性激素物质，具有抗衰老和补阳滋阴作用，对不孕不育症有一定疗效。香椿是时令名品，含香椿素等挥发性芳香族有机物，可健脾开胃，增加食欲。香椿的挥发气味能透过蛔虫的表皮，使蛔虫不能附着在肠壁上而被排出体外，可用治蛔虫病。香椿含有丰富的维生素 C、胡萝卜素等，有助于增强机体免疫功能，并有润滑肌肤的作用，是保健美容的良好食品。

枸杞叶

【来源】为茄科植物枸杞或宁夏枸杞的嫩茎叶。

【异名】地仙苗、甜菜、枸杞尖、天精草、枸杞苗、枸杞菜、枸杞头。

【性味归经】苦，甘，凉。入心、肺、脾、肾经。

【功效】补虚益精，清热，止渴，祛风明目。

【主治】虚劳发热，烦渴，目赤昏痛，障翳夜盲，崩漏带下，热毒疮肿。

【用法用量】内服：煎汤，鲜者 2 ~ 8 两；煮食或捣汁。外用：煎水外洗或捣汁滴眼。

【药膳应用举例】

①五劳七伤，房事衰弱：枸杞叶半斤（切），粳米二合。上件以豉汁相和，煮作粥，以五味葱白等，调和食之。（《圣惠方》枸杞粥方）

②阳气衰，腰脚疼痛，五劳七伤：枸杞叶一斤，羊肾一对（细切），米三合，葱白十四茎，上四味细切，加五味煮粥，如常法，空腹食。（《圣济总录》）

③急性结膜炎：枸杞叶二两，鸡蛋一只，稍加调味，煮汤吃，每日 1 次。（《中草药新医疗法处方集》）

④视力减退及夜盲：枸杞菜二两，柄猫草一两，夜明砂三钱，猪肝四两，水煎服。（《陆川本草》）

⑤年少妇人白带：枸杞尖与鸡蛋炒食。（《滇南本草》）

⑥痔疮：鲜枸杞茎叶 1 握，煎汤熏洗。（《福建民间草药》）

【文献摘录】

①去上焦心肺客热。（《本草纲目》）

②坚筋耐老，除风，补益肝肾，能益人，去虚劳。（《食疗本草》）

③能降火及清头目。（《本草逢原》）

【按语】枸杞叶中含有甜菜碱、胆碱、阿托品、东莨菪碱等生物碱、黄酮类化合物、萜类化合物、甾类化合物。枸杞叶和枸杞果实中的营养成分基本上是一致的，且枸杞叶中的灰分、粗蛋白、钙、铁、硫胺素、烟酸含量均高于枸杞果实。黄酮类化合物是目前倍受关注的天然活性产物之一，黄酮类成分具有止咳、平喘、祛痰之功效，并能扩张冠状动脉及降低血胆固醇，有增强心脏收缩、减少心脏搏动数及明显的抗氧化作用。枸杞叶提取物能明显增强机体的耐缺氧能力，是一种潜在的耐氧性物质。现代研究证明，枸杞叶茶能显著延长小鼠游泳坚持时间，延长动物在常压缺氧和低温状态下的存活时间，说明此茶能增强动物抗疲劳、降低耗氧和抗低温的能力从而具有帮助机体抗应激反应的作用。研究也发现，枸杞叶茶对高血脂小鼠的三酰甘油、胆固醇和低密度脂蛋白有明显的降低作用，并能增高高密度脂蛋白，从而具有降血脂、预防动脉粥样硬化和强身健体的作用。甜菜碱是重要的植物次生代谢产物，是体内的甲基供应体，具有抗脂肪肝、降压、抗肿瘤、抗消化性溃疡及胃肠功能障碍等作用。枸杞叶之所以具有调节脂质代谢、抗脂肪肝等功效，主要与其含有甜菜碱有关。从枸杞叶中分离出了腺苷，腺苷有促进睡眠的作用。枸杞叶中游离氨基酸较多，占氨基酸总量的24%，有利于人体直接吸收。在广东等地，枸杞嫩叶通常被作为时鲜蔬菜食用，因其胡萝卜素含量较高，故有明目之功效。

茴香苗

【来源】伞形科植物茴香的嫩茎和嫩叶。

【异名】茴香菜、香丝菜、小怀香、谷香。

【性味归经】辛、温。入肝、肾、脾、胃经。

【功效】健脾益气，缓急止痛。

【主治】寒疝腹痛，睾丸坠痛，痛经，少腹冷痛，脘腹胀痛，食少吐泻，恶毒痈肿，跌打损伤。

【用法用量】内服：多做馅、煮粥、煲汤或凉拌，每次 60~80 g。或外敷。

【药膳应用举例】

①胁下疼痛：小茴香一两（炒），枳壳五钱（麸炒），上为末，每服三钱，盐汤调下。（《袖珍方》）

②肾虚腰痛，转侧不能自如，嗜卧疲弱者：小茴香（炒，研末），猪腰子切作薄片，不令断，层层掺药末，水纸裹，煨熟，细嚼，酒咽。（《证治要诀》）

③胃痛，腹痛：小茴香子、高良姜、乌药根各 6 g，炒香附 9 g，水煎服。（《江西草药》）

④下消小便如膏油：茴香（炒）、苦楝（炒）各等份，上研为细末，每服三钱，温酒一盏，食前调服。（《济生拔萃》）

⑤遗尿，尿失禁：小茴香 6 g，桑螵蛸 15 g，一起装入猪脬内，焙干研末，每次 3 g，每日服 2 次。（《吉林中草药》）

【文献摘录】

①杀虫辟秽，制鱼肉腥臊冷滞诸毒。（《随息居饮食谱》）

②主膀胱、肾间冷气及盲肠气，调中止痛，呕吐。（《开宝本草》）

【按语】茴香苗的胡萝卜素和钙的含量很高，维生素和铁的含量也比较高。茴香果实作香料用，也可以入药，茴香的根、叶、全草均可入药。茴香菜熟食或泡酒饮服，可行气、散寒、止痛。茴香苗及叶生捣取汁饮或外敷，可治恶毒痈肿。小茴香主要含挥发油等成分，包括茴香脑、茴香酮、柠檬烯、茴香醛等，内服可以健脾理气、解除油腻、开胃进食。此外，可以从小茴香果实及茎叶中提取茴香精油，茴香精油一方面具有良好的防腐作用，可用于腌渍食品；还可用于香水、肥皂、牙膏、牙粉等的制作。小茴香茎叶制成的烟丝香味浓郁，纯天然、无污染，有望成为新型香烟替代品。

马齿苋

【来源】为石竹目马齿苋科植物马齿苋的茎、叶。

【异名】马苋、五行草、长命菜、五方草、瓜子菜、麻绳菜、马齿菜、蚂蚱菜。

【性味归经】寒，酸。归肝、大肠经。

【功效】清热解毒，利水祛湿，散血消肿。

【主治】热毒血痢，痈肿疔疮，湿疹，丹毒，蛇虫咬伤，便血，痔血，崩漏下血。

【用法用量】9～15 g。外用：适量捣敷患处。

【药膳应用举例】

①肠炎，痢疾，泌尿系统感染，疮痈肿毒等：鲜马齿苋100 g，粳米50 g，葱花5 g，将马齿苋去杂洗净，入沸水中焯片刻，捞出洗去黏液，切碎；油锅烧热，放入葱花煸香，再投入马齿苋，加精盐炒至入味，出锅待用；将粳米淘洗干净，放入锅内，加适量水煮熟，放入马齿苋煮至成粥，出锅即成。本食品清淡鲜香，风味独特，具有清热解毒、健脾养胃的功效。

②湿热痢疾：鲜嫩马齿苋500 g，蒜瓣适量，将马齿苋去根、老茎，洗净后下沸水锅内焯水，断生后捞出；用清水多次洗净黏液，切段放入盘中；将蒜瓣捣成蒜泥，浇在马齿苋上，倒入酱油，淋上麻油，食时拌匀即成。此菜碧绿清香，咸鲜可口，具有清热止痢、乌发美容的功效。

③食欲不振，疮疖肿毒，小便不利：鲜马齿苋400 g，鸡脯肉100 g，葱、姜末各10 g，蛋清1枚，将马齿苋择洗干净，沥水备用；鸡脯肉切细丝，放碗内，加盐、味精、料酒，再放蛋清、湿淀粉抓匀；炒勺置中火上，加油烧至五成热，下鸡丝，倒入漏勺沥油；炒勺置旺火上，加油烧至七成热时，煸葱、姜末，下马齿苋、料酒、清汤，炒至断生，下盐、味精、鸡丝炒匀，再放湿淀粉勾薄芡，最后淋香油，装盘即可。此菜白绿相间，鲜嫩脆爽，具有健脾益胃、解毒消肿的功效。

豌豆尖

【来源】荷兰豆的幼嫩枝叶。

【异名】豆苗、龙须菜、龙须苗、寒豆芽。

【性味归经】甘，寒、凉。归脾、胃、大肠经。

【功效】补益中气，调和营卫，通利小便，清热解毒，清肝明目。

【主治】脚气，痈肿，乳汁不通，脾胃不适，呃逆呕吐，心腹胀痛，口渴泻痢，暑热消渴，疮疖。

【用法用量】炒食、蒸食、煮食、凉拌等。

【药膳应用举例】

①目赤肿痛：用蒜、盐、味精、淀粉、水兑一个咸淡适宜的芡汁备用，锅里放油，烧到八成热，放入豌豆尖，急火快炒，豌豆尖将熟时倒入事先兑好的芡汁，翻炒两下出锅。

②小便不利：锅中加油，下入姜丝略炒，加入2碗水，加适量盐调味，待水煮开后撒入新鲜豌豆尖，即刻关火，用汤的温度将豌豆尖烫熟即可，起锅后撒点葱花效果更好。

【按语】豌豆尖是豌豆枝蔓的尖端，豌豆是既可采摘豆尖，也可以收获豆荚的植物，在我国四川、云南、湖北、广东、上海等地栽培最多。豌豆尖茎叶柔嫩，含有丰富的维生素和矿物质，味美可口，是一种质优、营养丰富、食用安全的绿色蔬菜，深受人们的青睐。豌豆原产于地中海和中亚，首先传入印度北部，再经过中亚西亚传入中国。现在南北各地均有栽种。初以食嫩豆为主，后南方如广东广州、梅州等地亦以嫩梢和嫩茎叶入馔，称为豌豆尖、豌豆苗。一般播种30天后可采摘，在我国四川、云南、湖北、广东、上海等地栽培最多。豌豆尖茎叶柔嫩，味美可口，是一种质优、营养丰富、食用安全、速生无污染的高档绿色蔬菜，备受青睐。豌豆豆苗的嫩叶中富含维生素C和能分解体内亚硝胺的酶，因此具有抗癌防癌的作用。豌豆与一般蔬菜有所不同，所含的止杈酸、赤霉素和植物凝集素等物质具有抗菌消炎、增强新陈代谢的功能。豌豆苗中含有钙、B族维生素、维生素C和胡萝卜素、抗坏血酸、核黄素等营养物质，有利尿、止泻、消肿、止痛和助消化等作用。豌豆苗还能改善晒黑的肌肤，使肌肤清爽不油腻。

蕨　菜

【来源】为凤尾蕨科植物蕨菜的根茎。

【异名】龙爪菜、锯菜、拳头菜、龙头菜。

【性味归经】寒，甘。入大肠，膀胱经。

【功效】清热，健胃，滑肠，降气，祛风，化痰。

【主治】解疮毒，痢疾，脱肛。

【用法用量】内服：煎汤，3～5钱。外用：捣敷。

【使用注意】鲜品在食用前先在沸水中浸烫一下后过凉，以清除其表面的黏质和土腥味。

【药膳应用举例】

①肠风热毒：蕨菜花焙干研末备用，阴米（糯米蒸熟阴干）150 g煮粥，每次调入蕨花末7.5 g淡食之。（《东方保健与食疗》）

②痰湿内阻导致的食嗝、气嗝、便秘：蕨菜450 g，豆腐丝50 g，蒜末5 g，将蕨菜用清水浸泡后切成段，放入沸水中焯一下，投凉，控干水分，放入小盆中备用；豆腐丝、蕨菜放入小盆内，再将准备好的蒜末放入，加调料拌匀，装盘即可。（《东方保健与食疗》）

③痰湿肥胖：蕨菜100 g洗净、焯水，切为细末，与清汤250 g同入瓦锅内，入葱、姜

末各少许，味精、盐各适量，煮20分钟，淋入适量香油即可。(《东方保健与食疗》)

④慢性风湿性关节炎：干蕨菜50 g，洗净放入清水中，煎取浓汁饮服。(《东方保健与食疗》)

【文献摘录】

①味咸，苦，小冷，无毒，食之补中，益气力。或云多食之睡，令人身重。

②治卒暴症，腹中有物坚如石，痛欲死，用蕨根一小束，洗沥去水，细擘，酒二升，浸三宿，暖温服五合至一升，日三。若欲速，得服于热灰中温，令味出服之，此药无毒，大验。《卫生易简方》

③小儿不可食蕨菜，令儿立则无力，久不能行。《小儿卫生总微论方》

空心菜

【来源】为旋花科植物蕹菜的茎、叶。

【异名】蕹菜、通菜蓊、蓊菜、藤藤菜、通菜。

【性味归经】甘、微寒，无毒。

【功效】清热凉血、利尿除湿。

【主治】肺热咯血，鼻出血或尿血，妇女白带，水肿腹水，小便不利，肿毒，跌打致肿，带状疱疹，小儿夏季热，口渴，尿黄及误食野菌、毒菇、毒鱼藤、断肠草及砒霜中毒等。

【使用注意】阳虚患者慎服。

【用法用量】炒食、煮食或生用捣汁。

【药膳应用举例】

①误食野菌、毒菇、毒鱼藤、断肠草及砒霜中毒等：鲜菜捣汁大量灌服，有急救解毒之功。或空心菜捣汁一大碗，另乌蕨120 g，甘草120 g，银花30 g，煎成浓汁，和空心菜汁一起灌服。

②妇女带下病：连根空心菜半斤，鲜白槿花90 g（干花30 g），炖猪肉或鸡蛋，吃肉喝汤。

③水肿腹水，小便不利：空心菜、红苕叶（番薯叶）等份捣烂，敷肚脐部，1~2小时后小便自利。

④带状疱疹：鲜空心菜去叶取茎焙焦后，研成细末，用茶子油搅成油膏状，在患处以浓茶汁洗涤，拭干后，涂搽此油膏，一日2~3次。

⑤小儿夏季热、口渴、尿黄：鲜空心菜100 g，马蹄6个（切）共煮汤，每日服3次，连续6天。

⑥维生素 B_2 缺乏症：鲜空心菜100 g，葱白30 g，将空心菜洗净与葱白一起煮汤，食盐调味，常服。

⑦糖尿病：鲜空心菜梗60 g，玉米须30 g，水煎服，每日2~3次。

⑧痢疾：空心菜根100 g，水煎服，每日2次。

⑨肺热咯血、鼻出血：鲜空心菜连根，白萝卜适量一同捣烂、榨汁1杯，用蜂蜜调服。

⑩中暑、尿道炎、肾盂肾炎、泌尿系结石、前列腺炎、肾结核：鲜空心菜 500 g，猪腰 200 g，车前草（鲜）60 g，将车前草去根须洗净、放入锅内，加清水适量，武火煮 10 分钟，去渣留汁；空心菜洗净，猪腰洗净、切片，放入车前草汁煮沸片刻即可，调味服用。

⑪白带：空心菜根 300 g，鲜白槿花 150 g（干品 60 g）与猪肉或鸡蛋适量共炖熟食用，每日 1 次，空心菜药膳方。

⑫鼻血不止：蕹菜数根，和糖捣烂，冲入沸水服。

⑬皮肤湿痒：鲜蕹菜，水煎数沸，候微温洗患处，日洗 1 次。

【文献摘录】蕹菜能节节生芽，一本能成一畦。（《本草纲目》）

【按语】空心菜中含蛋白质、脂肪、糖类、无机盐、胡萝卜素、维生素等成分。空心菜不仅上菜谱，且入药典。在《中国中药大辞典中》记载：空心菜中含胰岛素样成分，对糖尿病患者也有益处。空心菜除了通便，还有排毒的作用。空心菜中含有的木质素能够提高巨噬细胞吞食细菌的活力，可杀菌消炎；空心菜中的果胶则能加速体内有毒物质的排泄。

芦 笋

【来源】天门冬科植物石刁柏的嫩芽。

【异名】笋尖、露笋。

【性味归经】甘，寒。归心、肺、胃经。

【功效】生津止渴，利尿消肿。

【主治】热病口干口渴，淋病，小便不利，心肺烦热。

【用法用量】内服：煎汤，30 ~ 60 g，鲜品捣汁。外用：捣碎外敷。

【用法用量】脾胃虚寒者慎服，痛风和糖尿病患者慎用。

【药膳应用举例】

①膀胱炎：取芦笋根 5 g，每日 2 次，水煎服。

②高血压、冠心病：鲜芦笋 25 g，水煎服或做菜吃，每日 2 次。

③辅助治疗乳腺癌：选用新鲜芦笋嫩茎榨取汁液，每次用 100 mL 加高丽参煎汤冲服。

④内热烦渴：新鲜芦笋 50 g，生食或熟食。（《中国食疗大全》）

【文献摘录】忌巴豆。（《食鉴本草》）

【按语】芦笋含蛋白质、维生素、糖类、烟酸、叶酸、核酸、胡萝卜素、氨基酸及钙、铁、磷等。对治疗高血脂、心脏病、高血压也有一定效果。芦笋中含有的硒已被证实有抗癌作用，可用于癌症的辅助治疗。据报道，芦笋治疗乳腺癌性增生有良好疗效，芦笋提取物则能更好地抑制大鼠乳腺癌的发生。美国学者近年来发现，芦笋对膀胱癌、食管癌、皮肤癌及肾结石等均有特殊疗效。芦笋所含有的组织蛋白可使细胞生长正常化，对已变异的细胞有修复作用；芦笋苷结晶富含组织蛋白，能有效地控制癌细胞生长。芦笋还能降低某些抗癌化疗药物的不良反应。食用芦笋后可增强体质，抵抗化疗药物的不良反应，提升白细胞数量。芦笋口服液和饮料对食管癌有强烈的抑制作用。芦笋所含的胡萝卜素及多种维生素、氨基酸等均有抗癌的作用。

苋　菜

【来源】为苋科、苋属一年生草本植物的茎和叶。

【异名】青香苋、红苋菜、红菜、米苋。

【性味归经】性凉，味甘。入大、小肠经。

【功效】补血明目，清热解毒，降脂。

【主治】赤白痢疾，二便不通，产后腹痛，高血压，肥胖。

【用法用量】煮食、炒食或研末外用。

【药膳应用举例】

①产后腹痛：苋菜籽 30 g，炒黄研粉，分两次冲红糖开水服。

②白喉：苋菜根，火煅研末（或加冰少许），吹入喉中。

③急性细菌性痢疾和肠炎：苋菜 150 g 左右，去根、洗净、切细，粳米 100 g 煮粥快熟时放入苋菜，加少量油盐食用。

④目赤、下痢、热毒肿痛、咽痛等：苋菜 150 g，洗净切成段。鸡蛋 2 只磕入碗内搅匀；锅内油烧热，放入葱花煸香，投入苋菜翻炒，加入精盐炒至入味，出锅待用；锅内放适量水煮沸，鸡蛋徐徐倒入锅内，沸后倒入炒好的苋菜，点入味精，出锅即成。

【文献摘要】

①赤苋：主赤痢。（《唐本草》）

②紫苋：杀虫毒。（《本草拾遗》）

③大小便不通，化虫去寒热，能通血脉，逐瘀血。（《滇南本草》）

④初痢，滑胎。（《本草纲目》）

⑤苋，下血而又入血分，且善走，与马齿苋同服下胎。（《本草衍义补遗》）

【按语】苋菜营养成分很高，含丰富的蛋白质、糖类、铁、磷、钙和维生素 C，红苋中还含较多的钾、镁、钠等，苋叶中又含有高浓度赖氨酸，对人体成长发育有很大帮助，青少年食之颇有裨益。

芥　菜

【来源】为十字花科草本植物芥菜的嫩茎叶。

【异名】盖菜、挂菜、大芥、雪里红、黄芥。

【性味归经】性温，味辛。入肺、胃、肾经。

【功效】解表利尿，宽肺化痰，利肠开胃。

【主治】咳嗽痰滞，寒饮内盛，胸膈满闷，耳目失聪，牙龈肿烂，寒滞腹痛，便秘。

【用法用量】内服：煎汤或捣汁。外用：烧存性研末撒或煎水洗。

【药膳应用举例】

①感冒风寒伴有胃寒呕逆者：芥菜 250 g，生姜 10 g，红糖 30 g，煎汤，温服。

②寒性咳嗽痰多色白、胸闷者：芥菜 250 g，生姜 10 g，捣烂绞汁，加饴糖 50 mL，混合均匀，每日分 2～3 次服，开水冲服或芥菜头适量切片，大米 50 g，同煮粥。

③小便不通：鲜芥菜，水煎代茶饮。

④咯血：鲜芥菜，捣汁一杯，冲开水慢慢饮下。

⑤痢疾：芥菜根、烧炭存性研细末，用蜜糖水调服 6 g，一日 2 次。

⑥痔疮肿痛：芥菜捣烂频敷之。

【文献摘录】

①味咸性凉，治肺痈喘胀。（《本草纲目拾遗》）

②辛，温，入手太阴经。利膈开胃，通肺豁痰，能除肾经邪气。（《得配本草》）

③芥性辛温热，凡因阴湿内壅，而见痰气闭塞者，服此痰无不除，气无不通，故能使耳益聪，而目益明也。（《本草求真》）

【按语】芥菜具有解表利水、润肺化痰的功效，其中富含胡萝卜素和维生素 C，具有改善视力和皮肤、提高身体免疫力、缩短疾病恢复时间的功效。芥菜富含多种氨基酸及钙、磷、铁等微量元素，能够补充人体营养，抗感染，还有抗癌功效。芥菜中富含维生素，并参与体内的氧化还原过程，增加大脑中的氧气含量刺激大脑使用氧气，提高注意力。芥菜籽辛热，有小毒，入中药用，又为调味品，阴虚火旺者勿食。芥菜籽主要用于胃寒吐食、心腹疼痛、腰痛肾冷、咳嗽，醋调外敷可治肿毒、关节痛等疾病。

三、食用菌类

食用菌类味道鲜美、种类繁多、营养丰富，含有丰富的蛋白质、糖类及多种维生素、矿物质等，脂肪含量较低，多为不饱和脂肪酸。菌类食物在医疗方面有着广阔的开发前景。

黑木耳

【来源】为木耳科真菌木耳、毛木耳及皱木耳的子实体。

【异名】树鸡、木耳、木菌、云耳、耳子。

【性味归经】甘，平。入肺、脾、大肠、肝经。

【功效】补气养血，润肺止咳，止血，降压，抗癌。

【主治】气虚血亏，肺虚久咳，咯血，出血，血痢，痔疮出血，妇女崩漏，眼底出血，高血压，子宫颈癌，阴道癌，跌打伤痛。

【用法用量】内服：煎汤 3～10 g；或炖汤；或烧炭存性研末。

【使用注意】脾胃虚寒溏泻者慎服。

【药膳应用举例】

①血痢腹痛：木耳 30 g，水 150 mL，煮木耳令熟，先以食盐、醋食木耳尽，后服其汁，日 2 服。（《太平圣惠方》）

②贫血：木耳 30 g，红枣 30 枚，煮熟服食，加红糖调味。（《家庭食疗手册》）

③高血压：木耳 3～6 g，冰糖 5 g，加清水适量，慢火炖汤，于睡前 1 次顿服，每日 1 次，10 天为 1 个疗程。（《药用寄生》）

【按语】黑木耳有"素中之肉""素食之王"的美称，是久负盛名的滋补品，是我国珍贵的药食兼用胶质真菌，也是世界上公认的保健食品。黑木耳干品中蛋白质、维生素和铁的含量很高，被誉为食品中的"含铁冠军"。其蛋白质中含有多种氨基酸，尤以人体必需的氨基酸赖氨酸和亮氨酸的含量最为丰富，还含有硫胺素、核黄素、烟酸、胡萝卜素、钙、磷、铁等多种维生素及矿物质。黑木耳为胶质菌类，含有大量胶质，对人体消化系统有良好的润滑作用，可以消除肠胃中的残存食物和难以消化的纤维性物质。黑木耳中的磷脂是人脑细胞和神经细胞的营养剂，是脑力劳动者实用的脑补品。

银　耳

【来源】为银耳科银耳的子实体。

【异名】白木耳、白耳、桑鹅、五鼎芝、白耳子。

【性味归经】甘、淡、平。入肺、胃、肾经。

【功效】滋补生津，润肺养胃。

【主治】虚劳咳嗽，痰中带血，津少口渴，病后体虚，气短乏力。

【用法用量】内服：煎汤，3～10 g；或炖冰糖、肉类服。

【使用注意】风寒咳嗽、湿热酿痰致咳及外感口干者禁用。

【药膳应用举例】

①虚劳咳嗽，痰中带血，阴虚口渴：干银耳6 g，糯米100 g，冰糖10 g，加水煮粥食用。（《食疗粥谱》）

②癌症放疗、化疗期：银耳12 g，绞股蓝45 g，党参30 g，黄芪30 g，共煎水，取银耳，去药渣，加薏苡仁、大米各30 g，煮粥吃。每日1剂。（《药用寄生》）

【按语】优质银耳应为白色或浅米黄色，朵基部呈现黄色、黄褐色，朵形完整，表面无霉变、无虫蛀、有光泽、没有杂质。银耳并不是越白越好，很白的银耳一般是使用硫黄熏蒸过的，所以选银耳应选白中略带黄色的。银耳主要的药理有效成分是多糖，银耳多糖是银耳最重要的组成成分，占其干重的一半以上，同时银耳多糖还是一种重要的生物活性物质，能够增强人体免疫功能。银耳最好是用冷水泡。用热水泡木耳和银耳，不仅不易充分发开，口感还会绵软发黏，其中不少营养成分都被溶解因而损失掉了。冷水泡银耳时一定要根部向上泡发，这样才能泡透。待泡发后只需除去泥沙和发硬的根结，不可搓洗，因为银耳叶片薄脆，容易揉烂。银耳煮完后当天食用最好。

香　菇

【来源】为白蘑科真菌香菇肠的子实体。

【异名】香蕈、台菌、石蕈、冬菇、菊花菇。

【性味归经】甘、平。入肝、胃经。

【功效】扶正补虚，健脾开胃，祛风透疹，化痰理气，解毒，抗癌。

【主治】正气衰弱，神倦乏力，纳呆，消化不良，贫血，高血压，高脂血症，慢性肝炎，盗汗，小便不禁，水肿，麻疹透发不畅，荨麻疹，毒菇中毒，肿瘤。

【用法用量】内服：煎汤6～9 g。

【使用注意】脾胃寒湿气滞者禁服。

【药膳应用举例】

①水肿：香菇（干品）16 g，鹿衔草、金樱子根各30 g，水煎服，每日2次。（《中国药用真菌》）

②脾气虚，食欲不振：香菇20 g，粳米50 g，香菇洗净、去蒂、切碎，和粳米一起放入砂锅中，加水适量，文火熬成粥，每日1~2次温服。（《中国药膳学》）

【文献摘录】

①香菇味甘性平，大能益胃助食，及理小便不禁。（《本草求真》）

②益气，不饥，治风破血。（《日用本草》）

【按语】香菇是我国著名的食用菌，被人们誉为"菇中皇后"，在民间素有"山珍"之称，深受人们的喜爱，是不可多得的理想保健食品。香菇含有多种有效药用组分，尤其是香菇多糖具有一定的抗肿瘤作用。香菇含钙、铁量较高，并且含有麦角甾醇，因此现代中医认为香菇为补偿维生素D的药剂，可预防佝偻病，并治贫血。此外，香菇还含有锰、锌、铜、镁、硒等微量元素，可维持肌体正常代谢从而延长人类寿命。

蘑 菇

【来源】为蘑菇科真菌双孢蘑菇及四孢蘑菇的子实体。

【异名】蘑菰、麻菰、鸡足蘑菇、蘑菇草、肉蕈、白蘑。

【性味归经】甘，平。入肠、胃、肺经。

【功效】健脾开胃，饮食不消，平肝提神。

【主治】纳呆，乳汁不足，高血压，神疲乏力。

【用法用量】内服：煎汤、炒食。

【使用注意】多食宜生风、动气，气滞者慎服；泄泻者慎服；有毒蘑菇禁食。

【药膳应用举例】

①消化不良：蘑菇鲜品150 g，炒食、煮食均可。（《中国药用真菌》）

②高血压：蘑菇鲜品180 g，煮食，分两次食用。（《中国药用真菌》）

③小儿麻疹疹出不畅：鲜蘑菇18 g，鲜鲫鱼1条，清炖（少放盐），喝汤。（《食物中药与便方》）

【文献摘录】甘寒，无毒，益肠胃，化痰理气。（《本草纲目》）

【按语】蘑菇含有丰富的赖氨酸，赖氨酸是人体必需的氨基酸，能增高、增重，并能增强抗病力、增加血色素、提高智力。蘑菇中还含有干扰素诱导剂，能诱发干扰素的产生，因而对水泡性口炎病毒、脑炎病毒等有较好的疗效。鲜蘑菇浸膏片可治疗慢性肝炎。蘑菇还具有降低血液胆固醇的作用，蘑菇中的解朊酶、酪氨酸酶具有降血压的功能，因而蘑菇是高血压和心血管患者理想的保健食品。

猴头菇

【来源】为真菌植物门真菌猴头菌的子实体。

【异名】猴头、猴菇、刺猬菌。

【性味归经】甘、平。入脾、胃经。

【功效】扶正补虚，健脾开胃，助消化，抗肿瘤。

【主治】脾胃虚弱，消化不良，失眠，胃与十二指肠溃疡，慢性胃炎，消化道肿瘤。

【用法用量】内服：煎汤或煮食。干品 10 ~ 30 g，鲜品 30 ~ 100 g。

【按语】与目前人工栽培的各类食用菌相比，猴头菇含有的脂肪、磷、维生素 B 等均居首位。猴头菌提取物可治疗胃黏膜损伤、慢性萎缩性胃炎，而且能显著提高幽门螺旋杆菌根除率及溃疡愈合率。猴头菇菌丝体提取物能够对抗四氧嘧啶引起的高血糖，其作用机制可能是猴头菇多糖与细胞膜上的特定受体结合，通过环磷酸腺苷将信息传至线粒体，提高糖代谢酶系的活性，从而使糖的氧化分解加快，达到降低血糖的目的。

四、果品类

果品类包括水果和干果，其中，含水分较多的植物果实为水果，外有硬壳而水分含量较少者为干果。另外，晒干了的水果也为干果。

水果多质柔而润，富含汁液，多具有补虚、养阴、生津、除烦、消胃开食、醒酒、润肠通便等作用。适用于病后体虚、津伤烦渴、食欲不振、肠燥便秘等证。果品类食物有寒温之别，寒性疾病不宜食用寒凉性果品，热性疾病不宜食用温性果品。

果品类含有丰富的糖类、维生素、有机酸及无机盐等人体必需的营养物质，而蛋白质和脂类的含量却很低。

（一）鲜果类

西　瓜

【来源】葫芦科一年生蔓生草本植物西瓜的果瓤。

【异名】寒瓜、夏瓜、水瓜等。

【性味归经】甘，寒。入心、胃、膀胱经。

【功效】清热解暑，除烦止渴，利小便。

【主治】暑热烦渴，热病伤津，小便不利，咽喉肿痛，口疮，目赤肿痛。

【用量用法】鲜食，适量。

【使用注意】中寒湿盛者或便溏腹泻者慎用。

【药膳应用举例】暑热烦渴及预防中暑：鲜西瓜 1000 g，去皮及籽，捣汁，口服，每日 2 次。

【文献摘录】

①消烦止渴，解暑热，疗喉痹，宽中下气，利小水，治血痢解毒，含汁治口渴。（《本草纲目》）

②主消渴，治心烦，解酒毒。（《饮膳正要》）

【按语】西瓜生食能清热解暑、生津止渴，有"天生白虎汤"之称，中国民间谚语云：夏日吃西瓜，药物不用抓。说明暑夏最适宜吃西瓜，不但可解暑热、发汗多，还可以补充水分，号称"夏季瓜果之王"。

西瓜中除了水分外，还含有胡萝卜素、硫胺素、核黄素、烟酸、抗坏血酸及蛋白质、糖、粗纤维、无机盐、钙、磷、铁等物质。西瓜汁中含有瓜氨酸、丙氨酸、谷氨酸、精氨酸、苹果酸、磷酸等多种具有皮肤生理活性的氨基酸，还含腺嘌呤等重要代谢成分，以及糖类、维生素、矿物质等营养物质。西瓜中的这些成分最容易被皮肤吸收，对面部皮肤的滋润、防晒、增白效果很好。西瓜含有丰富的钾元素，能够迅速补充在夏季容易随汗水流失的钾，避免由此引发的肌肉无力和疲劳感，驱走倦怠情绪。

香　蕉

【来源】为芭蕉科植物大蕉和香蕉的果实。

【异名】甘蕉、蕉子、蕉果等。

【性味归经】甘、寒。入脾、胃、大肠经。

【功效】清热解毒，润肺滑肠。

【主治】温热病烦渴，大便秘结，痔疮出血，肺热燥咳。

【用量用法】生食或炖服，1～4枚。

【使用注意】香蕉性寒，含钠盐多，有明显水肿和需要忌盐的患者不宜多吃，如患有慢性肾炎、高血压、水肿者尤应慎吃；同时香蕉含糖量大，糖尿病患者应少吃。

【药膳应用举例】

①二便不通：优质绿茶5g用热水冲泡好，滤汁待用；香蕉1根剥皮研碎，加入绿茶汁中，调入适量蜂蜜搅匀即可饮用。每日2～3剂，晾凉，温饮均可。(《很老很老的老偏方》)

②炎症：鲜品50～200g，外用适量，鲜品捣烂敷或捣汁搽患处。取茎汁滴耳。(《全国中草药汇编》)

【文献摘录】

①生食破血，合金疮，解酒毒；干者解肌热烦渴。(《日用本草》)

②止渴，润肺，清脾滑肠。(《本草求原》)

③除小儿客热。(《本草纲目》)

【按语】香蕉含有多种微量元素和维生素，能帮助松弛肌肉，使人身心愉悦，并具有一定的减肥功效。香蕉果肉营养价值颇高，每100g果肉含糖类20g，蛋白质1.2，脂肪0.6g；此外，还含多种微量元素和维生素。其中，香蕉所含的维生素A能帮助机体维持正常的生殖力和视力；硫胺素能抗脚气、促进食欲、助消化，保护神经系统；核黄素能促进人体正常生长和发育。香蕉中还含有可以让肌肉松弛效果的镁元素，工作压力比较大的人群可以多食用。

葡　萄

【来源】为葡萄科植物葡萄的果实。

【异名】蒲桃、草龙珠、菩提子、山葫芦等。

【性味归经】甘、酸，平。入肺、脾、肾经。

【功效】益气补血，强壮筋骨，通利小便。

【主治】气血不足，心悸盗汗，肺虚咳嗽，烦渴，风湿痹痛，水肿等。

【用量用法】鲜食，适量。或加工成葡萄干、葡萄汁、葡萄酱、葡萄脯、葡萄罐头、葡萄酒等。

【使用注意】阴虚内热、胃肠实热或痰热内蕴者慎服。

【药膳应用举例】小便涩痛沥血：用葡萄汁、生藕汁、生地黄汁各等份绞汁，煎服。（《太平圣惠方》）

【文献摘录】

①补气，滋肾液，益肝阴，强筋骨，止渴，安胎。（《随息居饮食谱》）

②主筋骨湿痹，益气倍力，强志，令人肥健耐饥，忍风寒，可做酒。（《神农本草经》）

【按语】葡萄不仅味美可口，而且营养价值很高。成熟的葡萄浆果中含糖量高达 10% ~ 30% 。葡萄中的多种果酸有助于消化，适当多吃些葡萄，能健脾和胃。葡萄中含有矿物质钙、钾、磷、铁及维生素 B_1、维生素 B_2、维生素 B_6、维生素 C 和维生素 P 等，还含有多种人体所需的氨基酸，常食葡萄对缓解疲劳、神经衰弱等大有裨益。

<h2 style="text-align:center">梨</h2>

【来源】为蔷薇科植物白梨、沙梨或秋子梨的新鲜果实。

【异名】玉乳、蜜父、甘棠、杜梨、快果、宗果。

【性味归经】甘、微酸，凉。入肺、胃、心经。

【功效】清热降火生津，润肺化痰止咳，润燥养血生肌，解除酒毒。

【主治】热病伤津或温热病后期，阴虚烦渴，消渴症，燥咳，痰热惊狂，噎膈，失声，目赤肿痛，消化不良，便秘等。

【用法用量】鲜食；榨汁饮；或炖食、煎汤、熬膏。

【使用注意】不宜多食，过则伤脾胃、助阴湿。故脾胃虚寒、呕吐清水、大便溏泄、腹部冷痛、风寒咳嗽患者及产妇等不宜食用。

【药膳应用举例】

①热病及酒后烦渴：鲜梨汁、荸荠汁、芦苇根汁、麦冬汁、莲藕汁各等份和匀，凉服或温服。（《温病条辨》）

②糖尿病：生梨切碎，取汁饮服用。或熬成秋梨膏，每日服用 2 ~ 3 次，每次 10 ~ 15 g。亦可直接嚼梨。（《名医类案》）

③神经衰弱：将佛手、制香附各 5 g 研末备用，梨去皮，切开剜空，各放入一半药末，合住，上锅蒸 30 分钟。每日服用 2 次，每次 1 个。（《中医食疗药膳技术》）

④痤疮：雪梨 150 g，芹菜 100 g，番茄 1 个，洗净挤汁，加入大约五分之一个柠檬的汁搅拌均匀服用。每日 1 次，连饮 7 ~ 10 天。

【文献摘录】

①润肺凉心，消痰降火，解疮毒，酒毒。（《本草纲目》）

②生者清六腑之热，熟者滋五脏之阴。（《本草通玄》）

【按语】梨的果实通常用来食用，不仅味美汁多，甜中带酸，而且营养丰富，含有多种维生素和纤维素，不同种类的梨味道和质感完全不同。梨汁富含膳食纤维，是最好的肠胃"清洁工"，饭后喝杯梨汁，能促进胃肠蠕动，使积存在体内的有害物质大量排出，避免便秘。梨含有较多糖类和多种维生素，对肝脏有一定的保护作用，特别适合饮酒人士。梨具有降低血压、养阴清热的功效，患高血压、心脏病、肝炎、肝硬化的患者，经常喝梨汁大有益处。梨汁含有 80% 以上水分，喝梨汁可达到补充水分的目的。

刺 梨

【来源】为蔷薇科植物缫丝花和单瓣缫丝花的果实。

【异名】山王果、刺莓果、佛朗果、茨梨、木梨子、刺菠萝、送春归、刺酸梨子、九头鸟、文先果。

【性味归经】甘、涩，酸，凉。归脾、胃、大肠经。

【功效】健脾益气、滋阴清热、解毒。

【主治】食欲不振，饮食积滞，暑热伤津，口干口渴，痢疾等。

【用法用量】内服：煎汤、生食、泡茶、浸酒或熬膏。

【药膳应用举例】

①暑热伤津、心烦口渴、小便短赤：新鲜刺梨 100 g 榨汁随时饮用。（《四川中药志》）

②饮食积滞、少食腹泻：刺梨 200 g，蕺菜 30 g，水煎服，每日 3 次。（《贵州民间方药集》）刺梨 150 g，去刺榨汁，粳米 100 g 煮成粥，两者拌匀早晚温服。（《本草纲目拾遗》）

③咽喉肿痛：醋渍刺梨 2 个，捣烂，榨取汁慢慢咽服。

④肌肤黑斑：刺梨 1000 g，加水 1500 mL，文火煎煮 1 小时，加蜂蜜 500 mL，浓缩成膏，每次 20 mL 温水送服，每日 3 次。

【文献摘录】

①实如安石榴而较小，味甘而微酸，食之可以解闷，可消滞；渍汁煎之以蜜，可做膏，正不减于梨楂也。（《黔书》）

②刺梨甘酸涩止痢，根治牙痛崩带易。（《本草便方二亭集》）

③以刺梨掺糯米造酒者，味甜而能消食。（《贵阳府志》）

【按语】刺梨的药用价值很高，其花、叶、果、籽可入药，有健胃、消食、滋补、止泻的功效。刺梨富含丰富的超氧化物歧化酶，超氧化物歧化酶是国际上公认的具有抗衰老、防癌作用的活性物质，还具有抗病毒、抗辐射的作用，在心血管、消化系统的各种肿瘤疾病预防方面应用广泛。刺梨维生素 C 含量极高，被誉为水果中的维生素 C 之王。刺梨汁还可以阻断 N–亚硝基化合物在人体内合成，因此具有防癌作用；对治疗人体铅中毒有特殊疗效。刺梨果实可加工果汁、果酱、果酒、果脯、糖果、糕点等。刺梨也是一种很好的观赏花卉和绿篱植物。

苹 果

【来源】为蔷薇科植物苹果的果实。

【异名】频婆、频果、天然子、奈子等。

【性味归经】甘、酸，凉。入脾、胃、心经。

【功效】益胃生津，除烦醒酒。

【主治】脾胃虚弱，食后腹胀，泄泻；津液不足，口渴，饮酒过多。

【用法用量】鲜食，适量。或捣汁、熬膏食用。

【使用注意】不宜多食，过量易致腹胀；脾胃虚寒者慎用。

【药膳应用举例】

①烦热口渴，或饮酒过度：苹果熬膏服用。（《滇南本草》）

②脾胃虚弱：将 100 mL 苹果汁加 200 mL 水煮沸，将苹果 30 g 洗净并去皮、切片，与红茶包一起放入煮沸的苹果汁中，焖泡 5 分钟，加入蜂蜜和少许肉桂粉搅拌均匀即可饮用。每日 1 剂。（《很老很老的老偏方》）

【文献摘录】

①润肺悦心，生津开胃，醒酒。（《随息居饮食谱》）

②苹果炖膏名玉容丹，通五脏六腑，走十二经络，调营卫而通神明，解瘟疫而止寒热。（《滇南本草》）

【按语】苹果富含多种微量元素和维生素等多种人体所需的营养成分，是公认的营养程度最高的健康水果之一，而苹果籽更被誉为"生命之库"，营养成分更是果肉的 10 倍以上。苹果籽蕴含大量植物性荷尔蒙，能有效双向调节人体内分泌，促进细胞微循环，提高细胞活性等。然而，苹果籽中含有毒性物质氰苷，氰苷遇酸或在生物酶的作用下可水解为剧毒物质氢氰酸。每克苹果籽中的氰苷折算为氢氰酸后约有几百微克，几乎不存在致人中毒的可能，但在日常食用苹果时，也应避免食用果核部分。

无花果

【来源】本品为桑科植物无花果的成熟果实。

【异名】天生子、阿驵、天仙果、映日果、优昙钵、蜜果、文仙果、奶浆果、品仙果等。

【性味归经】甘，平、凉。入肺、脾、胃、大肠经。

【功效】健脾益胃，润肺止咳，解毒消肿。

【主治】用于食欲不振，脘腹胀痛，痔疮便秘，咽喉肿痛，热痢，咳嗽多痰等。

【用法用量】内服：煎汤或生食。外用：煎水洗、研末调敷或吹喉。

【药膳应用举例】

①咽喉刺痛：无花果鲜果晒干，研末，吹喉。（《泉州本草》）

②肺热声嘶：无花果五钱，水煎调冰糖服。（《福建中草药》）

③痔疮，脱肛，大便秘结：鲜无花果生吃或干果 10 个，猪大肠 1 段，水煎服。（《福建中草药》）

④久泻不止：无花果五至七枚，水煎服。（《湖南药物志》）

⑤产后缺乳：无花果二两，地瓜根二两，金针花根四至六两，奶浆藤二两，炖猪前蹄

服。(《重庆草药》)

【文献摘录】

①治咽喉疾。(《便民图纂》)

②清热，润肠。(《随息居饮食谱》)

橘 子

【来源】为芸香科植物橘及其栽培变种的成熟果实。

【异名】黄橘、橘、橘实、柑橘。

【性味归经】甘、酸，平。入肺、胃经。

【功效】开胃理气，生津止渴，清热润肺化痰。

【主治】咳嗽痰多，胸闷，消渴，呃逆，呕吐。

【用量用法】鲜食，适量；或用蜜煎；或制成橘饼。

【使用注意】不可多食，阴虚燥咳及咯血、吐血者慎用。

【药膳应用举例】

①生冷伤食泄泻：橘饼切成薄片，放碗内用沸水冲入，盖住碗，泡汁，饮汤食饼，每次1~2个。(《经验广集》)

②痰热咳嗽：橘子鲜果60 g，连皮与冰糖30 g，隔水炖烂服，每晚睡前服用1次，连服数日。

【文献摘录】

①止渴润燥，生津。(《日用本草》)

②瓤则生痰助气，惟内热亢极者服此，可生热气，除消渴，若脾弱者禁食。(《增补食物秘书》)

【按语】橘子中的维生素A能够增强人体在黑暗环境中的视力和治疗夜盲症。橘子不宜食用过量，吃太多会患有胡萝卜素血症，皮肤呈深黄色，如同黄疸一般。停吃一段时间，能让肤色渐渐恢复正常。此外，橘子还有香精油、果胶、种子油和类胡萝卜素等副产品可以提取，橘子的皮渣还可以制成发酵饲料。

猕猴桃

【来源】为猕猴桃科植物猕猴桃的果实。

【异名】野梨、毛梨、猕猴梨、阳桃、猴子梨、金梨等。

【性味归经】酸、甘，寒。入胃、肝、肾经。

【功效】清热止渴，健胃，通淋。

【主治】烦热消渴，肺热干咳，湿热小便不利或石淋，消化不良，痔疮。

【用法用量】鲜食，适量。或水煎服，30~60 g，或榨汁饮。

【使用注意】脾胃虚寒者慎服。

【药膳应用举例】热壅反胃：鲜猕猴桃90 g，生姜9 g，同捣烂，挤汁，每日早、晚各饮1次。(《开宝本草》)

【文献摘录】

①和中安肝，主黄疸，消渴。（《食经》）

②取瓤和蜜煎，除烦热，止消渴。（《食疗本草》）

【按语】猕猴桃的质地柔软，口感酸甜，味道被描述为草莓、香蕉、菠萝三者的混合。猕猴桃除含有猕猴桃碱、蛋白水解酶、单宁果胶和糖类等有机物，以及钙、钾、硒、锌、锗等微量元素和人体所需 17 种氨基酸外，还含有丰富的维生素 C、葡萄酸、果糖、柠檬酸、苹果酸、脂肪，被誉为"水果之王"。

椰　子

【来源】棕榈科椰子属植物椰子的果实。

【异名】胥余、越王头、椰瓢、大椰。

【性味归经】种子及瓤性平，味甘；浆性凉，味甘。入脾、胃、心经。

【功效】解渴去暑，生津利尿，益气健脾，杀虫。

【主治】缺乳，口渴，脾虚水肿。

【用法用量】适量，食肉、煎汤、取汁或外敷。

【药膳应用举例】

①驱姜片虫、绦虫：每次取椰子半个或一个，先饮椰汁，后吃椰肉，每日早晨空腹一次食完，三小时方可进食。

②暑热伤津：新鲜椰子汁适量饮服。

③脾虚倦怠，食欲不振，手足无力，体弱头昏等症：椰子肉（切碎）、糯米、鸡肉各适量，同煮粥，用油盐调味食用。

【文献摘录】

椰子浆：止消渴，止吐血水肿，去风热。（《本草纲目》）

【按语】椰汁及椰肉含水量蛋白质、果糖、葡萄糖、蔗糖、脂肪、维生素、钾、钙、镁等。椰肉色白如玉，芳香滑脆；椰汁清凉甘甜。椰肉、椰汁是老少皆宜的美味佳果。椰子为热带喜光作物，在高温、多雨、阳光充足和海风吹拂的条件下生长发育良好。椰肉可榨油、生食、做菜，也可制成椰奶、椰蓉、椰丝、椰子酱罐头和椰子糖、饼干等；椰壳可以烧制活性炭或加工椰雕、乐器；椰木质地坚硬，花纹美观，可做家具或建筑材料；椰子纤维可制毛刷、地毯、缆绳等；椰子根可入药，椰子水除饮用外，因含有生长物质，是组织培养的良好促进剂。椰子综合利用产品达 360 多种，在国外有"宝树""生命木"之称。

甘　蔗

【来源】禾本科甘蔗属植物甘蔗的茎秆。

【异名】薯蔗，糖蔗，蔗。

【性味归经】味甘，性寒，无毒。归肺、胃经。

【功效】下气和中，益气养阴，利大肠，消痰止渴，解酒毒，宽胸膈。

【主治】治呕吐反胃、心胸烦热、消渴、高热烦渴。

【用法用量】水煮去渣取汁内服或煎汤，30～90 g。

【使用注意】脾胃虚寒者慎用，霉变的甘蔗易导致中毒，忌用。

【药膳应用举例】

①反胃：用甘蔗汁七升，生姜汁一升，和匀，日日细咽。

②小儿口腔溃疡：用甘蔗皮研末，擦患处。

③虚热咳嗽、咳痰：将山药碾成泥取半碗，甘蔗榨汁取半碗，二者混合拌匀，隔水蒸熟后食用。

【文献摘要】

①饱食不须愁内热，大官还有蔗浆寒。（《樱桃诗》）

②甘蔗榨浆名为天生复脉汤……利咽喉，强筋胃，息风养血，大补脾阴。（《随息居饮食谱》）

③蔗汁益胃和中。（《梅师集验方》）

④甘蔗汁益胃生津、润肺燥。（《董氏方》）

⑤蔗，是脾之果。蔗浆甘寒，能泻火热。（《本草纲目》）

【按语】甘蔗浆汁甜美，为果中佳品。甘蔗含糖丰富，有"糖水仓库"之誉，其所含的糖大部分是蔗糖，其次是葡萄糖和果糖。除含糖外，还含有蛋白质，脂肪，糖类和矿物质钙、磷、铁及多种维生素，同时还含有多种氨基酸、有机酸等。这些物质除给人以甜美的享受外，还可增加人体能量及热量。甘蔗渣中的多糖类还有抑制癌细胞和肉瘤的作用。蔗鸡，为甘蔗节上所生的嫩芽，有清热生津之功，可治疗消渴。

李　子

【来源】是蔷薇科李属植物李子的果实。

【异名】嘉庆子、李实、玉皇李、山李子。

【性味归经】味甘、酸、微苦，性平、微温。归肝、肾经。

【功效】健胃消食，止咳祛痰，清肝泄热，润肠通便，补中益气，养阴生津。

【主治】肝虚有热，胃阴不足，女子小腹肿胀，小儿高热口渴、大便秘结。

【用法用量】内服煎汤、生食或做果脯或捣烂外敷。

【药膳应用举例】

①肝经虚热骨蒸劳热，或消渴引饮：鲜李子，去核捣碎，绞汁，冷服，每次 25 mL，每日 2～3 次。

②大便秘结：鲜李子 250 g，绞取汁液，和米酒 250 g 兑匀，夏初服用，每次约 100 mL。

③蝎子咬伤：将苦李仁嚼烂涂在伤口上。

④女人面生黑斑：用李子核仁去皮后研细，以鸡蛋清调成糊状涂面上，睡前涂面上，次日清晨用浆水洗去，再涂胡粉，五六日便会奏效。

【文献摘录】

①益气。（《日华子本草》）

②治风湿气滞血凝。（《滇南本草》）

③养肝，泻肝，破瘀。(《医林纂要》)

④清肝涤热，活血生津。(《随息居饮食谱》)

⑤清湿热，解邪毒，利小便，止消渴。(《泉州本草》)

【按语】李子能促进胃酸和胃消化酶的分泌，有增加肠胃蠕动的作用，因而食李子能促进消化，增加食欲，为胃酸缺乏、食后饱胀、大便秘结者的食疗良品，新鲜李子肉中含有多种氨基酸，如谷酰胺、丝氨酸、甘氨酸、脯氨酸等，生食之对于治疗肝硬化腹水大有裨益。李子核仁中含苦杏仁苷和大量的脂肪油，药理证实，其有显著的利水降压作用，并可加快肠道蠕动，促进干燥大便的排出，同时也具有止咳祛痰的作用。《普济方》记载，李子花与梨花、樱桃花、蜀黍花、红白莲花等研细为末，用于洗脸，百日可光洁如玉，对汗斑、脸生黑斑等有良效。

橄　榄

【来源】橄榄科橄榄属乔木植物的果实。

【异名】青果、青榄、忠果、甘榄、橄榄子、谏果。

【性味归经】味甘、涩、酸，性平。入肺、胃经。

【功效】清肺，利咽，生津，解毒。

【主治】风湿痹痛，手足麻木，脚气，风火上攻所致的咽喉肿痛、心烦口渴；鱼、鳖引起的轻微中毒或肠胃不适。

【用法用量】内服：煎汤，15～30 g。外用：适量，煎水含漱。

【药膳应用举例】

①咳嗽：鲜橄榄3～5枚，鲜萝卜1个，萝卜切开，共煮代茶饮，连服数日。

②麻疹：鲜橄榄、甘草各3 g，橄榄打破与甘草同煎服，每日1次，连服7天。

③腹胀：盐橄榄30枚，煅炭，研细末，每次服5 g，每日3次。饭后生姜汤冲服，2～3天为一疗程。

④妊娠呕吐：青橄榄不拘量，捣烂，水煎服。

⑤湿疹：鲜橄榄100 g，捣烂，加适量水煎，使药液呈青色为度。用消毒棉花吸药液外敷患处。

⑥咽炎：橄榄2枚，含口内嚼，徐徐吞咽其汁，每日3次。

⑦时行风火喉痛，喉间红肿：鲜橄榄、鲜莱菔，水煎服。(《王氏医案》青龙白虎汤)

⑧酒伤昏闷：橄榄肉10个，煎汤饮。(《本草汇言》)

⑨心痛、胃脘痛：盐腌咸(橄)榄去核，以鲜明人中黄入满，用纸及泥包好煅透，滚水调下。(《本草求原》)

⑩肠风下血：橄榄烧灰(存性)研末，每服二钱，米饮调下。(《本草求真》)

⑪误食河豚、鱼、鳖诸毒，诸鱼骨鲠：橄榄捣汁或煎浓汤饮。无橄榄以核研末或磨汁服。(《随息居饮食谱》)

⑫唇裂生疮：橄榄炒研，猪脂和涂之。(《本草纲目》)

【文献摘录】

①生津液，止烦渴，治咽喉疼，咀嚼咽汁，能解一切鱼鳖毒。（《本草纲目》）

②平肝开胃，润肺滋阴，消痰理气，止咳嗽，治吐血。（《本草再新》）

③生食煮饮并消酒毒，解河豚毒。（《开宝本草》）

【按语】橄榄中含有大量鞣酸、挥发油、香树脂醇等，具有滋润咽喉、抗炎消肿的作用。橄榄能提高胃、脾、肠、肝和胆管的功能，预防胆结石，并对胃炎和胃十二指肠溃疡有疗效。橄榄含有维生素 E 和抗氧化成分，因此能保护皮肤，尤其能防止皮肤损伤和衰老，使皮肤具有光泽。橄榄能防止动脉硬化及动脉硬化并发症、高血压、心脏病、心力衰竭、肾衰竭、脑出血。在临床上，橄榄可以治疗一些呼吸系统疾病，更重要的是可以利用其自身含有的元素，降低血中胆固醇和三酰甘油，能够减轻和预防动脉粥样硬化，对于其并发症如心力衰竭、冠心病、高血压、肾衰竭等都有一定的辅助治疗作用。橄榄含钙比较多，适当应用并晒太阳，可以促进骨骼的生长、促进钙的吸收。

草 莓

【来源】为蔷薇科植物草莓的果实。

【异名】荷兰草莓、凤梨草莓。

【性味归经】甘、微酸，凉。入脾、胃经。

【功效】清热止渴，健胃消食、润肺止咳。

【主治】口渴，咽喉不利，干咳无痰，消化不良，食欲不振。

【用量用法】鲜食，适量。

【药膳应用举例】

①干咳日久不愈：新鲜草莓 100 g，川贝母 9 g，冰糖 50 g，隔水炖烂，分 3 次服完，连服 3～5 天。（《食品的营养与食疗》）

②食欲不振：将新鲜草莓 50 g 洗净除蒂，与蜂蜜 20 g 一同榨汁，加入凉开水 100 mL，充分搅拌 2～3 分钟即可。

【按语】草莓营养价值丰富，含有丰富的维生素 C、维生素 A、维生素 E、维生素 B_1、维生素 B_2、胡萝卜素、鞣酸、天冬氨酸、铜、草莓胺、果胶、纤维素、叶酸、铁、钙、鞣花酸与花青素等营养物质。

市场上的草莓越来越大，主要有两个因素：一是品种好了，二是种植技术提高了。因此，草莓的个头大主要是种植技术和品种造成的，网传的"激素草莓辨别法"其实"不靠谱"。注入激素是有严格要求的，过量注入会导致种植失败，草莓的卖相和口感都会很差。

桃

【来源】为蔷薇科植物桃或山桃的鲜果或果脯。

【异名】桃实、桃子。

【性味归经】甘、酸，温。入肺、大肠经。

【功效】生津润肠，活血消积，益气血，润肤色。

【主治】津伤肠燥便秘，瘀血积聚；气血不足，阴虚盗汗。

【用法用量】鲜吃，蒸，炖或制成桃片、桃汁等。

【使用注意】不宜长期食用，容易使人生内热。

【药膳应用举例】

①夏日口渴，便秘：新鲜桃子适量生食。（《饮食治疗指南》）

②虚劳喘咳：鲜桃3个，削去外皮，加冰糖30 g，隔水炖烂后去核，每日1次。（《药用果品》）

③养颜美容：做成果脯食之。（《日华子本草》）

【文献摘录】

①养肝气。（《食经》）

②补心，活血，生津，涤热。（《随息居饮食谱》）

【按语】桃有多种品种，一般果皮有毛，"油桃"的果皮光滑；"蟠桃"果实是扁盘状；"碧桃"是观赏花用桃树，有多种形式的花瓣。桃的果肉有白色的和黄色的。桃核种入泥土，可以逐渐长成一株树苗。桃仁为桃的干燥成熟种子，具有活血祛瘀、润肠通便、止咳平喘的功效；可用于经闭痛经、癥块、肺痈、肠痈、跌仆损伤、肠燥便秘、咳嗽气喘等疾病。碧桃（未成熟的小桃）与茶叶共同浸泡作为饮品，有敛汗、止血之功，可医治阴虚冷汗和咯血等症。桃叶有杀虫之功效。桃花有消肿、利尿之功效，可用于医治水肿腹水、大便干结、脚气足肿等疾病。桃子性热，有内热生疮、毛囊炎、痈疖和面部痤疮者忌食。

杏 子

【来源】为蔷薇科植物杏、山杏等的果实。

【异名】杏实、杏、甜梅。

【性味归经】甘、酸，温。入肺、胃经。

【功效】润肺定喘，生津止渴。

【主治】肺燥咳嗽，津伤口渴。

【用量用法】水煎服。或生食，或晒干为脯。

【使用注意】不宜多食。

【药膳应用举例】

①口疮：杏子1枚，黄连1节，甘草1寸，凡三物治下，棉絮裹之，放口中含之。（《医心方》）

②咳嗽痰多：杏子30 g，去皮，煮熟，捣烂，加入沸水，滤汁，再加水重捣重滤。反复3次后留汁去渣，加入少许蜂蜜，每次服1匙，开水冲服，每日2次。（《花果疗法》）

【文献摘录】

①润肺生津。（《随息居饮食谱》）

②其中核犹未硬者，采之暴干食之，甚止渴，去冷热毒。（《备急千金要方》）

【按语】杏子是常见水果之一，营养极为丰富，内含较多的糖、蛋白质及钙、磷等矿物质，另含维生素A、维生素C和B族维生素等。杏性温热，适合虚寒体质之人食用；患有肺结核、水肿等病症者，经常食用杏子大有裨益；服食杏果、杏仁后，经过消化分解，所产生的氢氰酸和苯甲醛两种物质能起到防癌、抗癌、治癌的作用；杏仁可以止咳平喘、润肠通便，常吃有美容护肤的作用。杏子可制成杏脯、杏酱等；杏仁主要用来榨油，也可制成食品。

苦杏仁内服不宜过量，以免中毒。苦杏仁不适合直接食用，因为其含有的苦杏仁苷可在体内被分解，产生剧毒物质氢氰酸。未经加工的苦杏仁毒性较高，成人吃约 40 粒以上，小孩吃约 10 粒以上，就有中毒的危险。

荔 枝

【来源】为无患子科植物荔枝的假种皮或果实。

【异名】离支、荔支、丹荔、丽枝、火山荔。

【性味归经】甘、酸、温。入肝、脾、胃经。

【功效】养血健脾，行气消肿。

【主治】病后体虚，津伤口渴，脾虚泄泻，呃逆，食少，疔肿，外伤出血。

【用法用量】内服：煎汤，或烧存性研末，或浸酒。外用：适量，捣烂敷；或烧存性研末撒。

【使用注意】荔枝甘温，阴虚火旺者慎服。

【药膳应用举例】

①脾虚久泻：荔枝干果 7 枚，大枣 5 枚，水煎服。（《全国中草药汇编》）

②体虚五更泻：荔枝干果 5 枚，米 1 把，配山药或莲子煮粥服食。（《泉州本草》）

【按语】荔枝营养丰富，含葡萄糖、蔗糖、蛋白质、脂肪及维生素 A、维生素 B、维生素 C 等，并含叶酸、精氨酸、色氨酸等各种营养素，对人体健康十分有益。现代研究发现，荔枝有营养脑细胞的作用，可改善失眠、健忘、多梦等症，并能促进皮肤新陈代谢，延缓衰老。用荔枝壳煎水喝，能解热。成年人每天吃荔枝一般不要超过 300 g，儿童一次不要超过 5 枚。不要空腹吃荔枝，最好是在饭后半小时再食用；不宜大量进食荔枝；糖尿病患者要慎食荔枝。

甘 蔗

【来源】为禾本科植物甘蔗的茎秆。

【异名】干蔗、竿蔗、糖梗、薯蔗、蔗等。

【性味归经】甘，寒。入肺、脾、胃经。

【功效】清热生津，润燥下气，解毒。

【主治】肺热咽喉肿痛；肺阴虚，肺燥虚热，干咳少痰，咯血；胃热津伤，干呕频频，口渴，大便燥结；伤暑心烦，酒中毒等。

【用量用法】煎汤；或榨汁饮。

【使用注意】脾胃虚寒慎用。

【药膳应用举例】

①发热口渴、小便涩痛：去皮生食或榨汁服之。（《外台秘要》）

②呕吐、反胃：甘蔗汁 250~500 g，生姜汁 15~30 g，绞汁和匀服用。（《梅师集验方》）

③肺热烦渴：甘蔗 500 g，切碎略捣，绞取汁液，加粟米 60 g，加水适量，煮成稀粥服食。（《董氏方》）

【按语】甘蔗中含有丰富的糖分、水分，还含有对人体新陈代谢非常有益的各种维生素、脂肪、蛋白质、有机酸、钙、铁等物质，主要用于制糖，表皮一般为紫色和绿色两种常见颜色，也有红色和褐色，但比较少见。甘蔗不但能给食物增添甜味，而且还可以提供人体所需的营养和热量。

樱 桃

【来源】为蔷薇科植物樱桃的果实。

【异名】含桃、朱桃、樱珠、山朱樱、朱果等。

【性味归经】甘、酸，温。入脾、肾经。

【功效】益肾健脾，生津止渴，祛风湿，止泻。

【主治】脾虚泄泻，肾虚腰腿疼痛，活动不灵，遗精。

【用量用法】水煎服，或浸酒。30~150 g。

【使用注意】樱桃性温热，热性病及虚热咳嗽者忌食；糖尿病患者忌食；有溃疡症状者、上火者慎食；高钾血症者慎食。

【药膳应用举例】

①风湿关节疼痛：鲜樱桃1000 g，独活50 g，威灵仙30 g，共泡入酒中，1个月后食用，每次10枚，每日2次。（《食品的营养与食疗》）

②蛔虫、蛲虫病：樱桃100 g，樱桃树根50 g，洗净放入砂锅内，加水适量，先用武火煮沸，再改用文火煎成汁液，去渣，取汁，服用。（《果蔬食疗本草经》）

【按语】樱桃铁的含量较高，100 g樱桃中含铁量多达59 mg，居水果首位，铁是合成人体血红蛋白的原料，因此，樱桃可以缓解贫血。樱桃中含有丰富的胡萝卜素和维生素C，具有抗氧化作用。樱桃性温热，热性病及虚热咳嗽者忌食、糖尿病患者忌食、高钾血症者忌食。樱桃中含有一定量的氰苷，若食用过多会引起铁中毒或氰化物中毒，因此樱桃不宜多食。

杧 果

【来源】为漆树科植物杧果的果实。

【异名】亡果、庵罗果、香盖、望果等。

【性味归经】甘、酸，微寒。入肺、胃经。

【功效】益胃生津，止呕，止咳。

【主治】口渴，呕吐，食少，咳嗽。

【用量用法】鲜食，适量。或制成芒果干。

【使用注意】饱餐后禁食，不宜与辛辣食物同食，过敏体质者不宜食用。

【药膳应用举例】

①晕车、晕船：芒果适量鲜食。（《本草拾遗》）

②慢性咽喉炎，音哑：芒果适量，煎水代茶，频饮。（《食品的营养与食疗》）

【文献摘录】芒果能治妇人经脉不通，丈夫营卫中血脉不行之症。（《食性本草》）

【按语】芒果为著名热带水果之一，果实中含有糖、蛋白质、粗纤维。芒果所含有的维生素 A 的前体胡萝卜素成分特别高。芒果中含有致敏性蛋白、果胶、醛酸，会对皮肤黏膜产生刺激从而引发过敏，特别是没有熟透的芒果，更容易引起过敏。芒果引起的过敏症状中最典型的就是面部红肿。此外，芒果还可引起过敏性皮肤疾病，医学上称为芒果皮炎。吃完芒果后，最好用清水将黏附在皮肤上的芒果汁液清洗干净。过敏体质的人，最好把芒果切成小片后再少量食用，吃完芒果要做好洗手、漱口等清洁工作。

柠 檬

【来源】为芸香科植物黎檬或柠檬（洋柠檬）的新鲜成熟果实。

【异名】宜母果、宜母子、里木子、黎檬干等。

【性味归经】甘、酸，凉。入胃、肺经。

【功效】生津解暑，和胃安胎，和胃化痰。

【主治】暑热伤津，中暑烦渴，食欲不振，脘腹痞胀，肺燥咳嗽，妊娠呕吐。

【用量用法】绞汁饮或生食，适量。

【使用注意】胃酸过多者忌食。

【药膳应用举例】

①脘腹气滞痞胀：柠檬 10 g，香附 10 g，厚朴 10 g，水煎服。（《四川中药志》）

②雀斑，黄褐斑：柠檬 4 个去皮切片，苹果 1 个去核切片，用米酒 1 瓶浸泡 3 个月以上饮。（《台湾青草药》）

③胃气不降：柠檬以糖、盐腌食。（《本草纲目拾遗》）

【按语】柠檬富含维生素 C、糖类、钙、磷、铁、维生素 B_1、维生素 B_2、烟酸、奎宁酸、柠檬酸、苹果酸、橙皮苷、柚皮苷、香豆精、高量钾元素和低量钠元素等，对人体十分有益。柠檬中含有丰富的柠檬酸，因此被誉为"柠檬酸仓库"；柠檬富含维生素 C，可用来预防坏血病，是"坏血病"的克星。现代研究发现，青柠檬中含有一种近似胰岛素的成分，具有降低血糖的作用。柠檬果皮富含芳香挥发成分，可以生津解暑，开胃醒脾。

菠 萝

【来源】为凤梨科凤梨属植物菠萝的果实。

【异名】番梨、露兜子、地菠萝、草菠萝、凤梨。

【性味归经】甘、酸，平。入胃、肾经。

【功效】祛暑止渴，健脾止泻，醒酒益气。

【主治】暑热烦渴，脾虚泄泻，高血压。

【用量用法】绞汁饮或生食，适量。切片后于盐水中稍浸后食之，可增加甜度。

【使用注意】食前在稀盐水或糖水中浸渍。

【药膳应用举例】

①消化不良：新鲜菠萝 250 g，生吃，每日 2 次，连食 3～5 天。（《食品的营养与食疗》）

②高血压：菠萝 1 个，去皮捣汁。每次服用 15～20 mL，每日服用 3 次。（《果蔬食疗本草经》）

【文献摘录】

①补脾胃，固元气，制伏亢阳，扶持衰土，壮精神，益血，宽痞，消痰，解酒毒，止酒后发渴，利头目，开心益志。（《本草纲目》）

②治疝气，小便不利，糖尿病。（《陆川本草》）

【按语】菠萝含有大量果糖、葡萄糖、维生素 B、维生素 C、磷、柠檬酸和蛋白酶等物质。菠萝含有一种叫"菠萝朊酶"的物质，能分解蛋白质，帮助消化，溶解阻塞于组织中的纤维蛋白和血凝块，改善局部血液循环，稀释血脂，消除炎症和水肿，能够促进血循环。菠萝蛋白酶能有效分解食物中蛋白质，增加肠胃蠕动。如果吃菠萝前不用盐水泡，会让人有一种麻痹刺痛的感觉，这是因为菠萝中含有刺激作用的苷类物质和菠萝蛋白酶会分解体内的蛋白质，而且对人的口腔黏膜和嘴唇的幼嫩表皮有刺激作用。因此，菠萝在食用前应将果皮和果刺剔除干净，将果肉切成块状，在稀盐水或糖水中浸渍后再食用。这样能够有效破坏"菠萝朊酶"内部导致过敏的结构，从而让菠萝失去使人过敏的能力。把菠萝浸泡后再服用，还能使其中所含的一部分有机酸分解在盐水里，去掉酸味，使口感更甜。

凤梨与菠萝在生物学上是同一种水果，二者在市场上的不同之处在于：菠萝削皮后有"内刺"需要剔除；而凤梨削掉外皮后没有"内刺"，不需要用刀划出一道道沟。菠萝的叶子边缘有刺，削皮之后需要挖掉一个个的"黑眼"；而凤梨的叶子没有刺，果实也不用挖掉"黑眼"。

石 榴

【来源】为石榴科石榴属植物石榴的果实。

【异名】安石榴、天浆、金罂。

【性味归经】甘、酸，涩。入脾、肺经。

【功效】镇咳消痰，涩肠止泻，止血。

【主治】口燥咽干，烦渴，久泻，久痢，便血，崩漏。

【用量用法】生食，水煎服，或制成饮料，或酿酒造醋。

【使用注意】石榴皮有毒，应慎食；多食易伤肺损齿。

【药膳应用举例】

①久泻久痢：陈石榴适量焙干，研为细末，每次 10～12 g，米汤调下。（《普济方》）

②口舌生疮，咽喉炎：石榴鲜果 1～2 个，去皮取籽捣汁，以开水浸泡，冷却后含漱，

每日多次。(《药用果品》)

【文献摘录】

①解渴,醒酒。(《随息居饮食谱》)

②治筋骨疼痛,四肢无力,化虫,止痢,或咽喉疼痛肿胀,齿床出。退胆热明目。(《滇南本草》)

【按语】石榴是一种珍奇的浆果,其果实营养价值较高。石榴汁含丰富的水果糖类、优质蛋白质、易吸收脂肪等,可补充人体能量和热量,又不增加身体负担。果实中含有维生素C、B族维生素、有机酸、糖类、蛋白质、脂肪及钙、磷、钾等矿物质,能够补充人体所缺失的微量元素和营养成分。石榴还富含各种酸类,包括有机酸、叶酸等,对人体有保健功效。石榴不仅果实营养成分丰富,而且叶子和花、皮、根等都非常有价值。石榴叶可以收敛止泻,解毒杀虫;石榴皮可以涩肠止泻,止血,驱虫;石榴花可以治鼻出血、中耳炎、创伤出血;石榴根可以杀虫,涩肠,止带。

(二)干果类

莲 子

【来源】为睡莲科植物莲的成熟种子。

【异名】藕实、水芝丹、莲实、莲米、莲蓬子、莲肉。

【性味归经】甘、涩,平。入脾、肾、心经。

【功效】补脾止泻,益肾固精,养心安神。

【主治】脾虚泄泻,久痢,肾虚遗精、滑泄、小便不禁,妇人崩漏带下,心神不宁,惊悸,不眠。

【用法用量】内服,煎汤,煮食或生食。6~9 g,或入丸、散。

【使用注意】中满痞胀、大便燥结者禁服。

【药膳应用举例】

①女子体虚带下淋漓不断:白果肉、莲子肉、糯米各15 g,乌骨鸡1只,胡椒适量,将白果、莲子、糯米、胡椒装入去肠的鸡腹内,炖至熟烂,空腹服之。(《集简方》)

②血虚失眠:莲子30 g洗净去芯,桂圆30 g去壳取肉,红枣20 g洗净,同入砂锅中,加水适量,文火炖至莲子烂熟时,加入冰糖熬化即成。(《药膳大酒店·秋》)

③体虚气弱:将莲子去芯15个与人参10个放碗内,加水适量浸泡至透,再加入冰糖,置蒸锅内隔水蒸炖1小时左右,喝汤吃人参、莲子。(《经验良方》)

【文献摘录】

①莲子甘平,甚宜脾胃,而固涩之性,最宜于滑泄之家。(《医林纂要》)

②交心肾、厚肠胃、固精气。(《本草纲目》)

【按语】莲子内含有丰富的蛋白质、脂肪和糖类,可以提高人体记忆力,促进人体智力发育。莲子内含有大量人体所需的微量元素如钙、磷、钾等,可以促进酶的活化,维持神经的传导性,从而维持肌肉的日常伸缩和心跳的律动;其中,磷元素可以促进体内蛋白质、脂肪、糖类的新陈代谢，维持体内酸碱平衡。莲子内含有大量生物碱，具有强心的作用。莲子内含有棉子糖，是一种十分温和的滋补品。莲子内含有丰富的维生素，如 B 族维生素、维生素 C 等。莲子内含有大量生物碱，有强心安神的功效，可以治疗失眠、高血压等疾病。

菱　角

【来源】为菱科、菱属一年生草本水生植物菱的果实。

【异名】菱、水菱、风菱、乌菱、菱角、水栗、菱实、芰实。

【性味归经】性凉，味甘，无毒。入大肠、肝经。

【功效】清暑解热，解烦止渴，益气健脾，解酒毒。

【主治】胃溃疡，痢疾，食管癌，乳腺癌，子宫颈癌，大便溏泻，久痢。

【用法用量】内服：生食或煮熟食用。

【药膳应用举例】

①肾气虚：菱角 500 g，黄芪 15 g，煮烂服食。

②防治食管癌、胃癌、子宫癌、乳腺癌：生菱角 20 个去皮取肉，加适量水用文火熬成浓褐色汤服用，一日 3 次。或菱角肉 100 g，加薏米 30 g，煮粥温服。

③慢性肠炎：菱角肉和莲子、山药、芡实、藕、百合等煮食或磨粉蒸食。

【文献摘录】

①补脾胃，强股膝，健力益气。（《本草纲目》）

②凡水中之果，此物最发冷气，人冷藏，损阳，令玉茎消衰。（《食疗本草》）

【按语】菱角含有丰富的淀粉、蛋白质、葡萄糖、不饱和脂肪酸及多种维生素，如维生素 B_1、维生素 B_2、维生素 C、胡萝卜素及钙、磷、铁等微量元素。古人认为多吃菱角可以补五脏，除百病，且可轻身，所谓轻身，就是有减肥健美作用，因为菱角不含使人发胖的脂肪。菱角特别是生菱角性味寒凉，多食令人腹胀。菱角与蜂蜜同食，易导致消化不良，出现腹胀、腹痛、腹泻症状。

花　生

【来源】为豆科植物落花生的种子。

【异名】落花参、长生果、落地生、落花生、地果。

【性味归经】甘、平。入脾、肺经。

【功效】健脾养胃，润肺化痰。

【主治】脾虚不运，反胃不舒，妇人乳少，脚气。肺燥咳嗽，大便燥结。

【用法用量】内服：煎汤；生研冲汤，炒熟或煮熟食。

【使用注意】体寒湿滞及肠滑便泄者慎服。霉花生有致癌作用，不宜食用。

【药膳应用举例】

①乳汁少：花生 90 g，猪脚 1 只（用前腿），共炖服。（《陆川本草》）

②脾胃虚弱：花生仁 30 g，糯米 60 g，红枣 30 g，加冰糖少许，煮粥食用。（《食疗粥谱》）

③脚气：生花生（带衣用）100 g，赤小豆 100 g，红皮枣 100 g，煮汤，每日数回饮用。（《现代实用中药》）

④贫血：生花生 150 g，或炒花生 180 g，每日分 3 次服完，连服数周。（《饮食治疗指南》）

【文献摘录】

①多食治反胃。（《本草纲目拾遗》）

②盐水煮食治肺痨，炒用燥火行血，治一切腹内冷积肚疼。（《滇南本草》）

【按语】花生中含有 25%～35% 蛋白，主要有水溶性蛋白和盐溶性蛋白，水溶性蛋白又称为乳清蛋白，占花生蛋白的 10% 左右，盐溶性蛋白占花生蛋白的 90%。花生中的蛋白与动物性蛋白营养差异不大，而且不含胆固醇，其营养价值在植物性蛋白质中仅次于大豆蛋白。花生果实还含脂肪、糖类、维生素 A、维生素 B_6、维生素 E、维生素 K，以及矿物质钙、磷、铁等营养成分，含有 8 种人体所需的氨基酸及不饱和脂肪酸，含卵磷脂、胆碱、胡萝卜素、粗纤维等物质。花生含有一般杂粮少有的胆碱、卵磷脂，可促进人体的新陈代谢、增强记忆力，可益智、抗衰老、延寿。

胡桃仁

【来源】为胡桃科植物胡桃的种仁。

【异名】胡桃肉、核桃仁、胡桃穰。

【性味归经】甘、涩，温。入肾、肝、肺经。

【功效】补肾益精，温肺定喘，润肠通便。

【主治】腰痛，脚弱，尿频，遗尿，阳痿，遗精，久咳喘促，肠燥便秘，石淋及疮疡等。

【用法用量】内服：煎汤 9～15 g，单味嚼服 10～30 g，或入丸、散。外用：适量，研末调服。

【使用注意】痰火积热，阴虚火旺，以及大便溏泄者禁服。不可与浓茶同服。

【药膳应用举例】

①肾虚：核桃仁 3 个，五味子 7 粒，蜂蜜适量，于睡前嚼服。（《贵州草药》）

②肠燥便秘：胡桃肉 4～5 枚，于睡前拌少许蜜糖服食。（《中药学》）

③虚喘：胡桃肉 6 g，人参 6 g，水煎服。（《饮食治疗指南》）

【按语】胡桃仁中含有一些对人体有益的蛋白质和大量不饱和脂肪酸，这些物质可以直接被人类的大脑吸收和利用，能有效滋养脑细胞，也能提高大脑功能，促进智力发育，提高记忆力，平时经常食用可以起到良好的健脑作用。核桃中的磷脂，对脑神经有良好的保健作用。从胡桃仁中提取的天然油脂，有杀菌消炎的作用，还能够滋养肌肤，延缓衰老。核桃仁含有大量维生素 E，经常食用有润肺、黑发、抗衰老的作用。胡桃仁含多量油脂，不宜多食，否则易生热聚痰。

芝　麻

【来源】胡麻科植物胡麻的干燥成熟种子。

【别名】胡麻子、脂麻、巨胜、狗虱、油麻、胡麻仁。

【性味归经】甘，平。归肝、肾、大肠经。

【功效】补肝肾，益精血，润肠燥。

【功能主治】补肝肾，润五脏。适用于产后乳汁不足及老年体衰、眩晕、消瘦、便秘、须发早白等。

【主治】主要用于精血亏虚、头晕眼花、耳鸣耳聋、须发早白、病后脱发、肠燥便秘等疾病的治疗。

【用法用量】炒服、煎服、捣碎服，9～15 g。

【注意事项】脾虚便溏者不宜服用。

【药膳应用举例】

①热毒内盛：治浸淫恶疮，本芝麻生品捣敷之。（《普济方》）

②小儿头疮，芝麻生用嚼敷。（《本草从新》）

③血虚肠燥：用炒黑芝麻研末和鸡蛋、蜂蜜，用沸水冲成蛋花糊常服。（《中药临床应用》）

④妇人乳少，用炒黑芝麻研末，加盐水少许食之。（《本草纲目》）

⑤肝肾不足，时发目疾，皮肤燥涩，大便秘结：桑叶（经霜者，去梗筋，晒枯）、黑芝麻（炒）等份。为末，以糯米饮捣丸（或炼蜜为丸）。日服四五钱，不要间断，连服数日。（《医级》桑麻丸）

⑥老人关节疼痛，四肢无力，腰膝疼痛：芝麻二升（熬），薏苡仁二升，干地黄半斤（切），上以袋贮，无灰酒一斗渍之，勿令泄气，满五六日。空腹温服一二盏尤益。（《寿亲养老新书》巨胜酒）

⑦妇人乳少：芝麻炒熟研末，入盐少许食之。（《本草纲目》）

【按语】芝麻中主要含脂肪酸类成分，如油酸、亚油酸、棕榈酸、花生酸等，还含芝麻素、芝麻酚、植物蛋白等成分。芝麻中所含亚油酸可降低血中胆固醇含量，减轻主动脉病变，有防治动脉硬化作用；还可使实验动物的肾上腺皮质功能受到某种程度的抑制；可帮助人体降低血糖。芝麻中所含的脂肪油能滑肠通便。

五、奶蛋类

奶蛋类是指奶类食品和蛋类食品的总称。此类食品含有最优良的蛋白质，易消化吸收，尤其对婴幼儿生长有着重要的作用。生活中经常食用的奶类食物是牛奶和羊奶，牛奶味甘性微寒，虚寒体质者慎服；羊奶味甘性微温，适宜虚寒体质者服用。

蛋类为禽类如鸡、鸭、鹅、鹌鹑等卵生动物的蛋。蛋类食品含有丰富的蛋白质及钙、铁、磷等微量元素，还含有多种维生素。蛋类食品中的脂肪集中在蛋黄中，易于消化吸收；蛋黄中含有大量卵磷脂，对心血管疾病具有防治作用；但蛋黄中的胆固醇含量较高，大量食用容易诱发心脑血管疾病，因此，每人每天服用禽蛋的数量不要太多。以鸡蛋为例，每天服用数量不要超过 2 个，这样既可发挥禽蛋中营养成分的作用，又不会造成胆固醇水平的增高。

牛　奶

【来源】为牛科动物黄牛的乳汁。

【异名】牛乳。

【性味归经】甘，微寒。入心、肺、胃经。

【功效】补虚损，益肺胃，养血，生津润燥，解毒。

【主治】虚弱劳损，反胃噎嗝，消渴，血虚便秘，气虚下痢，黄疸。

【用法用量】煮饮，适量。

【使用注意】脾胃虚寒泄泻、冷痰积饮者慎服。

【药膳应用举例】

①消渴：生羊、牛乳，渴即饮 300 mL。（《贞元广利方》）

②小儿哕：牛乳、生姜汁各 500 mL，煎煮 500 mL，分为 2 服。（《备急千金药方》）

③反胃：牛乳 1 盏，韭菜汁 60 g，用生姜汁 15 g，和匀温服。（《丹溪心法》）

【按语】牛奶中含有丰富的蛋白质、脂肪、维生素和矿物质等营养物质，乳蛋白中含有人体所必需的氨基酸；乳脂肪多为短链和中链脂肪酸，极易被人体吸收；钾、磷、钙等矿物质配比合理，易于人体吸收。牛奶虽好，饮用的时候也有一些注意事项：一是忌食喝生奶，生牛奶里有大量细菌甚至病毒，容易引起疾病；二是牛奶冷冻后，牛奶中的脂肪、蛋白质分离味道明显变淡，营养成分也不易被吸收，建议加热到 75 ℃以下再饮用；三是饮用牛奶时最好小口慢饮，这样会使牛奶中的蛋白质和体内的胃酸充分接触，形成细小的凝块，有利于消化吸收；四是不宜空腹喝牛奶，空腹饮食，胃肠蠕动较快，牛奶中的营养物质来不及消化、吸收就被排到了大肠，造成营养的流失和浪费。

羊　奶

【来源】为牛科动物山羊或绵羊的乳汁。

【异名】羊乳。

【性味归经】甘，微温。入心、肺经。

【功效】补虚润燥，和胃，解毒。

【主治】虚劳羸瘦，消渴，反胃，呕逆，口疮。

【用法用量】煮沸或生饮，250～500 mL。

【使用注意】有痰湿积饮者慎服。

【药膳应用举例】

①干呕：羊乳汁饮 1 杯。（《备急千金要方》）

②漆疮：羊乳适量汁涂之。（《备急千金要方》）

【按语】羊奶以其营养丰富、易于吸收等优点被视为乳品中的精品，被称为"奶中之王"。羊奶干物质中蛋白质、脂肪、矿物质含量均高于人奶和牛奶，乳糖低于人奶和牛奶。羊奶的脂肪颗粒体积为牛奶的三分之一，更利于人体吸收，并且长期饮用不会引起发胖。羊奶的特殊味道来自于羊皮毛的气味及羊奶中某些化学成分如羊油酸、羊脂酸和葵酸等。此外，羊奶中的维生素及微量元素含量也明显高于牛奶。

马 乳

【来源】为马科动物的乳汁。

【异名】马奶。

【性味归经】味甘，性凉。入心、脾经。

【功效】养血润燥，清热止渴。

【主治】血虚烦热，虚劳骨蒸，暑热消渴，牙疳。

【用法用量】内服：煮沸。125～250 g。

【药膳应用举例】

①肺燥津伤口渴、阴虚口渴：将鲜马乳 150 mL 煮沸后，分 2～3 次饮用，每日 1 剂。或将马乳 20 mL 煮沸后，纳入花茶 3 g、甘菊花 3 朵、白糖适量，密封浸泡 5～10 分钟后频频饮服，每日 1～2 剂。

②消渴、气阴两虚：把大米 50 g 淘洗干净，放入锅内，加水 500 mL，用武火烧沸，再用文火煮 35 分钟，把马乳 100 mL 加入，烧沸即成。每日 1 次，晨起食用。或把麦冬 10 g、天冬 12 g 一起放入炖杯内，加清水 50 mL，用武火烧沸，文火煎煮 25 分钟，除去药渣，留药液，将马乳 200 mL 用中火煮沸，同二冬药液合并，搅匀即成。每日 2 次，每次饮 100 mL。

③神经衰弱，失眠多梦，慢性消化道疾病：将鲜马乳灌入一个特制的容器中（用处理过的马皮或牛皮缝制的口小肚大的皮桶），放在 15～25 ℃环境中倒入酸马乳菌酵曲，搅匀，使其自然发酵，24 小时后可发酵成酸马乳，每日 2 次，每次 100 mL。

【使用注意】慎食生冷马乳；脾胃虚寒者慎食。

【文献摘录】

①止渴疗热。（《唐本草》）

②功同牛乳而性凉不腻。补血润燥之外，善清胆、胃之热，疗咽喉口齿诸病，利头目，止消渴。（《随息居饮食谱》）

③治骨蒸、劳热、消瘦。（《泉州本草》）

【按语】马乳是母马的乳汁，营养丰富，药用价值高。马乳富含蛋白质、维生素和各种矿物质，含人体必需氨基酸、蛋白质、脂肪、矿物质、维生素和糖，发酵后马乳酸含少量乙醇。此外，由马乳发酵酿成的马乳酒，不但清凉可口，富有营养，还能起到滋脾养胃、除湿、通便、消肿等作用，对治疗肺病效果更佳。马乳外用有助于治疗皮炎和湿疹等疾病。选购或选用马乳，应以色纯白味甘香者为首选，尤其是白马的乳汁质量最优。

鸡 蛋

【来源】为雉科动物家鸡的卵。

【异名】鸡子、鸡卵。

【性味归经】甘，平。入肺、脾、胃经。

【功效】滋阴润燥，养血安胎。

【主治】热病烦闷，燥咳声哑，目赤咽痛，胎动不安，产后口渴，小儿疮痢，疟疾，烫伤，虚人羸弱。

【用法用量】煮、炒，1~3个。

【使用注意】有痰饮、积滞及宿食内停者，脾胃虚弱者不宜多用，多食则令人闷满；老人宜少食蛋黄。

【药膳应用举例】

①妊娠胎动不安：鸡蛋1个，阿胶30 g。上两味，以清酒1000 mL，微火煎胶令消后，入鸡蛋1枚，盐3 g，和之，分作3服，相次服。（《圣济总录》）

②虚损羸瘦：白面120 g，鸡子120 g，白羊肉120 g，炒做肉羹，上以鸡子清，使做索饼，于豉汁中煮令熟，入五味和肉羹，空腹服之。（《太平圣惠方》）

③子宫肌瘤：鸡蛋2个，壁虎5只（去内脏后烘干），莪术9 g，加水400 g共煮，待蛋熟后剥皮再煮，食蛋。（《很老很老的老偏方》）

【按语】鸡蛋蛋白质的氨基酸比例很适合人体生理需要，容易被机体吸收，利用率高达98%以上，营养价值很高，是人类常食用的食物之一。每百克鸡蛋含蛋白质12.58 g，主要为卵白蛋白和卵球蛋白，其中含有人体必需的8种氨基酸，并与人体蛋白的组成极为近似，人体对鸡蛋蛋白质的吸收率可高达98%。每百克鸡蛋含脂肪11~15 g，主要集中在蛋黄里，也极易被人体消化吸收，蛋黄中含有丰富的卵磷脂、固醇类、卵磷脂及钙、磷、铁、维生素A、维生素D和B族维生素。这些成分对增进神经系统的功能大有裨益，因此，鸡蛋又是较好的健脑食品。

<h2 style="text-align:center">鸭　蛋</h2>

【来源】为鸭科动物家鸭的卵。

【异名】鸭子、鸭蛋等。

【性味归经】甘，凉。入心、肺经。

【功效】滋阴平肝，清肺止咳，止泻。

【主治】胸膈结热、肝火上炎所致的头痛、眩晕，咽喉疼痛，齿痛，咳嗽，以及妇人胎前产后赤白痢、白浊等。

【用法用量】煮食，1~2个。

【使用注意】脾阳虚，寒湿泻痢及食后气滞痞闷者禁食。

【药膳应用举例】

①肠炎：鸭蛋1~2个，醋酸250 mL，共煮熟，吃蛋喝醋。（《广西药用动物》）

②鼻出血，头胀头痛：青壳鸭蛋10个，马兰头250 g，同煮，蛋熟后，将壳敲碎，再煮蛋至乌青色。每日适量，吃蛋喝汤。（《食物中药与便方》）

③妇人胎前产后赤白痢：生姜适量，鸭卵1个，打碎，入生姜汁内搅匀，共煎至2.4 g，入蒲黄9 g，煎5~7沸，空腹温服。（《医钞类编》）

【按语】鸭蛋中主要含蛋白质、脂肪、钙、磷、铁、钾、钠、氯等营养成分。鸭蛋的脂肪含量及胆固醇含量较高，心血管疾病患者不宜多食久食。鸭子容易患沙门氏病，鸭子体内的病菌能够渗入正在形成的鸭蛋内，只有经过一定时间的高温处理，这种细菌才能被杀死，因此慎食未完全煮熟的鸭蛋。此外，鸭蛋经常被腌制成咸鸭蛋食用，食用咸鸭蛋时宜搭配口味清淡的食物，不宜长期大量食用，避免摄入过量的盐分，有损健康。

鹅 蛋

【来源】为鸭科动物家鹅的卵。

【异名】鹅蛋、鹅弹。

【性味归经】甘，温。归胃、胆经。

【功效】补五脏，补中气。

【主治】头晕、虚赢、消渴等。

【用法用量】内服：适量，宜盐腌煮熟做食品。

【使用注意】本品多食易伤胃气滞。

【药膳应用举例】

①形体消瘦、乏力、食欲不振：鹅蛋1只，黄芪、党参、淮山药各30 g，同煮熟，食蛋喝汤，每日1次。（《经验方》）

②胎毒：先将艾叶适量煮开，待水变色，放入鹅蛋，20分钟后捞出鹅蛋，如果蛋壳有裂缝继续煮10~20分钟即可；如果蛋壳没裂缝把蛋壳敲碎继续煮，可以让艾叶的味道更好地渗到蛋里。每周服用1~2个鹅蛋。

【按语】鹅蛋中含有丰富的营养成分，如蛋白质、脂肪、矿物质和维生素等。鹅蛋中的脂肪绝大部分集中在蛋黄内，含有较多的磷脂，其中约一半是卵磷脂，这些成分对人的大脑及神经组织的发育有重大作用。鹅蛋中的矿物质也主要在蛋黄内，铁、磷和钙含量较多，容易被人体吸收利用。蛋黄中还含有丰富的维生素A、维生素D、维生素E、核黄素和硫胺素等物质。鹅蛋蛋白中的维生素以核黄素和烟酸居多，这些维生素也是人体所必需的维生素。鹅蛋还有祛胎毒的作用，孕妇可以适量服用。新鲜的鹅蛋最好完全烹饪成熟后食用。鹅蛋的味道有些油、有些腥，所以我们在烹饪鹅蛋的时候，最好加一小勺料酒，这样可以帮助祛除腥味。

鸽子蛋

【来源】为鸠鸽科原鸽、家鸽产的卵。

【异名】鸽蛋。

【性味归经】甘，咸，平。归肾、脾、胃经。

【功效】益气补肾，解疮痘毒。

【主治】肾虚所致的腰膝酸软，疲乏无力，心悸，头痛；疮疥痘疹。

【用量用法】煮食，适量。

【药膳应用举例】

①肾虚腰膝酸软、遗精等：鸽子蛋2个，龙眼肉、枸杞子各25 g，五味子1 g，水煮，

加糖食用。(《中国食疗学》)

②阴虚导致的消渴，肺结核等：枸杞子 10 g，龙眼肉 10 g，制黄精 10 g，放入 750 mL 清水中同煮，待煮沸 15 分钟后，再将鸽子蛋逐个打入锅内，将冰糖 50 g 同时下入锅中，蛋熟即成。连服 7 日。

【按语】鸽子蛋中含有丰富的优质蛋白质、铁元素、钙、磷、镁等矿物质。钙、磷、镁这些矿物质是人体骨骼的重要组成元素，能帮助预防骨质疏松，同时鸽子蛋中含有的维生素 D 还有助于钙的吸收，帮助人体补钙。鸽子蛋中含有丰富的核黄素，具有缓解视疲劳，改善视力的功效。鸽子蛋中所含的卵磷脂和脑磷脂比鸡蛋足足高出 3~4 倍，是脑力劳动者的最佳补养品。

鹌鹑蛋

【来源】为雉科动物鹌鹑的卵。

【性味归经】甘、淡，平。入脾、胃经。

【功效】补中益气，健脑。

【主治】脾胃虚弱，肺病，失眠，健忘，脑膜炎，肝炎。

【用量用法】煮食，适量。

【药膳应用举例】

①慢性胃炎：鹌鹑蛋 1 只，牛奶适量，煮沸，每天早晨食用，连用半年。(《家庭食疗手册》)

②气血两虚：先将鹌鹑蛋 4 个煮熟，剥皮待用，锅内加水适量，然后加入桂圆 20 g、薏米 30 g、大枣 10 枚煮粥；粥煮熟后，再加入煮熟的鹌鹑蛋及红糖 25 g，即可食用；每日服 1 次，连用 2 个月。

【按语】鹌鹑蛋中含丰富的蛋白质、脑磷脂、卵磷脂、赖氨酸、胱氨酸、维生素 A、维生素 B_1、维生素 B_2、铁、磷、钙等营养物质。鹌鹑蛋中氨基酸种类齐全，含量丰富，还有高质量的多种磷脂、激素等人体必需成分。鹌鹑蛋中铁、核黄素、维生素 A 的含量均比同量的鸡蛋高出约两倍，而胆固醇则较鸡蛋低约三分之一，是各种虚弱病者、老人、儿童及孕妇的理想滋补食品。但是，鹌鹑蛋胆固醇含量太高，不宜多食，特别是脑血管疾病患者应谨慎服用。

六、禽肉类

"禽"为鸟类的通称，凡人工饲养或野生鸟类食物，称为禽肉类。常食用的禽肉有鸡、鸭、鹅、鹌鹑、鸽等的肉、内脏、骨骼等。禽肉细嫩易消化、味道鲜美，含有丰富的蛋白质和不饱和脂肪酸，特别是氨基酸的组成接近人体的需要，非常适合老人、儿童及心血管疾病患者服用。

鸡肉

【来源】为雉科动物家鸡的肉。

【异名】丹雄鸡、烛夜。

【性味归经】甘，温。入脾、胃经。

【功效】温中益气，补精填髓。

【主治】虚劳羸瘦，食少，泄泻，泻痢，消渴，水肿，小便频数，崩漏带下，产后乳少，病后虚弱等。

【用法用量】煮食或炖汁，适量。

【使用注意】实证、邪毒未清者慎用。

【药膳应用举例】

①虚弱，劳伤，心腹邪气：乌雄鸡1只洗净、切块，陈皮去白3g，良姜3g，胡椒6g，草果2个，以葱、醋、酱相合，入瓶内，封口，令煮熟，空腹食。（《饮膳正要》）

②脾虚：黄雌鸡1只，炙，以食盐、醋涂，煮熟干燥，空腹食之。（《食医心境》）。

③脾虚湿盛：将鸡脯肉200g洗净、切丝，与党参3g一同入砂锅内，加入冬瓜200g，加调味品煮熟即可。（《很老很老的老偏方》）。

④肾虚、神经衰弱：枸杞30g放入佐料包装入鸡腹内，蒸2小时即可。（《很老很老的老偏方》）。

⑤气阴两虚而致的虚火：母鸡1只，生地黄30g，饴糖100g佐以葱段、姜片熬汤，食肉饮汤。（《很老很老的老偏方》）。

⑥心血虚：将母鸡的鸡腹部向上放在碗中，把桂圆肉15g、荔枝肉15g、乌枣15g、莲子肉15g、枸杞15g、冰糖30g放在碗中，再放入葱、姜、盐、料酒各适量及清水少许，上笼蒸2小时，取出调好味，撒上胡椒粉即可。（《很老很老的老偏方》）。

【按语】鸡肉中蛋白质的含量比例较高、种类较多且消化率高，很容易被人体吸收利用。鸡肉中还含有对人体生长发育有重要作用的磷脂类，是中国人膳食结构中脂肪和磷脂的重要来源之一。鸡内金为鸡的砂囊内壁带褶皱的黄色壁皮，含促胃激素、类角蛋白、多种氨基酸及微量胃蛋白酶、淀粉酶等。鸡血味咸、性平、无毒，具有祛风、活血、通络、定神、定志、催乳、消痛的作用，可治骨折、肢体瘘弱、小儿惊风等疾病。鸡胆汁具有解热镇痛及抗惊厥的药理作用。鸡蛋壳具有止血、制酸的药理作用。鸡肝可以补益肝肾、养血明目、杀虫消疳，常用于治疗肝虚目暗、夜盲、小儿疳积等疾病。

乌　鸡

【来源】为雉科动物乌骨鸡（家鸡的一种）去羽毛及内脏的全体。

【异名】乌骨鸡、武山鸡、黑脚鸡、绒毛鸡等。

【性味归经】甘，平。入肝、肾、肺经。

【功效】补肝益肾，补气养血，退虚热。

【主治】久病体虚，骨蒸遗精滑精，消渴，久泻，崩中，带下。

【用法用量】煮食，适量。或入丸散。

【使用注意】素体肥胖及实邪内盛和严重皮肤疾病患者宜忌食，严重外感疾患者慎食。

【药膳应用举例】将乌鸡1只洗净，放入沸水中滚5分钟，捞起，用水洗净，沥干。锅内加入清水，武火烧开，然后放入乌鸡、枸杞子、红枣（去核）和生姜（刮去姜皮）2 片，再开后，改用中火煲 2~3 小时即可。

【按语】乌鸡连骨（砸碎）熬汤滋补效果最佳。炖煮时不要用高压锅，使用砂锅文火慢炖最好。乌鸡含有 19 种以上氨基酸（其中包括人体必需的 8 种氨基酸）、黑色素、B 族维生素和 18 种微量元素，胆固醇和脂肪含量却很低。此外，乌鸡含有大量维生素 A、微量元素硒，其具有清除体内自由基、抗衰老和抑制癌细胞生长的功效。乌鸡中的烟酸、维生素 E、磷、铁、钾、钠、血清总蛋白、球蛋白、氨基酸的含量均高于普通鸡肉。

鸭　肉

【来源】为鸭科动物家鸭的肉。

【异名】鹜肉。

【性味归经】甘、平，微咸。入肺、脾、肾经。

【功效】补气益阴，利水消肿。

【主治】虚劳病，骨蒸劳热，咳嗽，水肿。

【用法用量】煨烂熟，适量。

【使用注意】外感未清，脾虚便溏，肠风下血者禁食。

【药膳应用举例】

①病后水肿：选年久老鸭，加厚朴蒸食之。（《华佗神医秘传》）

②慢性肾炎，水肿：3 年以上老鸭 1 只，去毛，剖腹去肠，填入大蒜头 3~5 个，煮至烂熟，吃鸭、蒜并喝汤，可隔数日吃 1 只。（《食物中药与便方》）

③肾虚阳痿、虚劳咳嗽：将肥鸭 1 只（约 1500 g）宰杀，去内脏，去爪，洗净，入沸水焯透，捞出，清水洗净放入锅内，加清水、葱、姜同煮，烧开后改成小火炖至五成熟，拣去葱及姜，然后将冬虫夏草 5 g、泽兰 15 g 放入锅中，继续用文火炖至九成熟，加入料酒、精盐、炖至烂熟，加味精，淋香油，喝汤吃鸭肉。（《药膳大酒店·冬》）

【按语】鸭肉的营养价值很高，鸭肉中含有蛋白质、脂肪、糖类、钙、磷、铁、维生素 B_1、维生素 B_2、烟酸等，其中，蛋白质含量比畜肉高得多。鸭肉中的脂肪、糖类含量适中，特别是脂肪均匀地分布于全身组织中。鸭肉中的脂肪不同于黄油或猪油，其饱和脂肪酸、单不饱和脂肪酸、多不饱和脂肪酸的比例接近理想值，其化学成分近似橄榄油，有降低胆固醇的作用，对防治心脑血管疾病有益，对于担心摄入太多饱和脂肪酸会形成动脉粥样硬化的人群来说尤为适宜。

鹅　肉

【来源】为鸭科动物家鹅的肉。

【异名】家雁、舒雁。

【性味归经】甘，平。入脾、肝、肺经。

【功效】益气补虚，和胃止渴。

【主治】脾胃虚弱，中气不足，倦怠乏力，少食虚赢，消渴等。本品为平补之品。

【用法用量】煮食，适量，食肉或汤汁。

【使用注意】湿热内蕴、皮肤疮毒者禁食。

【药膳应用举例】

①中气不足，消瘦乏力，食少：鹅1只，洗净去毛，黄芪、党参、山药各30 g，共煮熟后食之。（《家庭食疗手册》）

②气阴两虚：鹅肉250 g，瘦猪肉500 g，山药30 g，北沙参15 g，玉竹15 g，共煮食用。（《补药和补品》）

③消渴：鹅肉，煮汤饮之。（《本草拾遗》）

④高黏血症：鹅1只切块待用，黄芪、丹参各30 g，党参、川芎、山楂各15 g，装入纱布袋内，扎口，与鹅肉共煮熟，去药袋，调味即可。（《中医食疗药膳技术》）

【文献摘录】补虚益气，暖胃生津。（《随息居饮食谱》）

【按语】鹅肉含有人体生长发育所必需的各种氨基酸，其组成接近人体所需氨基酸的比例。鹅肉不仅脂肪含量低，而且品质好，不饱和脂肪酸的含量高，特别是亚麻酸含量均超过其他肉类，对人体健康有利。鹅肉是理想的高蛋白、低脂肪、低胆固醇的营养健康食品。鹅肉含蛋白质、钙、磷、糖，还含有钾、钠等十多种微量元素。据研究，鹅血中含有免疫球蛋白、抗癌因子等活性物质，能通过宿主中介作用，强化人体的免疫系统，达到治疗癌症的目的。鹅肝营养丰富，味美鲜嫩，是世界三大美味营养食品，被称为"人体软黄金"。

鸽子肉

【来源】为鸠鸽科鸽属原鸽、家鸽、岩鸽的肉。

【异名】鹁鸽、飞奴。

【性味归经】咸，平。入肺、肝、肾经。

【功效】滋肾补气，解毒祛风，调经止痛。

【主治】虚劳羸瘦，消渴，妇女血虚经闭，肠风下血，恶疮。

【用法用量】煮食，适量。

【使用注意】不宜多食。

【药膳应用举例】

①消渴：白花鸽1只，切成小块，以土煎，含之咽汁。（《食医心镜》）

②胃痛：白鸽1只洗净、切块，同生姜、烧酒炒后炖食。（《动物药验方集成》）

【按语】鸽子肉为高蛋白、低脂肪食品，蛋白质含量超过兔、牛、猪、羊、鸡、鸭、鹅和狗等肉类，所含蛋白质中有许多人体的必需氨基酸，鸽子肉的脂肪含量仅为0.3%，低于其他肉类，是人类理想的食品。鸽子肉所含的钙、铁、铜等元素及维生素A、B族维生素、维生素E等都比鸡、鱼、牛、羊肉含量高。乳鸽的骨内含有丰富的软骨素，经常食用，具有改善皮肤细胞活力，增强皮肤弹性，改善血液循环等功效。乳鸽中还含有较多的支链氨基酸和精氨酸，可促进体内蛋白质的合成，加快创伤愈合。

鹌鹑肉

【来源】为雉科动物鹌鹑的肉或去羽毛及内脏的全体。

【异名】鹑、罗鹑、红面鹌鹑等。

【性味归经】甘，平。入大肠、心、肝、肺、肾经。

【功效】补益中气，强壮筋骨，止泻痢。

【主治】脾胃虚弱，泄泻，下痢，小儿疳积，风湿痹痛，咳嗽。

【用法用量】煮食，1~2只；或烧存性，研末。

【药膳应用举例】

①小儿疳积：鹌鹑1只，加少量油烟，蒸熟吃。（《广西药用动物》）

②水肿：鹌鹑2只，加少量白酒，不加食盐，炖熟吃，每日吃1次，连吃3日。（《常见动物药》）

③腹泻：鹌鹑2只，赤小豆15 g，生姜3片，水煎服，日服两次。（《山东药用动物》）

【按语】鹌鹑肉是典型的高蛋白、低脂肪、低胆固醇食物，特别适合中老年人及高血压、肥胖症患者食用。鹌鹑肉含丰富的卵磷脂，可生成溶血磷脂，有抑制血小板凝聚的作用，可阻止血栓形成，保护血管壁，阻止动脉硬化；磷脂是高级神经活动不可缺少的营养物质，具有健脑作用。

七、畜肉类

猪　肉

【来源】为猪科动物猪的肉。

【异名】豚肉、彘肉、稀肉。

【性味归经】甘、咸，微寒。入脾、胃、肾经。

【功效】补肾滋阴，润燥，益气养血，消肿。

【主治】肾虚赢瘦，血燥津枯，燥咳，消渴，便秘，虚肿。

【用法用量】煮食，适量。

【使用注意】湿热、痰滞内蕴者慎服。

【药膳应用举例】

①上气咳嗽：猪肉500 g，连骨煮，炙末，酒和300 mL服之，每日2次。（《普济方》）

②缺乳：精猪肉或猪蹄煮汁，味美，调益元散15~21 g，食后连服3~5服。（《卫生易简方》）

【按语】猪肉作为餐桌上重要的动物性食品之一，因为纤维较为细软，结缔组织较少，肌肉组织中含有较多的肌间脂肪，所以经过烹调加工后肉味特别鲜美。瘦猪肉含蛋白质较高，每100 g可含高达29 g蛋白质，含脂肪6 g。猪肉肥肉主要含脂肪，并含少量蛋白质、磷、钙、铁等；瘦肉主要含蛋白质、脂肪、维生素 B_1、维生素 B_2、磷、钙、铁等。经煮炖后，猪肉的脂肪含量会降低。猪肉能提供人体必需的脂肪酸，还含有丰富的维生素 B，可提供血红素和促进铁吸收的半胱氨酸，能改善缺铁性贫血。猪排可以滋阴，猪肚可以补虚损、健脾胃。

猪 皮

【来源】猪科动物猪的皮肤。

【异名】肉皮、猪肤。

【性味归经】甘、凉。归肺、肾经。

【功效】滋阴补虚、清热利咽、补益精血。

【主治】咳嗽痰多、鼻出血、大便出血、痔疮出血、贫血、肌衄、月过多、崩漏等。

【用法用量】煮食，适量。

【药膳应用举例】

①各种出血：猪皮适量，红枣 10～15 枚，同煮至糊状食用。（《食物中药与便方》）

②免疫力低下、精血亏虚：猪皮 1000 g，黄酒 250 mL，红糖 250 g，将猪皮去毛、洗净、切成小块，放在砂锅内，加入清水适量，先用武火煮沸 20 分钟，再用文火炖煮 2 小时左右。待肉皮熟烂、汁液黏稠后，加入黄酒和红糖，调匀、停火。晾凉后，放入冰箱内冷藏。可经常当菜食用。（《中华药膳大全》猪皮胶冻）

③少阴病下利、咽痛、胸满、心烦：猪肤一斤，以水一斗，煮取五升，去滓，加白蜜一升，白粉五合，熬香和合相得。温分六服。（《伤寒论》猪肤汤）

④耳鸣耳聋：猪皮、香葱各 95 g，同剁烂，稍加食盐，蒸熟后一次吃完，连吃 3 天。（《食物疗法》）

【文献摘录】

①猪皮即肤也，猪肤甘凉清虚热，治下利、心烦、咽痛，今医罕用此药矣。若无心烦、咽痛兼症者，是寒滑下利，不宜用此。（《随息居饮食谱》）

②和血脉、润肌肤。（《伤寒论》）

③猪肤，利咽喉而消肿痛，清心肺而除烦满。猪肤善于清肺，肺气清降，浮火归根，则咽痛与烦满自平也。（《长沙药解》）

【按语】优质新鲜的猪皮不但韧性好，色、香、味、口感俱佳，而且含有丰富的胶原蛋白和弹性蛋白，有"美容食品"之誉。猪皮中含有大量胶原蛋白质，在烹调过程中可转化成明胶，明胶具有网状空间结构，能结合许多水，增强细胞生理代谢能力。猪皮是维生素 B_{12} 的极好来源。现代科学家们发现，经常食用猪皮或猪蹄有延缓衰老和抗癌的作用。因为猪皮中含有大量胶原蛋白，能减慢机体细胞老化，尤其对阴虚内热的患者疗效更佳。猪皮营养丰富，所含蛋白质是猪瘦肉的 1.5 倍，糖类是猪瘦肉的 4 倍，脂肪为猪瘦肉的 79%，和猪瘦肉所产生的热量相差无几，对人的皮肤、肌腱、骨骼、毛发都有很重要的生理保健作用。

猪 肝

【来源】为猪科动物猪的肝脏。

【性味归经】甘、苦，温。入脾、胃、肝经。

【功效】养肝明目，补气健脾。

【主治】肝虚目昏，夜盲，脾胃虚弱，小儿疳积，水肿脚气，水肿，久痢脱肛，带下。

【用法用量】煮食或煎汤；或入丸、散。

【使用注意】高胆固醇血症者忌食。

【药膳应用举例】

①缺乳：猪肝1具，红米100 g，葱白、豉、食盐、豆等共煮食做粥。（《食医心境》）

②远视无力：猪肝1具，葱白1握，鸡子1枚，上以豉汁中煮作羹，快熟时放生鸡蛋入粥中。（《太平圣惠方》）

③眼干、视物不清：猪肝适量与玄参15 g加水煮1小时，将煮熟的猪肝捞出，切成小片，留取适量原汤。锅内加菜油，放入葱、生姜稍炒，加酱油、白糖、料酒兑加原汤适量收汁，勾入水淀粉，起锅淋在猪肝片上，拌匀即成。（《很老很老的老偏方》）

【按语】猪肝含有丰富的铁、磷，是造血不可缺少的原料；猪肝中富含蛋白质、卵磷脂和微量元素，有利于智力发育和身体发育。猪肝中含有丰富的维生素A，常吃猪肝对眼睛有益。现代医学研究发现，猪肝具有多种抗癌物质，如硒等，而且猪肝本身还具有较强的抑癌能力，含有抗疲劳的特殊物质。由于猪肝中有毒的血液分散存留在数以万计的肝血窦中，因此，买回猪肝后要在自来水龙头下冲洗，然后置于盆内浸泡1~2小时消除残血。另外，炒猪肝不能一味求嫩，否则不能有效去毒。

猪　肾

【来源】为猪科动物猪的肾脏。

【异名】猪腰子。

【性味归经】咸，平。入肾经。

【功效】补肾益阴，利水。

【主治】肾虚耳聋，遗精盗汗，腰痛，产后虚赢。身面水肿。

【用法用量】煎汤或煮食。15~150 g。

【使用注意】不可久食。不与吴茱萸、白花菜合食。

【药膳应用举例】

①女子胎前腰痛难忍：猪肾1对，青盐68 g，晒干为末，蜜丸，空腹酒下30~40丸。（《胎产新书》）

②久咳：猪肾2枚，干姜60 g，水7000 mL同煮，睡前慢慢服用。（《古今医统大全》）

③肾虚腰痛：将猪肾1个剖开，剔去筋膜膜腺，洗净切块；将猪肾与杜仲20 g同放砂锅内，加水炖1小时，用盐调味，吃肉喝汤。

【按语】猪肾含有锌、铁、铜、磷、维生素A、B族维生素、维生素C、蛋白质、脂肪、糖类等营养成分。由于猪肾中胆固醇含量较高，故血脂偏高者、高胆固醇患者忌食。

猪 肚

【来源】为猪科动物猪的胃。

【性味归经】甘，温。入脾、胃经。

【功效】补虚损，健脾胃。

【主治】虚劳羸瘦，咳嗽，脾虚食少，消渴，小便频数，泄泻，水肿脚气，妇人赤白带下，小儿疳积。

【用法用量】煮食，适量；或入丸剂。

【药膳应用举例】

①脾寒而痛，痛在心下左右：猪肚1具，莲肉30 g，红枣30 g，肉桂3 g，小茴香3 g，白糯米100 g，未入药之前，照常将猪肚洗去秽气，入药煮烂，一气顿食，蘸甜酱、酱油食之。如未饱，再用饭压之。猪肚入药之后，必须用麻线将口扎紧，清水煮之（《串雅外编》莲花肚）。

②脾胃虚弱，少食消瘦，饮食不消：猪肚1具，薤白150 g，薏苡仁适量，猪肚洗净，将薤白、薏苡仁混合装入猪肚中，用绳扎住，加水和适量食盐、胡椒，炖至猪肚熟烂。分3~4次服食。（《中华食疗本草》）

【按语】猪肚为猪科动物猪的胃，猪肚中含有大量钙、钾、钠、镁、铁等元素和维生素A、维生素E、蛋白质、脂肪等成分。

猪 蹄

【来源】为猪科动物猪的脚。

【异名】猪四足。

【性味归经】甘、咸，平。入胃经。

【功效】补气血，润肌肤，通乳汁，托疮毒。

【主治】主治虚伤，羸瘦，气血不足产后乳少，面皱少华，痈疽疮毒。

【用法用量】煎汤或煮食，适量。

【药膳应用举例】

①缺乳：猪蹄1只，白米500 g，放入食盐、酱、葱白、椒、姜，共煮粥。（《食医心境》）

或母猪蹄1只，通草12 g，煮做羹食。（《经效产宝》）

②各种出血：猪蹄1只，红枣10~15枚，同煮至稀烂，每日1剂。（《山东药用动物》）

【按语】100 g猪蹄中含蛋白质15.8 g；脂肪26.3 g；糖类1.7 g。猪蹄中还含有维生素A、维生素B、维生素C及钙、磷、铁等营养物质，尤其是猪蹄中的蛋白质水解后，所产生的胱氨酸、精氨酸等11种氨基酸之含量均与熊掌不相上下。

羊 肉

【来源】为牛科动物山羊或绵羊的肉。

【异名】羝肉、羯肉、羖肉。

【性味归经】甘，温。入脾、胃、肾经。

【功效】健脾温胃，补肾壮阳，益气养血。

【主治】脾胃虚寒，纳少反胃；气血亏虚，虚劳羸瘦；肾阳亏虚，腰膝酸软，阳痿，寒痛；产后虚羸少气，缺乳。

【用法用量】煮食或煎汤，或入丸剂。

【使用注意】外感时邪或有宿热者禁服。孕妇不宜多食。

【文献摘录】羊肉补中益气，性甘，大热。（《本草纲目》）

【药膳应用举例】

①脾胃虚寒，里急腹痛，胁痛等：羊肉 250 g，当归 30 g，生姜 15 g，加水煎至羊肉烂熟，喝汤吃羊肉。（《金匮要略》）

或羊肉 500 g 切丁，青萝卜 200 g 切丁，豌豆 75 g 洗净，草果 5~6 g 一起放到锅内，加适量清水，先用大火烧开，后改用小火，加姜末炖约 1 小时至肉熟烂，再加入盐、醋、胡椒粉和香菜末调味即成。（《很老很老的老偏方》）

②体瘦自汗易感：羊肉 100 g，黄芪 6 g，茯苓 15 g，大枣 5 枚，粳米 100 g 共煮粥，酌加调味品食之。（《养老奉亲书》）

【按语】羊肉肉质与牛肉相似，但肉味较浓。羊肉较猪肉的肉质要细嫩，较猪肉和牛肉的脂肪、胆固醇含量少。羊肉有山羊肉、绵羊肉之分，其性味甘热，含有蛋白质、脂肪、糖类、无机盐、硫胺素、核黄素、烟酸、胆甾醇、维生素 A、维生素 C、烟酸等成分。

羊 肝

【来源】为牛科动物山羊或绵羊的肝。

【性味归经】甘、平。入肝经

【功效】补肝养血明目，清虚热。

【主治】夜盲，贫血，肺虚咳嗽，小便不利，妇人产后贫血、肺结核及维生素 A 缺乏症等。

【用法用量】煮食或煎汤，或入丸、散。

【使用注意】高胆固醇血症、高血压患者忌食。

【药膳应用举例】

①夜盲：羊肝 150 g，苍术 15 g，精盐、味精适量，羊肝洗净切片，苍术洗净切片，装入纱布袋内，扎紧袋口。将羊肝和药袋一并放入锅内，加入适量清水，放在笼上蒸，以羊肝熟为度。捞去药袋，加精盐、味精调味，食羊肝。

②虚劳：羊肝一个，羊脊膂肉（细切）一条，陈曲末三两，枸杞根五两（切）。先以水一斗二升，煮枸杞根取汁九升，去滓，重新煎煮，煎沸后入羊肝、羊肉、陈曲末，并葱、豉汁调和，渐渐煎如稠糖般黏稠，分作三服，空腹食之。

【文献摘录】

①治病后失明。（《食疗本草》）

②缓肝风，泻相火。(《医林纂要》)

牛　肉

【来源】为牛科动物黄牛或水牛的肉。

【性味归经】水牛肉：甘，凉。黄牛肉：甘，温。入脾、胃经。

【功效】补脾胃，益气血，强筋骨。

【主治】脾胃虚弱，气血不足，虚劳羸瘦，腰膝酸软，消渴吐泻，痞满，水肿。

【用法用量】煮食、煎汁，适量。或入丸剂。

【使用注意】疮毒或皮肤湿疹忌食。

【药膳应用举例】

①脾胃气阴两虚：牛肉500～1000 g切成小块，加水适量，用小火煮成浓汁，少加食盐调味，时时饮用。

②水气大腹水肿，小便涩少：牛肉500 g，以姜、醋空腹食。(《食医心境》)

③阴血亏虚，肌肤干燥：牛肉500 g洗净切薄片，玉竹30 g洗净切薄片，桃仁15 g去皮，共放入砂锅中，加清水适量，用武火烧沸，改文火炖2～3小时；加黄酒、精盐、味精调味即成。(《药膳大酒店·秋》)

【按语】牛的肌肉部分可以切成牛排、牛肉块或牛仔骨，也可以与其他的肉混合做成香肠或血肠。其他部位可食用的还有牛尾、牛肝、牛舌、牛百叶、牛胰腺、牛胸腺、牛心、牛脑、牛肾、牛鞭。牛肠也可以吃，不过常用来做香肠衣。牛骨可用做饲料。牛肉含有丰富的蛋白质，氨基酸组成比猪肉更接近人体需要。牛肉中的肌氨酸含量比任何其他食品都高，对增长肌肉、增强力量特别有效。在进行训练的前几秒钟里，肌氨酸是肌肉燃料之源，有效补充三磷腺苷，使训练能坚持得更久。牛肉含有足够的维生素 B_6，可帮助增强免疫力，促进蛋白质的新陈代谢和合成，从而有助于紧张训练后身体的恢复。牛肉所含维生素 B_{12} 能促进支链氨基酸的新陈代谢，供给身体进行高强度训练所需的能量。牛肉的卡尼汀含量很高，卡尼汀是一种氨基酸，主要用于支持脂肪的新陈代谢，产生支链氨基酸，对肌肉的增长有重要作用。牛肉中含有丰富的微量元素，如钾、锌、镁、铁等。钾能促进蛋白质的合成及生长激素的产生，锌能促进蛋白质的合成和肌肉的生长，镁可提高胰岛素合成代谢的效率，铁是造血必需的矿物质。牛肉中富含的油酸还可以作为抗氧化剂。

牛　鞭

【来源】牛鞭是雄牛的外生殖器。

【异名】牛冲。

【性味归经】咸，温。归肾经。

【功效】补肾壮阳。

【主治】肾虚阳痿，遗精，腰膝酸软等。

【用法用量】煮食或入丸、散、酒剂。

【药膳应用举例】肾阳亏虚导致的阳痿、腰膝酸软等：牛鞭300 g洗净切成块，白萝卜

100 g 去皮切成块，红枣 10 g 洗净，生姜 10 g 去皮切片，葱切成段备用。锅内加水，待水烧开时下入牛鞭、白萝卜块、绍酒，用中火煮透，倒出冲净。另烧锅放油，油热后放入姜片、牛鞭块、白萝卜块、爆炒至出香味，注入清汤，加入红枣，用小火煨至酥烂，加入葱段、盐、味精、蚝油、老抽王、胡椒粉煨至入味，用湿生粉勾芡即可。

【使用注意】每日用量不超过 1 根，多食易上火。

【文献摘录】补肾壮阳，固本培元。（《本草纲目》）

【按语】牛鞭中富含雄激素、蛋白质、脂肪等成分。清宫满汉全席，牛鞭被列为第十二道菜肴。除能治疗男性阳痿外，牛鞭的胶原蛋白含量高达 98%，也是女性美容驻颜首选之佳品。

兔 肉

【来源】为兔科动物兔的肉。

【异名】东北兔又名草兔、黑兔子、山跳子；华南兔又名短耳兔、粗毛兔、硬毛兔；蒙古兔又名草原兔、跳猫子。

【性味归经】甘，寒。入脾、肝、大肠经。

【功效】健脾补中，凉血解毒。

【主治】儿童、孕妇、老年人、病后体虚乏力、发热；反胃；肠热便秘，肠风便血；湿热痹证，丹毒；肌肤干燥等。

【用法用量】炖、炒、煮、红烧、煮羹等。

【使用注意】脾胃虚寒者不宜服。

【药膳应用举例】

①脾气虚：兔肉 200 g，怀山药 50 g，枸杞子 16 g，党参 16 g，黄芪 16 g，大枣 10 枚，共煮汤服之。（《现代营养知识大全》）

②辅助调理肝癌晚期：兔肉 250 g，大田螺肉 50 g，白术 20 g 切片，用水豆粉挂浆；炒锅加油烧热，入葱、姜爆香，然后加水烧沸，放入挂好浆的兔肉片、田螺片和白术片，加入料酒、盐煮 25 分钟即成。

【按语】兔肉中蛋白质含量高达 70% 以上，高于猪肉、牛肉和鸡肉的蛋白质含量。兔肉富含大脑和其他器官发育不可缺少的卵磷脂，有健脑益智的功效；经常食用还可以保护血管壁，阻止血栓形成，对高血压、冠心病、糖尿病患者有益处，卵磷脂还能保护皮肤细胞活性，维护皮肤弹性，具有健美肌肉的作用。兔肉中的脂肪和胆固醇含量低于其他肉类，而且脂肪又多为不饱和脂肪酸，因此常食既可强身健体，又不会增肥，因此，兔肉又有"美容兔""保健兔"的美誉。此外，兔肉中含有多种维生素和 8 种人体所必需的氨基酸，含有较多人体最易缺乏的赖氨酸、色氨酸，因此，常食兔肉有助于儿童健康成长，老年人健康长寿。

鹿 肉

【来源】为鹿科动物梅花鹿或鹿的肉。

【异名】麋鹿肉。

【性味归经】甘，温。入脾、肾经。

【功效】补肾助阳，益气养血，祛风。

【主治】虚劳羸瘦，腰酸膝软，阳痿，中风等。

【用法用量】煮食、煎汤或熬膏，适量。

【使用注意】素有痰热，胃中有火，阴虚火旺吐血者慎服。

【药膳应用举例】

①肾阳虚所致的阳痿、腰痛、怕冷等症：鹿肉 120 g，肉苁蓉 30 g，将鹿肉洗净、切片，肉苁蓉水浸泡后切片，两者共煮，加少量生姜、葱、盐做羹，饮汤食肉，连食数次。（《食品的营养与食疗》）

②可用于体虚羸瘦，面色萎黄，四肢厥冷，腰膝酸痛，阳痿早泄等症：人参 5 g，枣仁 3 g，黄芪 5 g，淮山药 3 g，枸杞 5 g，远志 3 g，白术 3 g，当归 3 g，芡实 5 g，菟丝子 3 g，茯苓 3 g，怀牛膝 3 g，淫羊藿 3 g，熟地黄 3 g，生姜 3 g，肉桂 3 g，鹿肉 250 g，白芍 3 g，葱、胡椒面、食盐各适量，将鹿肉除去膜筋，洗净，入沸水泡一下，捞出切成 3 cm×3 cm 左右小块，把骨头拍碎待用。将以上中药用纱布袋装好，扎口，将鹿肉、鹿骨放入大铝锅内，再放入药袋，加水适量，放入葱、生姜、胡椒面及食盐少许。将锅置武火上浇沸，撇去泡沫，改用文火煨炖 2 ~ 3 小时，待鹿肉煮烂即成。每日空腹晨起服 1 次。1 剂可分 3 次服食。（成都同仁堂药膳方）

鹿　　鞭

【来源】为鹿科动物梅花鹿或马鹿雄性的外生殖器。

【异名】鹿肾，鹿冲。

【性味归经】性温，味咸、辛，无毒。入肝、肾、膀胱三经。

【功效】补肾精，壮肾阳，益精，强腰膝。

【主治】肾虚劳损，腰膝酸痛，耳聋耳鸣，阳痿，遗精，早泄，宫冷不孕，带下清稀。

【用法用量】内服：煎汤，6 ~ 15 g；或煮食，或熬膏，或入丸、散。搭配人参食用或与海马、蛤蚧等配伍自制。

【使用注意】素体阳盛者慎用。

【药膳应用举例】

①阳痿、遗精等：马鹿鞭 1 条或梅花鹿鞭 2 条用温水发透，刮去粗皮杂质，剖开，洗净后切成 3 cm 长的段。母鸡肉 500 g 切成条块，猪肘 500 g 洗净，山药 200 g 润软后切成 2 cm 厚大小，枸杞 15 g 待用。锅内倒入清水，放入姜、葱、料酒适量和鹿鞭，用武火煮 15 分钟，捞出鹿鞭，原汤暂不用。砂锅置火上，加入清水适量，将猪肘、鸡肉、鹿鞭同料酒、生姜、花椒一起先武火烧开，后文火炖两个半小时后将山药、食盐、胡椒粉、味精放入锅中，改用武火炖至山药酥烂。用碗一个，先捞出山药铺底，上盛鸡肉块、鹿鞭、枸杞，随后倒入原汤即成。每日 1 次，食肉喝汤。

②腰膝酸软、疼痛：将鹿鞭洗净，温水浸润，去掉内膜，切成细片，装入坛内，注入白

酒，密封浸泡 1 个月后，饮酒即可。

【文献摘要】

①五劳七伤，阳气衰弱，益气力：鹿肾一对（去脂膜，细切），肉苁蓉二两（酒浸一宿，刮去皱皮，切），粳米二合。先以水二大盏，煮米作粥，欲熟，下鹿肾、苁蓉、葱白、盐椒，食之。（《圣惠方》鹿肾粥）

②肾虚阳痿不育：鹿肾 1 具，补骨脂 30 g，肉苁蓉 30 g，枸杞 30 g，韭菜子 15 g，巴戟天 15 g。共研为末，制成 9 g 蜜丸。每服 1 丸，日服 2 次。（《东北动物药》）

③妇人血虚，腰膝酸痛，不能受孕者：鹿肾熬胶，与阿胶一起服食。（《中国医学大辞典》）

【按语】鹿鞭为鹿科动物的外生殖器，即阴茎及睾丸，有补肾、壮阳、益精等作用，能活血、催乳，在临床上用于劳损、腰膝酸痛、肾虚耳鸣、阳痿和妇女宫冷不孕等症。鹿鞭含蛋白质、脂肪、甾体激素、维生素 C、维生素 A 及无机钙、磷、铁等，有补肾阳、益精血之功，用于劳损、腰膝酸痛、肾虚耳鸣、阳痿、宫寒不孕、性功能障碍，如阳虚引起的阳痿、早泄及腰腿疼痛，对妇女不孕及产后无乳均有显著疗效。鹿鞭除药用之外，也是肉食的上等原料，可用于泡酒或配鸡、鸭、鹅、鱼煲汤或制作高档菜肴。

驴 肉

【来源】为马科动物驴的肉。

【异名】毛驴肉。

【性味归经】甘、酸，平。入脾、胃、肝经。

【功效】益气补血。

【主治】劳损，心烦，风眩，忧愁不乐。

【用法用量】煮食，适量。

【使用注意】孕妇忌食。

【药膳应用举例】

①脾胃气虚引起的食少乏力，形体消瘦等症：驴肉 250 g，大枣 10 枚，山药 30 g，驴肉洗净、切块，大枣去核，山药切片，同炖熟后，调味服食（《中医脏器食疗学》）

②常年劳损：驴肉适量，煮汁空腹饮。（《本草纲目》）

③忧愁不乐：乌驴肉切块，于豆豉中煮熟，入五味，空腹食之。（《饮膳正要》）

【按语】驴肉谷氨酸的含量高于天门冬氨酸，两种鲜味氨基酸的总量，驴肉高于牛肉。驴肉的不饱和脂肪酸含量，尤其是生物价值特高的亚油酸、亚麻酸的含量都远高于猪肉、牛肉。驴肉具有"两高两低"的特点：高蛋白，低脂肪；高氨基酸，低胆固醇。对动脉硬化、冠心病、高血压有着良好的保健作用。另外，驴肉还含有动物胶、骨胶原和钙等成分，能为老人、儿童、体弱者和病后调养的人提供良好的营养补充。

八、水产类

水产类食物是人类营养物质的重要来源，主要包括动物和植物，动物类食物主要有淡水鱼、海水鱼、贝壳、蛙等；植物类食物主要有海带、紫菜等。大部分动物类水产食物肌肉细嫩质软、味道鲜美，更容易被人体消化吸收。鱼类脂肪多由不饱和脂肪酸组成，具有降低血脂、防治动脉粥样硬化的作用。

使用注意：一般认为淡水鱼中的有鳞鱼性平略偏温，适于体质偏寒之人服用；无鳞鱼类性平略偏凉，适于体质偏热之人服用。海产品类含碘较多，对缺碘性疾病有很好的治疗作用。介壳类滋阴效果比较好。海带、紫菜具有软坚散结的作用。皮肤疾病患者及有过敏病史者慎服。因鱼肉中含有嘌呤类物质，故痛风患者慎食。

鲫　鱼

【来源】为鲤科动物鲫鱼的肉或全体。

【异名】鲋、鲫瓜子、喜头、童子鲫。

【性味归经】甘，平。入脾、胃、大肠经。

【功效】健脾和胃，利水消肿，通血脉。

【主治】脾胃虚弱，纳少反胃，产后乳汁不行，缺乳。

【用法用量】煮食或煅研入丸、散，适量。

【使用注意】风热者慎服。

【药膳应用举例】

①产后乳汁不足：鲫鱼1条，猪脂125 g，漏芦120 g，石钟乳120 g，清酒煮熟，去滓，取汁；适寒温，分5次服。（《备急千金要方》）

或鲫鱼1条，猪前蹄1只，煮汤食。（《中国饮食保健学》）

②脾胃虚寒无力：鲫鱼250 g，细切成小块，沸豉汁热投之，放胡椒、干姜、莳萝、橘皮等，空腹食之。（《食医心境》）

③中气下陷导致的子宫脱垂：黄芪15 g，枳壳（炒）9 g，先煎30分钟，后下鲫鱼150 g，鱼熟后放姜、盐各适量，连服3～4周。（《很老很老的老偏方》）

【文献摘录】

①和五脏，通血脉，消积。（《滇南本草》）

②鲫鱼性和缓，能行水而不燥，能补脾而不濡，所以可贵耳。（《医林纂要》）

【按语】鲫鱼是一种高蛋白、低脂肪、营养价值很高的鱼类，含有大量优质蛋白，构成鲫鱼蛋白质的氨基酸与人体蛋白质氨基酸模式接近。鲫鱼由于肌纤维细短，水分含量较多，因此，肉质柔软细嫩、味美、易消化。鲫鱼的脂肪多由不饱和脂肪酸组成，其中二十碳五烯酸具有降血脂、防治动脉粥样硬化、抗癌等作用。鲫鱼中含有丰富的维生素A、维生素D和维生素B_2、维生素E、维生素B_1、烟酸，还含有大量钙、磷、铁等矿物质。

鲤　鱼

【来源】为鲤科动物鲤鱼的肉或全体。

【异名】赤鲤鱼、鲤拐子、鲤子。

【性味归经】甘，平。入脾、肾、胃、胆经。

【功效】健脾和胃，利水下气，通乳，安胎。

【主治】胃痛，泄泻，水湿肿满，小便不利，脚气，黄疸，咳嗽气逆，胎动不安，妊娠水肿，产后乳汁稀少。

【用法用量】煮汤或炖食，100～240 g。

【使用注意】风热者慎服。鲤鱼胆味苦有毒，禁用。

【药膳应用举例】

①水病身肿：鲤鱼500 g，赤小豆50 g，共煮熟烂，去滓饮汁。（《外台秘要》）。

②老年耳聋：鲤鱼脑髓30 g，粳米60 g，共煮粥，五味调和，空腹食之。（《养老奉亲书》）。

③妊娠胎动不安，胸中满闷，食不下：鲤鱼1条去内脏洗净，葱白3茎洗净切段，加水同煮，空腹吃鱼喝汤。（《食医心境》）。

【文献摘录】

①下水气，利小便。烧灰，能发汗，定气喘、咳嗽，下乳汁，消肿。（《本草纲目》）

②鱼脑，"主诸痫"。（《唐本草》）

【按语】鲤鱼对孕妇胎动不安、妊娠性水肿有很好的食疗效果。鲤鱼各部位均可入药：鲤鱼皮可安胎、止血；鲤鱼血可治疗口眼歪斜；鲤鱼汤可治疗小儿身疮。根据民间经验，鲤鱼两侧各有一条如同细线的筋，剖洗时应去掉；鲤鱼为发物，淋巴结核、红斑狼疮、支气管哮喘、小儿痄腮、痈疖疔疮、荨麻疹、皮肤湿疹等疾病患者均应忌食以免加重病情。

鲶 鱼

【来源】为鲶形目鲶科鲶鱼的肉或全体。

【异名】塘虱、胡子鲶、鲇鱼、生仔鱼、鲶柺鱼。

【性味归经】甘、温。入胃、膀胱经。

【功效】补气、滋阴、养血、催乳、开胃、利尿。

【主治】水肿，乏力，缺乳。

【用法用量】内服：炖食、炒食或煮食，每次150～200 g。

【药膳应用举例】

①水肿：鲶鱼1条，香菜5两，香油适量，将鱼剖腹去杂，把香菜纳入鱼腹中，香油加水炖食，连续服用。（《全国中草药汇编》）

②产后乳汁不足：鲶鱼1条，切块，煮汤至烂熟，取汁，打入鸡蛋2个，煮熟，以食盐、生姜调味。（百度百科）

【文献摘录】

①主虚损不足，令人皮肤肥美。（《食经》）

②痔血、肛痛，不宜多食。（《随息居饮食谱》）

【按语】鲶鱼营养丰富，含有丰富的优质蛋白和脂肪、多种矿物质和微量元素，特别适合体弱虚损、营养不良之人食用。鲶鱼除鱼子有杂味不宜食用以外，全身是宝。鲶鱼是名贵的营养佳品，早在史书中就有记载，可以和鱼翅、野生甲鱼相媲美，为鱼中珍品。它的食疗作用和药用价值是其他鱼类所不具备的，独特的强精壮骨和益寿作用是其独具的亮点。鲶鱼是催乳佳品，并有滋阴养血、补中气、开胃、利尿的作用，是妇女产后食疗滋补的必选食物。

鲍　鱼

【来源】为鲍科动物九孔鲍或盘大鲍的肉。

【异名】鳆鱼、九孔鲍、石决明肉。

【性味归经】平，甘，咸。入肝经。

【功效】养血、柔肝、滋阴、清热、益精、明目。

【主治】劳热骨蒸，咳嗽，青盲内障，月经不调，带下，小便频数，大便燥结，高血压，高血脂，甲亢，更年期妇女综合征，哮喘。

【使用注意】脾胃虚弱者慎用，痛风患者及尿酸高者慎用。

【药膳应用举例】

①肺结核，淋巴结结核，潮热盗汗：鲍鱼肉适量，煮菜，每日食之。（《东药用动物》）

②产后乳汁不下：鲍鱼肉（细切）半斤，麻子仁（别研）一两末，香豉（别研）半合，葱白（切碎）三茎；上先取鲍鱼肉，以水三升，入麻仁、豉、葱白等，煮做羹。任意食之。（《普济方》鲍鱼羹方）

③高血压：鲍鱼肉煮汤吃。（《南海海洋药用生物》）

④糖尿病：用干鲍鱼25 g，鲜萝卜（去皮）300 g，煲汤服用，隔1天1次，6~7天为一个疗程。

【文献摘录】

①鲍鱼，补肝肾、益精明目、开胃养营、带浊崩淋，愈骨蒸劳热。（《随息居饮食谱》）

②鲍鱼，补心缓肝、滋阴明目，又可治骨蒸劳热，解妄热、疗痈疽、通五淋、治黄疸。（《医林纂要》）

③入肝通瘀，入肠涤垢，不伤元气。（《食物本草》）

【按语】鲍鱼，其名为鱼，实则非鱼，种属原始海洋贝类，单壳软体动物，因此，鲍鱼是名贵的海洋食用贝类，被誉为海洋"软黄金"及"餐桌黄金，海珍之冠"。鲜品可食部分蛋白质24%、脂肪0.44%，干品含蛋白质40%、糖原33.7%、脂肪0.9%及多种维生素和微量元素。鲍鱼是一种对人体非常有利的高蛋白、低脂肪食物，因富含谷氨酸，味道非常鲜美；并且各族维生素含量均十分丰富，磷脂浓度也较高。《黄帝内经》中就有以鲍鱼汁治血枯的记载，现代研究已证实鲍鱼肌肉的水提取上清液有很明显的抗凝血作用。

鲍鱼的贝壳药用价值比肉高，鲍鱼的贝壳在中药学中叫石决明，为常用中药材，始载于梁代著名医学家陶弘景所著的《名医别录》中，被列为上品，其味咸，性微寒，具有息风平肝、潜阳、除热、明目的功效。常用于肝阳上升的头晕目眩及肝热生风的小儿惊风、四肢抽搐等症；肝开窍于目，本品能清肝，故石决明又能治疗两目昏暗、视物模糊或目赤畏光等眼病；此外，还能治阴虚所致的骨蒸劳热，用量为15~50 g。生用作用较强，煅用药力则缓。将壳研末外用，可治外伤出血。

海 蜇

【来源】为水母属动物海蜇的全体。

【异名】海蛇、海蜇头、水母。

【性味归经】咸，平。入肺、大肠经。

【功效】清热化痰，消除积滞，润肠。

【主治】阴虚肺燥，痰热咳嗽，痰核瘰疬，食积腹胀，大便秘结。

【用法用量】煮汤、蒸食或生食凉拌。

【使用注意】脾胃虚寒者不宜使用。

【药膳应用举例】

①小儿积滞：以荸荠与海蜇同煮，弃海蜇只吃荸荠。（《本草纲目拾遗》）

②燥咳、热咳：海蜇100 g切碎，蜂蜜30 g拌匀，蒸熟服用。

③高血压、糖尿病：白萝卜200 g洗净、去皮、切丝，用水浸泡；海蜇头120 g洗净，用水泡去盐分，切成片，用开水烫一下，捞出后放入冷水中；白萝卜捞出控水，加白糖、白醋拌匀，将海蜇头、西芹叶与白萝卜丝拌匀即可。

【文献摘录】

①妇人劳损，积血，带下；小儿风痰、丹毒。（《本草拾遗》）

②补心益肺，滋阴化痰，去结核，行湿邪，解渴醒酒。（《医林纂要》）

③脾胃寒弱勿食。（《本草求原》）

④外用治丹毒、烫伤。（《中国动物药》）

【按语】海蜇的营养极为丰富，脂肪含量极低，蛋白质、无机盐类和维生素等含量丰富，尤其是含有微量元素碘。碘是维持人体甲状腺正常功能所必需的元素，对防治甲状腺肿很有用。海蜇可以化痰消积、清理肠胃，与尘埃接触较多的工作人员常吃海蜇，可保障身体健康。海蜇所含有的甘露多糖胶质可以预防肿瘤的发生。

泥 鳅

【来源】为鳅科动物泥鳅、花鳅、大鳞泥鳅的肉或全体。

【异名】鳅、鳅鱼。

【性味归经】甘，平。入脾、肝、肾经。

【功效】补益脾肾，利水，解毒。

【主治】脾虚泻痢，热病口渴，消渴，小儿盗汗，水肿，小便不利，阳事不举，病毒性肝炎，痔疮，疔疮，皮肤瘙痒。

【用法用量】煮食，100～250 g；或烧存性，入丸、散，每次6～10 g。

【使用注意】本品补而能清，诸病不忌。

【文献摘录】

①煮食治痞癖，通血脉而大补阴分。（《滇南本草》）

②补中，止泄。（《医学入门》）

【药膳应用举例】

①急性传染性黄疸型肝炎：泥鳅晒干研末，加适量薄荷和香料做矫味剂。每日服3次，每次服10 g，饭后服，小儿酌量。(《广西药用动物》)

②小儿盗汗：泥鳅200 g，每日1次，幼儿分次服，连服数日。(《常见药用动物》)

③痔疮下坠：泥鳅250 g，配少量桔梗、地榆、槐角、诃子、粟壳，炖汤服。(《广西药用动物》)

【按语】泥鳅味道鲜美，营养丰富，物美价廉，素有"天上的斑鸠，地下的泥鳅"和"水中人参"之美誉。泥鳅含多种营养成分，蛋白质、糖类、矿物质及维生素均比一般鱼虾高，脂肪成分较低，胆固醇更少，具有降脂降压的作用。泥鳅体内还含有丰富的核苷，核苷是各种疫苗的主要成分，能提高机体的抗病毒能力。

鳝 鱼

【来源】为鳝科动物黄鳝的肉或全体。

【异名】黄鳝、鳝。

【性味归经】甘，温。入肝、脾、肾经。

【功效】益气血，补肝肾，强筋骨，祛风湿。

【主治】虚劳，阳痿，腰痛，腰膝酸软，风寒湿痹，产后恶露不尽，久痢脓血，痔疮。

【用法用量】煮食或煎炒，100～250 g；或捣肉为丸，或研末。

【使用注意】阴虚内热及外感病患者慎服。

【药膳应用举例】

①虚劳咳嗽：黄鳝250 g，冬虫夏草3 g，煮汤食用。(《常见药用动物》)

②水肿：鳝鱼500 g，鲜薤白120 g，炖汤不放食盐，喝汤吃鳝鱼。(《食用中医内科学》)

③糖尿病：鲜鳝鱼250 g，炖熟食之，宜常食用。(《水产品营养与药物手册》)

【文献摘录】

①止血，除腹中冷气肠鸣。(《本草拾遗》)

②干膳头主消渴，食不消；去冷气，除痞症。(《名医别录》)

【文献摘录】黄鳝的肉、血、头、皮均有一定的药用价值。黄鳝肉性味甘、温，有补益气血的作用，可治疗虚劳咳嗽、湿热身痒、肠风痔漏、耳聋等症。黄鳝头煅灰，空腹温酒送服，能治妇女乳核硬痛。黄鳝骨入药，治臁疮疗效颇为显著。黄鳝血滴入耳中，能治慢性化脓性中耳炎；滴入鼻中可治鼻出血；外用能治疗口眼歪斜、面神经麻痹等病。

乌贼鱼

【来源】为乌贼科动物无针乌贼和金乌贼等乌贼的肉。

【异名】墨鱼、缆鱼，干者名鲞。

【性味归经】性平、咸，味苦。入肝、肾经。

【功效】补益精气，健脾利水，养血滋阴，制酸，温经通络，收敛止血，美肤乌发。

【主治】月经不调，闭经，崩漏带下，功能性子宫出血，肺咯血，动脉硬化，消化道出血，骨质疏松，食欲不振。

【用法用量】煮食，1~2 条。乌贼鱼腹中墨：烘干研末装胶囊或醋调服，每次 1~2 g，每日 2 次。

【药膳应用举例】

①功能性子宫出血：取完整新鲜乌贼鱼之墨囊，不必用水冲洗，烘干后研细末，每次服 1 g，每日 2 次。（《中药大辞典》）

②带下：墨鱼 2 条，瘦猪肉 250 g，少加食盐煮食，每日吃 1 次，连吃 5 日。（《本草纲目》）

③哮喘：乌贼骨 500 g，于锅内焙干，研成粉末，加砂糖 1 kg，调匀；成人每次 15~24 g，儿童酌减，每日 3 次，开水送服。（《撮要便览本草蒙筌》）

④便血：乌贼骨粉，每服 3 g。（《本草求真》）

⑤胃及十二指肠溃疡：乌贼骨配贝母，研为细末，每服 3 g，日服 2~3 次，糖水调服。（《本草衍义》）

⑥胃出血：海螵蛸 15 g，白及 18 g，共研细粉，每日 3 次，每次 4.5 g。（《食疗本草》）

⑦疟疾：乌贼骨粉 3 g，白酒或黄酒 10 mL，混合后一次服完。（《中医饮食营养学》）

⑧下肢溃疡：乌贼骨粉外敷。（《食物疗法》）

⑨刀伤出血：乌贼骨为末敷伤处。（《增广和剂局方药性总论》）

⑩闭经：墨鱼 1 条，桃仁 10 枚，共煮食。（《本草经集注》）

【文献摘录】

①主女子漏下赤白经汁，血闭，阴蚀肿痛。（《证类本草》）

②研细，水飞，澄下，比去水，日干之，熟蜜和得所，点目中翳，缓取效。（《本草衍义》）

③主治惊气入腹，腹痛环脐，阴中寒肿。（《名医别录》）

④治崩中。血脉枯。止腹痛。（《普济方》）

⑤治妇人血伤，兼赤白带下。（《圣济总录》）

【按语】乌贼鱼属于海洋软体动物，不属于鱼类。乌贼鱼遇到强敌时会以喷墨作为逃生的方法并伺机离开，因而有乌贼、墨鱼等名称。乌贼鱼会跃出海面，具有惊人的空中飞行能力。乌贼鱼肉脆嫩鲜美，营养极其丰富。乌贼鱼鲜肉含丰富的蛋白质，脂肪甚少，还有一定量的糖类、无机盐及维生素等，尚含丰富的碘质。乌贼壳含有碳酸钙、壳角质、黏液质及少量氯化钠、磷酸钙、镁盐等。乌贼鱼的墨汁含有一种特殊物质，实验证实对小鼠的癌病具有一定的抑制作用。

河 蟹

【来源】为方蟹科动物中华绒螯蟹和日本绒螯蟹的肉和内脏。

【异名】螃蟹、毛蟹、大闸蟹、清水蟹。

【性味归经】咸、寒。入肝、胃经。

【功效】清热，散瘀，消肿解毒。

【主治】湿热黄疸，产后瘀滞腹痛，筋骨损伤，痈肿疔毒，漆疮，烫伤。

【用法用量】酒浸、油炸、清蒸、煎汤，或做丸、散服。

【使用注意】脾胃虚寒及心血管疾病患者慎服，痛风患者禁食，不可与柿子同时服用。

【药膳应用举例】

①疥癣：螃蟹研末，调猪脂敷患处。（《泉州本草》）

②漆疮延及满身：捣烂生蟹涂之。（《肘后备急方》）

③产后子宫收缩不全：河蟹烧存性，研细，温黄酒送服。每服 1.5～3 g，每日 2～3 次。

④产后乳少：河蟹 1 只捣烂，加黄酒煮熟服用。每日 1 剂。

【文献摘录】不到庐山辜负目，不食螃蟹辜负腹。（《游庐山得蟹》）

【按语】螃蟹中含有蛋白质、脂肪、磷、钙、铁及丰富的维生素。蟹壳可用以提炼工业原料甲壳素，也可提制葡糖胶。蟹的不同部位有不同的名称：蟹黄指的是雌蟹体内条状的紫褐色叶状卵巢，因煮熟后变成黄色故名蟹黄；脂膏指的是雄蟹无色透明胶状的精囊，熟后呈橘红色块状；甲壳里洁白细嫩的蟹肉如脂如玉，故名嫩玉。

<h2 style="text-align:center">龟</h2>

【来源】为龟科动物乌龟的肉和内脏。

【异名】金龟、乌龟。

【性味归经】甘、咸，平。入肺、肾经。

【功效】益阴补血。

【主治】骨蒸劳热，久嗽咯血，久疟，血痢，肠风下血，筋骨疼痛，老人尿频、尿急。

【用法用量】煮食，半只或 1 只；或入丸、散。

【使用注意】胃有寒湿者忌服。

【药膳应用举例】

①水肿，小便不利，口渴：乌龟 500 g 洗净切成小块，茯苓 100 g 切成片，生姜切片，葱切段；锅内加水烧开，放入乌龟肉稍煮片刻；将处理好的乌龟、茯苓、姜、葱一起放入炖锅内，加入清水，料酒炖 3 小时后，调入食盐即可。（《家庭饮食营养宜忌全书》）

②虚劳咳嗽、咯血：乌龟，煮取肉，和葱、椒、酱、油煮食。（《便民食疗》）

<h2 style="text-align:center">鳖</h2>

【来源】为鳖科动物中华鳖或山瑞鳖的肉。

【异名】甲鱼、水鱼、团鱼、鼋鱼。

【性味归经】甘，平。入肝、肾经。

【功效】滋阴补肾，清退虚热。

【主治】虚劳赢瘦，骨蒸劳热，久疟，久痢，崩漏，带下。

【用法用量】煮食或炖汤食，250～500 g；或入丸剂。

【使用注意】脾胃阳虚及孕妇慎服。

【药膳应用举例】

①骨蒸劳热：甲鱼（去肠脏）1只，地骨皮25 g，生地15 g，牡丹皮15 g，共炖汤，分数次服食，连食数剂。（《中国食疗大全》）

②阴虚：鳖肉加冰糖炖服，其脂尤佳。（《本草备要》）

③久疟不愈：鳖1只，去肝、肠，用猪油炖，入盐少许服。（《贵州中医验方》）

【文献摘录】

①补劳伤，壮阳气，大补阴之不足。（《日用本草》）。

②滋肝肾之阴，清虚劳之热，主脱肛、崩漏、瘰疬、癥瘕。（《随息居饮食谱》）。

【按语】鳖是高蛋白、低脂肪且含有多种维生素和微量元素的滋补珍品，能够增强身体的抗病能力及调节人体的内分泌功能。鳖头烧灰用于治疗久痢、脱肛、产后子宫下垂、阴疮等脏器下垂疾病。鳖的脂肪，又称鳖膏、鳖油，放入煎锅中，用温火加热，煎出的油脂内服具有滋阴养血、乌须发的功效；也可用来治疗湿疹、皮肤溃烂、皮肤烫伤、结核、便秘等。鳖脂中含有大量不饱和酸，经常被应用于高级化妆品中。鳖甲是鳖的干燥背壳，含有碳酸钙、骨胶原、多种氨基酸及钠、铝、钾、锰、铜等10多种微量元素，具有滋阴清热补血的作用，常用于阴虚发热、小儿惊风、肿瘤术后康复等疾病的治疗。

带　鱼

【来源】为带鱼科动物带鱼的肉。

【异名】鞭鱼、带柳、裙带鱼、海刀鱼、白带鱼、刀鱼。

【性味归经】甘，平。入脾、胃经。

【主治】补虚，解毒，止血。

【应用】病后体虚，产后乳汁不足，疮疖痈肿，外伤出血。

【用法用量】煎汤或炖服，150~250 g；或蒸食其油；或烧存性研末。

【药膳应用举例】脾胃虚寒饮食减少：带鱼500 g（切块），豆豉6 g，生姜3片，陈皮3 g，胡椒1.5 g；先煮豉，调入生姜、陈皮、胡椒，沸后下鱼，煮熟食用。（《中国药膳学》）

【使用注意】患有疥疮、湿疹等皮肤病或皮肤过敏体质者忌食。

【文献摘录】

①补五脏，祛风，杀虫。（《本草从新》）

②暖胃、补虚、泽肤。（《随息居饮食谱》）

【按语】带鱼中含水分、脂肪、蛋白质、钙、磷、铁、硫胺素、核黄素、烟酸、碘等。带鱼的脂肪含量高于一般鱼类，且多为不饱和脂肪酸，具有降低胆固醇的作用。带鱼含有丰富的镁元素，对心血管系统有很好的保护作用。常吃带鱼还具有养肝补血、泽肤护发等功效。

黄花鱼

【来源】为石首鱼黄鱼属动物黄花鱼的肉。

【异名】大黄鱼、桂花鱼、黄瓜鱼、黄鱼、石首鱼。

【性味归经】甘、平。入脾、胃经。

【主治】健脾益气、开胃消食、清热通淋。

【应用】脾胃虚弱，少气乏力；脾虚水肿，小便不利；尿频、尿急、尿痛等。

【用法用量】煎汤或炖服或蒸、煮食。

【药膳应用举例】

①脾胃虚弱饮食减少：黄花鱼洗净，用盐腌制 10 分钟，圆糯米 1 杯洗净后用水浸泡 1 小时；锅置火上，放入适量油，中火烧至五成热，将黄花鱼放入锅中，两面煎黄，取出后剔骨，鱼肉用生抽拌匀，鱼骨与清水熬成汤；鱼汤煮沸后，加入圆糯米大火煮开，转小火煎煮 1 小时，加入鱼肉、盐、葱丝、姜丝，煮 15 分钟后，加味精、香菜调味即可。或黄花鱼 500 g，莼菜 15 g，煮浓汁服用。

②支气管哮喘、高脂血症：黄鱼胆 1 个，虎耳草 25 g，山楂根、茶树根各 50 g，大枣 5 个，共煎服。每日 1 剂，分 2 次服。

【使用注意】过敏体质者忌食。黄鱼是发物，多食易生痰，故痰热素盛、易发疮疡之人不宜多食。

【文献摘录】

①止呕血，散瘀血，消肿毒。（《本草纲目》）

②不宜和荞麦同食，令人失音也。（《证类本草》）

【按语】黄花鱼中含有水分、蛋白质、脂肪、灰分、钙、磷、铁、硫胺素、核黄素、烟酸等。黄花鱼有"大黄鱼"和"小黄鱼"两种，大黄鱼肉肥厚但略嫌粗老；小黄鱼肉嫩味鲜但刺稍多。

牡蛎肉

【来源】为牡蛎科动物近江牡蛎、长牡蛎、大连湾牡蛎、密鳞牡蛎等的肉。

【异名】蛎黄、蚝子肉、海蛎子、蛎蛤、牡蛎。

【性味归经】甘、咸，平。入心、肝经。

【功效】滋阴养血安神，软坚散结，清热解毒。

【主治】烦热失眠，心神不安，阴血亏虚。

【用法用量】煎汤、油炸、凉拌、煮食或捣烂外敷。

【使用注意】脾虚滑精者及急慢性皮肤病患者忌食。

【药膳应用举例】

①甲状腺肿大：牡蛎肉与海带，调味煮汤食。（《中国饮食保健学》）

②酒后头晕：牡蛎肉 30 g，雪菜 10 g，熬汤饮服。

③淋巴结结核：牡蛎肉捣烂外敷。（《中国药用海洋生物》）

【文献摘录】

①治夜不眠，志意不定。（《食经》）

②令人细润肌肤，美颜色。（《食疗本草》）

③壳能"化痰软坚，清热除湿，止心脾气痛"。(《本草纲目》)

【按语】牡蛎肉不仅味道鲜美、营养丰富，还具有独特的保健功能和药用价值。牡蛎肉的含锌量及含碘量非常高，干肉中含有蛋白质、脂肪、总糖及丰富的维生素。牡蛎肉中含有大量糖原，具有改善心血管功能、强肝保肝的作用；糖原还可以直接被机体吸收利用，从而起到减轻胰腺负担的作用，故对糖尿病患者十分有益。牡蛎肉中的牛磺酸，具有多种生理活性；对婴儿的视网膜和中枢神经的正常发育具有重要的生理作用。牡蛎壳的主要组成成分碳酸钙是一种宝贵资源。食用牡蛎肉可防止皮肤干燥，促进皮肤新陈代谢，分解黑色素。生牡蛎中因其含有破坏力极大的病原体，食后可能会引起高热、胃肠炎，甚至可引起感染性休克、败血症，会危及生命，因此不建议生吃。

文蛤肉

【来源】为帘蛤科文蛤属动物文蛤的肉。

【异名】花蛤、黄蛤、圆蛤、白利壳、海蛤肉、蛤蜊肉。

【性味归经】味咸，性平。入胃经。

【功效】润燥止渴，软坚消肿。

【主治】消渴，肺结核，阴虚盗汗，瘿瘤，瘰疬。

【用法用量】内服：煮食，30～60 g。

【使用注意】阳虚体质和脾胃虚寒者慎用。

【药膳应用举例】

①小儿胎毒，湿疹：鲜河蛤蜊一个，烧存性，研细，香油调涂患处。(《吉林中草药》)

②鼻疔：活河蛤蜊一个，冰片一分，硼砂二分，将硼砂和冰片研细，放入蛤蜊壳内。待死后，用水溶液滴入鼻内。(《吉林中草药》)

③糖尿病：蛤蜊肉，炖熟食用，每日 3 次。(《中国药膳学》)

【文献摘录】

润五脏，止消渴，软坚散肿。(《全国中草药汇编》)

【按语】文蛤含有人体必需的氨基酸、蛋白质、脂肪、糖类、钙、铁及维生素等成分。其味鲜而不腻，肉质白嫩，百食不厌。文蛤不仅营养丰富，还具有很高的食疗药用价值。李时珍的《本草纲目》记载：它能治"疮疖肿毒，消积块，解酒毒"等病。文蛤有清热利湿、化痰、散结的功效，对肝癌有明显的抑制作用，对哮喘、慢性气管炎、甲状腺肿大、淋巴结核等病也有明显疗效。现代药理研究已证明，文蛤具有降血糖、降血脂作用，抗肿瘤作用，促进脾淋巴细胞增生作用，增加胸腺重量和血清溶血素抗体作用，以及增强吞噬细胞功能作用。

海 参

【来源】为刺参科动物刺参、绿刺参、化刺参的全体。

【别名】辽参、刺参、海鼠。

【性味归经】微寒，甘、咸。归肝、肾、大肠经。

【功效】补肾益精，养血润燥，清热止血。

【主治】精血亏损，虚弱劳怯，阳痿，梦遗，肠燥便秘，肺虚咳嗽咯血，肠风便血，外伤出血。

【用法用量】内服：煎汤，煮食，爆炒或入丸剂。外用：适量，研末敷。

【用药禁忌】脾虚不运、外邪未尽者禁服。

【药膳应用举例】

①肾虚阳痿：海参50 g，发透洗净，切成米粒；海狗肾10 g，洗净切成末。猪上脑肉300 g剁馅，加葱、姜末，依次搅入酱油、精盐、味精、油、海参、海狗肾、香菜末，并加入适量清汤，制成锅贴馅。面粉加水调成面团，搓成长条，分成50等份，擀成锅贴皮，包入馅心，放锅内贴熟即成。（《药膳大酒店·秋》）

②精血两虚：海参1条，瘦肉200 g，红枣2粒，姜2片；海参用水发至软，清洗肚内杂质，取出内筋后切片，瘦肉切粒，红枣去核；全部材料放进炖盅内炖一个半小时左右即可。

③气血两虚：海参150 g，发好，切块；香菇30 g，洗净，切丝；瘦猪肉250 g，洗净，切小块；竹笋60 g，切片。将以上4味与人参15 g、青豌豆60 g一齐放砂锅内，加清水适量炖煮，以瘦猪肉熟烂止，加入味精、精盐、香油各少许即可。每日1~2次，每次适量。每周2剂。

【文献摘录】

①补肾益精，壮阳疗痿。（《本草从新》）

②滋阴，补血，健阳，润燥，养胎，利产。（《随息居饮食谱》）

③海参性温补，足敌人参，故名海参；味甘咸，补肾经，益精髓，消痰涎，摄小便，壮阳疗痿，杀疮虫。（《本草纲目拾遗》）

河 虾

【来源】为长臂虾科动物河虾的全体或肉。

【异名】青虾、虾米。

【性味归经】性微温，味甘、咸。入肝、肾、脾经。

【功效】补肾壮阳，通乳托毒，养血固精，化瘀解毒。

【主治】肾虚阳痿，遗精早泄，乳汁不通，筋骨疼痛，手足抽搐，全身瘙痒，皮肤溃疡，身体虚弱和神经衰弱。

【用法用量】煮汤、油炸、浸酒、烧菜或研末。

【使用注意】皮肤过敏患者忌用，阴虚火旺者忌食。虾含有比较丰富的蛋白质和钙等营养物质。如果把它们与含有鞣酸的水果，如葡萄、石榴、山楂、柿子等同食，不仅会降低蛋白质的营养价值，而且鞣酸和钙离子结合形成不溶性结合物刺激肠胃，引起人体不适，出现呕吐、头晕、恶心和腹痛、腹泻等症状。虾与这些水果同吃至少应间隔2小时。

【药膳应用举例】

①肾虚阳痿：虾米500 g，蛤蚧1对，小茴香、花椒各60 g，食盐10 g，白酒200 mL，

共炒至香脆，研为细末。每次服1匙，每日2次，温开水送下。（《本草纲目》）或虾仁以酒浸炒。

②脓疮：生虾仁捣烂外敷。

③乳汁不通、小儿发育迟缓：河虾500 g，用清水洗净；锅里烧水煮开，放盐、姜片、料酒、油，然后把虾放入沸水，大火5分钟，放葱即可。

【文献摘录】

①凡虾之大者蒸曝去壳，食以姜醋，馔品所珍。（《本草纲目》）

②多食动风助火，发疮疾。有病人及患冷积者勿食。（《饮食须知》）

③虾，发风动疾，生食尤甚，病人忌之。（《随息居饮食谱》）

【按语】海虾也称对虾、大虾等，性温，味甘、咸，归肝、肾经。其性能与河虾相似，补益功能稍强于河虾，用于肾虚阳痿，产后气血亏虚，乳汁不足。如治肾虚遗精、阳痿：将新鲜大虾1对洗净，置于瓷罐中，加60度白酒50 mL浸泡并密封，约10日即成。每日随量饮用，待酒尽后，将大虾烹炒食用。（《很老很老的老偏方》）

海　带

【来源】为海带科（昆布科）植物海带的叶状体。

【异名】海草、海马蔺、昆布。

【性味归经】咸，寒。入肝、胃、肾经。

【功效】消痰软坚，利水退肿。

【主治】瘿瘤，瘰疬，气管炎，肺结核。

【用法用量】煎汤，煮熟，凉拌，糖浸，或做丸、散服。

【药膳应用举例】

①颈淋巴结核：海带、夏枯草各18 g，海藻15 g，青皮、白芥子各9 g，水煎服。（《青岛中草药手册》）

②甲减：干海带50 g，蛤蜊100 g，清洗干净后煮汤食用；或干海带25 g，发菜10 g，清洗干净后煮汤食用。

③缺乳：干海带30 g，用水浸发后切成长条，猪蹄1个去毛，与海带共煮，再加入少许盐。

④高血压、高血糖：海带15 g，黑木耳15 g，瘦猪肉60 g，分别切成细丝煮沸加少许盐调味，再用水淀粉勾芡食用。

⑤暑热伤津：海带（或海藻）30 g，冬瓜100 g，苡米10 g，同煮汤，用适量白糖调味食用；或海带60 g切丝，绿豆150 g，同煮汤，加适量红糖调味食用。

【文献摘录】

①治瘿瘤初起，或肿或硬，或赤或不赤，但未破者。（《外科正宗》）

②昆布，咸能软坚，其性润下，寒能除热散结，故主十二种水肿，瘿瘤，聚结气，瘰疮。（《本草经疏》）

【按语】海带是一种营养丰富的食用褐藻，被誉为"长寿食品"，含有60多种营养成分。不仅含蛋白质、脂肪、胡萝卜素、B 族维生素、烟酸、钙、铁、磷等矿物质，还含有丰富的褐藻酸、纤维素、甘露醇及多种微量元素。现代医学研究发现，海带可减少血脂在血管壁、心肌、肝脏上的积存，因此，常食海带对预防血管硬化、心脏病和肝硬化起一定作用。

紫　菜

【来源】为红毛菜科紫菜的叶状体。

【异名】索菜、子菜、紫英、乌菜。

【性味归经】甘、寒，无毒。归肺、脾、膀胱经。

【功效】化痰软坚，清热利水，补肾养心。

【主治】咽喉炎，高血压，甲状腺肿大，慢性支气管炎。

【药膳应用举例】

①瘿瘤，瘰疬：紫菜 15 g，加水煎汤服；或用猪肉与紫菜煮汤，略加油、盐调味食。（《食疗宝典》）

②慢性支气管炎：紫菜 16 g，远志 16 g，牡蛎 30 g，煎服，连服数周。（《中国食疗大全》）

③美容养颜塑身：一是紫菜萝卜汤。白萝卜 100 g，紫菜 50 g，陈皮适量，将萝卜洗净切丝，紫菜、陈皮切碎，一起放入锅内加水煮半小时，出锅前加盐及醋即可。二是紫菜蛋花汤。紫菜 50 g，鸡蛋 2 个，先将紫菜碾碎洗净，鸡蛋打散，再将两种材料加清水适时煮汤，加入麻油、盐调味即可。三是紫菜榨菜汤。紫菜 60 g，榨菜 60 g，胡椒粉适量，先将榨菜洗净切丝，紫菜用清水泡开，再往锅里加肉汤 500 mL 烧开，倒入榨菜丝、紫菜、适量盐，加适量胡椒粉即可。

【使用注意】素体脾胃虚寒、腹痛便溏者忌食；不可多食，多食可致腹胀。紫菜中有小螺蛳，误食后会损人，必须拣出。

【文献摘录】

①凡瘿结积块之疾，宜常食紫菜。（《本草纲目》）

②生南海中，正青色，附石，取而干之则紫色。（《食疗本草》）

【按语】紫菜含有丰富的蛋白质、糖类、不饱和脂肪酸、维生素和矿物质，具有很高的营养价值。紫菜中的不饱和脂肪酸能使胆固醇酯化，从而降低血清和肝脏的胆固醇水平。紫菜含碘量很高，可用于治疗因缺碘引起的"甲状腺肿大"。此外，紫菜中的紫菜多糖和藻胆蛋白具有抗衰老、抗凝血和降血脂作用。

九、调料类

俗话说，"民以食为天，食以味为先"，可见调味品在中国饮食文化中所占的重要地位。本部分主要介绍糖、醋、酒、姜、椒等调料。尽管来源不同，不能称为一般食物，却是人类饮食生活不可或缺的组成部分。姜、酒、椒味辛能发散风寒，糖类味甘能补益脾胃、缓急止痛，酱、盐味咸能开胃、解毒，醋味酸能消食化积。

糖中含糖类，盐中含无机盐，醋中含氨基酸，酱中含氨基酸、维生素、无机盐，这些调料仍具有一定的营养价值。

总之，中国人在长期饮食活动中，发现和选择出大量调味品用以佐餐。这些调味品不仅风味独特、鲜香味美，而且具有不同的祛腥除膻、矫味避秽、补益脾胃、消食化积的作用，同时还含有糖类、无机盐、氨基酸等营养物质，丰富和发展了中国饮食文化。

赤砂糖

【来源】为禾本植物甘蔗的茎叶，经提取炼制而成的赤色结晶体。

【异名】黄糖、红糖、黑砂糖、紫砂糖。

【性味归经】甘、温，无毒。入肝、脾经。

【功效】益气补血，缓急止痛，活血化瘀。

【主治】脘腹冷痛，气血亏虚，风寒感冒，妇女产后恶露不止。

【使用注意】糖尿病、肥胖患者及痰湿盛者忌食。

【药膳应用举例】

①女子血虚，月经不调：红糖 100 g，鸡蛋 2 个，水煎，待月经干净后服用。

②肺寒咳嗽，呕逆少食，肺胃不和：生姜 250 g，绞汁，红糖 150 g，小火煎至红糖完全融化，温开水送服。（《本草纲目》）

③血虚视物模糊：红枣 50 g，黑米 100 g，菊花 15 g，一同放入锅内加清水适量煮粥，待粥煮至浓稠时，放入适量红糖。

④血瘀导致的痛经或女子经期紊乱：生姜 15 g，红糖适量，开水冲泡代茶饮之。或生山楂肉 50 g，红糖 40 g，山楂水煎去渣，冲入红糖，热饮。

【文献摘录】至于砂糖，经火煅，性转为温，色变为赤，与蔗又似有别，故能行血化瘀，是以产妇血晕，多有用此与酒冲服，取其得以入血消瘀也。（《本草求真》）

【按语】赤砂糖含有 95% 左右的蔗糖，保留了较多甘蔗的营养成分，也更容易被人体消化吸收，因此能快速补充体力，增加活力，所以又被称为"东方的巧克力"。赤砂糖不仅含有可提供热能的糖类，还含有人体生长发育不可缺少的苹果酸、核黄素、胡萝卜素、烟酸、叶酸和微量元素锰、锌、铬等各种元素。

白砂糖

【来源】为禾本植物甘蔗的茎汁经精制而成的乳白色结晶体。

【异名】乳糖，白糖，石蜜，糖霜。

【性味归经】平，甘。入肺、胃、脾经。

【功效】补中缓急，润肺生津。

【主治】肺燥咳嗽，脾胃虚弱疼痛，胃气不和。

【药膳应用举例】

①脾胃虚弱，脘腹作痛：白糖 20 g，以温开水溶化，顿服。

②火伤：白糖 120 g，新鲜豆腐 250 g，混合一起敷患处。

【使用注意】糖尿病及痰湿盛者忌食。

【文献摘录】

①中满者勿服。(《本草从新》)

②石蜜、冰糖，比之赤砂糖性稍平，功用相同，入药胜之。(《本草纲目》)

【按语】白砂糖是食糖的一种，其颗粒为结晶状，均匀，颜色洁白，甜味纯正，甜度稍低于红糖。烹调中常用，具有增加甜味、中和咸味、缓和酸味的作用；还具有调色，粘连食品，使食品增光发亮、挂霜及粘连成形等作用。此外，白砂糖还可以防止食物腐败变质，在腌制肉类、桂花时，加入白砂糖搅拌均匀，可以保持长时间不腐败。

醋

【来源】用糯米、高粱、大米、玉米、小麦及糖类和酒类发酵而成的酸味液态调味品。

【异名】酢、苦酒、米醋。

【性味归经】平，酸、甘。入肝、胃经。

【功效】活血化瘀，消食化积，解毒杀虫。

【主治】消化不良，食积，腹痛，咽喉肿痛，皮肤瘙痒，脱皮，痤疮。

【药膳应用举例】

①烫火伤：米醋擦洗患处。

②脚气、湿疹：醋1000 g，倒入盆内，将患处浸浴1~2小时，浸后不要用清水洗，每日1次。

【使用注意】脾虚湿盛者慎用。

【文献摘录】

①杀一切鱼、肉、菜毒。(《日华子诸家本草》)

②消痈肿，散水气，去邪毒。(《名医别录》)

③药中用之，当取二三年醋良。(《本草拾遗》)

④消痈肿，散水气，杀邪毒。(《名医别录》)

【按语】醋的主要成分是醋酸，还含有丰富的钙、氨基酸、琥珀酸、葡萄酸、苹果酸、乳酸、B族维生素及盐类等对身体有益的营养成分。适当地喝醋，不仅可以减肥，还可以促使营养素在体内燃烧和提高热能利用率，促进身体健康。

麻　油

【来源】该品为胡麻科植物芝麻的成熟种子用压榨法得到的脂肪油。

【异名】胡麻油、乌麻油、脂麻油、香油、生油、清油。

【性味归经】甘，凉。

【功效】润燥通便，解毒，生肌。

【主治】肠燥便秘，蛔虫，食积腹痛，疮肿，溃疡，疥癣，皮肤皲裂。

【用法用量】内服：生用或熬熟。外用：涂搽。

【药膳应用举例】

①小儿初生，大小便不通：真香油一两，皮硝少许。同煎煮，冷定，徐徐灌入口中，咽

下即通。(《蔺氏经验方》)

②百药、百虫、五金八石、砒霜及河豚诸毒：生胡麻油一碗，灌之，吐出毒物。(《易简方》)

③血枯难产：清油半两，好蜜一两，同煎数十沸，温服。他药无益，以此助血为效。(《便产须知》)

④痈疽发背：麻油一斤，煎二十沸，和醇醋二碗，分五次，一日服尽。(《仁斋直指方》)

⑤肿毒初起：麻油，煎葱黑色，趁热，通手旋涂自消。(《百一选方》)

⑥急喉痹：生油一合，急灌之。(《圣济总录》)

⑦梅花秃癣：清油一碗，以小竹子烧火，入内煎沸，沥猪胆汁一个，和匀，剃头擦之，二三日愈，勿令日晒。(《普济方》)

【文献摘录】

①胡麻油，用以煎炼食物，尤能动火生痰，陈氏谓之大寒，珍意不然；但生用之，有润燥、解毒、止痛、消肿之功，似乎寒耳。(《本草纲目》)

②麻油，甘寒而滑利，故主胞衣不下及利大肠；生者气更寒。(《本草经疏》)

③味甘，性微寒，无毒。(《品汇精要》)

【按语】麻油的主要成分为不饱和脂肪酸，还含有油酸、亚油酸、蛋白质、芝麻素、维生素E、卵磷脂、蔗糖、钙、磷、铁等物质，是一种香味浓郁、营养极为丰富的食用油，有"植物油脂国王"的美誉。芝麻里含有芝麻素，在用胡麻油炒制或烤制菜肴或食品时，芝麻素即可分解出芝麻酸和一些芳香的化合物，芝麻酸是一种天然的抗氧化剂。麻油可以用来煎熬膏药，有生肌肉、止疼痛、消痈肿的作用。如果温度过高的环境会造成麻油香味的挥发，因此，应将胡麻油置于低温保存。

酒

【来源】该品为高粱、大麦、米、甘薯、玉米、葡萄等为原料酿制而成的饮料。

【异名】杜康、般若汤、杯中物、忘忧物。

【性味归经】温，苦、甘、辛，有毒。入心、肺、胃经。

【功效】通血脉，行药势。

【主治】风寒痹痛，筋脉挛急，胸痹，心痛，脘腹冷痛。

【用法用量】内服：适量，温饮；或和药同煎；或浸药。外用：单用或制成酒剂涂搽；或湿敷；或漱口。

【药膳应用举例】

①胸痹：栝蒌实一枚(捣)，薤白半升，白酒七升；上三味一起煮取二升，分温再服。(《金匮要略》)

②寒痰咳嗽：烧酒四两，猪脂、蜜、香油、茶末各四两；同浸酒内，煮成一处。每日挑食，以茶下之。(《本草纲目》)

③霍乱转筋而肢冷者：烧酒摩擦患处。(《随息居饮食谱》)

④妇人遍身风疮作痒：蜂蜜少许，和酒服之。(《奇效良方》)

⑤蛇咬疮：暖酒淋洗疮上，日三次。(《广利方》)

⑥音哑、失音：酒一合，酥一匕，干姜末二匕。和服，日二次。(《十便良方》)

【文献摘录】

①大寒凝海，惟酒不冰，明其热性，独冠群物，药家多须以行其势。(《本草经集注》)

②酒能行诸经不止，与附子相同。味之辛者能散，味苦者能下，味甘者居中而缓也。为导引，可以通行一身之表，至极高分。(《汤液本草》)

③酒性种类甚多，然总由水谷之精，熟谷之液，酝酿而成。故其味有甘有辛，有苦有淡，而性皆主热。(《本草求真》)

④烧酒，性烈火热，遇火即燃。消冷积，御风寒，辟阴湿之邪，解鱼腥之气。(《随息居饮食谱》)

⑤人饮之，使体弊神昏，是其有毒故也。(《本草经集注》)

⑥配生地汁，治产后血秘。(《得配本草》)

⑦散水，和血，行气，助肾兴阳，发汗。(《医林纂要》)

【按语】华夏历史三千年以来，历朝历代的古圣先贤酿酒的首选材料都是纯粮的，酿造原料为高粱、小麦、玉米等，到了元朝才出现了蒸馏酒，但酿酒工艺还是在纯粮之中加入大曲、小曲或麸曲，然后在窖室中进行发酵，到了一定程度后粮食中的糖分会转化成酒精，酒浆初成后再进行过滤，入酒甑蒸馏。酒甑在古代又叫天锅，形状像大蒸笼。在锅中烧水，将加了曲精之后的酒糟放入蒸锅里，用锅炉往蒸锅里压住蒸汽。酒精的沸点是 78 ℃，而水的沸点是 100 ℃，所以在用蒸汽加热的过程中，水还没有沸腾，酒精就已经先沸腾了，这样就可以将酒从酒糟里蒸馏出来。酒精蒸汽会顺着锅盖上面的管子上行，经过冷凝后就得到了蒸馏酒。这就是传统白酒的酿造工艺和原理。

黄酒：南方以糯米为原料，北方以黍米、粟为原料，一般酒精含量比较低，属于低度酿造酒。黄酒含有丰富的营养，含有 21 种氨基酸，其中包括有数种未知氨基酸，而人体自身不能合成必须依靠食物摄取 8 种必需氨基酸黄酒都具备，故被誉为"液体蛋糕"。

料酒在我国的应用已有上千年历史。料酒是黄酒加入花椒、大料、桂皮、丁香、砂仁、姜等多种香料酿制而成，可以去除鱼、肉类的腥膻味，增加菜肴的香味，有利于咸、甜等各味充分渗入菜肴中。不论烹制哪类菜肴，用料酒都要适量，一般以 5 ~ 10 mL 为宜。

酱　油

【来源】由大豆、小麦、食盐经过制油、发酵等程序酿制而成的。

【异名】豉油、酱汁、豆酱汁。

【性味归经】平，甘。入脾、胃经。

【功效】清热解毒，去腥，除烦止痛。

【主治】纳少，胃气不和，厌食油腻，胃癌。

【用法用量】内服，适量。

【使用注意】多食宜助湿生痰，发霉变质的酱油忌食。

【药膳应用举例】

①胃痛：酱油 30 mL，茶叶 9 g，茶叶用水 150 mL 煮开，加酱油再煮，每日 3 次，顿服。

②皮肤瘙痒：酱油、醋各等量，将二料混合，涂擦患处。

③小儿遗尿的偏方：酱油适量，鸡蛋 10 个，茶叶 8 g，盐 3 g，将茶叶、鸡蛋共放锅中煮约 10 分钟，将蛋壳击破，加盐再煮 10~15 分钟，取蛋去皮蘸酱油吃。

【按语】酱油是中国传统的调味品，色泽红褐色，有独特酱香，滋味鲜美，有助于促进食欲。最早的酱油是由鲜肉腌制而成，因为风味绝佳渐渐流传到民间，后来发现大豆制成风味相似且便宜，才广为流传食用。早期随着佛教僧侣之传播，酱油遍及世界各地，如日本、韩国、东南亚一带。酱油的成分比较复杂，除食盐的成分外，还有多种氨基酸、糖类、有机酸、色素及香料等成分。酱油以咸味为主，亦有鲜味、香味等，它能增加和改善菜肴的味道，还能增添或改变菜肴的色泽。中国古代劳动人民在数千年前就已经掌握酿制工艺：以大豆、小麦等原料，经过原料预处理、制曲、发酵、浸出淋油及加热配制等过程。酱油一般有老抽和生抽两种：生抽比较咸，常用于提鲜；老抽较淡，常用于提色。酱油的主要营养成分包括氨基酸、可溶性蛋白质、糖类等。氨基酸是酱油中最重要的营养成分，氨基酸含量的高低反映了酱油质量的优劣。酱油中有 18 种氨基酸，包括了人体 8 种必需氨基酸。酱油能产生一种天然的防氧化成分，有助于减少自由基对人体的损害，从而具有防癌、抗癌之功效。还原糖也是酱油的一种主要营养成分，它是人体热能的重要来源。此外，一些糖与蛋白质能合成糖蛋白，与脂肪形成糖脂，这些都是具有重要生理功能的物质。酱油的另一个重要组成成分是总酸，包括乳酸、醋酸、琥珀酸、柠檬酸等多种有机酸，可降低尿的酸度，减少尿酸在膀胱中形成结石的可能。除了上述主要成分外，酱油中还含有钙、铁等微量元素，可以有效地维持机体的生理平衡。由此可见，酱油不但有良好的风味和滋味，而且营养丰富，是人们烹饪首选的调味品之一。

第三节　常用的药食同源类原料

丁　香

【来源】本品为桃金娘科植物丁香的干燥花蕾。

【异名】丁子香、支解香、雄丁香、公丁香。

【性味归经】辛，温。归脾、胃、肺、肾经。

【功效】温中降逆，补肾助阳。

【主治】用于脾胃虚寒，呃逆呕吐，食少吐泻，心腹冷痛，肾虚阳痿。

【用法用量】1~3 g，内服。

【使用注意】不宜与郁金同用；热病与阴虚内热者慎服。

【贮藏】置阴凉干燥处。

【药膳应用举例】

①胃寒反酸疼痛：丁香 3 g，陈皮 6 g，优质牛肉 300 g（切块）。用红烧法煮熟烂，做菜肴佐餐食用。（《中华现代药膳食疗手册》）

②脾胃气虚所致的食少，气怯神疲，体倦自汗：原料有黄羊肉 800 g，麦冬 10 g，党参 25 g，当归 7 g，五味子 1 g，白萝卜 200 g，姜块 15 g，葱 3 根，绍酒 20 mL，独蒜 3 个，花椒 15 粒，味精 2 g，精盐 3 g，紫苏子 3 g，草果 2 g，丁香 1 g，熟鸡油 2 g。做法：将黄羊肉洗净，入开水中煮一下，放入冷水漂 30 分钟切成块。当归、党参、五味子、姜、花椒、紫苏子、草果、丁香洗净，放入双层白纱布中包紧。白萝卜、葱洗净，白萝卜切成块，蒜去皮。将羊肉入锅，加水适量，烧开后撇净血泡，加入药包、葱结、大蒜、绍酒后，改为中火烧至羊肉熟烂时，取出药包和葱结，加味精、精盐入盘，淋上鸡油即成。秋冬天可每日 1 次，饮汤食肉，连服一周，然后 3～4 天再服。本方有补脾益胃，益气养血功效。（《家庭保健食疗菜谱》）

【现代药理学研究】

①抗菌、消炎作用：丁香酚有很强的抗菌、抗真菌效果。研究表明丁香花蕾精油乳液对大肠埃希菌的生长具有较好的抑制效果。丁香挥发油中的丁香酚有抑制幽门螺杆菌活性的作用，丁香挥发油和丁香酚可作为一种自然抗菌剂，能杀死龋齿的细菌。

②解热镇痛作用：丁香外用可明显提高小鼠机械性压痛痛阈值。

③抗氧化作用：丁香多酚可通过提高超氧化物歧化酶（superoxide dismutase，SOD），过氧化氢酶（catalase，CAT）和谷胱甘肽过氧化物酶（glutathione peroxidase，GSH-Px）的活性，降低丙二醛（malondialdehyde，MDA）含量，促进受损的大鼠嗜碱性粒细胞修复；说明丁香多酚对 H_2O_2 诱导氧化损伤的大鼠嗜碱性粒细胞具有显著的保护作用。研究发现，辽东丁香枝醇提物具有一定的抗氧化活性，且对小鼠酒精性肝损伤具有较好的保护作用。

④减缓胃排空作用：研究证实丁香能显著抑制小鼠的肠运动，丁香煎液及丁香挥发油中均存在抑制小鼠胃排空的有效成分。

⑤健脾胃：丁香为温里药，其有效成分为挥发油，占 16%～19%，有刺激胃酸和胃蛋白酶分泌的作用，故可助消化，又可增进胃肠蠕动，减轻腹胀，改善胃肠功能，从而解除呃逆。

⑥温里作用：丁香的 3 种提取物（挥发油、水提液、去挥发油水提液）对寒证大鼠脑内神经递质去甲肾上腺素、多巴胺和 5 - 羟色胺、环磷酸腺苷、环磷酸鸟苷等与其温热药性存在相关性。

八角茴香

【来源】本品为木兰科植物八角茴香的成熟果实。

【异名】大茴香、八角、大料、八角珠。

【性味归经】辛，温。归肝、肾、脾、胃经。

【功效】温阳散寒，理气止痛。

【主治】用于寒疝腹痛，肾虚腰痛，胃寒呕吐，脘腹冷痛。

【用法用量】3～6 g，内服。

【贮藏】置阴凉干燥处。

【使用注意】阴虚火旺者慎服。

【药膳应用举例】

体质虚弱，气血亏虚不足：黄芪15 g，党参15 g，地羊1000 g，桂皮3 g，八角1 g，生姜50 g，橘皮10 g，辣椒适量，大葱适量，墨鱼250 g，猪肥肉250 g。做法：先将墨鱼、猪肥肉洗净分别切好待用，再将地羊洗净切大片，置砂锅内加水适量，煮熟后食用。（《中国侗族医药》）

【现代药理学研究】

①抗肿瘤作用：用小鼠做莽草酸的抗癌实验，研究发现莽草酸能有效抑制癌细胞的扩散作用。从八角中分离的6个苯丙烷类化合物和7个植物醌类化合物进行抗癌实验，结果表明这些化合物都具有较强的抗癌活性。

②升高白细胞作用：从八角茴香中提取的茴香烯所做成的制剂（在医药上也称升白宁、升血宁）能促进骨髓中成熟白细胞进入周围血液，由于机体自身的反馈作用而促进骨髓细胞成熟和释放加速，并呈活跃状态，具有升高白细胞（特别是粒细胞）的作用。有的学者发现从八角茴香中提取出来的甲基胡椒酚也能缓解白细胞减少症。

③镇痛作用：有机溶剂萃取八角茴香得到的莽草酸，在给药后20 min、60 min痛阈潜伏期明显延长，对小鼠具有明显的镇痛作用。大八角都能明显抑制小鼠醋酸所致的扭体反应，并能提高小鼠对光辐射热的痛阈百分率。

④抑菌作用：八角茴香水煎剂对人型结核杆菌及枯草杆菌有抑制作用，其乙醇提取液对金黄色葡萄球菌、肺炎球菌、白喉杆菌、霍乱弧菌、伤寒杆菌、副伤寒杆菌、痢疾杆菌及一些常见病菌有较强的抑制作用，八角属植物的抑菌作用与所含的挥发油有关。

⑤促进神经突增长作用：研究发现野八角中的3个木质素类化合物在0.1～10 μmol/L范围内具有促进鼠脑神经突增长的作用。莽草毒素可结合鼠脑的γ－氨基酸，从而促进鼠脑神经突的增长。

⑥抗氧化作用：采用自由基的清除能力来测定八角提取物的抗氧化性，DPPH自由基（1,1－二苯基－2－三硝基苯肼，DPPH）检测法表明，提取物有一定的自由基清除能力。提取方法中，乙醇/水提取物有更高的抗氧化活性。八角提取的茴香油是一种天然的抗氧化物质，并且其抗氧化活性良好。

⑦抗血栓形成作用：用小鼠做实验，并首次发现莽草酸有明显抗血栓形成作用，可抑制动、静脉血栓及脑血栓形成。

⑧杀虫作用：从八角茴香中提取的茴香脑及其有效物质，能对赤拟谷盗、玉米象等害虫产生毒害作用而不造成环境污染，是有效防治害虫的生物农药，且对人畜毒性很小，是一种很有潜力的天然杀虫剂，其抗病虫害作用机理有待进一步研究。

⑨抗炎作用：大八角对巴豆油所致小鼠耳肿胀都有不同程度的抑制作用，对大鼠角叉菜胶引起的踝关节肿胀有不同程度的抑制作用，对醋酸所致小鼠腹腔毛细血管通透性增高，也有显著的抑制作用。

⑩其他作用：野八角中的苯甲醚具有雌激素作用和较强致敏作用。其毒性成分为倍半萜内酯类成分，具有抑制神经系统作用，可引起麻痹、中枢抑制导致死亡。

刀 豆

【来源】本品为豆科植物刀豆的成熟种子。

【异名】刀豆角、刀板豆、刀豆子、刀鞘豆、白凤豆、马刀豆、刀培豆。

【性味归经】甘，温。归胃、肾经。

【功效】温中，下气，止呃。

【主治】用于虚寒呃逆，呕吐。

【用法用量】6～9 g，内服。

【贮藏】置通风干燥处，防蛀。

【使用注意】胃热患者慎服。

【药膳应用举例】

肾虚腰膝酸软，疼痛活动不利：刀豆20粒，猪腰子1具。先将猪腰子切成两半，如法洗净，然后把刀豆放入其内，又将两半腰子合拢，外用荷叶包裹，入炭灰中煨熟猪腰子，取出刀豆，将猪腰子切片装盘即可。食用时少加佐料，味更鲜美。（民间经验方）

【现代药理学研究】

防治或改善疾病：已发现刀豆子具有脂氧酶（lipoxygenase）激活作用，其有效成分是刀豆毒素。刀豆毒素每日腹腔注射50 μg/kg、100 μg/kg或200 μg/kg给药，可引起雌性大鼠血浆内黄体生成素（luteinizing hormone，LH）和卵泡刺激素（follicle stimulating hormone，FSH）水平突然升高，黄体酮水平无变化，催乳素（prolactin，PRL）则降低。200 μg/kg组动情前期频率和体重增重明显增加，但子宫和卵巢的重量并无变化。上述 FSH 和 LH 的增加同脂氧酶激活作用是吻合的，但催乳素水平降低的原因尚不明。刀豆蛋白 A（concanavalin A，Con A）是一种植物血凝素，具有促有丝分裂作用，有较好的促淋巴细胞转化反应的作用，其促淋巴细胞转化最适浓度为40～100 μg/mL，能沉淀肝糖原，凝集羊、马、狗、兔、猪、大鼠、小鼠、豚鼠等动物及人红细胞，还能选择性激活抑制性 T 细胞（Ts），对调节机体免疫反应具有重要作用。因此，通过使用 Con A 来活化病态（或老年）时的 Ts 细胞这一途径，可望改观一些自身免疫性疾病，甚或移植排斥反应或恶性肿瘤的防治前景。（《中华本草》）

小茴香

【来源】本品为伞形科植物茴香的成熟果实。还可用小茴香的叶和梗作调味品。

【异名】茴香、土茴香、谷茴香、怀香、怀香籽、香丝菜、茴香子、谷香。

【性味归经】辛，温。归肝、肾、脾、胃经。

【功效】散寒止痛，理气和胃。

【主治】用于寒疝腹痛，睾丸偏坠，痛经，少腹冷痛，脘腹胀痛，食少吐泻。盐小茴香暖肾散寒止痛，用于寒疝腹痛，睾丸偏坠，经寒腹痛。

【用法用量】3~6 g，内服。

【贮藏】置阴凉干燥处。

【药膳应用举例】

①疝气，小腹冷痛胀满：小茴香 15 g，胡椒 10 g。研末，酒糊为丸，每次服 3~6 g，温酒送下。（《三因方》）

②受寒胃痛、脾胃虚寒胃痛、胃痉挛：砂仁 30 g，小茴香 50 g，元胡 30 g，丹参 20 g。将上药共置于瓶中，加黄酒 500 mL，密封浸泡 15 日，过滤取汁即可。每次饮 20 mL，每日 1 次。（《茶酒疗法》）

③脾肾虚寒所致的妇女带下病：小茴香 60 g，干姜 15 g，红糖适量。先煎小茴香、干姜，取滤液 120 mL。将红糖加入滤液中，熬化即成。1 日 2 次，早晚各饮 60 mL（热服）。（《黑龙江中医药》）

【现代药理学研究】

①缓解疼痛、抗炎：实验证明大鼠肝脏炎症在小茴香的作用下得到抑制，是由于小茴香的化学成分能减少细胞分泌肿瘤坏死因子 - α。小茴香挥发油能使动物模型的炎症反应得到缓解，同时能抑制对醋酸引起的小鼠扭体反应，所以小茴香挥发油具有缓解疼痛和抗炎的作用。

②抑菌：小茴香挥发油抑制对所选的大肠杆菌，金黄色葡萄球菌，枯草芽孢杆菌，变形杆菌菌种的生长，结果由强到弱依次为：金黄色葡萄球菌，枯草芽孢杆菌，变形杆菌，大肠杆菌。虽然小茴香籽及其提取物的抑菌机制研究较少，但大量实验已经证实小茴香有抗菌作用。

③促进胃肠蠕动：利用热传导功能加上辐射的作用，使肠腔内的血液循环得到促进快速重新分配，这样就可以使肠壁水肿、出血现象得到缓解，肠壁的通透性也得到增强，内环境紊乱等现象也就不再发生了。而小茴香则是运用这种原理，促进胃肠蠕动治疗病症。

④保肝、抗肝纤维化：部分肝摘除的大鼠，在用小茴香油治疗 10 d 后可以发现组织的再生度得到增加。小茴香能抑制肝纤维的进展，从而对肝微粒体氧化酶有影响作用。小茴香通过拮抗醛固酮受体，抑制肝星状细胞的活化和增殖，减少胶原纤维的生成，提高肝的各项功能，增强肝脏对醛固酮的灭活作用。

⑤其他：小茴香可提高免疫促进血清溶血素形成以及促进 T 淋巴细胞增殖，对于小鼠碳粒廓清率则有抑制作用。小茴香可降低溃疡发生率，促进胆汁的分泌，并使胆汁固体成分增加，所以说小茴香具有利胆作用。小茴香对肝硬化腹水大鼠总排尿量有明显的促进作用。小茴香还具有促渗、抗癌、抗突变等作用。

小蓟

【来源】本品为菊科植物刺儿菜的地上部分。

【异名】刺儿菜、青青菜、野红花、刺蓟菜、刺角菜、刺儿草。

【性味归经】甘、苦，凉。归心、肝经。

【功效】凉血止血，散瘀解毒消痈。

【主治】用于衄血，吐血，尿血，血淋，便血，崩漏，外伤出血，痈肿疮毒。

【用法用量】5～12 g，内服。

【贮藏】置通风干燥处。

【使用注意】脾胃虚寒者慎服。

【药膳应用举例】

①吐血及便鲜血：鲜小蓟叶，捣汁，温服。（《梅师集验方》）

②适用于血热吐血，口干而渴：鲜藕、鲜地黄、鲜小蓟根、鲜牛蒡根各等分。绞汁，每次1杯，加蜂蜜1匙，搅和均匀，不拘时少少饮之。（《太平圣惠方》）

【现代药理学研究】

①止血：每天以生药1.0 g/kg的剂量给小鼠灌胃，采用毛细血管法测定小鼠的凝血时间，实验结果显示，小蓟的正丁醇萃取物组和总黄酮组与空白对照组比较有显著差异（$P <$ 0.01），具有显著的止血作用。

②抗肿瘤：用细胞形态观察、活细胞计数法和克隆形成率法研究小蓟水提液对人白血病细胞K562、肝癌细胞HepG2、宫颈癌细胞Hela、胃癌细胞BGC823生长的抑制作用。结果显示小蓟水提液可使4种癌细胞形态上发生皱缩、变圆、脱壁、裂碎等变化，生长受到明显抑制，抑制率最高可达86.03%，说明小蓟有确切的抑癌作用。

③治疗肾炎：将临床上诊断为尿血（湿热下注型）45例增生性肾小球肾炎患者，进行常规病理检查，采用免疫组化方法测定其肾小球基质金属蛋白酶（matrix metalloproteinase，MMPs）、MMP-2、MMP-3的表达，同时随机分为小蓟饮子组（A组）和小蓟饮子＋肝素钙（B组），两组进行疗效观察，结果显示A组和B组系膜增生程度、球性硬化、节段性硬化、MMP-3无显著性差异，但B组疗效优于A组。

④抗氧化：观察不同溶剂的小蓟提取物对超氧阴离子自由基的清除作用，结果表明小蓟提取物对羟基自由基、超氧阴离子自由基均有明显清除作用。

⑤对心血管系统的作用：小蓟中的有效成分酪胺对大鼠有显著的升压作用。小蓟煎剂和酊剂对兔离体耳血管和大鼠下肢血管有明显的收缩作用。

⑥抗菌：小蓟煎剂对溶血性链球菌、肺炎球菌及白喉杆菌有一定的抑制作用。对金黄色葡萄球菌、绿脓杆菌、变形杆菌、大肠杆菌、伤寒、副伤寒杆菌、福氏痢疾杆菌等也有抑制作用。

山　药

【来源】本品为薯蓣科植物薯蓣的根茎。

【异名】淮山、淮山药、山药蛋、山薯。

【性味归经】甘，平。归脾、肺、肾经。

【功效】补脾养胃，生津益肺，补肾涩精。

【主治】用于脾虚食少，久泻不止，肺虚喘咳，肾虚遗精，带下，尿频，虚热消渴。麸炒山药补脾健胃。用于脾虚食少，泄泻便溏，白带过多。

【用法用量】15～30 g，内服。

【贮藏】置通风干燥处，防蛀。

【使用注意】湿盛中满或有实邪、积滞者慎服。

【药膳应用举例】

①适用于糖尿病以食多饮多为主者：淮山药 30 g，黄连 6 g，天花粉 15 g。水煎，取汤温服，每日 1 剂。(《中国养生汤膳精选》)

②适用于上消型糖尿病患者：水发海带 300 g，山药 250 g，料酒、姜片、葱段、盐、味精、鸡油各适量。做法：海带洗净，切成细丝，山药去皮，洗净，切条。炖锅内放入海带、山药、料酒、姜片、葱段，加 1800 毫升水，大火烧沸后改用小火炖 45 分钟，加入盐、味精、鸡油，拌匀即成。(《二十四节气药膳大全集》)

【现代药理学研究】

①抗氧化：山药零余子多糖对 DPPH·和·OH 具有较强的清除能力，并呈一定的剂量关系，山药薯蓣皂苷对衰老小鼠具有提高抗氧化酶活性、清除自由基、减少过氧化脂质生成作用。

②抗衰老：唐氏等研究发现，山药多糖能提高小鼠血清 SOD 活性，降低小鼠血清 MDA 的含量，提高小鼠的耐氧能力，说明山药多糖具有抗衰老作用。山药可显著提高衰老模型大鼠脑中的 SOD，GSH-Px 的活性，降低 MDA 的含量，说明山药具有显著的抗衰老能力。

③调节免疫：山药粗多糖能抑制脾虚小鼠胃排空及小肠推进，增加脾脏指数与胸腺指数。水溶性山药多糖具有体内免疫活性，可以改善正常小鼠的免疫功能，也能够恢复免疫低下小鼠的免疫功能。山药多糖能显著降低 MDA 含量，增加小鼠巨噬细胞上清液中 T-SOD 活力，提高机体产生 NO 及 IL-1β 的能力，从而更好地保护机体细胞免受损伤，增强机体的免疫能力。

④抗肿瘤：水溶性山药多糖对结肠癌细胞 HCT-116 显现出较强的抗增殖作用，薯蓣皂苷可能通过上调 p21 和 p27 表达，抑制 PI3K-Akt 诱导人肝癌细胞 SMMC-7721 发生周期阻滞，抑制人肝癌细胞 SMMC-7721 增殖。

⑤降血糖：山药多糖对糖尿病小鼠的血糖有明显降低作用，山药水煎剂对四氧嘧啶引起的小鼠糖尿病有预防及治疗作用，并可对抗由肾上腺素或葡萄糖引起的小鼠血糖升高。

山　楂

【来源】本品为蔷薇科植物山里红或山楂的成熟果实。

【异名】山里红果、北山楂。

【性味归经】酸、甘，微温。归脾、胃、肝经。

【功效】消食健胃，行气散瘀，化浊降脂。

【主治】用于肉食积滞，胃脘胀满，泻痢腹痛，瘀血经闭，产后瘀阻，心腹刺痛，胸痹心痛，疝气疼痛，高脂血症。焦山楂消食导滞作用增强。用于肉食积滞，泻痢不爽。

【用法用量】9 ~ 12 g，内服。

【贮藏】置通风干燥处，防蛀。

【使用注意】脾胃虚弱者慎服。生山楂不宜多食。

【药膳应用举例】

①消化不良，食积，或身体肥胖，头昏脑涨，口黏痰多，食欲不振，胸部胀闷：炒陈皮，生山楂、炒山楂各 9 g，红茶 2 g。将上述四味药装入药袋，放进保温瓶中，加入 800 mL 沸水，盖紧盖焖泡，20 分钟后即可饮用。用法每日 1 剂，每日不拘时饮用。（《补益药茶》）

②经来量少，紫黑有块，小腹胀痛，拒按，血块排出后疼痛减轻：红花 15 g，山楂 30 g，白酒 250 g。以上前 2 味置容器中，加入白酒，密封，浸泡 7 天即成。日服 2 次，每次服 15～30 mL。（《家庭养生药酒现学现用》）

③脾胃虚弱所致的消化不良：党参 30 g，白术、山楂各 10 g，麦芽、神曲各 15 g，陈皮 12 g，枳壳 20 g、鸡蛋 500 g、面粉 350 g、白糖 450 g、熟猪油 50 g、熟芝麻 2 g。将党参、白术、陈皮、六曲、枳壳、山楂等粉碎成细粉，与面粉、白糖混匀放入缸内备用；取鸡蛋去壳打入缸内，加入适量水，用斑竹扫帚顺一个方向搅约 35 分钟，搅匀成糕浆料。将模型莲花蛋糕浆盒洗净，每个盒内抹上熟猪油，舀入糕浆料，放入蒸笼蒸熟，撒上芝麻即可食用。随量食用。本方具有健脾消食，行气导滞的功效。（《养生食疗菜谱》）

④消化不良及高血压患者：苹果一个（300～400 g），山楂（干品）15 g，大枣 10 枚，粳米 150 g。苹果洗净，去皮核切碎，与淘洗干净的山楂、大枣、粳米一起，加水煮成粥即可。（《中华食疗本草》）

【现代药理学研究】

①促进消化作用：山楂含有脂肪酶，能促进脂肪消化，并能增加胃消化酶的分泌，促进消化。对活动亢进的兔十二指肠平滑肌呈抑制作用，面对松弛的大鼠胃平滑肌有轻度的增强收缩作用。

②对心血管系统的作用：山楂酸对疲劳衰弱的蟾蜍心脏停搏有恢复跳动的作用。山楂内所含的三萜酸能改善冠脉循环而使冠状动脉性衰竭得以代偿，达到强心作用。山楂制剂对豚鼠的心脏能引起显著持久的扩张冠脉作用，并增强心搏能力。

③降压作用：实验证明，山楂有较持久的降压作用。山楂乙醇浸出物静脉给药，能使麻醉兔血压缓慢下降，持续 3 小时。山楂总黄酮 10 mg/kg 静注能使猫血压下降 40%，维持 5～10 min，其总提取物对兔、猫亦有较为明显的中枢降压作用。

④降脂作用：山楂提取物和醇浸膏 0.5 mg/kg 口服能使动脉粥样硬化兔血中卵磷脂比例提高，胆固醇和脂质在器官上的沉积降低。南山楂粉口服有降低实验性高脂血症兔的血清总胆固醇和 β 脂蛋白的作用，血清 β 脂蛋白的降低值亦类似。

⑤抗氧化作用：山楂水提取液有清除活性氧自由基、抑制小鼠肝脏脂质过氧化反应，减低经活性氧诱导的透明质酸解聚作用。

⑥对免疫功能的作用：山楂的水煎醇沉制成的注射液皮下注射给药连续 9 d，可使家兔血清溶菌酶活性、血清血凝抗体滴度、心血 T 淋巴细胞 E 玫瑰花环形成率及 T 淋巴细胞转化率均显著增强，提示有免疫增强作用。

⑦抗菌作用：山楂对志贺痢疾杆菌、福氏痢疾杆菌、宋内痢疾杆菌等有较强的抗菌作用；对金黄色葡萄球菌、乙型链球菌。大肠杆菌、变形杆菌、炭疽杆菌、白喉杆菌、伤寒杆

菌、绿脓杆菌等也有抗菌作用；一般对革兰阳性细菌作用强于革兰阴性细菌。

⑧防癌作用：在胃液的 pH 条件下，山楂提取液能够消除合成亚硝胺的前体物质，即能阻断合成亚硝胺。山楂提取液对大鼠和小鼠体内合成甲基苄基亚硝胺诱癌有显著的阻断作用。

⑨其他作用：山楂 2.5 g/kg 腹腔注射能显著延长小鼠戊巴比妥钠睡眠持续时间。山楂有收缩子宫、促进子宫复原、止痛作用。

马齿苋

【来源】本品为马齿苋科植物马齿苋的地上部分。

【异名】马苋、五行草、长命菜、五方草、瓜子菜、麻绳菜、马齿菜、蚂蚱菜。

【性味归经】酸，寒。归肝、大肠经。

【功效】清热解毒，凉血止血，止痢。

【主治】用于热毒血痢，痈肿疔疮，湿疹，丹毒，蛇虫咬伤，便血，痔血，崩漏下血。

【用法用量】9～15 g，内服。

【贮藏】置通风干燥处，防潮。

【使用注意】脾胃虚寒者慎服。

【药膳应用举例】

①适用于酒糟鼻丘疹期：金银花 20 g，马齿苋 40 g，薏苡仁 50 g，面粉 100 g，白糖适量。做法与用法：将马齿苋、金银花洗净，加入适量得水煮沸 30 分钟，取汁；薏苡仁磨成细粉，备用。把薏苡仁粉、白糖加入面粉中混合均匀，加入药汁揉搓成面团，用模具压成饼干。将饼干放入烘箱中烘熟即可。（《美容养颜药膳大全》）

②湿热血痢：马齿苋鲜草、粳米适量。马齿苋鲜草切断，粳米二合，加水煮粥，空腹食。（《特色中草药及配方 3》）

【现代药理学研究】

①具有保护肝脏功能的作用。

②神经保护和抗炎活性：马齿苋提取物对缺氧、鱼藤酮、D－半乳糖/亚硝酸钠和三氯化铝诱导的神经损伤具有保护作用；对耳肿胀、足肿胀、棉棒肉芽肿、溃疡性结肠炎等非特异性炎症，湿疹等变态反应炎症及脂多糖（lipopolysacharide，LPS）激活的巨噬细胞炎症具有抗炎作用。

③治疗糖尿病性腹泻。

④马齿苋酰胺 E 对帕金森病模型的保护作用：马齿苋提取物可以改善鱼藤酮等多种神经毒剂诱导的 PD 动物模型的运动能力、抑制神经细胞凋亡、增加纹状体内多巴胺含量。但是，马齿苋提取物中抗 PD 药效物质基础尚不明确。

木　瓜

【来源】本品为蔷薇科植物贴梗海棠的近成熟果实。

【异名】贴梗海棠、铁脚梨、川木瓜。

【性味归经】酸，温。归肝、脾经。

【功效】舒筋活络，和胃化湿。

【主治】用于湿痹拘挛，腰膝关节酸重疼痛，暑湿吐泻，转筋挛痛，脚气水肿。

【用法用量】6~9 g，内服。

【贮藏】置阴凉干燥处，防潮，防蛀。

【使用注意】体质虚弱、孕妇及过敏体质者慎服。

【药膳应用举例】

脾胃虚弱，肌肉无力：白术 20 g，陈皮 15 g，人参、荜茇、干姜各 10 g，木瓜 100 g，发酵面粉 160 g，大枣数枚。做法与用法：将白术、陈皮、人参、荜茇、干姜洗净，切碎，加入适量的水，煎煮 20 分钟；大枣洗净，去核。木瓜洗净，去皮，切块，备用。将面粉加入白术、陈皮、人参、荜茇、干姜药浆混合制成面团，待面醒后，做出糕状，备用。将其放入蒸盘内，每个糕上面放上 1 枚大枣及数块木瓜，蒸熟，即可。（《美容养颜药膳大全》）

【现代药理学研究】

①抗炎镇痛：木瓜苷可以抑制小鼠的乙酸扭体反应和甲醛第二相反应，具有明显的镇痛作用。其机制可能是木瓜苷作用于关节滑膜细胞，通过改善滑膜细胞异常的超微结构并抑制其过度分泌白介素 1（interleukin-1，IL-1）、肿瘤坏死因子（tumor necrosis factor-α，TNF-α）和前列腺素 E2（prostaglandin E2，PGE2），抑制细胞亢进的代谢、增值和分泌功能，从而达到治疗关节炎的作用。

②保肝作用：木瓜醇提物可有效降低四氯化碳（CCl_4）诱导小鼠急性肝损伤模型血液中丙氨酸氨基转移酶（alanine aminotransferase，ALT）、天冬氨酸氨基转移酶（aspartate aminotransferase，AST）水平，升高卡介苗 + 脂多糖（BCD + LPS）诱导小鼠免疫性肝损伤模型肝组织匀浆 SOD 水平，降低 MDA 水平，且有一定的量效关系。

③抗菌作用：宣木瓜乙醇提取物和水提物对细菌有广谱抑菌作用，既对革兰阴性菌如荧光假单胞菌等有抑制作用，也对革兰氏阳性菌如枯草杆菌等也有较强的抑制作用。

④抗氧化作用：木瓜果实中含有丰富的黄酮类、木瓜酚、皂苷类、维生素 C 等多种成分。研究发现木瓜不同溶剂提取物均具有一定的清除自由基能力，总黄酮含量越高清除自由基的能力越大，抗氧化能力越强。

⑤其他：熊果酸和齐墩果酸作为五环三萜类化合物，被认为具有较好的抗肿瘤作用。木瓜发酵液可显著提高小鼠血清溶血素含量、增强淋巴细胞转化功能，提高小鼠的免疫功能。木瓜提取物及牛磺酸复合制剂具有抗疲劳效应。

火麻仁

【来源】本品为桑科植物大麻的成熟果实。

【异名】麻子、麻子仁、大麻子、大麻仁、白麻子、冬麻子。

【性味归经】甘，平。归脾、胃、大肠经。

【功效】润肠通便。

【主治】用于血虚津亏，肠燥便秘。

【用法用量】10～15 g，内服。

【贮藏】置阴凉干燥处，防热，防蛀。

【使用注意】脾胃虚弱之便溏者，孕妇以及肾虚阳痿、遗精慎用。

【药膳应用举例】

①老年、孕妇、产妇津伤血虚大便干结，习惯性便秘：火麻仁 500 g，米酒 1000 mL。将火麻仁浸入酒内，密封贮存，7 日后即成。每服 30 mL，每日 2 次。（《家庭养生药酒现学现用》）

②气虚便秘：炙黄芪 30 g，人参 5 g，火麻仁 10 g，白蜜 20 g，粳米 100 g。先将黄芪、人参、火麻仁入砂锅煮沸，后改文火煎成浓汁，与粳米同加适量水煮粥。粥熟后调入白蜜，稍煮即可。早晚分 2 次服用。也可将人参制成粉剂，分 2 次调入粥中食用。（《中华食疗本草》）

【现代药理学研究】

①抗氧化和抗衰老：火麻仁油及甾醇均能延长家蚕各龄期生存时间，提示火麻仁甾醇可能是其补益、抗衰老的作用物质之一；火麻仁油还能提高亚急性衰老模型小鼠皮肤内 SOD 活性，清除过氧化物、改善蛋白质代谢、提高皮肤含水量及改善皮肤的形态功能等，有很好的抗衰老作用。

②镇痛、抗炎、抗血栓：临床实验和动物实验均表明火麻仁可明显阻止血脂上升，可降低衰老模型小鼠的血脂水平，具有抗血栓形成和抗凝血作用，有较强的抗炎和镇痛作用，其木脂素酰胺类提取物对小鼠急性肝损伤有保护作用。另外，火麻仁可调节血糖、血脂和血小板水平，促进脑组织发育，并能通过调节体内消脂素水平和肠道菌群平衡，促进排便和减肥作用。

③改善记忆：研究表明火麻仁提取物及火麻仁均可明显改善学习记忆能力。其机制可能是由于提高了脑组织抗氧化和清除自由基的能力，减轻神经细胞膜脂质过氧化，保护脑组织形态结构，改善衰老小鼠大脑皮层和海马组织内乙酰胆碱酯酶（Ache）和胆碱乙酰化转移酶（Chat）活性，恢复 Chat 和 Ache 两者之间的动态平衡，进而提高乙酰胆碱（Ach）含量，增强中枢胆碱能神经系统的功能。

④抗疲劳和免疫调节：火麻仁具有抗疲劳作用和增强免疫调节功能。通过研究小鼠的相关免疫学指标，发现火麻仁蛋白能明显延长小鼠游泳时间、降低血乳酸值、增加肝糖原含量，并明显增强小鼠 Con A 诱导的脾淋巴细胞转化和迟发型变态反应，提高小鼠抗体生成数和半数溶血值，增强小鼠巨噬细胞吞噬能力，增加小鼠外周血液中 T 淋巴细胞百分比，进而增强小鼠抗疲劳能力和可增强小鼠免疫调节作用。

⑤对消化系统的作用：张明发等通过实验研究表明，火麻仁有抑制胃肠推进运动，减少番泻叶引起的大肠性腹泻次数的作用，有便秘和腹泻的双向治疗作用，且有良好的抗溃疡作用和利胆作用。

⑥其他作用：火麻仁除了以上的药理作用之外，对于先天缺陷、酒精中毒、生理压力及一些变性疾病（高血压、糖尿病）引起的症状有良好的辅助治疗作用。

玉 竹

【来源】本品为百合科植物玉竹的根茎。

【异名】葳蕤、萎蕤。

【性味归经】甘，微寒。归肺、胃经。

【功效】养阴润燥，生津止渴。

【主治】用于肺胃阴伤，燥热咳嗽，咽干口渴，内热消渴。

【用法用量】浸泡、炖、蒸、煮、焖、熬。6～12 g。

【贮藏】置通风干燥处，防霉，防蛀。

【使用注意】痰湿气滞者禁服，脾虚便溏者慎服。

【药膳应用举例】

①热病伤阴之咽干咳嗽，心烦口渴，秋冬肺燥干咳，肺结核干咳：玉竹 30 g，瘦猪肉 100～150 g。加清水 400 mL，煎至 200 mL，用食盐、味精调味。每日 1 剂，可供 2～3 人服用。食肉饮汤，佐餐常食。(《饮食疗法》)

②气虚两虚所引起的面色萎黄、唇甲色淡、头目眩晕；心悸气短、健忘少寐、神疲乏力、舌质淡白、脉细无力：熟地（主药）、女贞子、党参、黄芪、玉竹（4 味为辅药）、陈皮（佐药）、蜂蜜、蔗糖、白酒。上药与蜂蜜、蔗糖、白酒制成药酒，每瓶 500 mL。每次服 15～20 mL，日服 2 次。(《家庭养生药酒现学现用》)

③上中消型糖尿病患者：玉竹 12 g，山药 15 g，黄瓜 100 g。做法与用法：a. 黄瓜洗净，去瓤，切块；玉竹洗净，切段；山药洗净，切薄片。b. 炖锅内放入黄瓜、山药、玉竹，加 600 mL 水，大火烧沸，改小火煮 35 分钟即成。(《中华养生保健药膳纲目》)

【现代药理学研究】

①免疫调节作用：玉竹提取物 PAOA 能使烧伤小鼠血清溶血素的水平和腹腔巨噬细胞吞噬功能明显提高，改善脾淋巴细胞对 Con A 的增殖反应，使伤小鼠的免疫功能恢复正常。小鼠淋巴细胞转化研究表明，PAOA 能抑制 T 细胞介导的免疫功能和 CEM 细胞抗原表达。

②降血糖作用：玉竹总提取物及不同分离部位对糖尿病大鼠血糖及肾功能影响的实验研究发现，玉竹除具有降血糖作用外，对肾脏功能可能有直接改善或保护作用，而这种作用的活性成分主要集中在其三氯甲烷分离部位。

③抗肿瘤作用：玉竹提取物 EB-PAOA 能对肉瘤 180 移植小鼠足垫形成的移植瘤产生抑制作用，且可延长肉瘤 180 腹腔移植瘤鼠的寿命。EB-PAOA 会干扰细胞的正常有丝分裂，而诱导人结肠癌 CL187 细胞和人宫颈癌 Hela 细胞的凋亡。

④抗衰老作用：玉竹多糖抗衰老作用明显，主要表现为清除自由基、提高免疫、抑制淋巴细胞凋亡等方面。

甘 草

【来源】本品为豆科植物甘草、胀果甘草或光果甘草的根和根茎。

【异名】甜草根，红甘草，粉甘草，国老。

【性味归经】甘，平。归心、肺、脾、胃经。

【功效】补脾益气，清热解毒，祛痰止咳，缓急止痛，调和诸药。

【主治】用于脾胃虚弱，倦怠乏力，心悸气短，咳嗽痰多，脘腹、四肢挛急疼痛，痈肿疮毒，缓解药物毒性、烈性。

【用法用量】2~10 g，内服。

【使用注意】不宜与海藻、京大戟、红大戟、甘遂、芫花同用。

【贮藏】置通风干燥处，防蛀。

【药膳应用举例】

①肝胃不和所致的胃痛、呕吐：吴茱萸、甘草各 5 g，红茶适量。锅中加适量清水，将吴茱萸和甘草放入，用小火煎沸 20 分钟。将红茶放入杯中，用煎沸的汤汁冲泡即可。或用纱布将吴茱萸、甘草包起来，放入锅中加水煎煮，30 分钟后滤出汁，趁热冲泡红茶。代茶温饮，每日 1~2 剂，药渣可续煎两次。吴茱萸具有温中止痛，理气止呕的功效。甘草具有补脾益气，清热解毒，祛痰止咳，缓急止痛，调和诸药之功效。此茶饮具有清热、降逆止呕、温中散寒、疏肝止痛的功效。阴虚火旺、内热盛者忌用。孕妇忌用或慎用。儿童慎用。（《茶饮老偏方》）

②脾胃气虚引起的食少便溏、面色萎黄、四肢乏力：党参、炙甘草、红枣各 30 g，炒白术 40 g，生姜 20 g，白茯苓 40 g，黄酒 1000 mL。将前 6 味共研为粗末，置容器中，加入黄酒，密封，浸泡 5~7 天后，过滤去渣，即成。口服，每次服 15~30 mL，日服 2 次。（《家庭养生药酒现学现用》）

③小儿夏季脾虚腹泻：人参、山药、甘草、白术、陈皮、桔梗、炒扁豆、茯苓、莲子各 8 g，砂仁 2 g，红枣 3 枚，面粉 100 g，白糖 30 g。做法与用法：将以上药物烘干，研成细粉，把药物同面粉和匀，加水适量，加入面粉、白糖揉好，发透，制成 5 厘米见方的糕点。把糕点放入蒸笼用武火蒸 15 分钟即成。每日 1 次。（《中华药膳纲目下》）

【现代药理学研究】

①抗病毒：甘草酸对治疗 SARS 病毒、乙型肝炎病毒、艾滋病毒等具有良好的抗病毒效果。在艾滋病的治疗中，它能够对艾滋病病毒的复制起到有效的抑制作用，达到阻止 HIV 传播、调节机体免疫力的作用。能够对乙肝病毒细胞表面抗原分泌感染起到很好的抑制作用，从而对肝细胞进行有效的保护。甘草多糖能够对 DNA、RNA 类病毒起到有效的抗病毒作用，能够有效地抑制疱病毒 11 型、水疱性口炎病毒以及牛痘病毒等。此外，对腺病毒 1 型、牛艾滋病病毒以及柯萨奇病毒等也有着较为明显的拮抗功能。

②抗菌、抗炎：甘草酸能够通过抑制脂加氧酶和磷脂酶 A2 的活性，达到降低 PGis 合成释放的目的，从而有效地起到抗炎的效用。甘草次酸对各类毛囊炎、急慢性皮炎等具有显著的抗菌、抗炎作用。近几年，人们又发现了它对肝硬化、传染型肝炎等有良好抗菌、抗炎效用。

③抗肿瘤：甘草酸、甘草次酸、甘草多糖能够很好地抑制 s180 肿瘤的细胞生长，诱导细胞凋亡，在进行化疗辅助治疗时，具有显著的抑瘤、抗癌效果。

④调节免疫：甘草多糖能够有效刺激 T 淋巴细胞增殖，达到增强抵抗力的效果。同时，

还具有促进免疫球蛋白产生，抑制补体活性的效用。

⑤保护心血管：甘草次酸同甘草黄酮都具有显著的抗心律失常功能，对人体的心血管系统具有非常好的保护作用，能够有效地降低动脉粥样硬化的发生。

白　芷

【来源】本品为伞形科植物白芷或杭白芷的根。

【异名】川白芷。

【性味归经】辛，温。归胃、大肠、肺经。

【功效】解表散寒，祛风止痛，宣通鼻窍，燥湿止带，消肿排脓。

【主治】用于感冒头痛，眉棱骨痛，鼻塞流涕，鼻衄，鼻渊，牙痛，带下，疮疡肿痛。

【用法用量】3～10 g，内服。

【贮藏】置阴凉干燥处，防蛀。

【使用注意】阴虚火旺证不宜服用。

【药膳应用举例】

①迎风流泪，素体虚寒易受风袭者：细辛 3 g，白术 20 g，菊花、川芎、白芷各 15 g。将上五味药材洗净，加水 1000 mL 煮沸，再转小火煮 20 分钟放凉即可。代茶饮用。咽喉疼痛者禁用。特别注意：本方细辛有小毒，故本方必须在中医执业医师指导下服用，不可擅自服用。（《茶饮老偏方》）

②适用于血瘀血燥，经络阻滞之面部黑斑，面色晦暗者：桃花 250 g，白芷 30 g，白酒 1 kg。方中桃花采自清明前后含苞初放者，与白芷同放入盛酒的瓶中，加盖密封，存放 1 个月，即可开封备用。每次取酒 15～30 mL，于空腹时饮之，每日 1～2 次，常饮。（《药膳食疗秘方全书》）

③缓解头痛、头晕等症：菊花 6 g，白芷、川芎、夏枯草、葛根各 10 g，豆腐 500 g，鲤鱼头 1 个（约 300 g），料酒、姜片、葱段、盐各适量。以上 5 味中药装纱布袋内；鲤鱼头处理干净；豆腐洗净，切块。炖锅内放入鱼头、药袋、姜片、葱段、盐、料酒，加入水 800 mL，放入豆腐，大火烧沸，改小火煮 35 分钟即成。（《中华养生保健药膳纲目》）

④外感风寒所致的鼻塞、头痛、眉棱骨痛等症：白芷 10 g，大米 100 g。将白芷择净，放入锅中，加适量清水，浸泡 5～10 分钟后，水煎取汁，加大米煮为稀粥，每日 1～2 剂，连续 2～3 日。（《中华食疗本草》）

【现代药理学研究】

①抗炎作用：小鼠灌胃白芷或杭白芷煎剂 4 g/kg，可明显抑制二甲苯所致小鼠耳部的炎症（$P < 0.01$）。

②解热镇痛作用：用蛋白胨皮下注射于大白兔背部造成的高热动物模型，用白芷或杭白芷煎剂 15 g/kg，有明显的解热作用。小鼠灌胃白芷或杭白芷煎剂 8 g/kg，对腹腔注射 1% 醋酸所致的小鼠扭体次数明显减少，作用与氨基比林 8 mg/kg 类似，$P < 0.001$。

③解痉作用：本品所含的佛手柑内酯、花椒毒素、异欧前胡素乙对兔回肠具有明显的解痉作用。异欧前胡素还能增加兔子宫的收缩力和蚯蚓肌的紧张性。东莨菪素对雌激素或氯化

钡所致在体或离体大鼠子宫痉挛有解痉作用，其 ED50 为 0.09 mg/kg。

④对心血管的作用：本品所含的异欧前胡素和印度榅桲素对猫有降血压的作用，50 mg/kg 降低动脉压 50%，作用维持时间为 1.5 小时。异欧前胡素与 N – 乙烯吡咯烷酮的共聚物可使猫动脉压降低的时间延长 5 ~ 10 倍，还能降低离体蛙心的收缩力。

⑤抗菌作用：白芷煎剂对大肠杆菌、痢疾杆菌、变形杆菌、伤寒杆菌、副伤寒杆菌、绿脓杆菌、霍乱弧菌、人型结核杆菌等均有抑制作用。本品所含的氧前胡素体外试验对 11 种菌株有抗菌作用；欧前胡素亦有抗菌作用花椒毒素；对人型结核杆菌 H37RV 的 MIC 为 100 mcg/mL。水浸剂对奥杜益氏小芽孢癣菌等致病真菌也有一定抑制作用。

⑥光敏作用：本品所含的香柑内酯、花椒毒素、异欧前胡素乙等呋喃香豆素类化合物为光活性物质，当它们进入机体后，一旦受到日光或紫外线照射，则可使受照射处皮肤发生日光性皮炎，发生红肿、色素增加、素皮增厚等。

⑦抗癌作用：异欧前胡素和自当归素具有对 Hela 细胞的细胞毒作用。

⑧抗辐射作用：白芷甲醇提取物 1 g/kg 于 X 线照射前 5 分钟腹腔注射，对小鼠皮肤损害有防护作用。

白 果

【来源】本品为银杏科植物银杏的成熟种子。

【异名】银杏、蒲扇。

【性味归经】甘、苦、涩，平；有毒。归肺、肾经。

【功效】敛肺定喘，止带缩尿。

【主治】用于痰多喘咳，带下白浊，遗尿尿频。

【用法用量】5 ~ 10 g，内服。

【注意】生食有毒。

【贮藏】置通风干燥处。

【使用注意】白果有小毒，生食或熟食过量会引起中毒。

【药膳应用举例】

肺气亏虚引起的气短懒言：母鸡 1 只，白果 5 g。母鸡去掉内脏，洗净切成 3 厘米大小方块，下锅煮开打去血沫，加姜块小火清炖。白果剥去硬壳和里面的软皮，抽去心芽，待鸡炖至六成熟下白果一起炖，炖至鸡肉离骨即可。（民间验方）

【现代药理学研究】

①祛痰平喘作用：白果的乙醇提取物给小鼠腹腔注射，可使呼吸道酚红分泌增加，有祛痰作用。对离体豚鼠气管平滑肌表现微弱的松弛作用。对二氧化硫所致大鼠实验性气管炎，能使气管分泌物功能改善，杯状细胞减少，黏液分泌减少，炎症病变减轻。白果可以通过降低过敏反应血清中 IL-4、IL-5 的水平和对辅助性 T 淋巴细胞（Th2）的作用而发挥平喘作用。

②抗病原微生物作用：白果肉、白果汁、白果酸，尤其是白果酸具有抗菌作用。白果对葡萄球菌、链球菌、白喉杆箱、炭疽杆菌、枯草杆菌、大肠杆菌、伤寒杆菌等也有不同程度

的抑制作用。

③对循环系统的作用：白果外种皮水提取物静脉注射，能显著降低麻醉犬血压及左心室压力，可使大鼠离体心脏灌流模型主动脉输出量逐渐减少，冠脉流量则增加。

④抗炎作用：白果外种皮水溶性成分对非特异性免疫、体液免疫和细胞免疫功能均有抑制作用。对炎症早期的毛细血管渗透性增强、炎性渗出和水肿有很好的抑制作用，对慢性炎症和免疫性炎症同样有效。

⑤抗过敏作用：白果外种皮水溶性成分能阻止过敏介质的释放及直接拮抗过敏介质起的豚鼠回肠平滑肌的收缩。白果酸能抑制小鼠的被动性皮肤过敏反应和大鼠颅骨骨膜肥大细胞的脱颗粒释放作用，并能直接对抗抗原诱发的致敏豚鼠回肠平滑肌的收缩和肺灌流量的减少，也能拮抗过敏介质组胺、慢反应物质对豚鼠回肠收缩。

⑥抗衰老作用：外种皮水溶性成分灌胃能抑制小鼠脾脏组织老年色素颗粒形成，使已形成的色素颗粒变得分散，数量减少，有一定的抗衰老作用。

⑦抗肿瘤作用：白果酸性成分中的十七碳烯链水杨酸和白果黄素均有很强的抑制 EB 病毒的活性，对致癌启动因子有很强的抑制效果。酚酸性成分对小鼠肉物表现出显著的抗肿瘤活性。

⑧其他作用：白果提取物对实验性脑缺血大鼠可增加存活率，减轻缺血症状；对离体兔肠有麻痹作用，对离体子宫有收缩作用。白果乙醇提取物有明显的促进实验动物毛发生长的作用。

白扁豆

【来源】本品为豆科植物扁豆的成熟种子。

【异名】藊豆、白藊豆、南扁豆。

【性味归经】甘，微温。归脾、胃经。

【功效】健脾化湿，和中消暑。

【主治】用于脾胃虚弱，食欲不振，大便溏泄，白带过多，暑湿吐泻，胸闷腹胀。炒白扁豆健脾化湿。用于脾虚泄泻，白带过多。

【用法用量】9~15 g，内服。

【贮藏】置干燥处，防蛀。

【使用注意】白扁豆含有对人体有毒性作用的成分，故不宜生吃或未熟透食用。

【药膳应用举例】

①脾胃虚弱所致的消化不良，饮食不香，大便稀溏，形体瘦弱：炒白扁豆 150 g，人参（可用党参 3 倍量替代）、白术、云茯苓、甘草、炒山药各 200 g，莲子肉、桔梗、薏苡仁、砂仁各 100 g，陈皮 150 g。上药除人参外，共研为末，分为 30 g 每包。每日用一包，加大枣（剖开）3 枚，加清水煎透，置于保温瓶中，盖焖 20 分钟。另用人参片 3.5 g，加水小半碗，放入锅中炖半小时，然后将汁兑入药茶，参片嚼细吞咽。本药茶于一日内频频饮完。（《太平惠民和剂局方》）

②急性肾炎、慢性肾炎等症：西洋参 6 g，茯苓、莲子，芡实、薏米、白扁豆、山药、

藕粉各 50 g，白砂糖适量。将前 7 味药材研成细粉，放入藕粉调匀，加入白砂糖、清水，揉匀成软糕状，切块。软糕上笼，用大火蒸 20 分钟即成。（《二十四节气药膳大全集》）

③脾虚久泻：白扁豆 300 g，黑芝麻 20 g，蜜饯樱桃 10 g，猪油、白砂糖各 250 g。白扁豆去皮后上锅蒸熟压制成泥，黑芝麻炒香研末，炒锅上火加入猪油烧热，倒入豆泥翻炒至水分将尽，加入白砂糖、黑芝麻粉、樱桃炒匀即成。每服 30 g，每日 2 次，以开水冲服。（《豆疗偏方》）

【现代药理学研究】

①抗菌、抗病毒作用：刘有能发现白扁豆对痢疾杆菌有抑制作用，实验显示白扁豆水提物对小鼠 Columbia SK 病毒有抑制作用。另外有研究也发现，白扁豆对食物中毒所起发的急性胃肠炎、呕吐等症状有解毒作用。

②抗氧化活性：对白扁豆中多糖的体外抗氧化活性进行试验，结果表明白扁豆多糖对超氧离子自由基和羟基自由基有不同程度的清除作用。对正常小鼠体内抗氧化试验分析发现，白扁豆可使 SOD 活力提高，从而提高小鼠的抗氧化能力。

③对神经细胞缺氧性凋亡坏死的保护：用白扁豆多糖对神经细胞缺氧性凋亡的保护作用机制进行研究发现，其多糖可通过减少 Bax 的表达，相对提高 Bcl-2 的表达及其与 Bax 比例，从而阻断由缺氧诱导神经细胞凋亡和保护神经。

④对酒精性肝病（alcoholic liver disease，ALD）的保护：通过大鼠试验研究发现，白扁豆多糖可降低 ALD 模型大鼠的肝指数和血清中的 ALT、AST、TG、TC 的水平，并可改善肝组织病理形态，可以上调 SOD、GSH-Px 的表达，能对 ALD 起到防治作用。

龙眼肉（桂圆）

【来源】本品为无患子科植物龙眼的假种皮。

【异名】桂圆肉、亚荔枝。

【性味归经】甘，温。归心、脾经。

【功效】补益心脾，养血安神。

【主治】用于气血不足，心悸怔忡，健忘失眠，血虚萎黄。

【用法用量】9 ~ 15 g，内服。

【贮藏】置通风干燥处，防潮，防蛀。

【使用注意】脾胃有痰火及湿滞停饮、消化不良、恶心呕吐者忌服。

【药膳应用举例】

①身体虚弱、皮肤粗糙、老化等：桂圆肉 250 g，枸杞子 120 g，当归、菊花各 30 g，白酒 3500 mL。将前 4 味入布袋，置容器中，加入白酒，密封，浸泡 30 天后，过滤去渣，即成。口服。每次服 10 ~ 15 mL，日服 2 次。（《家庭养生药酒现学现用》）

②适用于内、外痔及气血不足等症：党参 25 g，桂圆肉 20 g，猪瘦肉 500 g，花椒粒、盐、鸡精、料酒各适量。桂圆肉、党参分别洗净；猪瘦肉洗净，切块。锅内放入桂圆肉、党参、猪瘦肉、花椒粒、料酒，加入适量水，大火烧沸，改小火炖 35 分钟，加入盐、鸡精调味即成。（《中华养生保健药膳纲目》）

③气血亏虚型老年性眩晕症：党参、黄芪、当归、熟地黄各 10 g，龙眼肉 15 g，大枣 10 枚，糯米 100 g。肝胃不和证，冰糖适量，龙眼肉洗净，大枣去核；其余各药分别洗净，加水 300 mL，煎半小时，去渣收取浓汁。糯米淘净，加水 800 mL，大火烧开后，加入龙眼肉和大枣，转用小火慢熬成粥，下药汁和冰糖，至冰糖溶化。分两次早晚乘温空腹服，每周 2～3 剂。（《药粥妙用治百病》）

【现代药理学研究】

①抗应激作用：桂圆肉和蛤蚧的提取液，对小鼠遭受低温、高温、缺氧刺激有明显的保护作用。

②抗焦虑：甲醇提取物皮下给予小鼠（2.0 g/kg），发现小鼠冲突缓解试验饮水次数明显增加。证明具有明显的抗焦虑活性。

③对内分泌的影响：龙眼肉的乙醇提取物 2.5 g/（kg·d）、5.0 g/（kg·d），可明显降低雌性大鼠血清中催乳素的含量，雌二醇和睾酮只在大剂量才显著减少，明显增加黄体酮和促卵胞刺激素的含量，而对促黄体生成素无影响。因此，龙眼肉乙醇提取物可明显影响大鼠垂体—性腺轴的机能。

④抗氧化作用：龙眼多糖对 2 种自由基均有不同程度的清除作用，但对超氧阴离子自由基的清除作用不太明显，对羟自由基当多糖浓度大于 100 μg/mL 时清除能力与浓度有一定的量效关系。

⑤抗菌作用：龙眼肉的水浸剂（1∶2）在试管内对奥杜盎小芽孢癣菌有抑制作用。煎剂用纸片法测试对痢疾杆菌有抑制作用。

⑥抗衰老作用：龙眼肉可以抑制体内的一种黄素蛋白酶——脑 B 型单胺氧化酶（MAO-B）的活性，这种酶和机体的衰老有密切的关系，即 MAO-B 的活性升高可加速机体的老化过程。

⑦抗肿瘤作用：龙眼肉水浸液对人的子宫颈癌细胞 JTC-26 有 90% 以上的抑制率，比对照组博莱霉素（抗癌化疗药）要高 25% 左右，几乎和常用的抗癌药物长春新碱相当。

⑧增强免疫作用：龙眼多糖能使小鼠的抗体数明显升高，同时使动物的溶血空斑数明显增加，能明显增强小鼠迟发型变态反应，能明显增强 ND 细胞的活性，能明显增强细胞的吞噬率及吞噬指数。

⑨其他作用：龙眼肉甲醇提取物与戊巴比妥钠同时使用，低剂量时能够增强睡眠频率和睡眠时间，与毒蝇蕈醇有协调作用，能增强睡眠初期和增强戊巴比妥钠诱导的睡眠时间。

决明子

【来源】本品为豆科植物决明或小决明的成熟种子。

【异名】决明、草决明、马蹄决明、假绿豆。

【性味归经】甘、苦、咸，微寒。归肝、大肠经。

【功效】清热明目，润肠通便。

【与主治】用于目赤涩痛，羞明多泪，头痛眩晕，目暗不明，大便秘结。

【用法用量】9～15 g，内服。

【贮藏】置干燥处。

【备注】需经过炮制方可使用。

【使用注意】脾胃虚寒、脾虚泄泻者慎服。

【药膳应用举例】

夜盲症：决明子、枸杞子各9 g，猪肝适量。水煎，食肝服汤。（《浙江药用植物志》）

【现代药理研究】

①降压：刘菊秀等人研究表明决明子提取物静脉注射可以在不影响自发性高血压大鼠呼吸和心率的情况下降低大鼠的舒张压和收缩压，没有出现明显的副作用，疗效优于利血平。

②降脂：决明子蛋白质和蒽醌苷可防治高脂血症，能显著降低高脂血症大鼠的总胆固醇（total cholesterol，TC）、三酰甘油（triacylglycerol，TG）、低密度脂蛋白胆固醇（low density lipoprotein cholesterol，LDL-C）等指标。

③保护眼睛：决明子可激活眼组织睫状肌中乳酸脱氢酶，并使其活性显著提高，增加眼组织中三磷酸腺苷含量，效果明显优于对照组（$P < 0.01$），从而达到保护眼睛的作用，防治近视眼老花眼、眼结膜炎等眼疾。

④调节免疫：决明子提取液通过提高小鼠腹腔巨噬细胞的吞噬率和吞噬指数对免疫功能产生影响。决明子蒽醌苷可以增强 T 及 B 淋巴细胞的增殖活性。

⑤抑菌作用及对肠道菌系作用：决明子提取物对金黄色葡萄球菌、白色葡萄球菌、巨大孢杆菌、伤寒杆菌、副伤寒杆菌、乙型副伤寒杆菌及大肠埃希氏菌均有抑制作用。决明子对肠道正常菌群生长有重要的促进作用。

⑥清除自由基、抗氧化：决明子提取物对超氧阴离子自由基、羟基自由基和过氧化氢自由基均有较好的清除作用，从而延缓了机体的衰老和恶性疾病的产生。

⑦抗衰老：决明子蛋白质和蒽醌苷通过显著降低衰老小鼠脑组织中脂质过氧化产物丙二醛的含量，提高脑组织超氧化物歧化酶水平和减少肝组织中脂褐素含量。

⑧减肥：决明子水煎剂通过调节葡萄糖及脂肪代谢，明显抑制营养性肥胖大鼠体重的增加，降低李氏指数、空腹血清三酰甘油、丙二醛及游离脂肪酸含量，增强抗脂质过氧化，改善或纠正胰岛素抵抗。

百　合

【来源】本品为百合科植物卷丹、百合或细叶百合的肉质鳞叶。

【异名】强瞿、番韭、山丹、倒仙。

【性味归经】甘，寒。归心、肺经。

【功效】养阴润肺，清心安神。

【主治】用于阴虚燥咳，劳嗽咳血，虚烦惊悸，失眠多梦，精神恍惚。

【用法用量】6～12 g，内服。

【贮藏】置通风干燥处。

【使用注意】风寒咳嗽及中寒便溏者忌服。

【药膳应用举例】

①肺虚咳喘，各类贫血、咯血、癌肿虚症：百合 30 g，赤小豆 50 g，红枣 20 枚，薏苡仁 50 g。百合、赤小豆、薏苡仁煮至半熟，放入红枣，再煮至熟即成。可酌加白糖、桂花。每日 1 剂，分 2 次饭后饮用。(《肿瘤药膳》)

②适用于咳嗽、反胃、吐血、肺结核等：鲜桔梗、鲜百合各 100 g，韭菜 500 g，姜片、葱段、盐、味精、植物油各适量。桔梗洗净，切段；百合洗净，撕瓣；韭菜洗净，切段。炒锅内放植物油烧至七成热，放入姜片、葱段爆香，放入桔梗、百合、韭菜翻炒，熟后放入盐、味精调味即成。(《二十四节气药膳大全集》)

【现代药理学研究】

①抗癌作用：百合所含的秋水仙碱能抑制癌细胞的增殖，其作用机理为抑制肿瘤细胞的纺锤体，使其停留在分裂中期，不能进行有效的有丝分裂，特别是对乳癌的抑制效果比较好。

②对呼吸系统的影响：百合水煎剂对氨水引起的小鼠咳嗽也有止咳作用，百合经蜜制后，对上述两种化学刺激性咳嗽的止咳作用增强；百合还可以通过增加气管分泌起到祛痰作用。另外，百合还可以对抗组织胺引起的哮喘。

③耐缺氧与抗疲劳作用：百合水提液、水煎醇沉液均可延长正常小鼠常压耐缺氧和异丙肾上腺素所致耗氧增加的缺氧小鼠存活时间。

④降血糖作用：2 种百合多糖（LP1，重均相对分子质量为 79400 的葡萄甘露聚糖；LP2，重均相对分子质量为 18150 的酸性多糖），200 mg/kg 剂量 LP1 的降血糖效果接近 150 mg/kg 剂量的苯乙双胍、200 mg/kg LP2 的降血糖效果则超过 150 mg/kg 剂量的苯乙双胍，表明百合多糖 LP1 及 LP2 均对四氧嘧啶引起的糖尿病模型小鼠有明显的降血糖作用。

⑤促进免疫功能：百合中的水溶性多糖，能够促进机体细胞免疫功能，对小鼠免疫功能具有明显的调理作用，百合水提液可明显延长戊巴比妥钠睡眠时间，并使阈下量戊巴比妥钠睡眠率显著提高，对硝基氯苯所致的迟发型过敏反应有抑制作用。

肉豆蔻

【来源】本品为肉豆蔻科植物肉豆蔻的种仁。

【异名】肉果、玉果。

【性味归经】辛，温。归脾、胃、大肠经。

【功效】温中行气，涩肠止泻。

【主治】用于脾胃虚寒。久泻不止，脘腹胀痛，食少呕吐。

【用法用量】3 ~ 10 g，内服。

【贮藏】置阴凉干燥处，防蛀。

【备注】种皮仅作为调味品使用。

【使用注意】用量不宜过大，过量可能引起中毒。

【药膳应用举例】

适合于唇甲不华者：肉豆蔻、山药各 20 g，白菜 50 g，乌鸡肉 100 g，面粉 180 g，食盐、大豆油、香油、葱、生姜适量。做法与用法：将肉豆蔻、山药根洗净，切碎，加入适量的水，煎煮20分钟；乌鸡肉、白菜、葱、生姜洗净，切碎，备用。将面粉加入肉豆蔻、山药药浆混合制成面团，擀成厚皮，备用。乌鸡肉碎、白菜碎、葱碎、生姜碎加入适量的食盐、大豆油、香油混合均匀制成馅，备用。厚皮上面撒上馅，卷好，制成花卷状，用锅蒸熟，即可。（《美容养颜药膳大全》）

【现代药理学研究】

①心血管药理作用：肉豆蔻能对心脏病进行急、慢性治疗，急性治疗时能兴奋心脏，慢性治疗时导致进行性机能降低，研究者认为作用物为肉豆蔻醚和榄香素。

②中枢药理作用：肉豆蔻挥发油可使由乙醇引起鸡的睡眠时间延长，该作用可能与抑制单胺氧化酶有关。此外其挥发油的丁香酚类（丁香油酚、甲基丁香油酚）通过腹腔注射使小鼠翻正反射消失，这与其麻醉作用产生的中枢抑制有关。

③胃肠平滑肌作用：肉豆蔻水煎剂对兔离体回肠有轻度兴奋作用，使收缩增加；高浓度表现短时间兴奋随即转为抑制。肉豆蔻挥发油是止泻的主要成分。

④抗肿瘤作用：肉豆蔻对3-甲基胆蒽诱发的小鼠子宫癌有一定抑制作用。对二甲基苯并蒽诱发的小鼠皮肤乳头状瘤亦有抑制作用。

肉　桂

【来源】本品为樟科植物肉桂的树皮。

【异名】中国肉桂、玉桂、牡桂、菌桂。在调味品中也称"桂皮"。

【性味归经】辛、甘，大热。归肾、脾、心、肝经。

【功效】补火助阳，引火归元，散寒止痛，温通经脉。

【主治】用于阳痿宫冷，腰膝冷痛，肾虚作喘，虚阳上浮，眩晕目赤，心腹冷痛，虚寒吐泻，寒疝腹痛，痛经经闭。

【用法用量】1~5 g，内服。

【注意】有出血倾向者及孕妇慎用；不宜与赤石脂同用。

【贮藏】置阴凉干燥处。

【使用注意】阴虚火旺忌服，孕妇慎服。

【药膳应用举例】

①闭经：牛膝30 g，香附15 g，当归15 g，红花、肉桂9 g。将上药切碎，用白酒500 mL浸泡7日即可。早晚各服一次，早上服5~10 mL，晚上服10~20 mL，服至月经来潮为止。体强者可增服药酒剂量至20~30 mL，可缩短治疗期。（《茶酒疗法》）

②脾胃虚寒型胃癌：党参、白术、茯苓、神曲各10 g，炮姜、肉桂、砂仁各5 g，粳米100 g，红糖适量。砂仁捣碎，各药分别洗净，加水300 mL，煎半小时，去渣收取浓汁。粳米淘净，加水800 mL，大火烧开后，转用小火慢熬成粥，下药汁和红糖，至红糖溶化，分两次早晚空腹温服，每周服3剂。（《药粥妙用治百病》）

【现代药理学研究】

①抗氧化：肉桂能抗氧化是因其挥发油中含有还原性的桂皮醛、桂皮酸及醋酸桂皮酯等

化学物质,它们能抑制脂质过氧化及清除自由基。

②抗菌:研究发现肉桂中醛类和醇类的化学物质能有效抑制细菌和真菌的活性,对于临床上的应用有着重大意义。

③抗肿:肉桂中的桂皮醛和桂皮酸能提高机体的免疫力,保护细胞并防止细胞辐射而诱变,且有效阻止多种肿瘤细胞的无限繁殖。近年来有相关报道桂皮醛对 HeLa 细胞、A-549 细胞和 HepG2 细胞起到抑制作用。

④抗溃疡:有研究证实了肉桂含有抗溃疡活性物质,分别是桂皮苷、肉桂苷等。

⑤降血糖、降血脂:肉桂能有效维持胰岛 B 细胞的活性以及胰岛素的分泌,并能刺激胰岛 B 细胞,分泌更多的胰岛素,提高机体胰岛素的敏感性,减少对糖分的吸收,产生一定的抗糖尿病效应。

⑥对消化系统的影响:肉桂能加强肠胃的消化功能,有效消除肠胃中的积气,对消化系统具有一定的刺激作用,能明显减缓肠胃的痉挛性疼痛,还能增强胃黏膜的血流量,促进血液循环,有效阻止胃溃疡的生成。

⑦镇痛作用:朱自平等曾做过肉桂的药理实验,证实了肉桂中的桂皮醛能有效增强实验小鼠对热刺激的痛阈作用,并有效缓解接受乙酸刺激后的实验小鼠在相同的单位时间内明显减少身体扭动次数。

⑧其他:肉桂还具有驱虫、壮阳、解痉、解热、治疗痛经、止咳、调节中枢神经系统、内分泌系统及调节机体免疫、阻碍酪氨酸酶的生成、抑制醛糖还原酶活性等药理作用。

余甘子

【来源】本品为藏族习用药材。为大戟科植物余甘子的成熟果实。

【异名】余甘、庵摩勒、庵摩落迦果、土橄榄、望果、油甘子、牛甘子。

【性味归经】甘、酸、涩,凉。归肺、胃经。

【功效】清热凉血,消食健胃,生津止咳。

【主治】用于血热血瘀,消化不良,腹胀,咳嗽,喉痛,口干。

【用法用量】3~9 g,多入丸、散服。

【贮藏】置阴凉干燥处。

【使用注意】脾胃虚寒者慎服。

【药膳应用举例】

哮喘:余甘子21个,先煮猪心肺,去浮沫再加余甘子煮熟连汤吃。(《昆明民间常用草药》)

【现代药理学研究】

①抗氧化:实验证明,余甘子提取物具有良好的清除自由基和抗氧化的作用。从余甘子乙酸乙酯部位分离得到 8 个化合物,发现单体化合物中没食子酸 DPPH 自由基清除作用较强。

②抗肿瘤:余甘子总酚酸和总黄酮不同配伍比例对癌细胞的抑制作用,发现余甘子总酚酸和总黄酮对肝脏肿瘤细胞增殖有明显的抑制作用,并且能增强机体特异性免疫功能和非特

异性免疫功能的作用。

③抗动脉粥样硬化：余甘子可通过调整家兔脂质代谢、提高抗氧化能力减少脂质过氧化、保护内皮功能抑制动脉内膜内皮素 –1 基因表达而起到防止兔实验性动脉粥样斑块形成的作用。余甘子的两个可溶性鞣质成分 Phy-13 和 Phy-16 能够对抗 ox-LDL 诱导的动脉粥样硬化，这可能是余甘子治疗动脉粥样硬化相关疾病的重要机制之一。

④抑菌、抗炎及抗病毒：余甘子 70% 乙醇提取物仅对啤酒酵母有一定的抑菌活性。复方余甘子含片在体外对金黄色葡萄球菌、乙型溶血性链球菌、肺炎链球菌有一定的抑制作用，但对优势菌甲型链球菌无抑制作用。

⑤抗疲劳及增强免疫功能：余甘子提取物能增强小鼠溶血素形成的能力，提示其能提高抗原诱导循环抗体水平，从而实现提高机体的体液免疫力的作用；能提高小鼠的腹腔巨噬细胞吞噬功能、促进淋巴细胞转化；能改善小鼠迟发型变态反应，对小鼠特异性细胞免疫功能有促进作用。

⑥保护肝、肺功能：余甘子提取物能减少 TNF-α、TGF-β 的含量，升高 SOD 活性，其作用呈剂量依赖性，余甘子提取物对 CCl_4 致小鼠肝纤维化模型具有较好的抗肝纤维化作用。

⑦降血脂、降血糖：余甘子丸具有调节大鼠高脂血症的脂代谢和增强抗脂质过氧化的作用。余甘子提取物对血糖也有一定的降低作用，其降糖作用可能与抑制糖异生、增加肝糖原含量、抑制 α – 葡萄糖苷酶及增加机体对胰岛素敏感性有关。

⑧生发脱发：余甘子有显著的生发作用。藏红花、冬虫夏草等十几种藏药能帮助周围血液循环功能，协助余甘子生发、养发、护发目的。

⑨抗痛风性关节炎：余甘子不同提取部位提取物对大鼠急性痛风性关节炎的作用，发现余甘子正丁醇提取物和乙酸乙酯提取物对大鼠痛风性关节炎有明显的抗炎镇痛作用。

⑩降血压：由西青果、诃子、余甘子 3 味药组成，并采用维吾尔药传统工艺制成的蜜膏类复方制剂，对高血压患者有一定的治疗效果。

佛 手

【来源】本品为芸香科植物佛手的果实。

【异名】佛手柑、五指橘、飞穰、蜜罗柑、五指香橼、五指柑。

【性味归经】辛、苦、酸，温。归肝、脾、胃、肺经。

【功效】疏肝理气，和胃止痛，燥湿化痰。

【主治】用于肝胃气滞，胸胁胀痛，胃脘痞满，食少呕吐，咳嗽痰多。

【用法用量】3 ~ 10 g，内服。

【贮藏】置阴凉干燥处，防霉，防蛀。

【使用注意】阴虚火旺者慎服。

【药膳应用举例】

脾胃气滞引起的腹胀腹痛：佛手 10 g，猪小肠 1 尺，水煎服，食小肠喝汤。《闽南民间草药》

【现代药理学研究】

①黄酮类的药理作用：黄酮类药物有降低肠道吸收胆固醇的速率，降低实验性动脉粥样硬化家兔血清胆固醇水平；佛手中黄酮类物质可以通过抗氧化作用及降低炎症因子、促进细胞及蛋白因子的表达，降低血脂、保护血管，发挥抗动脉粥样硬化的作用。

②橙皮苷：成分橙皮苷可以改善 2 型糖尿病的胰岛素抵抗指数。同时橙皮苷具有体内外抗脂质氧化的作用，对心肌感染及动脉粥样硬化患者脂质的过氧化物的形成均有良好的抑制作用，对自由基有清除作用并呈剂量依赖关系。

③香豆素：香豆素类物质是佛手中含量较多的一类活性成分，具有抗菌、抗肿瘤、平滑肌松弛和抗凝血等作用。

④挥发油：佛手挥发油对人乳腺癌细胞具有抑制作用。佛手挥发油有抗抑郁作用，但其抗抑郁作用的机制还有待深入阐明。报道佛手的乙酸乙酯提取液具有良好的止咳祛痰作用。佛手挥发油中含有一种香芹酚，可竞争性阻断过氧化物酶增值物激活受体，抑制环氧酶 2 的表达，从而发挥抗炎作用。

⑤单糖：广式佛手中的单一多糖具有抗感染，降血糖，抗肿瘤、提高免疫力和抗艾滋病等作用。研究证明佛手多糖通过多种机制参与脂代谢。佛手多糖可以调节高脂血症，可以降低总胆固醇和三酰甘油含量。

杏仁（苦、甜）

【来源】本品为蔷薇科植物山杏、西伯利亚杏、东北杏或杏的成熟种子。

【异名】杏核仁、杏子、木落子、苦杏仁、杏梅仁。

【性味归经】苦，微温；有小毒。归肺、大肠经。

【功效】降气止咳平喘，润肠通便。

【主治】用于咳嗽气喘，胸满痰多，肠燥便秘。

【用法用量】5 ~ 10 g，生品入煎剂后下。

【注意】内服不宜过量，以免中毒。

【贮藏】置阴凉干燥处，防蛀。

【使用注意】苦杏仁需经过炮制方可使用。

【药膳应用举例】

①慢性支气管炎、哮喘等：紫苏 120 g，杏仁、栝蒌、贝母、法夏、茯苓、干姜、细辛、枳壳、百部、白前、桔梗、桑皮、枇杷各 30 g，粉甘草、白蔻仁、五味子各 15 g，广陈皮 60 g，白酒 5 L。共密封浸泡 7 天即成。每天 30 ~ 60 mL，每日 1 次，饭前或睡前饮服。（《家庭养生药酒现学现用》）

②产后咳嗽，兼见肺脾两虚而无寒热之邪相挟者：山药 200 g，粟米 250 g，杏仁 500 g（去皮尖），酥油适量。空腹时，用沸水冲调杏米面 10 ~ 20 g 成汤，放入适量山药泥及酥油调匀饮服。（《饮膳正要》）

【现代药理学研究】

①镇咳平喘作：苦杏仁主要有镇咳、平喘作用，其活性成分苦杏仁苷内服后，在体内

β-葡萄糖苷酶作用下分解为氢氰酸和苯甲酸，氢氰酸对呼吸中枢有一定的抑制作用，使呼吸运动趋于安静从而达到镇咳平喘的作用。

②抗炎镇痛作用：通过小鼠热板法和醋酸扭体法证实，苦杏仁苷具有镇痛作用，且无耐药性；有研究者用苦杏仁苷作用于 LPS 处理的 RAW264.7 癌细胞，结果显示其炎症分子标志物血清 TNF-α 和 IL-1β 受到抑制。

③抗氧化作用：有人研究杏仁的抗氧化作用发现，不同品种的杏仁都能有效地清除自由基，并有还原能力。有研究者从杏仁中提取得到总酚类成分，并发现这些酚酸类成分清除自由基的能力比化学合成的抗氧化剂还要显著。

④对消化系统的作用：苦杏仁味苦下气，并且含有大量的脂肪油，脂肪油能提高黏膜对肠内容物的润滑作用，故有润肠通便之功能。

⑤对心血管疾病的作用：苦杏仁油中不饱和脂肪酸的含量很高，不饱和脂肪酸在降血脂、抗血栓、抑制变态性病症等多方面均对人体有重要作用。

⑥对泌尿系统的作用：苦杏仁苷能明显延缓肾间质纤维化的进程，具有抗纤维化作用；还有研究表明苦杏仁苷能提高人肾成纤维细胞分泌的 I 型胶原酶活性，抑制人肾纤维细胞增殖和 I 型胶原的表达，促使人肾纤维细胞凋亡。

⑦对免疫系统的作用：通过研究苦杏仁苷对大鼠佐剂性炎症和小鼠碳粒廓清的影响，证明了它能抑制佐剂性炎症，增强巨噬细胞的吞噬功能，具有调节免疫功能的作用。

⑧杀虫作用：有研究表明苦杏仁精油对家蝇、白纹伊蚊以及黏虫均具有很强的熏蒸杀虫活性，且作用浓度低、作用时间快，可用于开发高效低毒的卫生害虫熏蒸剂以及农田害虫熏蒸剂。

沙 棘

【来源】本品为蒙古族、藏族习用药材。为胡颓子科植物沙棘的成熟果实。

【异名】醋柳、酸刺、达日布。

【性味归经】酸、涩，温。归脾、胃、肺、心经。

【功效】健脾消食，止咳祛痰，活血散瘀。

【主治】用于脾虚食少，食积腹痛，咳嗽痰多，胸痹心痛，瘀血经闭，跌仆瘀肿。

【用法用量】3~10 g，内服。

【贮藏】置通风干燥处，防霉，防蛀。

【现代药理学研究】

①抗血栓形成作用：沙棘黄酮提取物可使大鼠颈总动脉血栓形成的时间、血栓长度显著缩短，血栓的质量减少，血小板聚集率降低，红细胞比容以及血液黏度降低。

②降血脂、减轻体质量作用：沙棘黄酮提取物可使由高脂饮食诱导的 C57BL/6 小鼠的高三酰甘油和高血糖下降，体质量减轻，其作用机制可能通过抑制过氧化物酶体增殖物激活受体 γ（peroxisome proliferators-activated receptors-γ，PPAR-γ）表达、上调 PPAR-α 表达和抑制脂肪组织炎症有关。

③抗动脉粥样硬化作用：沙棘黄酮提取物可上调动脉粥样硬化模型大鼠自噬相关蛋白

Beclin-1 和微管相关蛋白 LC3 的表达，引起了机体的自噬，进一步减少内皮细胞粥样斑块或细胞浸润，阻止氧化应激反应的进展从而预防大鼠动脉粥样硬化。

④降压作用：沙棘黄酮提取物可使高糖模型大鼠的高收缩压下降，可显著降低自发性高血压大鼠的收缩压及主动脉内膜厚度。

⑤降血糖作用：沙棘黄酮提取物可降低由链脲佐菌素导致的糖尿病模型大鼠的高血糖，可使高血糖模型小鼠的空腹血糖下降。

⑥抗肿瘤作用：沙棘黄酮提取物可抑制前列腺癌 PC-3 细胞体外增殖，其机制可能与下调 B 淋巴细胞瘤 2 基因（B-cell lymphoma，Bcl-2）和上调 Bcl-2 相关 X 蛋白（Bcl-2 associated X protein，Bax）的表达及将细胞周期阻滞在 G2/M 期有关。

⑦增强免疫功能作用：沙棘黄酮提取物具有增强免疫功能的作用，对小鼠特异性免疫及非特异性免疫功能均有显著促进和提高作用。

⑧抑菌作用：沙棘黄酮提取物对金黄色葡萄球菌、大肠埃希菌和枯草芽孢杆菌均有抑制效果，抑菌作用大小为大肠埃希菌 > 枯草芽孢杆菌 > 金黄色葡萄球菌。体外抑菌试验发现沙棘黄酮提取物对蜡样芽孢杆菌、铜绿假单胞菌、金黄色葡萄球菌均有明显的抑菌活性。

芡 实

【来源】本品为睡莲科植物芡的成熟种仁。

【异名】鸡头米、鸡头苞、鸡头莲。

【性味归经】甘、涩，平。归脾、肾经。

【功效】益肾固精，补脾止泻，除湿止带。

【主治】用于遗精滑精，遗尿尿频，脾虚久泻，白浊，带下。

【用法用量】9～15 g，内服。

【贮藏】置通风干燥处，防蛀。

【使用注意】阴液不足、大便秘结者慎服。

【药膳应用举例】

①肠炎腹泻患者：芡实、山药各 30 g，白条老鸭 1 只，盐、胡椒粉、料酒、葱花、姜片各适量。做法与用法：芡实、老鸭分别洗净，芡实切碎，老鸭切块；山药润透，切条。锅内放水烧开，下入老鸭，略焯后捞出。炖锅内放入老鸭、芡实、山药、姜片、料酒、适量水，大火烧沸，改小火炖煮 2 小时，加入盐、胡椒粉、葱花调味即成。（《中华养生保健药膳纲目》）

②气虚乏力，脾虚便溏者：生晒参 6 g，芡实 60 g，山药 100 g，莲子 60 g，茯苓 60 g，糯米粉 500 g，粳米粉 500 g，白糖适量。人参、山药、莲子用温水浸泡，去皮洗净，与茯苓、芡实一同捣碎成末。将糯米粉、粳米粉、糖混合，加入上述药末拌匀，加水和面成团，制成糕状，上笼蒸 30 分钟即可。（《中国食疗大全》）

【现代药理学研究】

①抗氧化：芡实的水提醇沉物和脂溶性物质都具有较好的清除 1，1 - 二苯基 - 2 - 三硝基苯肼、超氧阴离子、过氧化氢等自由基的作用。

②降血糖：芡实种皮中获得的萜类组分能够使小鼠体质量恢复、调节血糖水平并改善胰腺形态，同时降低蛋白酪氨酸磷酸酶 1B 表达，使胰岛素受体底物蛋白表达增加。

③改善心肌缺血：Das 等构建了体外心肌损伤再灌注模型，将芡实提取物灌注到大鼠离体心脏中。实验证明提取物能够改善心肌细胞缺血情况，减小梗死面积，促进硫氧还蛋白 - 1（thioredoxin-1，Trx-1）和其相关的蛋白 32（thioredoxin-related protein32，TRP32）的表达。

④降低尿蛋白：芡实中药饮片煎煮物中、高剂量组大鼠 24 h 尿蛋白、尿肌酐和尿素氮等尿生化指标与模型组相比均得到缓解，肾组织病理切片分析显示病变减轻，细胞因子信号抑制因子 - 3 表达上升，胰岛素样生长因子 - 1、葡萄糖转运蛋白、转化生长因子 - β1 和尾加压素 Ⅱ（urotensin Ⅱ）及胶原 Ⅰ、Ⅲ 表达下降。

⑤抑菌：芡实多糖对于金黄色葡萄球菌、酿酒酵母、枯草芽孢杆菌、大肠杆菌的抑制效果。

⑥预防胃黏膜损伤：芡实原料药的乙醇、水提取物合并后具有保护胃黏膜的作用，其作用机制可能与芡实能够抑制胃黏膜中有害自由基的生成有关。

花　椒

【来源】本品为芸香科植物青椒或花椒的成熟果皮。

【异名】大椒、秦椒、蜀椒。

【性味归经】辛，温。归脾、胃、肾经。

【功效】温中止痛，杀虫止痒。

【主治】用于脘腹冷痛，呕吐泄泻，虫积腹痛；外治湿疹，阴痒。

【用法用量】3 ~ 6 g，内服。

【贮藏】置通风干燥处。

【使用注意】阴虚火旺之人忌食。

【药膳应用举例】

①脾胃虚寒，阴血不足之神疲倦怠，须发早白，面白无华，唇甲色淡，脘腹冷痛，喜温喜按，口淡乏味，食欲不振，大便不调等：蜀椒 20 g，糯米粉 500 g，杏仁 20 g，熟地黄 20 g，黄酒适量。将熟地黄在黄酒中浸泡 1 夜，与杏仁同研如膏；蜀椒炒香，研为末；将糯米粉、杏仁、熟地黄、蜀椒、食盐放在盆中，加入清水揉成团，上屉蒸熟，切成 10 小块，收贮备用。每日取 2 ~ 3 块，作主食或点心食用。（《圣济总录》）

②适用于夜盲症：菊花 10 g，苍术 50 g，芹菜、羊肝各 100 g，面粉 200 g，生姜、葱、食盐、酱油、味精、花生油、胡椒粉适量。做法与用法：将苍术洗净，切片，加入适量的水，先武火煮沸后在文火煎煮 40 分钟，取汁；羊肝、芹菜、生姜、葱洗净，切碎；备用。将面粉加入苍术汁制成面团，分成 4 份，做成包子皮，备用。芹菜碎、羊肝碎、生姜碎、葱碎、加入适量的盐、味精、酱油、花生油、花椒粉混合均匀制成包子馅，备用。将包子馅包入包子皮中，用锅蒸熟，即可。（《美容养颜药膳大全》）

【现代药理学研究】

①降压作用：试验研究证明，花椒所含挥发油成分牛儿醇给家兔静脉注射，能引起血压

的迅速下降，反射性引起呼吸兴奋。而且其降压作用不被阿托品阻断。

②对血流的影响：研究发现，花椒水提物 10 ~ 20 g/kg 和花椒醚提物 0.3 mL/kg 剂量下对大鼠血栓形成有明显抑制作用，能明显延长实验性血栓形成的时间，提示有预防血栓形成的作用。

③对心肌的影响：花椒粗提物对冰水应激的心肌损伤有一定的保护作用，其水提物和醚提物均可使血清单胺氧化酶（monoamine oxidase，MAO）和血清 TG 含量明显下降，而水提物对 5 – 核苷酸酶活性改变不明显，醚提物可明显使其活性下降。

④麻醉作用：一定浓度的花椒挥发油和水溶物对蟾蜍离体坐骨神经冲动的传导和兴奋性有一定的影响，即可逆地阻断神经干的冲动传导和降低神经干兴奋性，这些作用可能是花椒产生局部麻醉的生理基础。

⑤镇痛作用：花椒的水提物 5 ~ 10 g/kg 和醚提物 3.0 ~ 6.0 mL/kg 对乙酸引起的小鼠扭体反应有明显抑制作用，其中醚提物的作用强于水提物，且呈剂量依赖性。

⑥抗溃疡作用：5 g/kg 花椒水提物对小鼠水浸应激性溃疡、大鼠结扎幽门性溃疡均有明显的抑制作用。3.0 mL/kg 花椒醚提物仅能显著地抑制大鼠盐酸性溃疡的形成，对其他溃疡无作用。

⑦保肝利胆作用：5.0 g/kg 花椒水提物明显对抗 CCl_4 升高 ACT 的作用，且这种作用和剂量呈依赖性，但对 AST 的升高无作用。水提物和醚提物对胆汁分泌均无影响。

⑧抗腹泻作用：花椒对蓖麻油和番泻叶引起的腹泻均有对抗作用。对于番泻叶刺激的大肠性腹泻，花椒水提物的对抗作用缓慢而持久，醚提物则无效。

⑨抗菌作用：花椒挥发油对 11 种皮肤癣菌和 4 种深部真菌均有一定的抑菌和杀菌作用，特别是对某些深部真菌最敏感（如羊毛样小孢子菌、红色毛癣菌等）。其挥发油中的香茅醇、枯醇和牛儿醇对黄曲霉素、杂色霉菌亦有较强的抑制作用。此外，挥发油和水煎剂还有明显抗菌作用，如炭疽杆菌、金黄色葡萄球菌、枯草杆菌、大肠杆菌、绿脓杆菌、伤寒杆菌等。

⑩对胃肠作用：花椒水提物能明显的抑制胃肠推进运动。花椒对胃肠平滑肌还具有低浓度兴奋，高浓度抑制的双向作用，而对处于某些异常状态的肠平滑肌活动，还可以使之恢复正常。

⑪抗氧化作用：将花椒、桂丁 2 种植物挥发油与维生素 C、维生素 E 的脂质过氧化抑制进行比较试验，2 种植物挥发油均有一定抗脂质过氧化作用，且与浓度呈相关性。

⑫驱虫作用：多种实验证明，花椒还有驱虫作用。如川椒油在保温的任氏液（理化性质近似于血浆的生理溶液）中，能使猪蛔虫严重中毒。

赤小豆

【来源】本品为豆科植物赤小豆或赤豆的成熟种子。

【异名】饭豆、菜豆、赤豆、赤豇豆、红豆、红饭豆。

【性味归经】甘、酸，平。归心、小肠经。

【功效】利水消肿，解毒排脓。

【主治】用于水肿胀满，脚气浮肿，黄疸尿赤，风湿热痹，痈肿疮毒，肠痈腹痛。

【用法用量】9～30 g，内服。

【贮藏】置干燥处，防蛀。

【使用注意】阴虚而无湿热者慎食。

【药膳应用举例】

肺虚咳喘，各类贫血、咯血、癌肿虚症：百合 30 g，赤小豆 50 g，红枣 20 枚，薏苡仁 50 g。百合、赤小豆、薏苡仁煮至半熟，放入红枣，再煮至熟即成。可酌加白糖、桂花。每日 1 剂，分 2 次饭后饮用。（《肿瘤药膳》）

【现代药理学研究】

①抗氧化活性：赤小豆乙醇提取物对大鼠原代肝细胞氧化损伤具有显著的保护作用。

②降血糖：赤小豆热水提取物经 HP-20 色谱柱分离后所得组分显示出对 α-葡萄糖苷酶、α-淀粉酶、麦芽糖酶、蔗糖酶和异麦芽糖酶的抑制作用。

③护肝：赤小豆皮水提取物对小鼠肝脏损伤起到改善作用的机理可能是调节肝脏谷胱甘肽介导的抗氧化解毒系统的活性。赤小豆提取物对 D-氨基半乳糖（D-galactosamine）导致的小鼠肝脏损伤的恢复有所帮助。

④护肾：赤小豆皮抑制了损坏的肾脏中巨噬细胞浸润的增加，可能有助于间质纤维化的改善。

⑤抑制癌细胞：赤小豆的热水提取物抑癌作用机制可能是该组分抑制癌细胞的黏附、入侵、转移及细胞外基质的酶解作用。

⑥其他：研究表明，赤小豆水提取物能够明显抑制金黄色葡萄球菌、嗜水气单胞菌、副溶血性弧菌、粪肠球菌的生长和繁殖，还具有抗狂犬病毒的作用。

麦　芽

【来源】本品为禾本科植物大麦的成熟果实经发芽干燥的炮制加工品。

【异名】大麦芽、大麦蘖、麦蘖。

【性味归经】甘，平。归脾、胃经。

【功效】行气消食，健脾开胃，回乳消胀。

【主治】用于食积不消，脘腹胀痛，脾虚食少，乳汁郁积，乳房胀痛，妇女断乳，肝郁胁痛，肝胃气痛。生麦芽健脾和胃，疏肝行气；用于脾虚食少，乳汁郁积。炒麦芽行气消食回乳；用于食积不消，妇女断乳。焦麦芽消食化滞。用于食积不消，脘腹胀痛。

【用法用量】内服，10～15 g；回乳炒用，60 g。

【贮藏】置通风干燥处，防蛀。

【使用注意】哺乳期妇女不宜食用。

【药膳应用举例】

①脾胃虚弱、元气亏损、久不生肌等症：莲子、山药、白茯苓、苡仁各 5 g，炒麦芽、炒白扁豆、芡实各 3 g，柿霜 2 g，白糖 500 g，糯米粉 1000 g。做法与用法：将莲子（去心）、山药、茯苓、苡仁、麦芽、白扁豆、芡实、柿霜放入铝锅内，加水适量，置武火上烧

沸，用文火煮熬25～30分钟，滤取汁。再将药汁倒入糯米粉，加入白糖揉成面团，做成糕，上笼用武火蒸25～30分钟，熟透即成。早餐食用。(《中国药膳与食疗精粹》第四辑—《羹饼糕药膳与食疗》)

②消化不良等脾胃虚弱者：党参30 g，白术、山楂各10 g，麦芽、神曲各15 g，陈皮12 g，枳壳20 g，鸡蛋500 g，面粉350 g，白糖450 g，熟猪油50 g，熟芝麻2 g。将党参、白术、陈皮、神曲、枳壳、山楂等粉碎成细粉，与面粉、白糖混匀放入缸内备用；取鸡蛋去壳打入缸内，加入适量水，用斑竹扫帚顺一个方向搅约35分钟，搅匀成糕浆料。将模型莲花蛋糕浆盒洗净，每个盒内抹上熟猪油，舀入糕浆料，放入蒸笼蒸熟，撒上芝麻即可食用。随量食用。(《养生食疗菜谱》)

【现代药理学研究】

①助消化作用：本品含α和β淀粉酶。β淀粉酶能将糖淀粉完全水解成麦芽糖，α淀粉酶则使之分解成短直键缩合葡萄糖（即糊精），后者可再为β淀粉酶水解成麦芽糖。因此淀粉在α和β淀粉酶的作用下可分解成麦芽糖与糊精。麦芽煎剂对胃酸与胃蛋白酶的分泌似有轻度促进作用。

②降血糖作用：麦芽浸剂口服可使家兔与正常人血糖降低。麦芽渣水提醇沉精制品制成的5%注射液给兔注射200 mg，可使血糖降低40%或更多，大多在7小时后才恢复。

③抗真菌作用：本品所含的大麦碱A和B有抗真菌活性。

④抑制催乳素释入：生麦芽煎剂100～200 g/d口服，可使健康人睡眠或甲氧氯普胺试验时催乳素释放高峰受到抑制，这可能与妇女服用生麦芽汤回乳作用有关。

⑤其他作用：本品所含的大麦碱，其药理作用类似麻黄碱。1.0 mg/kg剂量能增强豚鼠子宫的紧张，且随剂量的增加而增强。对新斯的明引起的猫支气管痉挛，可使之扩张，有效剂量为0.5～1.0 mg/kg，但对正常猫的作用很小。

昆　布

【来源】本品为海带科植物海带或翅藻科植物昆布的叶状体。

【异名】纶布。

【性味归经】咸，寒。归肝、胃、肾经。

【功效】消痰软坚散结，利水消肿。

【主治】用于瘿瘤，瘰疬，睾丸肿痛，痰饮水肿。

【用法用量】6～12 g，内服。

【贮藏】置干燥处。

【使用注意】脾胃虚寒蕴湿者忌服。

【药膳应用举例】

瘿气初结，咽喉中壅闷，不治即渐渐肿大：槟榔90 g，海藻60 g（洗去咸水），昆布90 g（洗去咸水）。上药，捣罗为末，炼蜜和丸，如小弹子大，常含一丸咽津。(《太平圣惠方》)

【现代药理学研究】

①降血脂和抗凝作用：昆布多糖多次灌胃，能明显地抑制高血脂鸡血清总胆固醇、三酰甘油的含量上升，并能减少鸡主动脉内膜粥样斑块的形成及发展。

②对甲状腺的作用：其作用是由于所含的碘、碘化物引起的。昆布可用来纠正由缺碘而引起的甲状腺功能不足，同时也可以暂时抑制甲状腺功能亢进的新陈代谢率而减轻症状，但不能持久，可做手术前的准备。碘化物进入组织及血液后，尚能促进病理产物如炎症渗出物的吸收，并能使病态的组织崩溃和溶解，故对活动性肺结核一般不用。昆布中所含之碘，较单纯的碘、碘化钾吸收慢，体内保留时间长，排出也慢。

③平喘镇咳作用：海带根粗提取液对豚鼠有平喘作用（组织胺法），对大鼠（0.59% 二氧化硫法）、猫（电刺激喉上神经法）的咳嗽有一定的镇咳作用。给予中毒量可使动物运动减少、侧卧甚至昏迷而死，与可待因不同。

④免疫增强：昆布中多糖能增强巨噬细胞的吞噬功能，促进淋巴细胞转化；对环磷酰胺所致的动物免疫功能低下有较好的恢复作用。

⑤抗炎：昆布可抑制大鼠肉芽组织增生，可抑制大鼠足肿胀，灌胃能抑制小鼠腹膜炎，对抗小鼠耳毛细血管通透性，表明具有明显的抗炎作用。

⑥降压作用：昆布氨酸是昆布中一种具有降压活性的非蛋白质氨基酸，是天然降压药物的主要成分，有降压、抗心脑血管等疾病的作用。

⑦降血糖作用：昆布中所含褐藻淀粉 30 mL/kg 灌胃对正常小鼠有明显的降血糖作用，剂量达 100 mg/kg 时，7 小时后血糖降低 49%。

⑧抗放射作用：昆布多糖 1 次注射 900 拉德照射小鼠，能明显地提高小鼠存活率，并随着给药剂量增加而存活率提高，能显著地保护照射动物的造血组织。

枣 （大枣、黑枣）

【来源】 本品为鼠李科植物枣的成熟果实。

【异名】 枣子、大枣、刺枣、贯枣。

【性味归经】 甘，温。归脾、胃、心经。

【功效】 补中益气，养血安神。

【主治】 用于脾虚食少，乏力便溏，妇人脏躁。

【用法用量】 6 ~ 15 g，内服。

【贮藏】 置干燥处，防蛀。

【使用注意】 腹部胀满、大便秘结者不宜食用。

【药膳应用举例】

①肺虚咳嗽、心悸、精神疲乏、食欲缺乏、倦怠自汗等：红枣 5 颗，党参 15 g。党参洗净，切片备用。红枣洗净，与党参一起用沸水冲泡，20 分钟后即可饮用。代茶饮用，每天数次。（《茶饮老偏方》）

②脾虚血亏，失眠，肝病，亦可用于保健防病，肿瘤防治等：灵芝 15 ~ 20 g，大枣 50 g，蜂蜜 5 g。灵芝、大枣洗净，入锅加水共煎，取煎液 2 次，合并后加入蜂蜜再煮沸。

每日 1 次饮服。(《食用菌饮食疗法》)

③气血亏虚、肝风内动所致的三叉神经痛:桂枝 6 g,白芍 10 g,葛根 20 g,红枣 6 颗,鸡肉 250 g,姜片、葱段、盐各适量。做法与用法:红枣洗净,去核;桂枝洗净;白芍洗净,切片;葛根、鸡肉分别洗净,切块。炖锅内放入鸡肉,加入红枣、桂枝、白芍、葛根、姜片、葱段、盐,注入 800 mL 水,大火烧沸后改用小火炖煮 50 分钟即成。(《二十四节气药膳大全集》)

【现代药理学研究】

①对免疫系统的作用:大枣多糖能增强小鼠腹腔巨噬细胞的吞噬功能及小鼠红细胞免疫功能,并对环磷酰胺所致的免疫抑制具有明显的拮抗作用。水煎大枣能够促进呼吸道黏膜免疫分子 sIgA 的分泌,增强黏膜免疫的功能。

②抗肿瘤作用:大枣多糖对 S180 瘤细胞具有一定的杀伤作用,且呈剂量依赖性。大枣多糖有抗肿瘤作用,同时可以引起宫颈癌细胞的凋亡以及诱导白血病 T 细胞凋亡;通过 MTT 比色法,证实大枣多糖对肿瘤细胞的增殖有抑制作用;分析 DNA 片段,证明了大枣提取物可以诱导肿瘤细胞凋亡。

③抗氧化作用:大枣多糖具有一定的清除自由基的活性,大枣多糖具有抗氧化作用。

④对心血管系统的作用:据有关报道,正常小鼠和喂食高脂饲料的高脂血症小鼠使用了 20% 大枣水提取物之后,血脂水平受到影响,大枣汁对高脂血症小鼠的病症有显著的改善作用。

⑤造血功能:大枣具有显著的补血益气活性,其机制是通过使血清粒 - 巨噬细胞集落刺激因子升高,使气血两虚小鼠出现兴奋免疫和促进骨髓造血的药理作用。

⑥修复肝损伤、抗疲劳作用:研究发现,对乙酰氨基酚、CCl_4 等引起的小鼠急性肝损伤,大枣对其具有保护作用,对抗疲劳也具有显著的作用。

⑦改善肠道功能作用:大枣多糖可以使肠道蠕动时间明显缩短,令盲肠中的短链脂肪酸含量提高,使 β - D - 葡萄糖苷酶、β - D - 葡萄糖醛酸酶、黏蛋白酶活性下降,同时还抑制了粪便中的脲酶活性。

罗汉果

【来源】本品为葫芦科植物罗汉果的果实。

【异名】神仙果。

【性味归经】甘,凉。归肺、大肠经。

【功效】清热润肺,利咽开音,滑肠通便。

【主治】用于肺热燥咳,咽痛失音,肠燥便秘。

【用法用量】9~15 g,内服。

【贮藏】置干燥处,防霉,防蛀。

【使用注意】脾胃虚寒大便溏泄者慎服。

【药膳应用举例】

肺热肠燥见大便秘结者:鲜罗汉果 250 g,粳米 50 g,盐、味精适量。将罗汉果压碎,加适量清水煎煮，共煎 3 次，用纱布滤去渣备用。粳米以水淘洗干净，入罗汉果汤汁，煮粥，粥沸时转小火继续煮，直至米烂，加入盐、味精即可食用。（《中华食疗本草》）

【现代药理学研究】

①镇咳祛痰作用：用罗汉果水提物 25 g/kg 灌胃，可延长由浓氨水喷雾诱发的半数小鼠咳嗽喷雾的时间（EDT50）；延长由二氧化硫引起的小鼠咳嗽潜伏期；减少 2 分钟内的小鼠咳嗽次数。用罗汉果水提物 25 g/kg 灌胃，还可增加小鼠气管酚红排泌量（$P < 0.05$）；增加大鼠气管排痰量。

②对消化系统的作用：罗汉果水提物可增加正常小鼠或禁水所致燥结型便秘小鼠的排便次数。

③有护肝作用。

④抗炎、镇痛作用：罗汉果对小鼠棉球肉芽肿形成、二甲苯所致耳郭水肿、角叉菜胶所致足跖肿胀均有明显的抑制作用。醋酸扭体法实验表明，罗汉果有明显的镇痛作用。

⑤抗病原微生物作用：罗汉果叶对金黄色葡萄球菌、白色葡萄球菌、卡他球菌等有较强的抑制作用。采用实验室比浊法，观察到罗汉果浸液可抑制变形链球菌的生长、产酸及黏附能力，提示罗汉果浸液能抑制变形链球菌的致龋作用。

⑥抗氧化作用：罗汉果水提取物能降低 DPPH 自由基的活性。在体外实验，罗汉果水提物能减少小鼠皮质匀浆的脂质过氧化且呈剂量效应关系。

⑦抗癌作用：罗汉果皂苷成分（如罗汉果皂苷 V）对 TPA 诱导的 EB 病毒早期抗原均有不同程度的抑制作用。

⑧增强免疫作用：罗汉果水提物可增强正常大鼠的细胞免疫及体液免疫功能。

⑨其他作用：罗汉果粗提取物给小鼠口服有轻度镇静作用。大剂量罗汉果对麻醉犬有轻度降压作用，心电图可见 T 波高耸。罗汉果浓缩汁及罗汉果甜苷均有正向调节机体血脂代谢的生理功能。

郁李仁

【来源】本品为蔷薇科植物欧李、郁李或长柄扁桃的成熟种子。

【异名】山梅子、小李仁、郁子、郁里仁、李仁肉。

【性味归经】辛、苦、甘，平。归脾、大肠、小肠经。

【功效】润肠通便，下气利水。

【主治】用于津枯肠燥，食积气滞，腹胀便秘，水肿，脚气，小便不利。

【用法用量】6 ~ 10 g，内服。

【贮藏】置阴凉干燥处，防蛀。

【使用注意】孕妇慎用。

【药膳应用举例】

脚气肿满喘促，大小便涩：郁李仁 25 g（去皮，研），粳米 100 g，蜂蜜 20 mL，生姜汁适量。上先煮粥临欲熟，入三味搅令匀，更煮令熟。空腹食之。（《圣惠方》郁李仁粥）

【现代药理学研究】

①促进肠蠕动、促进排便的作用：有学者采用炭末法测定小肠的推进距离，结果表明对小鼠小肠运动作用最直接的是郁李仁，其所含的郁李仁苷有强烈的泻下作用，其次是脂肪油。对于便秘的治疗作用以肠燥型便秘的疗效最显著。

②抗炎止痛作用：从郁李仁中提取的两种蛋白质成分静脉注射，对大鼠足关节浮肿均有抑制炎症的活性。给小鼠静脉注射时，有止痛的作用。

③对呼吸系统的作用：郁李仁含有的苦杏仁苷，该成分在体内可产生氢氰酸，小剂量服用时可使呼吸趋于安静，对呼吸中枢具有镇静作用，从而达到镇咳平喘作用，大剂量服用时则易引起中毒。另外本品所含的皂苷可以促进支气管黏膜增厚，内服还具有祛痰的作用。另外有机酸亦有镇咳祛痰作用。

④其他作用：郁李仁还具有抗惊厥、扩张血管等作用。有研究表明郁李仁制成的酊剂，对实验犬血压有显著降低作用。另有研究，郁李仁可能用来治疗水肿，且在治疗水肿的方剂中出现的频次较高。郁李仁果肉含钙多，故亦有补钙作用。

金银花

【来源】本品为忍冬科植物忍冬的花蕾或带初开的花。

【异名】忍冬花、双花。

【性味归经】甘，寒。归肺、心、胃经。

【功效】清热解毒，疏散风热。

【主治】用于痈肿疔疮，喉痹，丹毒，热毒血痢，风热感冒，温病发热。

【用法用量】6~15 g，内服。

【贮藏】置阴凉干燥处，防潮，防蛀。

【使用注意】脾胃虚寒者慎服。

【药膳应用举例】

①预防流行性感冒：板蓝根、大青叶各50 g，野菊花、金银花各30 g。将上述四味同放入大茶缸中，用沸水冲泡，片刻后即可饮用。代茶频饮。（《茶饮老偏方》）

②适用于咽干发炎、热毒心烦、喉痛等症：金银花6 g，黄瓜300 g，鸡精、盐、白砂糖、醋、香油各适量。做法与用法：金银花洗净；黄瓜洗净，切条。锅内放入金银花、少许清水，煎煮15分钟，去渣取汁。取一盆，放入黄瓜、金银花药液、鸡精、白砂糖、盐、醋、香油，拌匀即成。（《中华养生保健药膳纲目》）

【现代药理学研究】

①抗菌、抗病毒：金银花具有广谱抗菌作用。金银花的叶和藤对金黄色葡萄球菌、痢疾杆菌、霍乱弧菌、溶血性链球菌、大肠杆菌和伤寒杆菌等多种致病菌均有一定的抑制作用。此外，还有抑制肺炎球菌、结核杆菌、志贺氏痢疾杆菌、脑膜炎双球菌、绿脓杆菌和变形链球菌的作用。

②抗炎解热：金银花提取液具有抗炎及解热作用。细毡毛忍冬和灰毡毛忍冬能明显降低百白破疫苗所致的家兔发热。

③保肝利胆：金银花中的绿原酸类化合物可促进胆汁的分泌，表现出显著的利胆作用。黄褐毛忍冬总皂苷可减轻肝脏损伤，使肝脏点状的坏死数和坏死频率显著降低。

④降血脂：金银花能显著降低体内动脉粥样硬化指数，有效降低血脂和血清总胆固醇。

⑤增强免疫：金银花具有促进白细胞和炎症细胞吞噬的功能。

⑥抗氧化：金银花具有显著的抗氧化作用。金银花的提取物可有效清除自由基，抑制油脂的氧化自由基链式反应，从而达到抑制油脂的过氧化，金银花的水提物和醇提物对油脂体系均表现出抗氧化作用，且醇提物的抗氧化能力大于水提物。

⑦抗生育、止血：金银花提取物能抑制蜕膜瘤的产生，对黄体激素产生抑制。处于妊娠早期的小鼠在服用此药后导致胚胎死亡，而妊娠晚期的小鼠在服药后19小时内也排出胎仔。金银花还可用于紫癜、血淋、妇科出血性疾病，如崩漏重症的治疗。

⑧其他作用：金银花中的绿原酸可引起小鼠中枢神经系统兴奋，张晓等发现金银花中的三萜皂苷具有显著的抗肿瘤作用。此外，金银花具有一定的毒副作用，可致变态反应和溶血作用。

青　果

【来源】本品为橄榄科植物橄榄的成熟果实。

【异名】橄榄。

【性味归经】甘、酸，平。归肺、胃经。

【功效】清热解毒，利咽，生津。

【主治】用于咽喉肿痛，咳嗽痰黏，烦热口渴，中鱼蟹毒。

【用法用量】5~10 g，内服。

【贮藏】置干燥处，防蛀。

【使用注意】表证初起者慎用。

【药膳应用举例】

①温病热盛，灼伤肺胃阴津，口中烦渴，咳吐白沫，黏滞不爽者：青果5枚，金石斛5 g，甘菊6 g，荸荠5 g，麦冬10 g，鲜藕10片，黄梨2个。荸荠、黄梨去皮，金石斛切碎，青果掰开去核，混合后加水2000 mL，小火煎煮1小时，静置片刻，滤汁。代茶，随时饮之。（《百果滋补养生食谱》）

②风热型急性扁桃体炎：金银花20 g，青果15 g，萝卜200 g，粳米100 g，精盐、麻油各适量。金银花、青果分别洗净，加水1200 mL，煎半小时，去渣留汁于砂锅中；再将粳米淘净，萝卜洗净切丝放入，小火慢熬成粥，下精盐，淋麻油，调匀。分两次早晚空腹温服。（《药粥妙用治百病》）

【现代药理学研究】

①解酒护肝：橄榄解酒饮通过抑制肝细胞凋亡而减轻肝组织损伤，通过清除自由基、抗脂质过氧化而起到保肝作用。橄榄解酒饮能明显减轻白酒所致的肝组织病理损伤，可促进肝细胞恢复。橄榄总黄酮能对抗酒精中毒引起的肝脏脂质过氧化损伤。

②抑菌：曲中堂等研究表明，青果总黄酮对金黄色葡萄球菌、枯草杆菌、大肠杆菌、变

形杆菌、痢疾杆菌、黑曲霉和青霉皆有抑制作用。

③利咽止咳：张天锡等研究青果止咳汤滋阴润燥、宣肺止咳治疗过敏性咳嗽疗效确切，无毒副作用。王恒等认为，没食子酸、东莨菪内酯和滨蒿内酯为青果的主要清热利咽成分，其功效可能是三者协同的结果。廖绵初等经过长期毒性试验证明，青橄榄利咽含片无长期毒性（包括致突变性），有推广应用的价值。

④抗乙肝病毒：郑民实等用酶联免疫吸附检测技术对青果中提取分离出的没食子酸进行抗 HBsAg/HBeAg（乙型肝炎病毒抗体）实验研究，以云芝肝泰、乙肝宁和乙肝冲剂作为对照，得出没食子酸抗 HBsAg/HBeAg 效果最好，优于三种对照品。

⑤抗氧化：张亮亮等证明，橄榄多酚提取物具有较高的自由基清除能力及较强的抗氧化能力。肖湘等从橄榄中分离纯化得到 SOD，证明其属于 Cu，Zn-SOD，热稳定性较高，在 pH 7~9 范围内稳定。酶的比活力为 906.3 U/mg，酶对 H_2O_2 和 KCN 敏感。

⑥抗人免疫缺陷病毒（HIV）：杨洁等筛选了青果抗人免疫缺陷病毒（HIV）活性部位，得出青果抑制 HIV 与靶细胞融合的活性部位为水提液的石油醚、氯仿和乙酸乙酯萃取部位，其中石油醚萃取部位活性最强。

⑦抗炎镇痛：耿成燕等研究表明橄榄叶提取物具有抗炎和镇痛作用，其作用机制可能与抑制 TNF-α 和 IL-1β 的 mRNA 表达有关。

⑧其他：青果在食品、保健品等方面应用广泛，制成青果茶、青果酒、青果饮料等。

鱼腥草

【来源】本品为三白草科植物蕺菜的新鲜全草或干燥地上部分。

【异名】肺形草、岑草、蕺、蕺菜、紫背鱼腥草、紫蕺。

【性味归经】辛，微寒。归肺经。

【功效】清热解毒，消痈排脓，利尿通淋。

【主治】用于肺痈吐脓，痰热喘咳，热痢，热淋，痈肿疮毒。

【用法用量】15~25 g，不宜久煎；鲜品用量加倍，水煎或捣汁服。

【贮藏】干鱼腥草置干燥处；鲜鱼腥草置阴凉潮湿处。

【使用注意】虚寒症及阴性外疡忌服。

【药膳应用举例】

①风热型急性结膜炎：菊花 15 g，鱼腥草 30 g。将上 2 味一同放入杯内，用沸水冲泡，候温，揭开杯盖，熏蒸患眼数分钟，再代茶饮用。每日 1 剂。（《花疗偏方》）

②适用于肺炎等症：鱼腥草 250 g，蒜末、酱油、醋、葱段、盐、味精、香油各适量。将鱼腥草去老梗，洗净。取一盆，放入鱼腥草、蒜末、酱油、盐、醋、味精、葱段、香油，拌匀即成。（《中华养生保健药膳纲目》）

③适用于肺炎、咳嗽等症：蒜 10 g，杏仁 5 g，鲜鱼腥草 75 g，酱油、盐、醋、葱段、味精、香油各适量。蒜去皮，洗净，捣成蒜泥；杏仁去皮，研成细粉；鱼腥草洗净，去老梗、黄叶，切段。取一盆，放入鱼腥草，加入蒜泥、杏仁粉、酱油、盐、醋、味精、葱段、香油，拌匀即成。（《二十四节气药膳大全集》）

【现代药理学研究】

①提高机体的免疫力：鱼腥草可以增强白细胞的吞噬能力，提高血清备解素，在治疗慢性气管炎时，鱼腥草素可使患者白细胞对白色葡萄球菌的吞噬能力明显提高，血清备解素明显升高。

②抗菌的作用：鱼腥草中提得一种黄色油状物，对各种微生物（尤其是酵母菌和霉菌）均有抑制作用，对溶血性的链球菌、金黄色葡萄球菌、流感杆菌、卡他球菌、肺炎球菌有明显的抑制作用。对大肠杆菌、痢疾杆菌、伤寒杆菌也有抑制作用。

③抗病毒作用：鱼腥草煎剂（1∶10）对亚洲甲型京科68-1株流感病毒有抑制作用，并能延缓孤儿病毒 Echo-11 的生长。

④利尿作用：用鱼腥草提取物灌流蟾蜍肾或蛙蹼，能使毛细血管扩张，增加血流量及尿液分泌，从而具有利尿的作用。

⑤其他作用：鱼腥草尚有镇痛、镇咳、止血、抑制浆液分泌、促进组织再生、促进银屑病好转等作用，蕺菜碱有刺激皮肤发泡的作用。

生　姜

【来源】本品为姜科植物姜的新鲜根茎。

【异名】姜。

【性味归经】辛，微温。归肺、脾、胃经。

【功效】解表散寒，温中止呕，化痰止咳，解鱼蟹毒。

【主治】用于风寒感冒，胃寒呕吐，寒痰咳嗽，中鱼蟹毒。

【用法用量】3～10 g，内服。

【贮藏】置阴凉潮湿处，或埋入湿砂内，防冻。

【使用注意】阴虚内热者慎服。

【药膳应用举例】

①适用于男女春季脾胃虚弱，食少乏力，畏寒肢冷等：山药、白术、五味子、枣皮各30 g，人参、丹参、生姜各20 g，黄酒1500 mL。将上述药捣碎，置黄酒中，密封浸泡7天饮用，每次5～10 mL，每日2次。（《家庭养生药酒现学现用》）

②风寒咳嗽：鸡蛋2个，鲜紫苏叶30 g，生姜15 g。将紫苏叶洗净，切碎；生姜去皮，洗净，切片。起油锅，煎蛋，然后把蛋与紫苏叶、生姜放入瓦锅内，加清水适量，武火煮沸后，文火煮半小时，调味即可。（《煲汤治百病》）

③小便淋漓涩痛：大麦90 g，生姜、蜂蜜适量。大麦加水煎，生姜绞汁，适量加生姜汁和蜂蜜混合食前服。（《特色中草药及配方2》）

【现代药理学研究】

①促进消化功能：生姜作为食用香料使用时，能明显增加唾液的分泌量，增强淀粉酶活性；姜黄素能显著提高小鼠小肠消化酶活性，尤其多糖和低聚糖的裂解酶活性具有明显的增强作用，从而促进消化功能，另外生姜对胃黏膜的刺激和化学性损伤均有保护作用。

②改善血液循环功能：生姜乙醇提取物能显著改善实验家兔的血脂质量，减少动脉粥样

硬化性改变。生姜醇提取物亦能明显抑制由二磷酸腺苷诱导的血小板聚集，延缓血液凝固。生姜提取物可以阻止脂蛋白浸入动脉壁，改善血管结构，调整胆固醇的转化，促进高密度脂蛋白的转运功能，促进胆囊排泄胆固醇的功能，是具有开发前景的动脉粥样硬化的抑制剂。

③缓解前庭刺激症状：姜粉有很好的预防晕动病的功能，延缓胃肠道反应，改善主观感觉。

④抗炎抑菌作用：生姜提取物在高剂量时可降低炎症反应。6－姜酚对体外抗 Hp 的作用很强，机理可能是6－姜酚与 Hp 生长所需酶发生了相互作用，抑制了 Hp 的生长。生姜挥发油的单萜醛类中，紫苏醛、橙花醛和芳香醛具有很强的抗真菌活性。生姜对常见真菌如青菌、曲菌和枝孢霉均有一定的抗菌活性。此外，生姜水提物具有增强免疫、健胃与抗胃溃疡、利胆与保肝、强心的作用。

⑤抗肿瘤作用与抗氧化活性：生姜醇提物具有抗肿瘤作用可作为肺腺癌的治疗药物，其机制可能与其抗氧化及清除自由基的作用有关。

干　姜

【来源】本品为姜科植物姜的干燥根茎。

【异名】白姜。

【性味归经】辛，热。归脾、胃、肾、心、肺经。

【功效】温中散寒，回阳通脉，温肺化饮。

【主治】用于脘腹冷痛，呕吐泄泻，肢冷脉微，寒饮喘咳。

【用法用量】3～10 g，内服。

【贮藏】置阴凉干燥处，防蛀。

【使用注意】阴虚内热、血热妄行者禁止服用。

【药膳应用举例】

①适用于老年人胃寒冷痛，呃逆呕吐，口泛清水，胸痹心痛：干姜末15 g，清酒600 mL。将酒倒入锅中加热后，下干姜末入酒中，稍煮几沸，停火装瓶备用。每次取酒10 mL 饮服，每日三次。（《寿亲养老新书》）

②慢性支气管炎、哮喘等：紫苏120 g，杏仁、栝蒌、贝母、法夏、茯苓、干姜、细辛、枳壳、百部、白前、桔梗、桑皮、枇杷各30 g，粉甘草、白蔻仁、五味子各15 g，广陈皮60 g，白酒5L。共密封浸泡7天即成。每天30～60 mL，每日1次，饭前或睡前饮服。（《家庭养生药酒现学现用》）

【现代药理学研究】

①干姜的抗氧化作用：干姜中起抗氧化作用的成分主要为姜酚、姜酮等化合物。

②抗炎、解热作用：姜酚类化合物有明显的镇痛消炎效果，干姜乙醇提取物能抑制二甲苯引起的小鼠耳壳肿胀，说明干姜醇提取物有一定的抗炎作用。

③对心血管系统的作用：实验及临床研究表明，姜辣素有很好的改善心脑血管系统的功能，其中起主要作用的是姜酚。

④对消化系统对的作用：干姜醇提物对水浸束缚应激致胃溃疡模型、无水乙醇致胃损伤模型和幽门结扎致胃溃疡模型的胃黏膜损伤均有良好保护作用，可使实验动物溃疡指数显著降低。但对幽门结扎型大鼠胃液量、胃酸浓度、胃蛋白酶活性无抑制作用，提示其机制可能与增强胃黏膜防御能力有关。

⑤抗癌作用：6－姜酚对人脊髓细胞性白血病有抑制作用。6－姜酚作用于 HepG-2 细胞后，细胞生长受到明显抑制，且抑制率随浓度的升高而升高，抑制率具有浓度依赖性。

⑥抑制血小板聚集作用：姜酚对二磷酸腺苷（adenosine diphosphate，ADP）、花生四烯酸（arochidonic acid，AA）、肾上腺素、胶原引起的血小板聚集有良好的抑制作用，明显抑制血小板环氧合酶活性和血栓素合成。姜酚抑制 AA 诱导的血小板聚集效果与阿司匹林类似。

⑦其他作用：干姜还具有抗菌，抗晕动病，止呕，改善脂质代谢，降血脂，降血糖和增强免疫等作用。

枸杞子

【来源】本品为茄科植物宁夏枸杞的成熟果实。

【异名】甜菜子、杞子、狗奶子、枸杞果、地骨子。

【性味归经】甘，平。归肝、肾经。

【功效】滋补肝肾，益精明目。

【主治】用于虚劳精亏，腰膝酸痛，眩晕耳鸣，阳痿遗精，内热消渴，血虚萎黄，目昏不明。

【用法用量】煎汤、炒、冲泡等，6~12 g；熬膏、浸酒或入丸、散。

【贮藏】置阴凉干燥处，防潮，防蛀。

【使用注意】外邪内热，脾虚有湿及泄泻者忌服。

【药膳应用举例】

①适用于头晕目眩，耳鸣，失眠，多梦，视物模糊，腰膝酸软，咽干，面热等症：龟板 60 g，枸杞子 60 g，生地 60 g，石决明 30 g，菊花 30 g，米酒 2000 mL。以上前 5 味加工并研碎，入布袋，置容器中，加入白酒，密封，浸泡 14 天后去渣，即成。日服 2 次，每次服 10~20 g。（《家庭养生药酒现学现用》）

②肝肾虚所致之头晕眼花，腰膝酸软等症：野猪肉 100 g，黄精 15 g，枸杞子 15 g，杜仲 10 g。将野猪肉洗净，切块，和黄精、枸杞、杜仲同煮。至肉熟后，去药渣取肉及汤。食肉饮汤，每日 1~2 次。（《补药和补品》）

③视力模糊及流泪：枸杞子、粳米，适量白糖。枸杞子、粳米按 1:2 或 1:3 煮成粥，加适量白糖即可食用。（《中华食疗本草》）

【现代药理学研究】

①抑菌作用：中药枸杞子浸出液对金黄色葡萄球菌，表皮葡萄球菌、伤寒杆菌 H901、伤寒杆菌 0901、甲型副伤寒杆菌、乙型副伤寒杆菌、两型副伤寒杆菌、鼠伤寒杆菌、痢疾杆菌、大肠杆菌、产气杆菌、绿脓杆菌、枯草杆菌、炭疽杆菌（无毒株）、鼠疫杆菌（无毒

株）、白色念珠菌等 17 种细菌均有较强的抑制作用。

②抗诱变作用：以骨髓多染红细胞微核率为指标，研究了枸杞子水提物对丝裂霉素 C 诱发微核的拮抗作用，发现枸杞子具有明显的抗诱变作用，并且证实这种作用在雌雄小鼠间无明显差异。抗诱变作用既可防御、减少体细胞的癌变，又可保证人类生殖细胞和胚胎细胞的正常生长发育，减少遗传病、畸形的发生。因此，抗诱变研究不仅对肿瘤防治，而且对优生优育均有重要意义。

③降血脂作用：不同剂量枸杞子液均有明显降低血清 TC、TG、LDL-C 的作用及降低肝内 TC、TG 的作用。

④降血糖作用：研究枸杞多糖（LBP）对正常小鼠的血糖和糖耐量的影响及对四氧嘧啶致高血糖小鼠的保护作用，可使正常小鼠灌胃（ig）LBP 50 mg/kg 及 100 mg/kg 可使血糖明显降低（$P < 0.05$，$P < 0.01$）；给四氧嘧啶 72 mg/kg 中毒小鼠 LBP 100 mg/kg，ig，qd，高血糖水平亦明显降低（$P < 0.05$）。

⑤抗衰老作用：枸杞子具有抑制 CCl_4 致脂类过氯化的作用，枸杞多糖具有抗脂质过氧化及提高 SOD 活性的作用，心肌 β 受体数目的调节是枸杞子发挥抗衰老作用的分子基础之一。

⑥对铅免疫毒性的拮抗作用：研究发现，小鼠每天每只 200 mg 枸杞子水煎剂灌胃 14 天和 30 天，对小鼠正常免疫功能无明显地增强作用，而这一低剂量可明显对抗铅降低外周血 T 淋巴细胞数，抑制迟发型变态反应和降低抗体效价等免疫毒性，表明枸杞子对铅的免疫毒性有明显的拮抗作用。

⑦免疫调节：枸杞具有滋补强壮和抗衰老作用，它的提取物及其有效成分枸杞多糖具有增强免疫功能的作用。

栀　子

【来源】本品为茜草科植物栀子的成熟果实。

【异名】黄果子、山黄枝、黄栀、山栀子、水栀子。

【性味归经】苦，寒。归心、肺、三焦经。

【功效】泻火除烦，清热利湿，凉血解毒；外用消肿止痛。

【主治】用于热病心烦，湿热黄疸，淋证涩痛，血热吐衄，目赤肿痛，火毒疮疡；外治扭挫伤痛。

【用法用量】6～10 g，内服。

【贮藏】置通风干燥处。

【使用注意】脾胃虚寒、大便溏泄者慎服。

【药膳应用举例】

可用于乳腺癌患者调理：人参、白术、茯神、酸枣仁、当归、桂圆肉各 5 g，远志、丹皮、山栀子、甘草各 4 g，白条乌鸡 1 只，料酒、姜片、葱段、盐、味精各适量。乌鸡洗净，10 味药材洗净，放入乌鸡腹内。锅内放入乌鸡、料酒、盐、姜片、葱段，加适量清水，大火烧沸，改小火炖煮 40 分钟，加入味精调味即成。

【现代药理学研究】

①抗菌作用：栀子对金黄色葡萄球菌、脑膜炎双球菌、卡他球菌等有抑制作用。栀子水浸液在体外对多种真菌有抑制作用。水煎剂具有杀死钩端螺旋体及血吸虫成虫的作用。

②抗炎镇痛作用：栀子浸膏可显著抑制醋酸诱发血管通透性增加；显著抑制角叉菜胶所致大鼠足肿胀作用；显著抑制棉球肉芽组织增生；对醋酸诱发的小鼠扭体反应有一定抑制作用。栀子提取液还对大鼠急性胰腺炎有治疗作用。栀子总苷还能抑制关节炎炎症局部炎性细胞因子活性和降低炎性介质含量，发挥治疗类风湿关节炎的作用。

③对消化系统的影响，护肝作用：栀子能减轻四氯化碳所致肝损伤，减轻肝细胞的变性及坏死，肝细胞内蓄积的糖原及核糖核酸含量也有所恢复。栀子总皂苷还同时具有降低肝郁脾虚型慢性肝炎大鼠血液高黏、高凝、高聚的状态及减轻肝损伤的作用，能够改善微循环而防止瘀血的形成，保护肝组织。

④对胆汁分泌、排泄及代谢的影响：栀子具有利胆作用。其醇提取物和藏红花苷、藏红花酸及格尼泊素均能使胆汁分泌增加。栀子水、醇浸膏似有促进胆红素代谢的作用。

⑤对胃液分泌及胃肠运动的影响：十二指肠给予格尼泊素，能使幽门结扎的大鼠胃液分泌减少。静脉注射去羟栀子苷或格尼泊素，能抑制大鼠自发性胃蠕动和毛果芸香碱诱发的胃收缩。栀子醇提取物能兴奋大鼠、兔小肠运动。栀子还对十二指肠肌条收缩活动具有明显的兴奋作用。

⑥胃黏膜保护作用：栀子总苷对由无水乙醇、阿司匹林、吲哚美辛（消炎痛）所致的胃黏膜损伤模型小鼠有保护作用。栀子总苷（50 mg/kg、100 mg/kg、200 mg/kg）可剂量依赖性地抑制小鼠实验性胃黏膜损伤，可显著降低阿司匹林型胃黏膜损伤过程中胃组织中MDA含量的异常增高，并可使胃组织中降低的NO水平明显回升。提示栀子总苷的抗氧化作用和促进胃组织中NO水平恢复正常与其胃黏膜保护作用以及促进胃组织中PG的生物合成有一定关系。

⑦对中枢神经系统的作用：小鼠腹腔注射栀子醇提取物，能减少自发活动，具有镇静作用，且与环己巴比妥钠有协同作用，能使睡眠时间延长，并使体温下降。栀子水提取物、去羟栀子苷及格尼泊素能抑制小鼠醋酸扭体反应，故认为有镇痛作用。

⑧对心脑血管系统的作用：栀子煎剂和醇提取物均有降血压作用。栀子提取物能降低心肌收缩力，使心率减慢，血管扩张。栀子煎剂对腹腔注射CVB，建立的病毒性心肌炎模型小鼠有一定治疗作用。栀子苷对使用血管腔内尼龙线栓塞术造成大鼠持久性大脑中动脉栓塞的脑缺血损伤有明显的抑制作用。栀子提取物的有效成分环烯醚萜总苷对脑出血有一定改善作用。

⑨抗肿瘤作用：栀子多糖对植物根瘤农杆菌引起的根瘤、人红白血病K562细胞和小鼠腹水肝癌Hca-f实体瘤都有抑制作用。500 μg/（kg·d）的栀子多糖口服对小鼠肝癌实体瘤的抑制率达49%。

⑩其他作用：栀子可使胰腺炎早期胰、肝、胃、小肠的血流回升，其中以胰腺血流的恢复最明显。栀子可使小鼠红细胞内ATP分解释能过程减缓，致使供能不足。栀子水煎液还能显著降低葡萄糖所致高血糖、肾上腺素致高血糖、地塞米松致胰岛素抵抗小鼠和四氧嘧啶

诱发糖尿病小鼠的血糖，且对正常小鼠也有一定的降糖趋势。

砂　仁

【来源】本品为姜科植物阳春砂、绿壳砂或海南砂的成熟果实。

【异名】缩砂仁、缩砂密。

【性味归经】辛，温。归脾、胃、肾经。

【功效】化湿开胃，温脾止泻，理气安胎。

【主治】用于湿浊中阻，脘痞不饥，脾胃虚寒，呕吐泄泻，妊娠恶阻，胎动不安。

【用法用量】水煎，后下，3~6 g。

【贮藏】置阴凉干燥处。

【使用注意】阴虚有热者禁服。

【药膳应用举例】

脾胃虚寒型胃癌的调理：党参、白术、茯苓、神曲各10 g，炮姜、肉桂、砂仁各5 g，粳米100 g，红糖适量。砂仁捣碎，各药分别洗净，加水300 mL，煎半小时，去渣收取浓汁。粳米淘净，加水800 mL，大火烧开后，转用小火慢熬成粥，下药汁和红糖，至红糖溶化。分两次早晚空腹温服，每周服3剂。（《药粥妙用治百病》）

【现代药理学研究】

①对消化系统的作用：对离体肠管平滑肌的影响：取大鼠、豚鼠或兔小肠一段置入台氏液浴槽内，通过记录仪记录肠管活动变化，观察药液对肠管自发活动的影响和拮抗乙酰胆碱作用。结果阳春砂煎剂可使豚鼠、大鼠小肠肠管收缩加强，加大剂量时对肠管有抑制作用，表现张力降低，振幅减少。

②对血小板聚集功能的影响：砂仁能明显抑制血小板聚集，对花生四烯酸诱发的小鼠急性死亡有明显保护作用。

③对胶原与肾上腺素混合剂诱发小鼠急性死亡的影响：砂仁有明显的对抗由胶原和肾上腺素所诱发的小鼠急性死亡的作用。

胖大海

【来源】本品为梧桐科植物胖大海的成熟种子。

【异名】安南子、大海、大海子、大洞果。

【性味归经】甘，寒。归肺、大肠经。

【功效】清热润肺，利咽开音，润肠通便。

【主治】用于肺热声哑，干咳无痰，咽喉干痛，热结便闭，头痛目赤。

【用法用量】沸水泡服或煎服，2~3枚。

【贮藏】置干燥处，防霉，防蛀。

【使用注意】脾胃虚寒泄泻者慎服。

【药膳应用举例】

①火热上炎所致的头痛目赤：胖大海2个，桔梗10 g，甘草6 g。将上三味放入茶杯中，

用水过滤后加沸水冲泡，焖泡15分钟后即可饮用。代茶频饮，每日一剂。(《茶饮老偏方》)

②热度内盛所致的咽喉肿痛、口干口苦、大便不通、小便短赤：蒲公英、金银花各5 g，甘草3 g，胖大海6 g。将蒲公英、金银花洗净、沥干。将甘草、胖大海研为细末，与蒲公英、金银花一同用沸水冲泡10分钟左右即可。代茶温饮，每日1~2剂。(《茶饮老偏方》)

【现代药理学研究】

①缓泻作用：胖大海种子浸出液，对兔的肠管有缓和的泻下作用。其机理是胖大海内服后增加肠内容积（增加的容积为琼脂的1倍以上）而产生机械性刺激，引起反射性肠蠕动增加的结果。

②降压作用：胖大海仁（去脂干粉）制成25%溶液，静脉注射、肌内注射或口服均可使犬、猫血压明显下降，并认为降压原理与中枢有关。

③其他作用：胖大海对麻醉犬静脉注射5 mg，有相当利尿作用，以胖大海仁提取物作用最强。对豚鼠皮下注射胖大海各提取物，用感应电流刺激法，证明痛阈值均有相当程度的提高，说明有止痛作用，这种作用也以胖大海仁提取物的作用最强。胖大海的三种提取物均无局部刺激作用。

茯 苓

【来源】本品为多孔菌科真菌茯苓的菌核。

【异名】茯菟、松薯、松木薯、松苓。

【性味归经】甘、淡，平。归心、肺、脾、肾经。

【功效】利水渗湿，健脾，宁心。

【主治】用于水肿尿少，痰饮眩悸，脾虚食少，便溏泄泻，心神不安，惊悸失眠。

【用法用量】水煎，10~15 g。

【贮藏】置干燥处，防潮。

【使用注意】阴虚而无湿热、虚寒滑精、气虚下陷者慎服。

【药膳应用举例】

①失眠，心慌，多梦，头晕目眩，四肢乏力，精神不济，记忆力减退：茯苓、麦冬各9 g，浮小麦20 g。扎紧袋口，置入暖瓶中，冲入800 mL沸水，盖上瓶盖焖泡30分钟，即可饮用。每日1剂，不拘时频频饮用。注意事项：虚症，寒症之人不宜饮用。(《补益药茶》)

②湿热内蕴所致的内、外痔等症：茯苓30 g，地榆15 g，猪瘦肉350 g，料酒、盐、鸡精各适量。做法与用法：茯苓润透，切块；地榆洗净，润透，切片；猪瘦肉洗净，切丝。锅内放入茯苓、地榆、猪瘦肉、料酒，加入适量水，大火烧沸，改小火煮35分钟，加入盐、鸡精调味即成。(《中华养生保健药膳纲目》)

③适用于雀斑者：熟地黄、山茱萸各24 g，山药12 g，泽泻、牡丹皮、茯苓各9 g，香菜20 g，发酵面粉200 g。做法与用法：将熟地黄、山茱萸、山药、茯苓洗净，切碎，加入适量的水，煎煮20分钟；牡丹皮、泽泻洗净，加入适量的水，先武火煮沸后再文火煎煮40分钟；香菜洗净，切碎，备用。再将面粉加入香菜粉混合均匀，再加入牡丹皮、泽泻药汁及

熟地黄、山茱萸、山药、茯苓药浆混合制成面团，待面醒后，做出糕状，备用。放入蒸盘内，蒸熟，即可。佐餐食用。(《美容养颜药膳大全》)

【现代药理学研究】

①利尿作用：茯苓水煎醇沉提取液对家兔的利尿作用具有明显的量效关系，对于盐水负荷鼠模型，0.5~1.0 g/mL 剂量的茯苓水煎剂灌胃具有较显著的利尿作用。研究表明，茯苓的利尿作用机制与茯苓素具有潜在的拮抗醛固酮受体活性有关，茯苓素对细胞中总 ATP 酶和 Na^+-K^+-ATP 酶有一定的激活作用，能促进机体水盐代谢、改进心肌运动。

②抗炎作用：实验显示，防己茯苓汤中茯苓对激活巨噬细胞中的亚硝酸盐含量具有一定抑制作用，其高剂量乙醇提取物对静息巨噬细胞有一定的细胞毒性。茯苓多糖小剂量下能抑制二甲苯所致的小鼠耳肿，同时对棉球所致大鼠皮下肉芽肿的形成有抑制作用，证明茯苓多糖具有抑制急、慢性炎症反应的作用。

③对胃肠功能的作用：茯苓的水煎液能直接松弛家兔离体肠肌、减小肠肌收缩振幅；能防治大鼠实验性胃溃疡，抑制胃液分泌。研究表明，茯苓三萜及其衍生物可抑制无水硫酸铜引起的呕吐。茯苓醇提液及其 17 种三萜类成分的镇吐作用显示，侧链上的 C-24 位含有末端双键基团的三萜具有极好的止吐作用。茯苓多糖的代谢主要在肠道中进行。

④对免疫功能的作用：研究表明，茯苓能清除自由基、增强小鼠特异性细胞免疫的活性，但对其特异性体液免疫的干预作用不明显。茯苓的纯乙醇提取液能抑制 IL-1β、IL-6、TNF-α 及粒细胞集落刺激因子分泌，明显抑制大鼠异位心脏移植的急性排斥反应。茯苓增强免疫功能的主要机制被广泛认为是由于茯苓中主要成分三萜及多糖能增强机体免疫功能、调节机体免疫。

⑤糖类成分对免疫功能的作用：茯苓多糖能直接抑制肿瘤细胞，增强机体免疫力，主要表现在抑瘤生长、同时增强细胞免疫和体液免疫、抗脾脏增大、抗胸腺萎缩。

⑥三萜类成分对免疫功能的作用：体内实验表明，茯苓素可诱导小鼠腹腔巨噬细胞进入激活状态；体外实验表明，茯苓素能诱导增强小鼠腹腔巨噬细胞的抗病毒作用，能有效增强小鼠的细胞体液免疫，该作用存在一定的剂量阈。

⑦镇静作用：腹腔注射茯苓水煎液对戊巴比妥钠的麻醉作用有明显的协同作用，能显著降低小鼠自发活动，对抗咖啡因致小鼠过度兴奋。茯苓总三萜能对抗电休克及戊四氮惊厥发作，其机制与降低海马区 Asp 和 Glu 含量有关，具有镇静兴奋性神经元和抗惊厥等作用。

⑧毒理作用：复方茯苓甘草汤的毒理学实验结果表明，该复方的临床剂量口服安全，无明显蓄积毒性。急性毒性实验中该方剂的最大耐受量约为成人剂量的 100 倍；长期毒性实验中，病理检查动物的主要脏器未见明显异常。

香 橼

【来源】本品为芸香科植物枸橼或香圆的成熟果实。

【异名】拘橼、枸橼子。

【性味归经】辛、苦、酸，温。归肝、脾、肺经。

【功效】疏肝理气，宽中，化痰。

【主治】用于肝胃气滞，胸胁胀痛，脘腹痞满，呕吐噫气，痰多咳嗽。

【用法用量】3～10 g，内服。

【贮藏】置阴凉干燥处，防霉，防蛀。

【使用注意】阴虚血燥及孕妇气虚者慎服。

【药膳应用举例】

气逆呕吐，饮食不佳，腹胀嗳气：陈香橼50 g，川贝母50 g，炒当归30 g，通草20 g，陈西瓜皮15 g，共为细末，白檀香劈碎水煎泛丸，每服10 g，日服2次。（《医宗金鉴》）

【现代药理学研究】

①抗炎作用：本品所含的橙皮苷对豚鼠因缺乏维生素C而致的眼球结膜血管内细胞凝聚及毛细血管抵抗力降低有改善作用。

②抗病毒作用：橙皮苷加入水疱性口炎病毒前，将小鼠纤维细胞放于200 μg/mL的橙皮苷中预先孵化处理，能保护细胞不受病毒侵害约24小时。预先处理Hela细胞能预防流感病毒的感染。但其抗病毒的活性可被透明质酸酶所消除。

③其他作用：橙皮苷有预防冻伤和抑制大鼠晶状体的醛还原酶作用。

香 薷

【来源】本品为唇形科植物石香薷或江香薷的地上部分。

【异名】香茸、香菜。

【性味归经】辛，微温。归肺、胃经。

【功效】发汗解表，化湿和中。

【主治】用于暑湿感冒，恶寒发热，头痛无汗，腹痛吐泻，水肿，小便不利。

【用法用量】3～10 g，内服。

【贮藏】置阴凉干燥处。

【使用注意】表虚自汗者忌服。

【药膳应用举例】

适用于夏季外感于寒，内伤暑湿所致的暑湿表证，水肿，小便不利等：香薷10 g，大米100 g，白糖适量。将香薷择净，放入锅中，加清水适量，水煎取汁，加大米煮粥，待熟时调入白糖，再煮一二沸即成，每日1～2剂，连续3～5天。（民间验方）

【现代药理学研究】

①抗菌：江香薷挥发油有较强的广谱抗菌作用，其抗菌有效成分有百里香酚、香荆芥酚、对聚伞花素、石竹烯氧化物、木犀草素、槲皮素和4-萜品醇等。百里香酚（麝香草酚，下同）对霉菌、番茄灰霉病菌、烟草赤星病菌、玉米大斑病菌，香荆芥酚对伤寒杆菌、金黄色葡萄球菌、肠炎杆菌、大肠杆菌有一定的抑菌和杀菌活性。

②调血脂：利用高血脂模型小鼠和非高血脂模型小鼠评价香薷油调节血脂作用时发现，香薷油具有一定调节血脂功能。香薷油具有降血脂功能，在高脂血症模型中对降低TC效果大于TG；而对非高血脂子代小鼠模型中对较低TG效果大于TC。

③抗衰老：研究发现香薷油具有部分改善子代小鼠记忆功能的作用；同时小鼠脑组织的

TPro 水平升高，NO 和 AChE 水平降低，肝和脑组织的 ALA 水平有升高，这些指标的改变可能与改善记忆功能有关。

④杀虫：已有的研究结果表明萜类化合物具有抑制生长发育、破坏害虫信息传递和交配的作用。

⑤抗氧化：香薷中的黄酮物质主要是木犀草素和芹菜素，这类黄酮类化合物具有亲电子能力，能够清除自由基，阻止链式反应，从而抑制脂质被过氧化。

⑥提高免疫力：研究发现香薷油具有增强特异性和非特异性免疫应答、提高机体防御机制的作用。

桃 仁

【来源】本品为蔷薇科植物桃或山桃的成熟种子。

【异名】山桃仁。

【性味归经】苦、甘，平。归心、肝、大肠经。

【功效】活血祛瘀，润肠通便，止咳平喘。

【主治】用于经闭痛经，癥瘕痞块，肺痈肠痈，跌仆损伤，肠燥便秘，咳嗽气喘。

【用法用量】5~10 g，内服。

【注意】孕妇慎用。

【贮藏】置阴凉干燥处，防蛀。

【使用注意】大便溏泄者慎服。

【药膳应用举例】

①用于下肢血液循环回流不佳者：黄芪 20 g，当归、牛膝各 15 g，川芎、炙甘草、桃仁、赤芍各 7.5 g，太子参 25 g，冰糖适量。将前八味药材洗净后放入不锈钢锅或砂锅中，加水 1000 mL，大火煮开后转小火煎煮约 40 分钟，去渣加入适量冰糖。代茶饮用。（《茶饮老偏方》）

②适用于产后眩晕，四肢酸痛无力，痛经：干毛鸡、当归、川芎、白芷、红花、赤芍、桃仁、千年健、茯苓。干毛鸡蒸 15 分钟，放冷，用适量白酒浸泡 25 天后，与当归等八味置容器内，加白酒密封浸泡 45~55 天，滤过，即得。口服，每次 15~30 mL，每日 3~4 次。（《百病药酒疗法》）

③适用于黄褐斑及皱纹皮肤者：桃仁 6 g，红花 6 g，茯苓 15 g，面粉 200 g，白糖 30 g，发酵粉适量。做法与用法：把桃仁用沸水焯透去皮尖；茯苓切片，烘干，同桃仁共打细粉。面粉、药粉、红花、水一起揉成面团，加入发酵粉，发好后，做成 5 厘米大小的糕状。把糕放入蒸笼内，蒸 15 分钟即成。每日 1 次，早餐食用，每次食 4 块。（《美容养颜药膳大全》）

【现代药理学研究】

①心血管保护：桃仁及其提取物具有增加局部血流量、降低血液黏度、改善血液流变学等作用，而具体机制研究则有待进一步深入。

②神经保护：现代药理研究表明，桃仁提取物具有一定营养及保护神经、防治脑部退行性病变的功效。

③免疫调节：桃仁及其提取物对于免疫系统具有双向调节的作用。针对免疫低下的状况，桃仁能提高机体的免疫功能。

④抗肿瘤：桃仁的部分成分已被证明具有一定的抗肿瘤作用。桃仁总蛋白能促进荷S180 肉瘤小鼠的 IL-2、IL-4 分泌，使 CD4 +/CD8 + 值上升，抑制体内肉瘤生长的作用。

⑤促进黑色素合成：桃仁可通过上调酪氨酸酶活性而促进黑色素的生成。

⑥保护呼吸系统：桃仁和杏仁均含有苦杏仁苷，因此常常联用以发挥止咳平喘的作用。桃仁中所含的苦杏仁苷水解生成的氢氰酸小剂量可镇静呼吸中枢，使呼吸运动趋于平缓而止咳，而含苦杏仁苷的桃仁提取液在灌胃给药后能一定程度地降低矽肺模型大鼠血清铜蓝蛋白的量和肺干质量，以及肺组织胶原纤维的量。

⑦肝、肾保护作用：含苦杏仁苷的桃仁注射液可提高肝组织胶原酶的活性、抑制肝贮脂细胞的活化、促进胶原的分解，减轻肝窦毛细血管化程度，从而增加肝血流量，减轻肝损伤。

桑　叶

【来源】本品为桑科植物桑的叶。

【异名】家桑、荆桑、黄桑叶。

【性味归经】甘、苦，寒。归肺、肝经。

【功效】疏散风热，清肺润燥，清肝明目。

【主治】用于风热感冒，肺热燥咳，头晕头痛，目赤昏花。

【用法用量】5 ~ 10 g，内服。

【贮藏】置干燥处。

【使用注意】脾胃虚寒者慎服。

【药膳应用举例】

①预防腮腺炎、水痘、流感等：桑叶、枇杷叶各 5 g，菊花 10 g。将上 3 味用纱布包好，放入杯中，用沸水冲泡，代茶饮用。每日 1 剂，连服 3 ~ 5 日。（《花疗偏方》）

②风热感冒，风温初起，发热头痛：桑叶、面粉、蒜泥。桑叶洗净，切成 1 cm 的小块，放入开水锅内焯一下，与面粉混合，和面，烙饼，蘸蒜泥吃。（《中华食疗本草》）

【现代药理学研究】

①降血糖作用：国内外学者基本证实桑叶具有良好的降糖作用。桑叶多糖干预能够显著降低糖尿病小鼠的血糖。

②抗菌作用：乙酸乙酯萃取的桑叶活性部位对金黄色葡萄球菌、大肠埃希菌的抑菌效果最强。桑叶醇提物能够在体外显著抑制大肠埃希菌、芽孢枯草杆菌的生长，因此推测其主要抑菌成分为黄酮类化合物。桑叶抗菌的主要成分为多酚，并且具体的抑菌化学成分和机制有待进一步研究。

③抗肿瘤：大量临床试验证明，桑叶提取液能够提升乳腺肿瘤细胞的细胞凋亡因子表达量，从而起到抗肿瘤的作用。桑叶提取液能够显著抑制人早幼粒白血病细胞系（HL-60）的生长。也有学者发现从桑叶中提取的活性成分能有效抑制肿瘤组织内血管的生长，对肿瘤的

增殖、转移均具有较好的抑制作用。

④抗衰老：人体衰老与过量的自由基引起的氧化应激反应密切相关。桑叶提取物能够较好地去除机体内部产生自由基，从而起到抗氧化、抗衰老的效果。有研究表明桑叶抗氧化功能的核心部位为绿原酸，其清除机体内部的羟基自由基和超氧阴离子的能力均较高。

⑤其他作用：桑叶活性成分除上述介绍的药理作用之外，还能够促进胃肠道蠕动，提高人体的消化功能。此外，桑叶提取物还可以抑制机体黑色素的产生，对美容具有一定的效果。史敏等人在临床上使用桑叶配伍中药复方治疗各种出血症，均取得了良好的疗效。

桑　椹

【来源】本品为桑科植物桑的果穗。

【异名】桑实、葚、乌椹、文武实、黑椹、桑枣、桑甚子、桑粒、桑果。

【性味归经】甘、酸，寒。归心、肝、肾经。

【功效】滋阴补血，生津润燥。

【主治】用于肝肾阴虚，眩晕耳鸣，心悸失眠，须发早白，津伤口渴，内热消渴，肠燥便秘。

【用法用量】9～15 g，内服。

【贮藏】置通风干燥处，防蛀。

【使用注意】脾胃虚寒腹泻者慎服。

【药膳应用举例】

①调理高脂血症：黑芝麻60 g，桑椹60 g，白糖10 g，大米30 g。将黑芝麻、桑椹、大米分别洗净后，同放入罐中捣烂。砂锅内放清水三碗，煮沸后加入白糖，待糖溶化，水再沸后徐徐加入捣烂的上三味食材，煮成糊状服食。《中华食疗本草》

②肾精亏虚所致的须发早白：桑椹30 g，黑芝麻60 g，胡麻仁10 g，白糖30 g，糯米粉700 g，黏米粉300 g。将黑芝麻放入砂锅内，用小火炒香。桑椹、胡麻仁洗净后，放入砂锅内，加适量清水，用大火煮沸后，转用小火煮20分钟，去渣留汁。再将糯米粉、粳米粉、白糖放入盆内，加药汁和适量清水，揉成面团，做成糕，在每块糕上撒上黑芝麻，上笼蒸20分钟即可食用。(《中华食疗本草》)

【现代药理学研究】

①免疫调节作用：桑叶、桑枝、桑白皮、桑椹四种桑类药材乙醇提取物对DTH小鼠的耳肿胀程度均能显著抑制，对小鼠血清溶血素水平均有显著的增强作用。四种桑类药材乙醇提取物能抑制细胞免疫反应，而增强体液免疫反应。

②抗氧化作用：据研究桑椹具有良好的抗氧化抗衰老及清除自由基的作用。其发挥作用的主要物质是多酚类，黄酮类以及多糖类物质。

③降糖、降脂作用：相关研究表明桑椹还具有很好的降糖、降脂的药理作用。对桑椹乙酸乙酯提取物 MFE 的抗糖尿病和抗氧化活性进行了研究发现：在体外，MFE 能有效地抑制 α - 葡萄糖苷酶活性和清除 DPPH 自由基及超氧阴离子自由基活性。在体内，MFE 能显著降低链脲佐菌素（streptozotocin，STZ）诱导的糖尿病小鼠空腹血糖（fasting blood glucose，

FBG）、糖化血清蛋白（glycosylated serum protein，GSP），并增加抗氧化酶活性（SOD，CAT，GSH-Px）。

④抗癌、抗突变作用：以 50 mg/mL、100 mg/mL 和 150 mg/mL 桑椹花色苷提取物作用三种乳腺癌细胞 MDA-MB-231、MDA-MB-453 和 MCF-7 24 h，采用双染流式细胞分析法检测细胞凋亡水平变化，JC-1 探针染色激光共聚焦扫描显微镜观察 MDA-MB-453 细胞线粒体膜电位水平变化，得出结论桑椹花色苷提取物可显著降低乳腺癌细胞线粒体膜电位，并促发细胞凋亡。

桔红（橘红）

【来源】本品为芸香科植物橘及其栽培变种的外层果皮。

【异名】化橘红。

【性味归经】辛、苦，温。归肺、脾经。

【功效】理气宽中，燥湿化痰。

【主治】用于咳嗽痰多，食积伤酒，呕恶痞闷。

【用法用量】3~10 g，内服。

【贮藏】置阴凉干燥处，防蛀。

【使用注意】阴虚燥咳、久嗽气虚者慎服。

【药膳应用举例】

痰湿内蕴所致的脱发：茯苓 10 g，橘红 15 g，陈皮 5 g，鹅肠菜 100 g，面粉 200 g，生姜、葱、食盐、味精、酱油、大豆油适量。做法与用法：将橘红、陈皮洗净，加入适量的水，先武火煮沸再用文火煎煮 20 分钟，取药汁；茯苓洗净，切碎，加入适量的水，煎煮 15 分钟，鹅肠菜、生姜、葱洗净，切碎，备用。将面粉加入橘红、陈皮汁及茯苓药浆混合制成面团，擀成厚皮，备用。鹅肠菜碎、生姜碎、葱碎加入适量的食盐、味精、酱油、大豆油混合均匀制成馅，备用。厚皮上面涂上馅，卷好，制成花卷状，用锅蒸熟，即可。（《美容养颜药膳大全》）

【现代药理学研究】

①化痰止咳作用：从橘红中分离得到多糖类成分，经药理实验和临床观察，发现橘红具有显著的止咳化痰作用，对慢性支气管炎和肺气肿均有良好的治疗效果。

②抗炎作用：通过对橘红中主要活性成分柚皮苷和水合橘皮内酯进行提取，柚皮苷（0.2~2.0 mg/mL）对豚鼠气管平滑肌细胞增殖有明显的促进作用，水合橘皮内酯（0.1~1.0 mg/mL）对豚鼠气管平滑肌细胞增殖有明显的抑制作用。

③抗氧化作用：粗多糖经 DEAE-52 纤维素阴离子交换层析柱分离得到 2 个纯化组分 ECP1 和 ECP2，测定粗多糖及其纯化组分的抗氧化活性可知，粗多糖及其两个纯化组分均具有较好的抗氧化清除自由基的能力，并且抗氧化能力与多糖浓度之间存在良好的相关性，其中 ECP2 的抗氧化清除自由基能力强于 ECP1。

④免疫调节作用：通过探究橘红多糖对小鼠的免疫调节作用，研究发现橘红多糖能显著提高正常小鼠的脾、胸腺指数以及小鼠腹腔巨噬细胞的吞噬指数，促进小鼠 T 淋巴细胞的

转化率，增强小鼠的细胞免疫功能。

⑤防治糖尿病：研究表明橘红能防治糖尿病心肌病心肌结构功能损伤，其机制可能与抑制心肌 p38MAPK 信号通路有关，通过前期的动物实验亦发现橘红的有效成分柚皮苷对心肌的炎症损伤有一定的抑制作用。

桔　梗

【来源】本品为桔梗科植物桔梗的根。

【异名】白药、梗草、荠。

【性味归经】苦、辛，平。归肺经。

【功效】宣肺，利咽，祛痰，排脓。

【主治】用于咳嗽痰多，胸闷不畅，咽痛音哑，肺痈吐脓。

【用法用量】3～10 g，内服。

【贮藏】置通风干燥处，防蛀。

【使用注意】阴虚久嗽、气逆及咳血者忌服。

【药膳应用举例】

①小儿急性扁桃体炎：金银花 15 g，菊花 10 g，桔梗 6 g，甘草 5 g。将上 4 味一同放入杯内，用沸水冲沏，代茶饮用。每日 1 剂。（《花疗偏方》）

②适用于乳腺炎及乳汁不通患者：黄芪、党参、熟地、当归、王不留行、漏芦、路路通各 15 g，皂角刺、香白芷、桔梗各 6 g，通草、天花粉各 12 g，猪肘 1 个，葱段、姜片、料酒、盐各适量。将 12 味药材洗净，装入纱布袋内；猪肘处理干净。炖锅内放入猪肘、药袋、姜片、葱段、盐、料酒，加 2500 mL 清水，大火烧沸，改小火炖煮 1 小时即成。（《中华养生保健药膳纲目》）

【现代药理学研究】

①止咳平喘：桔梗有很好的止咳平喘作用，这是其主要作用之一。高剂量桔梗提取物能有效延长哮喘豚鼠引喘潜伏期。对其进一步研究显示，桔梗对哮喘豚鼠释放 LXA4 有促进作用；还可促进 IFN-γ 的分泌，间接起到调节 Th1/Th2 平衡作用；同时可减少氧自由基的生成和释放。

②抗炎抑菌：桔梗能预防支气管炎并能有效改善支气管哮喘症状。经桔梗皂苷治疗慢性支气管炎小鼠 30 d 后，小鼠肺组织中支气管壁明显变薄，管腔逐渐增大，炎性细胞浸润明显减轻，肺组织中 IL-1β 和 TNF-α 的表达量明显降低，并可明显减轻气道重塑的病理改变。桔梗皂苷 D 有抑菌作用，随着桔梗皂苷 D 浓度的增加，能使白色念珠菌由孢子相向菌丝相改变逐渐减少，白色念珠菌的黏附数、菌活力逐渐降低，上清液中 IL-8 和 HBD-2 蛋白含量以及 KB 细胞中的 HBD-2 mRNA 的表达量逐渐减少，说明桔梗皂苷 D 降低白色念珠菌对口腔黏膜的感染可能与其参与口腔黏膜上皮细胞的免疫抑制作用有关。

③抗肿瘤：目前可知桔梗皂苷类成分和桔梗多糖有抗肿瘤作用。李伟等发现桔梗皂苷 D、桔梗皂苷 D3 和远志皂苷 D 均可抑制人肝癌 Bel-7402 细胞株、人胃癌 BGC-823 细胞株及人乳腺癌 MCF-7 细胞株的增殖，其中桔梗皂苷 D 抑制作用最强。

④降血糖：桔梗多糖可显著降低空腹血糖含量，使空腹胰岛素水平、胰岛素敏感指数及葡萄糖耐受能力明显增加；桔梗多糖还能提高肝组织超氧化物歧化酶活性，降低丙二醛含量，说明桔梗具有明显的降血糖作用，机制可能是改善空腹胰岛素水平、提高抗氧化能力。

⑤抗氧化：桔梗总皂苷和桔梗皂苷 D 都具有较好的体外清除自由基能力，具有比同等浓度的抗坏血酸还强的活性，且呈浓度依赖关系。

⑥保肝：桔梗多糖和不同剂量的纳米硒桔梗多糖复合物对 CCl_4 造成的小鼠肝损伤有不同程度的保护作用，其中保肝效果最好的是高剂量纳米硒桔梗多糖复合物组。

⑦抗肺损伤：桔梗总皂苷对脂多糖致大鼠急性肺损伤有明显的保护作用，经不同剂量的桔梗总皂苷处理后，与模型组相比，急性肺损伤症状和肺组织病变得到明显改善，这可能与其抗体内炎症、抗脂质过氧化和抑制肺组织中 NF-κB 蛋白的表达水平升高有关。

益智仁

【来源】本品为姜科植物益智的成熟果实。

【异名】益智子、摘艼子。

【性味归经】辛，温。归脾、肾经。

【功效】暖肾固精缩尿，温脾止泻摄唾。

【主治】用于肾虚遗尿，小便频数，遗精白浊，脾寒泄泻，腹中冷痛，口多涎唾。

【用法用量】3～10 g，内服。

【贮藏】置阴凉干燥处。

【使用注意】阴虚火旺者慎服。

【药膳应用举例】

适用于肾精亏虚所致的牙齿松动：山药 40 g，补骨脂 20 g，益智仁 30 g，面粉 100 g，鸡蛋一枚，白糖适量。将山药、补骨脂、益智仁粉碎成细粉，备用。把以上碎粉、白糖加入面粉中混合均匀，加入适量的水揉搓成面团，用模具压成饼干。将饼干放入烘箱中烘熟，即可。（《美容养颜药膳大全》）

【现代药理学研究】

①神经保护：益智仁的乙醇提取物在 80～240 μg/mL 内能够显著降低谷氨酸诱导的小鼠皮质神经元细胞的凋亡，提高细胞生存能力，减轻 DNA 降解程度。研究发现益智仁中的原儿茶酸能够显著降低 H_2O_2 诱导的 PC12 细胞损伤。

②提高学习记忆能力：连续 21 天灌胃益智仁水提物 120 mg/(kg·d)、240 mg/(kg·d)、480 mg/(kg·d) 能够抑制 SD 大鼠乙酰胆碱酯酶活性，增加海马的蛋白含量，从而改善东莨菪碱所致大鼠记忆获得障碍；益智乙醇提取物和益智渣具有较强的清除 H_2O_2、羟自由基的性能，进一步研究发现，醋酸乙酯提取物在 20 mg/L、80 mg/L 时具有很强的 DPPH 自由基清除活性，并呈剂量相关，可能与其中的总酚及总黄酮含量有关。

③抗衰老：益智酮及其类似物在 20 μmol/L 时能显著降低活性氧水平，延缓 H_2O_2 诱导的细胞衰老。此外，研究发现 0.25% 益智仁水提液能够加快多刺裸腹蚤生长，提高生育能力，延长其平均寿命，有较为明显的抗衰老作用。

④抗肿瘤：研究发现，益智仁甲醇提取物（每周 2 次，分别皮下给药 2 mg、10 mg，给药 22 周）能够显著改善佛波酯诱导的雌性 ICR 小鼠的皮肤肿瘤及耳水肿，还能够显著抑制人早幼粒白细胞（HL-60）的生长，抑制 DNA 合成，因此推断益智仁可以作为化学防癌药物，具有一定的抗肿瘤活性。

⑤抗炎、抗过敏：益智仁 80% 的丙酮提取物及醋酸乙酯萃取部位在 3 ~ 300 μg/mL 时对脂多糖（LPS）诱导的巨噬细胞炎症反应和抗原诱导的 RBL-2H3 细胞脱颗粒具有抑制活性。

⑥抗应激：益智仁能够降低束缚应激大鼠海马 CA1 区和 CA3 区 N－甲基－D－天冬氨酸受体亚基 NR2B 的表达，说明益智仁对慢性束缚应激大鼠神经元损伤有明显的保护作用。益智仁能显著改善运动对肝脏细胞的损伤，延长游泳小鼠达到体力衰竭的时间，具有较明显的抗疲劳作用。

荷　叶

【来源】本品为睡莲科植物莲的叶。

【异名】莲叶。

【性味归经】苦，平。归肝、脾、胃经。

【功效】清暑化湿，升发清阳，凉血止血。

【主治】用于暑热烦渴，暑湿泄泻，脾虚泄泻，血热吐衄，便血崩漏。荷叶炭收涩化瘀止血。用于出血症和产后血晕。

【用法用量】3 ~ 10 g；荷叶炭 3 ~ 6 g，内服。

【贮藏】置通风干燥处，防蛀。

【使用注意】脾胃虚寒者慎服。

【药膳应用举例】

①暑热伤津之烦热口渴，渴喜冷饮，汗多心悸，小便短黄，大便燥结等：鲜藿香、鲜首乌各 5 g，鲜荷叶边 9 g，鲜生地 15 g，鲜佩兰叶 5 g，鲜剑兰叶 7 瓣，鲜水梨（连皮）1 枚。将方中各味置入食物加工器，捣烂和匀，用消毒的双层纱布包裹，绞取清汁，倒入杯中备用。每日 1 剂，用开水冲调后频频饮之。（《绛囊撮要》）

②妇女脾虚带下过多：莲米、芡实各 60 g，鲜荷叶 1 张，糯米 30 g，猪肉 50 g，红糖适量。将芡实去壳，荷叶剪块，将诸药与糯米同放锅中，加清水适量煮至成粥，加红糖调服，每日 2 剂。（《中华食疗本草》）

【现代药理学研究】

①减肥降脂作用：荷叶黄酮类成分对高脂血症大鼠有明显降低血清 TC、TG、体重和升高血清 HDL-C、HL 和 LPL 酶活力的作用。而荷叶提取物能降低肌体消化能力、减少脂质和碳水化合物的吸收和加强油脂代谢及能量损耗的调节，从而有效抵制肥胖症。

②抗氧化作用：荷叶黄酮对高脂血症大鼠有明显抗氧化作用，升高 SOD、GSH-Px，降低 MDA。

③抑菌作用：荷叶乙醇提取物对青霉、酵母菌、黑曲霉和红酵母都有一定的抑菌作用，但对酵母菌和红酵母的抑菌效果好于对青霉和黑曲霉的抑菌效果，并且随着提取物浓度的增

大，抑菌作用增强。

④抗惊厥作用：荷叶碱对由氨基酸引起的神经兴奋无选择性抑制。荷叶碱对谷氨酸引起的神经兴奋具有抑制作用，但对由天冬氨酸引起的神经兴奋的抑制作用较弱，对乙酰胆碱诱导的兴奋作用没有抑制作用。

⑤其他药理作用：荷叶具有广泛的药理作用，除上述方面以外，其具有保肝、抗肝纤维化等作用。

莱菔子

【来源】本品为十字花科植物萝卜的成熟种子。

【异名】萝卜籽、萝卜子、萝白子、菜头子。

【性味归经】辛、甘，平。归肺、脾、胃经。

【功效】消食除胀，降气化痰。

【主治】用于饮食停滞，脘腹胀痛，大便秘结，积滞泻痢，痰壅喘咳。

【用法用量】5～12 g，内服。

【贮藏】置通风干燥处，防蛀。

【使用注意】该品辛散耗气，故气虚无食积、痰滞者慎用。不宜与人参同用。

【药膳应用举例】

①饮食积滞不化而引起的脘腹疼痛，厌食，噫气，口臭等症：槟榔 10 g，炒莱菔子 10 g，橘皮 10 g，白糖适量。用清水熬之。温以代茶饮，饮时放入白糖。（《北京中医学校资料》）

②适用于老年慢性气管炎、肺气肿者食疗用：莱菔子末 15 g，粳米 100 g。莱菔子末、粳米一起煮成粥食用。（《中华食疗本草》）

【现代药理学研究】

①平喘、镇咳、祛痰：浓氨水引咳的小鼠灌胃莱菔子后咳嗽潜伏期显著延长，表明莱菔子有较好的镇咳效果。动物实验结果表明，大剂量生莱菔子醇提取物和炒莱菔子醚提取物的镇咳、祛痰作用较强，小剂量炒莱菔子水提取物有一定的平喘作用。

②抗氧化：体外抗氧化实验研究发现，莱菔子水提取物对 1, 1 - 二苯基 - 2 - 三硝基苯肼（DPPH）、羟自由基的清除率分别为 48.21% 、10.60% ，提示莱菔子有抗氧化活性。

③降血压、降血脂：莱菔子中的降压活性物质为芥子碱硫氰酸盐。莱菔子水溶性生物碱能激活一氧化氮合酶系统，使血管扩张，血压下降，并可能通过抗氧化损伤来保护靶器官。高脂血症小鼠模型实验结果显示，莱菔子降血脂作用随剂量的增加而增强，其机制可能是莱菔子中水溶性生物碱提高了高密度脂蛋白胆固醇的含量而起到降血脂作用。另外，莱菔子油中大量存在的亚麻酸、棕榈酸及油酸也具有降血脂作用。

④抗菌：莱菔素有抑菌作用，其抑菌机制在于莱菔素耐热，甚至水浴煮沸 30 min 活性仍没有明显的损失。莱菔子抗真菌蛋白耐酸碱、耐热，在 pH 6.0～6.5 时抑菌活性最强，对镰刀菌、疫霉菌、芭蕉炭疽菌和稻瘟菌等多种真菌都有抑制作用。

⑤抗突变、抗癌：莱菔素抑制食源性杂环胺诱导的基因突变的活性是莱菔硫烷的 1.3～

1.5倍，抗突变作用的产生可能是由于莱菔素抑制了细胞色素P450酶的代谢活性。莱菔素对人肺癌A549细胞的生长有抑制作用，并能改变A549细胞的形态学特征，其活性辅助位点可能是侧链上的磺酰基和硫基。

⑥增强胃肠道动力：莱菔子水煎液可明显升高实验大鼠的小肠推进比，提示莱菔子有促胃肠动力作用。莱菔子水煎剂还可增强豚鼠体外胃窦环行肌条、胃体胃底纵肌、回肠平滑肌及家兔离体胃、十二指肠平滑肌的收缩力。另外，莱菔子油、莱菔子水提浸膏均有通便作用。

⑦改善泌尿系统：莱菔子有对抗肾上腺素的作用，其炒用能增强膀胱逼尿肌收缩，改善排尿功能，治疗动力性尿路梗阻、前列腺增生引起的机械性尿路梗塞及抗精神病药物所致排尿功能障碍。另外，莱菔子敷贴神阙穴可加强膀胱收缩，促进自主排尿恢复，治疗尿潴留。

莲 子

【来源】本品为睡莲科植物莲的成熟种子。

【异名】藕实、莲实、莲蓬子、莲肉。

【性味归经】甘、涩，平。归脾、肾、心经。

【功效】补脾止泻，止带，益肾涩精，养心安神。

【主治】用于脾虚泄泻，带下，遗精，心悸失眠。

【用法用量】水煎，6～15 g，或入丸散。

【贮藏】置干燥处，防蛀。

【使用注意】凡有实热积滞，大便燥结者忌服。

【药膳应用举例】

①肾虚遗精：莲子肉、粳米各200 g，茯苓60 g，白糖60 g。将莲子肉、粳米、茯苓共同研成细末，并加白糖调匀，入容器中，蒸煮即成，亦可多加水煮成汤。其特点是，清香可口，营养丰富。每次服30 g，1日服3次。（《营养滋补养生食谱》）

②脾虚泄泻：山药100 g，芡实、莲子各50 g，糯米1000 g，白糖50 g。将山药、芡实、莲子、糯米磨成细粉，加水适量，揉成粉团，做成糕。将糕上蒸笼，用武火蒸25～30分钟，熟透，加入白糖即成。（《中华药膳纲目上》）

【现代药理学研究】

①降脂减肥：荷叶能显著改善肝细胞脂变，对高糖高脂诱导非酒精性脂肪肝病具有一定的拮抗作用。甲基莲心碱能够明显抑制多种诱聚剂诱导的高脂血症患者和健康成人血小板聚集，且作用强于阿司匹林，这对高脂血症患者并发血栓性疾病有一定的防治作用。

②抗氧化：通过多种方法对荷叶中的化合物进行分离，从荷叶的甲醇提取物中分离得到了18个化合物，并对其进行了ABTS和DPPH自由基清除测试，其中栎皮树脂醇、阿魏酸、槲皮素、木犀草素、3，4－二羟基苯甲酸、儿茶素、异槲皮苷，显示较强的ABTS和DPPH自由基清除能力，具有较强的抗氧化活性。

③消炎抑菌：荷叶对巨噬细胞具有明显的抗炎作用。

④抗抑郁：莲子的乙醇提取物能够显著缩短其静止期，表现出明显的抗抑郁作用，进一步实验显示其发挥抗抑郁作用的成分为莲心碱、甲基莲心碱、异莲心碱。

⑤抗癌和抗血管生成：荷叶水和甲醇提取物具有较强的抗氧化作用，抑制血管内皮生长因子（vascular endothelial growth factor，VEGF）诱导的血管生成的活性以及能有效阻断 HUVEC 中 VEGF 诱导的活性氧产生，表明了抗血管生成的机制。

高良姜

【来源】本品为姜科植物高良姜的根茎。

【异名】风姜、小良姜、膏凉姜。

【性味归经】辛，热。归脾、胃经。

【功效】温胃止呕，散寒止痛。

【主治】用于脘腹冷痛，胃寒呕吐，嗳气吞酸。

【用法用量】3～6 g，内服。

【贮藏】置阴凉干燥处。

【使用注意】体虚者不宜单用。

【现代药理学研究】

①降血糖的作用：高良姜甲醇提取液和水提取液的降血糖作用更明显，但其降血糖的作用可能是通过促进体内胰腺分泌胰岛素而实现的。

②抗氧化作用：高良姜提取物抗氧化效果显著，对自由基生成的抑制率为 96.99%。研究发现高良姜提取液能减轻氧化剂 H_2O_2 对 V79-4 细胞繁殖的抑制作用，用高良姜提取液处理过的细胞比未处理过的成活率高了 48%，并推测高良姜中主要的抗氧化活性物质是黄酮醇类化合物。

③抗癌作用：高良姜素能有效降低甲基亚硝基脲对小鼠肺细胞染色体的致畸作用，并且高良姜提取物能抑制 7，12 - 二甲基苯引起小鼠细胞畸变作用，抑制率为 57.1%。经过对甲醇提取物分离，活性物质可能为黄酮醇类化合物。

④促进渗透性：Yutaka 发现高良姜提取物能有效增进 CaCo-2 细胞（人类结肠癌细胞）渗透性并降低上皮细胞的电阻。高良姜醇提物、化合物（高良姜油和桉叶素）对 5 - 氟尿嘧啶（5-Fu）透皮吸收影响的研究结果表明，高良姜醇提物有一定的促渗作用，而高良姜油和桉叶素具有极强的促渗作用。

淡竹叶

【来源】本品为禾本科植物淡竹叶的茎叶。

【异名】竹叶卷心。

【性味归经】甘、淡，寒。归心、胃、小肠经。

【功效】清热泻火，除烦止渴，利尿通淋。

【主治】用于热病烦渴，小便短赤涩痛，口舌生疮。

【用法用量】6～10 g，内服。

【贮藏】置干燥处。

【使用注意】体虚有寒者慎服，孕妇禁服。

【药膳应用举例】

心胸烦热、口舌生疮、湿热黄疸：瓜皮 50 g，淡竹叶 15 g，粳米 100 g，红枣 20 g，白糖 25 g。先将淡竹叶洗净，放入锅中，加水适量煎煮 20 分钟，将竹叶弃之。把淘洗干净的粳米、切成碎块的西瓜皮及红枣同置入锅中，煮成稀粥后加入白糖即可食用。每日 2 次。（《中华食疗本草》）

【现代药理学研究】

①抑制胃癌：淡竹叶内含丰富的叶绿素是抑制胃癌的有效物质。

②抗氧化作用：淡竹叶含有较丰富的茶多酚，现代医学研究表明：茶多酚具有抗癌、抗衰老、抗辐射、消除人体自由基、降血糖、降血脂、防治心血管病、抑菌抑酶、沉淀金属等药理功能。

③抑制丙型肝炎活性的作用：由淡竹叶提取物构成的混合物有抑制丙型肝炎活性的作用。

④维持恢复肾功能：长期服用淡竹叶，可扩充血容量，降低血液黏滞度、改善微循环，增加肾小球的滤过机能，促进肾小管对蛋白的重吸收，缓解 M 样球蛋白及多肽链对肾脏的损害，防止异常蛋白沉积形成管型而阻塞肾小管，故利于肾功能的维持与恢复。

⑤清热利尿：吕华用中草药淡竹叶来治疗特发性水肿亦可收到利尿剂药物作用的同等效果，淡竹叶药源广，应用方便，无副作用，其消肿作用机制待进一步探讨。

⑥治疗口舌生疮：治疗牙周炎案例的临床实践中，在传统的方剂上加入露蜂房、淡竹叶，因为淡竹叶归心、肺、胃经，善治口舌生疮，牙龈与舌同居口腔之中，用它清热兼利尿，使胃中湿热得以除，诸药合用，其效相得益彰，收到更为满意的治疗效果。

⑦治疗小儿多动症：广州中医药大学附属医院在临床上通过中药组和西药组同时给药，观察其疗效，发现中药组和西药组对于治疗小儿多动症疗效无明显的区别，但在副作用方面中药组要明显优于西药组，所以临床上可以选用中药组来治疗小儿多动动症。

淡豆豉

【来源】本品为豆科植物大豆的成熟种子的发酵加工品。

【异名】香豉、淡豉。

【性味归经】苦、辛，凉。归肺、胃经。

【功效】解表，除烦，宣发郁热。

【主治】用于感冒，寒热头痛，烦躁胸闷，虚烦不眠。

【用法用量】6～12 g，内服。

【贮藏】置通风干燥处，防蛀。

【使用注意】胃虚易泛恶者慎服。

【药膳应用举例】

湿热困脾所致的水肿：淡豆豉 30 g，鲫鱼 200 g，白糖 30 g。将鲫鱼洗净，去鳞及内脏，放入蒸盘内，在鲫鱼上洒上淡豆豉、料酒、白糖。将鱼置武火上蒸20分钟即成。每日2次，每次100 g，佐餐食用。（民间验方）

【现代药理学研究】

①调节血脂：大豆异黄酮具有降血脂的作用，其作用机理与其抗氧化作用、类雌激素作用、增强LDL受体活性、抑制毛细血管内皮细胞增殖、抑制血管渗透性因子诱导的冠状动脉舒张、抑制主动脉平滑肌细胞的作用有关。

②抗动脉硬化：淡豆豉可使脂代谢紊乱模型大鼠TG、氧化低密度脂蛋白（OX-LDL）和MDA明显较去卵巢组降低，HDL-C、载脂蛋白（apolipoprotein，apo-AI）和SOD活力明显较去卵巢组升高。表明淡豆豉抗动脉硬化机制与其调节血脂、抗氧化有关。

③降糖作用：牛丽颖等将淡豆豉用80%乙醇提取，再用石油醚、醋酸乙酯、正丁醇分别萃取不同的有效部位，以四氧嘧啶及链脲佐菌素腹腔注射造成小鼠及大鼠的糖尿病模型，观察血糖和血脂的变化。结果显示，两组模型的糖尿病小鼠灌胃给予淡豆豉各提取部位10 d后，总提物、醋酸乙酯部分、正丁醇部分小鼠血糖均较模型组小鼠低，血清中TG水平亦较模型组小鼠低。表明淡豆豉总提物、醋酸乙酯部分、正丁醇部分均有一定的降糖作用，其中正丁醇部分更为明显。

④抗肿瘤作用：淡豆豉醇提物可显著抑制人肝癌细胞株SMMC-7721和QSC-7701生长，并且具有一定的时间、剂量依赖关系。

⑤其他：淡豆豉中含有大量的维生素K_2，可能会帮助预防骨质疏松，K_2或异黄酮对于经绝后的妇女骨丢失有保护作用。

菊　花

【来源】本品为菊科植物菊头状花序。

【异名】药材按产地和加工方法不同，分为"亳菊""滁菊""贡菊""杭菊""怀菊"。

【性味归经】甘、苦，微寒。归肺、肝经。

【功效】散风清热，平肝明目，清热解毒。

【主治】用于风热感冒，头痛眩晕，目赤肿痛，眼目昏花，疮痈肿毒。

【用法用量】5~10 g，内服。

【贮藏】置阴凉干燥处，密闭保存，防霉，防蛀。

【使用注意】脾虚泄泻者慎服。

【药膳应用举例】

①腮腺炎：桑叶、菊花各5 g，竹叶、白茅根各30 g，薄荷3 g，白糖适量。将前5味共制粗末，放入茶壶中，冲入沸水，温浸10~15分钟，加入白糖调匀，代茶饮用。每日1剂。（《花疗偏方》）

②风热感冒引起的头痛：菊花末15 g，粳米100 g。将菊花去蒂，研成细末备用。粳米加水适量，用武火烧沸，改用文火慢熬，粥将成时调入菊花末，煮熟片刻即可。早晚食用为宜。（《中华食疗本草》）

【现代药理学研究】

①抗氧化作用：菊花的抗氧化活性跟其所含的黄酮类和有机酸类成分有相关性。对菊花提取物的抗氧化研究表明，菊花提取物对 Fe^{2+} 诱发的卵黄脂蛋白不饱和脂肪酸过氧化体系、TBAS 生成体系和邻苯三酚 – Luminol 发光体系都有抑制作用，同时研究了菊花不同提取物的抗氧化活性，发现其正丁醇萃取部位的抗氧化活性较高，水浸提物活性较低且作用不稳定。

②抑菌作用：挥发油是菊花抑菌作用的主要物质基础。菊花挥发油可以抑制肺炎双球菌、白色葡萄球菌、乙型溶血性链球菌、金黄色葡萄球菌等病菌的活性，尤其对金黄色葡萄球菌的抑制效果最明显。

③抗肿瘤：菊花对皮肤癌、鼻咽癌、肝癌 HepG-2 细胞、结肠癌细胞和胰腺癌有一定的抑制作用，其抗肿瘤作用与其所含的三萜、挥发油、黄酮和多糖类等成分有直接的相关性。

④抗炎：菊花对由二甲苯所致的炎症有效果。对三萜醇、三萜烯二醇、三萜烯三醇及其脂肪酸酯和二羟三萜烯、三羟三萜烯等化合物进行了抗炎作用的考察，实验结果表明菊花对这些三萜类化合物所致炎症都有很强的治疗作用。

⑤抗病毒：菊花中所含的黄酮类化合物具有抵抗 HIV 病毒和抗 AIDS 的活性作用。

⑥抗诱变：菊花提取物的乙酸乙酯部位对诱变剂 2 –（2 – 呋喃基）– 3 –（5 – 硝基 – 2 – 呋喃）丙烯酰胺引起的 SOS 响应有抑制作用。

⑦对心血管系统的作用：菊花具有舒张血管、改善心肌缺血及心肌缺血再灌注、抗心律失常和降血压、降血脂等作用。

⑧在舒张血管方面：菊花总黄酮可以显著地消减连苯三酚导致的血管舒张抑制现象，且在氧化应激的情况下，保护具有舒张血管作用的内皮源性超极化因子（endothelium derived hyperpolarizing factor，EDHF）调节的血管扩张反应。

⑨在改善心肌缺血及心肌缺血再灌注方面：对滁菊进行了总黄酮的心肌缺血及心肌缺血再灌注研究，证明滁菊总黄酮能明显地抑制急性心肌缺血，使大鼠心电图 J 点的抬高，减小心肌梗死范围，升高血清中 SOD 活性和 6 – 酮前列环素含量，降低血清肌酸激酶（creatine kinase，CK）、乳酸脱氢酶（lactate dehydrogenase，LDH）活性及 MDA、血栓素 B2（thromboxane，TXB2）含量，进而对急性心肌缺血起保护作用。

⑩在抗心律失常方面：杭白菊乙酸乙酯提取物（CME）显著降低室性心动过速发生次数，缩短其持续时间，延迟室性早搏、室性心动过速出现时间，心律失常评分显著降低；CME 可明显延长离体大鼠心脏的有效不应期（effective refractory period，ERP），并对缺血/复灌所致的 ERP 缩短和室颤阈降低有明显的减弱作用。

⑪在降血压、降血脂方面：体积分数 95% 乙醇提取物对血管紧张素转化酶（angiotensin converting enzyme，ACE）抑制作用最强，水提取物对 ACE 抑制作用最弱；石油醚、乙酸乙酯和丙酮萃取菊花体积分数 95% 乙醇提取物，其中丙酮萃取物的 IC50 最小，且小于体积分数 95% 乙醇提取物。胡春等发现菊花提取物对大鼠血清胆固醇的升高有明显的改善作用。

⑫驱铅作用：对菊花的驱铅作用进行了研究，发现菊花中所含的维生素 C 既可补充体内由于铅所造成的自身损失，又与铅结合成溶解度较低的抗坏血酸铅盐，降低铅的吸收，同

时其还直接参与解毒过程，促进铅的排出。

⑬抗衰老、耐疲劳作用：对菊花提取物进行了抗衰老耐疲劳研究，结果表明杭白菊能延长果蝇平均寿命，半数死亡时间，且能明显延长果蝇的最高寿命；不同剂量组均能延长小鼠的游泳时间；低浓度和高浓度组均能降低果蝇脂褐素的含量，且抑制率分别为 49.1% 和 74.4%。

⑭肝保护作用：研究发现，木犀草素可以显著地抑制 CCl_4 肝损伤小鼠的血浆天冬氨酸转氨酶和谷丙转氨酶的活性，降低其肝脏脂质氢过氧化物的含量。此外，还认为像木犀草素和木犀草素 – 7 – O – 葡萄糖苷在它们的糖基部位连有丙二酸结构的这类化学成分有潜在的缓和肝损伤的作用。

⑮其他作用：研究白菊花与黄菊花的提取物对 H_2O_2 诱导的人白细胞 DNA 损伤的抑制作用来研究它们的抗基因毒性作用，结果显示，两种菊花的乙醇提取物对由于氧化应激所引起的基因毒性具有明显的抵抗作用。

菊 苣

【来源】本品为维吾尔族习用药材。为菊科植物毛菊苣或菊苣的地上部分或根。

【异名】苦苣、苦菜、卡斯尼、皱叶苦苣、明目菜。

【性味归经】微苦、咸，凉。归肝、胆、胃经。

【功效】清肝利胆，健胃消食，利尿消肿。

【主治】用于湿热黄疸，胃痛食少，水肿尿少。

【用法用量】9～18 g，内服。

【贮藏】置阴凉干燥处。

【现代药理学研究】

①菊苣对肥胖的影响：菊苣水提取物可减缓肥胖大鼠体质量增长的速率、降低其总胆固醇、三酰甘油、LDL-C、VLDL-C 水平、AST 和 ALT 酶活性，并可以改善其组织病变。

②菊苣对糖尿病的影响：菊苣可防止体质量减轻和减少 FBS、降低 ALT 活性和 TG、TC 和糖化血红蛋白的水平、增加 NO 的浓度。通过观察菊苣对链霉素诱导大鼠高血糖的影响，有研究者发现菊苣多糖具有明显的抗糖尿病的作用，通过抗氧化作用进而对糖尿病大鼠心肌缺血再灌注损伤具有一定的保护作用。

③菊苣对高尿酸血症的影响：研究发现菊苣还具有降尿酸的作用，其降尿酸的作用机制可能与雌二醇（estradiol，E2）水平的升高有关。菊苣降尿酸的作用机制有待于进一步研究。

④菊苣对多代谢紊乱的影响：作为膳食补充剂的菊苣可以改善血糖、降低动脉硬化指数、增加血液抗氧化状态、并能降低肾和心脏组织的硫代巴比妥酸反应性物质的含量。

⑤菊苣的其他药效研究：菊苣不仅在治疗代谢性疾病方面具有重要的作用，其在保护脂肪肝、抗病毒、抗氧化等方面也发挥着一定的作用。

⑥菊苣还具有促进矿物质的吸收、延长寿命、促进肠肽的释放等作用：通过对 24 名健康男性志愿者进行双盲实验发现，菊粉可以促进肠肽的释放，调节食糜的胃排空。

黄芥子

【来源】本品为十字花科植物芥的成熟种子。

【性味与归经】辛，温。归肺经。

【功效】温肺豁痰利气，散结通络止痛。

【主治】用于寒痰咳嗽，胸胁胀痛，痰滞经络，关节麻木、疼痛，痰湿流注，阴疽肿毒。

【用法用量】3～9 g，内服。

【贮藏】置通风干燥处，防潮。

【现代药理学研究】

①抗癌作用：芥子对乳癌有一定作用，其抗癌机理尚不明，有待实验研究。

②对呼吸系统的作用：所含芥子苷经酶水解后产生的芥子油，对胃黏膜有轻度刺激作用，反射性增加支气管的分泌，有祛痰作用。

③抑菌作用：白芥子水浸液在试管内对毛癣菌、许兰黄癣菌等真菌有不同程度的抑制作用。异硫氰酸苄酯为广谱抗菌剂。

④刺激作用：芥子含黑芥子苷，本身无刺激作用，但遇水后经芥子酶的作用生成挥发油，主要成分为异硫氰酸烯丙酯，有刺鼻辛辣味及刺激作用。

⑤毒副作用：芥子油或芥子硬膏用于皮肤，如果时间过久或浓度过高，可引起发泡甚至化脓，此时即使停药，愈合也较慢，因芥子油已被吸入皮肤，停药后仍继续发挥作用所致。

⑥其他作用：豚鼠饲以芥属植物可使甲状腺摄取的作用受抑制且血清中含量升高。也有报告给动物长期喂饲芥属植物可使其甲状腺肿大，可能由于分泌了过多的促甲状腺激素所致。家兔静脉注射芥子生理盐水浸出液，血压先有轻度上升，后则下降，呼吸增快。

黄　精

【来源】本品为百合科植物滇黄精、黄或多花黄精的根茎。

【异名】菟竹、龙衔。

【性味归经】甘，平。归脾、肺、肾经。

【功效】补气养阴，健脾，润肺，益肾。

【主治】用于脾胃气虚，体倦乏力，胃阴不足，口干食少，肺虚燥咳，劳嗽咳血，精血不足，腰膝酸软，须发早白，内热消渴。

【用法用量】9～15 g。

【贮藏】置通风干燥处，防霉，防蛀。

【使用注意】中寒泄泻，痰湿痞满气滞者忌服。

【药膳应用举例】

①头晕，目眩，胸胁闷胀，饮食不佳：甘草6 g，首乌，葛根，桑寄生，黄精各10 g，丹参15 g。将上述所有药材一同研碎，装入药袋，扎紧袋口。将药包置入暖瓶中，加入1000 mL沸水，盖上瓶盖焖泡30分钟，即可饮用。隔日1剂，每剂分多次饮用，最好当日

内饮完。如果有剩余，隔日不宜再饮。注意事项：阳气虚弱，痰浊阻碍中焦之人不宜饮用。（《补益药茶》）

②老人记忆力衰弱，失眠：黄精 20 g，天门冬 15 g（去心），白术 20 g，松叶 30 g，枸杞根 15～25 g。上药切片，以水 2250 mL。煮取汁 750 mL，浸曲 50 g，炊米 500 g，如常法酿酒，候熟。随量饮之。（《家庭养生药酒现学现用》）

【现代药理学研究】

①抗肿瘤：研究人员发现低剂量的黄精多糖可以显著抑制 H22 实体瘤，从而使得实验小鼠存活率增高，中、高剂量的黄精多糖则可以使实验小鼠（S180 腹水型荷瘤处理组）存活时间明显增长。发现黄精多糖可以干预长春新碱对小鼠骨髓间充质干细胞增殖的抑制从而间接对骨髓细胞的不正常增殖起到抑制作用。

②抗氧化：药用黄精可通过抑制衰老动物体内氧自由基、调节并增强机体的免疫功能等方面体现对机体的抗氧化作用。

③免疫调节：黄精多糖对模型大鼠体质量、抓力以及血清免疫蛋白含量有显著提升，并降低 cAMP/cGMP 值以及减弱大鼠对痛阈的敏感性，从而证明药用黄精具有很好的滋阴、增强机体免疫力的作用。发现黄精多糖可直接作用于红细胞，使其膜表面 C3b 受体进行变构，导致受体集中分布，活性增强，从而增强哮喘患儿红细胞的免疫功能，进而对哮喘有一定的治疗作用。

④降血糖：药用黄精可以明显使实验鼠（糖尿病化预处理）血糖浓度下降，高剂量组效果更加显著。发现药用黄精中所含的黄精多糖可明显降低经链脲佐菌素造模后糖尿病小鼠体内血清糖化蛋白浓度，并显著提升组织中 C 肽水平以及胰岛素含量，C 肽水平在临床常用来反应机体体内胰岛素水平。

⑤抗菌、抗炎：使用黄精多糖所制成的眼药水能明显消除家兔（无水乙醇预处理致角膜炎模型兔）结膜充血、分泌物增多等眼部症状，并有减少肉瘤囊肿内渗出液、增加胸腺重量、抑制免疫性关节炎的原发病变以及继发病变等作用。在使用滤纸片抑菌圈法探究黄精多糖抑制常见几种细菌过程中，发现金黄色葡萄球菌、蜡样芽孢杆菌、大肠杆菌、沙门氏菌等实验菌均出现被抑制的效果，其中，革兰氏阳性菌属对黄精多糖最为敏感。

⑥抗病毒：探究黄精多糖（PD）抗病毒的实验中，通过对单纯疱疹病毒 1 型 Stoker 株、2 型 sav 株和 333 株 3 种病毒进行注射 PD，发现 PD 在稍高浓度情况下可明显提高实验组非洲绿猴肾细胞（预先使用 HSV 病毒侵染）活力。

紫　苏

【来源】本品为唇形科植物紫苏的叶（或带嫩枝）。

【异名】桂荏、白苏、赤苏、红苏、黑苏、白紫苏、青苏。

【性味归经】辛，温。归肺、脾经。

【功效】解表散寒，行气和胃。

【主治】用于风寒感冒，咳嗽呕恶，妊娠呕吐，中鱼蟹毒。

【用法用量】5～10 g，内服。

【贮藏】置阴凉干燥处。

【使用注意】温病及气弱表虚者忌服。

【药膳应用举例】

①感冒属风寒者，症见微恶风寒，头痛微热，鼻塞声重，喷嚏频作，咽痒咳嗽：紫苏叶12 g，葱白4条，生姜4片。水煎服。(《煲汤治百病》)

②风寒感冒等症：荆芥6 g，苏叶6 g，茶叶6 g，姜2 g，冰糖25 g。姜洗净后切成片。姜、荆芥、苏叶、茶叶一起放入锅内，加水（约500 mL），用中火烧沸约5分钟，取出药汁，再加水复煎1次。2次取汁共约500 mL，用纱布滤过药液装入盆内。锅内放水（约50 mL），烧沸后放入冰糖，冰糖溶化成汁时，趁热滤净，将糖汁倒入药液内即成。1剂分3次服完，温热服用。(《惠直堂经验方》)

【现代药理学研究】

①镇静作用：紫苏水提取物可降低正常小鼠的自发活动，对戊巴比妥钠促进动物睡眠有一定的协同促进作用，对戊四氮致小鼠惊厥潜伏期有一定的延长作用。

②改善记忆作用：紫苏子油可减少小鼠跳台错误次数，明显提高小鼠水迷路测验的正确率，缩短到达终点时间，并能促进小鼠脑内核酸及蛋白质的合成，调节小鼠脑内单胺类神经递质水平。

③抗氧化作用：紫苏中含有丰富的多酚类化合物，具有较高的抗氧化活性，能够显著抑制偶氮基自由基诱导或内皮细胞介导的LDL氧化，增加内皮细胞中抗氧化酶mRNA和蛋白表达水平。

④抗抑郁作用：小鼠强迫游泳实验证明，紫苏叶水提物能够显著缩短其静止期，体现出明显的抗抑郁作用，进一步实验显示其发挥抗抑郁作用的成分为迷迭香酸。还有研究发现，迷迭香酸可以促进小鼠大脑海马齿状回细胞的增殖，继而减轻抑郁模型小鼠的抑郁症状。

⑤止血作用：研究结果表明紫苏的止血作用主要表现在明显缩短动物的出、凝血时间，缩短凝血酶原时间，持续缩小微小动脉的直径，增加离体动物器官的灌流阻力。

⑥抗血栓作用：研究证实苏子油复方制剂可调节血栓素A_2与前列腺素I_2的平衡，从而减轻动脉粥样硬化及冠状动脉硬化性心脏病的发生和发展。

⑦降血压作用：研究结果显示紫苏油能够显著降低高血压模型大鼠尾动脉收缩压，且对其心率的影响较小。研究发现紫苏油能够降低原发性高血压的幼鼠的舒张压，降低幼鼠生长期脑溢血的发生率，延长其存活时间。

⑧抗炎、抗过敏作用：紫苏能够有效调节N-甲酰-L-甲硫氨酰-L-白氨酰-L-苯丙氨酸激活的人体中性粒细胞的炎症活动，紫苏总黄酮能降低气囊炎模型小鼠血清中细胞因子IL-6、TNF-α、炎症部位一氧化氮的量，从而降低减轻因子、氧自由基对机体的攻击损伤。

⑨保肝作用：紫苏子醇提物对CCl_4致小鼠急性肝损伤有较好的保护作用，其生药量为20 g/kg时的作用效果与联苯双酯临床等效剂量相当。

⑩抗肿瘤作用：紫苏异酮对肝癌放疗具有较明显的增敏作用，对乙肝表面抗原（HBsAg）阳性以及阴性的肝癌细胞增殖可以起到良好的抑制作用，其机制可能与促进凋亡

蛋白的表达、抑制增殖蛋白表达有关。

⑪调节糖脂代谢作用：研究发现紫苏总黄酮提取物能显著降低四氧嘧啶所致糖尿病小鼠的血糖及其血脂中 TC、TG 含量，有良好的调节糖脂代谢作用。紫苏叶提取物能显著降低雄性肥胖小鼠体质量、内脏脂肪量及附睾脂肪量，调节肝功及血脂、血糖、胰岛素水平，改善胰岛素抵抗。

紫苏子

【来源】本品为唇形科植物紫苏的成熟果实。

【异名】苏子。

【性味归经】辛，温。归肺经。

【功效】降气化痰，止咳平喘，润肠通便。

【主治】用于痰壅气逆，咳嗽气喘，肠燥便秘。

【用法用量】3~10 g，内服。

【贮藏】置通风干燥处，防蛀。

【使用注意】脾虚气陷者慎服。

【药膳应用举例】

①适用于脾胃气虚所致的食少，气怯神疲，体倦自汗，脉细弱等症：黄羊肉 800 g，麦冬 10 g，党参 25 g，当归 7 g，五味子 1 g，白萝卜 200 g，姜块 15 g，葱 3 根，绍酒 20 mL，独蒜 3 个，花椒 15 粒，味精 2 g，精盐 3 g，紫苏子 3 g，草果 2 g，丁香 1 g，熟鸡油 2 g。做法与用法：将黄羊肉洗净，入开水中煮一下，放入冷水漂 30 分钟切成块。当归、党参、五味子、姜、花椒、紫苏子、草果、丁香洗净，放入双层白纱布中包紧。白萝卜、葱洗净，白萝卜切成块，蒜去皮，应挽结。将羊肉入锅，加水适量，烧开后撇净血沫，加入药包、葱结、大蒜、绍酒后，改为中火烧至羊肉熟烂时，取出药包和葱结，加味精、精盐入盘，淋上鸡油即成。秋、冬季可每日 1 次，饮汤食肉，连服一周，然后 3~4 天再服。（《家庭保健食疗菜谱》）

②适用于产后多汗、便秘、风秘者：火麻仁、紫苏子各半水研，取汁 200 g，分两次煮粥吃。（《贵州苗药兴仁卷》）

【现代药理学研究】

①降血脂的作用：紫苏子的脂肪油提取物具有明显的降血脂作用。研究发现大豆肽和紫苏子油制成的制剂降脂肽可以显著降低高血脂模型大鼠的血清中 TC 及 TG 浓度，明显升高 HDL-C 水平，停止灌胃 1 周后，仍可使血清中 TG 维持在较低水平。

②促进学习记忆能力：紫苏子中的脂肪油提取物具有促进小鼠的学习记忆能力的作用。文献报道从紫苏子提取有脂肪油，可减少小鼠跳台错误次数，能明显提高小鼠水迷路测验的正确百分率，缩短到达终点时间，并能促进小鼠脑内核酸及蛋白质的合成，调节小鼠脑内单胺类神经递质水平。

③止咳、平喘作用：紫苏子提取的脂肪油有明显的止咳和平喘作用。紫苏子油对喷雾组织胺和乙酰胆碱所致的支气管哮喘，能明显延长出现喘息性抽搐的潜伏期。

④抗衰老作用：紫苏油可明显降低脑及肝中 MDA 含量，对脑的作用优于肝，还可显著提高红细胞中 SOD 活力。因此认为紫苏油具有很好的抗衰老作用。

⑤抗过敏作用：紫苏子之所以具有抗过敏作用机理，是因为其所含有的 α-亚麻酸在体内代谢过程中，通过竞争酶系统，能抑制亚油酸向 AA 转化，降低体内 AA 水平。同时 α-亚麻酸转化的 EPA 和 DHA，可直接抑制 AA 向二十碳物质（致敏物质）的代谢。

⑥其他作用：还有文献报道从紫苏子中提取的紫苏子油具有抑制结肠癌、肾脏肿瘤的作用；其种皮具有防止油脂及其他食用物品氧化的作用。

葛　根

【来源】本品为豆科植物野葛的根。

【异名】甘葛、干葛、野葛。

【性味归经】甘、辛，凉。归脾、胃、肺经。

【功效】解肌退热，生津止渴，透疹，升阳止泻，通经活络，解酒毒。

【主治】用于外感发热头痛，项背强痛，口渴，消渴，麻疹不透，热痢，泄泻，眩晕头痛，中风偏瘫，胸痹心痛，酒毒伤中。

【用法用量】10～15 g，内服。

【贮藏】置通风干燥处，防蛀。

【使用注意】胃寒呕吐者慎服。

【药膳应用举例】

风热外侵型耳鸣、耳聋：金银花、连翘、葛根各 15 g，荆芥、防风、柴胡、甘草各 10 g，粳米 100 g，白糖适量。各药分别洗净，水煎 2 次，每次用水 600 mL，煎 20 分钟，2 次混合，去渣留汁于砂锅中；再将粳米淘净放入，小火慢熬成粥，下白糖，调匀。分两次早晚空腹温服。（《药粥妙用治百病》）

【现代药理学研究】

①抗心肌缺血：葛根中的有效成分葛根素可通过松弛冠状动脉血管平滑肌以扩张冠状动脉，避免心肌缺血导致再灌注损伤和炎性反应，进而减轻心肌细胞结构的损伤以及血管内皮细胞的凋亡，达到保护心肌的作用。

②抗心律失常：葛根中有效成分大豆苷、葛根黄酮以及葛根乙醇提取物等可扩张冠状动脉、增加血流量、有效降低外周阻力，并能通过影响细胞膜对钙、钾、钠离子的通透性，减少儿茶酚胺的释放，抑制心肌兴奋，进而预防心律失常的发生，尤其是对乌头碱、氯化钠和氯化钙等诱发的心律失常具有显著拮抗作用。

③降血压作用：葛根中有效成分葛根素、葛根黄酮具有扩张血管的作用，可增强心肌收缩力，降低主动脉压，并能调节机体肾素-血管紧张素系统，对抗内皮素、肾上腺素以及异丙肾上腺素等诱导的升压作用。动物研究结果也表明，葛根素可有效降低代谢综合征大鼠的血压，使其控制在理想范围内。

④脑血管和神经系统作用：葛根可以通过直接扩张脑血管、增加脑血流量，以改善脑循环、稳定脑血管功能，从而提高脑组织和细胞的供血和供氧，减少神经功能障碍的发生。

⑤降血糖和血脂作用：动物研究发现，葛根素可有效提高糖尿病小鼠胰岛素敏感性、抑制胰岛素抵抗，对于降低血糖水平以及改善糖耐量具有重要作用，此外葛根素还可以降低小鼠总胆固醇、低密度脂蛋白胆固醇以及极低密度脂蛋白胆固醇等含量，升高高密度脂蛋白胆固醇含量，有效降低血脂，在糖尿病治疗中具有积极作用。

⑥肝脏保护作用：动物研究发现，葛根可有效降低慢性肝损伤大鼠模型的血清透明质酸、丙氨酸转氨酶以及天门冬氨酸转氨酶含量，有助于保护受损肝脏。同时，葛根还具有抗脂质过氧化、抗纤维化以及清除氧自由基的作用，通过观察大鼠肝脏组织可知，葛根可延缓肝细胞病理性损伤，发挥保护肝脏的作用。

⑦抗肿瘤作用：研究发现，葛根能够明显降低机体 Bcl-2 蛋白水平以及 Bcl-2/Bax 比值，加速诱导部分肿瘤细胞凋亡，对于治疗小细胞肺癌具有一定效果。此外动物研究结果也表明，葛根提取物对 ECS 癌、S180 荷瘤以及 Lewis 肺癌具有一定治疗作用。

⑧抗氧化作用：葛根异黄酮自身抗氧化能力较强，可抑制酪氨酸酶活性，有效清除机体内源性抗脂质过氧化物以及氧自由基物质，避免生物膜氧化损伤以及自由基对 DNA 的损伤。

槐　花

【来源】本品为豆科植物槐的花及花蕾。

【异名】洋槐花。

【性味归经】苦，微寒。归肝、大肠经。

【功效】凉血止血，清肝泻火。

【主治】用于便血，痔血，血痢，崩漏，吐血，衄血，肝热目赤，头痛眩晕。

【用法用量】5～10 g，内服。

【贮藏】置干燥处，防潮，防蛀。

【使用注意】脾胃虚寒的人不宜食用。

【药膳应用举例】

①血热型银屑病：土茯苓、生槐花各 30 g，红糖 20 g。将土茯苓制为粗末，与槐花、红糖放入杯中，冲入沸水，加盖焖 30 分钟，代茶饮用。（《花疗偏方》）

②适用于消渴、干咳、腹胀、呕吐、便血、咯血等病症：鲜嫩刺槐花 500 g，干淀粉 250 g，豆腐 250 g，精盐、味精、鸡蛋、葱姜、熟芝麻、生姜。鲜嫩刺槐花用开水焯 20 分钟后，与豆腐混合搅成馅，依个人需要加入各种调料、油和干淀粉做成面皮，包馅成圆饼，外面滚上熟芝麻，放入熟油中炸熟即可食用。（《中华食疗本草》）

【现代药理学研究】

①止血：芦丁、槲皮素和鞣质均具有止血作用，且槐花含有红细胞凝集素，对红细胞有凝集作用，能缩短凝血时间，制炭后促凝血作用更强。

②降血糖：芦丁具有改善微循环和降低毛细血管脆性的作用，主要用于糖尿病、高血压和高血糖等的辅助治疗。槐花乙醇提取物能降低 2 型糖尿病小鼠血糖，但具体机制有待进一步研究。

③抗氧化：槐花具有抗氧化活性。朱昱燕等通过实验研究表明，槐花提取物抗氧化能

力、自由基清除能力、超氧阴离子清除能力随着乙醇提取浓度降低而升高；槐花提取物总黄酮含量与对应的清除自由基能力呈正相关。

④保护肠胃：槐花乙醇、二氯甲烷和乙酸乙酯提取物均能有效抑制尿素酶，从而阐明槐花具有健胃、养胃功效的具体机制。

⑤抗菌：槐花多糖与芦丁具有抑菌活性。芦丁对金黄色葡萄球菌的黏附具有一定的抑制作用。槐花多糖对大肠杆菌、芽孢枯草杆菌、金黄葡萄球菌均有抑菌活性，其中对金黄葡萄球菌的抑菌活性最强。

⑥增强免疫力：与模型组比较，中、高槐花多糖剂量组对胸腺和脾脏增重、提高吞噬率和吞噬指数、提高淋巴细胞增殖活性、IL-2、IL-4、IL-6、TNF-α、TNF-γ 水平提高、提高溶血素和溶血空斑水平有显著和极显著影响。

⑦抗病毒作用：采用 MTT 法测得槐花提取物能够抵抗 HIV-1 活性，抑制病毒株复制，其作用机制是多靶点的，可以抑制病毒的进入。

⑧降血压作用：动物实验表明，槐花萃取液具有降血压作用。此外，芸香苷、槲皮素也能在短时间内降低血压。

⑨抗肿瘤作用：碱溶解酸沉淀法与 MTT 法证实，槲皮素能抑制人乳腺癌 MCF-7 细胞生长，浓度和时间呈依赖性。采用 MTT 法测定，在槐花干预下，S180 荷瘤小鼠肿瘤明显被抑制，其机制与增加血清中 SOD、IL-2 水平，降低 MDA、TNF-α、VEGF、bFGF、MMP-9 水平相关。

蒲公英

【来源】本品为菊科植物蒲公英、碱地蒲公英或同属数种植物的全草。

【异名】蒲公草、食用蒲公英、尿床草。

【性味归经】苦、甘，寒。归肝、胃经。

【功效】清热解毒，消肿散结，利尿通淋。

【主治】用于疔疮肿毒，乳痈，瘰疬，目赤，咽痛，肺痈，肠痈，湿热黄疸，热淋涩痛。

【用法用量】10 ~ 15 g，内服。

【贮藏】置通风干燥处，防潮，防蛀。

【使用注意】阳虚外寒、脾胃虚弱者忌用。

【药膳应用举例】

①火热内盛所致的咽喉肿痛、口干口苦、大便不通、小便黄短：蒲公英、金银花各 5 g，甘草 3 g，胖大海 6 g。将蒲公英、金银花洗净、沥干。将甘草、胖大海研为细末，与蒲公英，金银花一同用沸水冲泡 10 分钟左右即可。代茶温饮，每日 1 ~ 2 剂。（《茶饮老偏方》）

②适用于热毒壅盛，血瘀痰阻之哺乳妇乳房红肿热痛：炒橘核 10 g，蒲公英、金银花各 30 g，伏汁酒 3 茶杯。将方中各味置瓦罐中，加水煎煮 1 小时，滤渣留汁，兑入伏汁酒即得。每日 1 剂，分 2 次温饮。（《临证会要》）

③癌症化疗后炎症反应型：金银花、蒲公英各 15 g，连翘、板蓝根、山豆根、射干各

10 g，粳米 100 g，白糖适量。各药分别洗净，加水 400 mL，煎 20 分钟，去渣收取浓汁。粳米淘净，加水 800 mL，大火烧开后，转用小火慢熬成粥，下药汁和白糖，调匀。分两次早晚空腹温服，连服 2～3 天。（《药粥妙用治百病》）

【现代药理学研究】

①广谱抑菌作用：蒲公英对金色葡萄球菌、表皮葡萄球菌、溶血性链球菌、卡他球菌均有显著的抑制作用。蒲公英具有广谱抑菌作用，对革兰阳性菌、革兰阴性菌、真菌、螺旋体和病毒均有不同程度的抑制作用。

②利胆保肝作用：蒲公英注射液或蒲公英乙醇提取物经十二指肠给药，能使麻醉大鼠的胆汁量增加 40% 以上，切除胆囊后重复试验结果亦同，显示为对肝脏的直接作用所致。最近的研究表明，蒲公英对大鼠急性肝损伤有保护作用。蒲公英可拮抗内毒素所致的肝细胞溶酶体和线粒体的损伤。

③抗胃损伤作用：蒲公英醇沉水煎剂 3 g/kg、10 g/kg，ip，对清醒大鼠胃酸分泌有抑制作用，在麻醉大鼠用 pH4 盐酸生理盐水灌胃实验，蒲公英有明显抑制组胺、五肽胃泌素及卡巴胆碱诱导的胃酸分泌作用。

④抗肿瘤作用：蒲公英根的主要三萜类化合物蒲公英萜醇及蒲公英甾醇具有显著的抑制作用。醋酸蒲公英甾醇具有显著的抑制作用。

⑤其他：蒲公英对女性甾体激素有影响。以蒲公英为主药的汉方蒲公英汤，可明显增加卵巢切除小鼠脑组织中的雌二醇与黄体酮的含量，并有增加血清中雌二醇含量的趋势，但对血清中黄体酮的含量无影响。

榧 子

【来源】本品为红豆杉科植物榧的成熟种子。

【异名】细榧、羊角榧、香榧、榧树、玉榧、野杉、柀子。

【性味归经】甘，平。归肺、胃、大肠经。

【功效】杀虫消积，润肺止咳，润燥通便。

【主治】用于钩虫病，蛔虫病，绦虫病，虫积腹痛，小儿疳积，肺燥咳嗽，大便秘结。

【用法用量】9～15 g，内服。

【贮藏】置阴凉干燥处，防蛀。

【使用注意】腹泻、大便溏薄、咳嗽咽痛且痰黄者忌用。

【药膳应用举例】

十二指肠虫、蛔虫、蛲虫等：榧子（切碎）30 g，使君子仁（切细）30 g，大蒜瓣（切细）30 g。水煎去滓，一日三次，食前空腹时服。（《现代实用中药》）

【现代药理学研究】

①驱虫作用：种子油有驱钩虫的作用。

②收缩子宫作用：日本产榧子 Torreya nucifera 含生物碱，对子宫有收缩作用，民间用以堕胎。

③治疗丝虫病：研究认为本品对杀灭微丝蚴有一定作用。

④驱绦虫作用：对人感染有钩及无钩绦虫，犬绦虫均有驱虫作用，雷丸驱绦虫作用不是麻痹虫体，而是由于雷丸中的蛋白酶对蛋白质的分解，致虫节破坏。

⑤对蛔虫的作用：体外实验对猪蛔虫有效但对蛔虫感染者无效。

⑥抗阴道毛滴虫的作用：10% 的雷丸煎剂，药液与培养基成 1∶1 的浓度，5 分钟后大部分虫体颗粒化变形个别虫体仍有活动。

⑦其他作用：雷丸对水蛭和蚯蚓有较显著的杀虫作用。实验表明，雷丸多糖对小鼠巴豆油耳炎症、大鼠琼脂性和酵母性关节肿均有明显抑制作用；对机体非特异性和特异性免疫功能有增强作用。雷丸素对小鼠 S180 荷瘤有一定的抑制作用。

<h2 style="text-align:center">酸枣仁</h2>

【来源】本品为鼠李科植物酸枣的成熟种子。

【异名】枣仁、酸枣核、山枣仁、酸枣、酸枣核、酸枣子。

【性味归经】甘、酸，平。归肝、胆、心经。

【功效】养心补肝，宁心安神，敛汗，生津。

【主治】用于虚烦不眠，惊悸多梦，体虚多汗，津伤口渴。

【用法用量】10 ~ 15 g，内服。

【贮藏】置阴凉干燥处，防蛀。

【使用注意】凡有实邪郁火及患有滑泄症者慎服。

【药膳应用举例】

①阴血亏虚，肝阳亢逆之头痛头晕，目眩耳鸣，面赤口苦，心烦气躁，夜眠多梦等：生地 30 g，玄参 9 g，酸枣仁 15 g，夏枯草 9 g，红枣 3 粒。将方中各味同入砂锅内，加清水 6 杯，用文火煮，煮至 3 杯水后，滤渣留汤，调味备用。每日 1 剂，分次饮用。（《新编中国药膳食疗秘方全书》）

②适用于心血虚型失眠症：党参、当归各 15 g，酸枣仁 10 g，猪肝 250 g，盐、料酒、水淀粉、葱段、姜片、味精各适量。做法与用法：党参、当归分别洗净；酸枣仁洗净，研碎；猪肝洗净，切片。锅内放入党参、当归、酸枣仁，加水煎 40 分钟，去渣取汁。取一碗，加入盐、料酒、味精、水淀粉，放入猪肝拌匀。锅内放入猪肝片、药汁，煮至肝片散开，加入葱段、姜片、料酒，中火煮熟，加盐、味精调味即成。（《中华养生保健药膳纲目》）

【现代药理学研究】

①镇静催眠作用：现代药理学研究发现，酸枣仁汤能对正常人的入睡度、熟睡度及觉醒爽快感等综合判定指标能产生有利影响，其机制可能与升高内啡肽有关。酸枣仁汤对老年失眠证的治疗有明显效果，其可能是通过减少脑内氨基酸毒性，下调大脑皮质及海马部位 GABAARα1 和 γ2 亚单位的表达而实现。

②抗焦虑作用：酸枣仁汤含多糖和黄酮类组分配方能显著升高小鼠脑内 β-EP 的含量而发挥抗焦虑作用，且组方中君药酸枣仁和臣药茯苓、知母所含的多糖和黄酮类成分对抗焦虑具有一定协同作用。研究发现酸枣仁汤抗焦虑作用的一种途径可能与提高血中 NO 浓度，降低大鼠血清 IL-1β、TNF-α 等细胞因子水平有关。

③抗抑郁：研究发现酸枣仁汤能通过增加脑组织单胺类神经递质 NE 和 5-HT 的含量，而明显改善慢性应激大鼠的兴趣丧失、活动能力下降等精神运动性抑郁症状。进一步研究发现酸枣仁汤是以氯丙咪嗪相似作用增加抑郁大鼠的糖水消耗量和脑内单胺递质含量，从而明显减轻抑郁模型大鼠的行为学异常。

④其他作用：酸枣仁汤能降低血清中的 TC、TG、LDL-C 含量，升高 HDL-C 和 APO-AI 及降低 APO-B 水平而调节机体的血脂代谢。

白茅根

【来源】本品为禾本科植物白茅的新鲜或干燥根茎。

【异名】茅针、茅根、白茅。

【性味归经】甘，寒。归肺、胃、膀胱经。

【功效】凉血止血，清热利尿。

【主治】用于血热吐血，衄血，尿血，热病烦渴，湿热黄疸，水肿尿少，热淋涩痛。

【用法用量】9~30 g，内服；鲜品用量加倍，或捣汁用。

【贮藏】置干燥处。

【使用注意】脾胃虚寒、溲多不渴者禁服。

【药膳应用举例】

①湿热壅盛型肝炎，症见胁肋疼痛，恶心厌油腻，纳差腹胀等：银花 20 g，杭菊花 15 g，白茅根 30 g，白糖 30 g。将白茅根切碎，与另 3 味一同放入茶壶中，用沸水冲泡，代茶饮用。每日 1 剂。（《花疗偏方》）

②热病烦躁、口渴、吐血、鼻血、尿血等症：白茅根 30 g，大米 100 g，白糖适量。将白茅根择净，放入锅中，加适量清水，浸泡 5~10 分钟后，水煎取汁，加大米煮粥，待粥熟时下白糖，再煮一二沸即成，每日 1 剂，连续 3~5 天。（《中华食疗本草》）

【现代药理学研究】

①利尿作用：白茅根煎剂灌胃，对正常家兔有利尿作用，给药 5~10 d 时，利尿作用最明显，20 d 左右即不明显，此作用可能与神经系统有关，切断肾周围神经，其利尿作用丧失。

②止血作用：体外凝血实验表明，白茅根对凝血第二阶段（凝血酶生成）有促进作用，可以抑制肝病出血倾向并治疗先天性 I、V、VII、X 因子缺乏性疾病。白茅根的生品和碳品均能明显的缩短小鼠的出血时间、凝血时间和血浆的复钙时间，炒碳后止血作用提高。

③抗菌作用：白茅根煎剂在试管内对弗氏、宋内氏痢疾杆菌有明显的抑菌作用，对肺炎球菌、卡他球菌、流感杆菌、金黄色葡萄球菌等也有抑制作用，而对志贺氏及舒氏痢疾杆菌却无作用。

④免疫调控作用：白茅根对小鼠腹腔巨噬细胞的吞噬功能有加强效应，可增强机体的非特异性免疫作用，提高小鼠 TH 细胞数及促进 IL-2 的产生，从而增强整体免疫功能。

⑤其他药理作用：白茅根水煎液能减轻二甲苯所致小鼠耳郭肿胀，能减轻角叉菜胶所致

大鼠后足跖肿胀，能明显抑制冰醋酸所致小鼠腹腔毛细血管通透性的增加，能有效对抗酵母多糖 A 所致大鼠足趾肿胀，而对制霉菌素所致的小鼠足跖炎症模型无明显作用。

芦　根

【来源】本品为禾本科植物芦的新鲜或干燥根茎。

【异名】芦茅根、苇根、芦头、芦柴根。

【性味归经】甘，寒。归肺、胃经。

【功效】清热泻火，生津止渴，除烦，止呕，利尿。

【主治】用于热病烦渴，肺热咳嗽，肺痈吐脓，胃热呕哕，热淋涩痛。

【用法用量】15 ~ 30 g，内服；鲜品用量加倍，或捣汁用。

【贮藏】干芦根置干燥处；鲜芦根埋于湿沙中。

【使用注意】脾胃虚寒者忌服。

【药膳应用举例】

①腮腺炎：金银花 12 g，鲜芦根 30 g，蕹菜 60 g，白糖适量。将前 3 味水煎取汁，调入白糖即成。每日 1 剂代茶饮用。（《花疗偏方》）

②适用于口干唇燥者：鲜石斛 30 g，鲜生地 20 g，鲜芦根 15 g，大枣数枚，发酵面粉 200 g。做法与用法：将鲜石斛、鲜生地、鲜芦根洗净，切碎，加入适量的水，用榨汁机榨汁，取药汁；大枣洗净，去核，备用。面粉加入榨取的药浆混合制成面团，待面醒后，做出糕状，备用。将其放入蒸盘内，每个糕上面放上 1 枚大枣，蒸熟，即可。（《美容养颜药膳大全》）

【现代药理学研究】

①抗氧化作用：用比色法对芦根多糖在体外的抗氧化活性进行了研究，并与抗坏血酸进行比较。结果发现，芦根多糖的还原能力稍次于抗坏血酸，对羟基自由基的清除能力明显弱于抗坏血酸，对脂质过氧化的抑制作用次于抗坏血酸；表明芦根多糖有一定的抗氧化活性。

②抗肿瘤作用：对分离纯化得到的命名为 R-Poly Ⅰ、R-Poly Ⅱ 和 R-Poly Ⅲ 的三种多糖进行细胞毒性实验，发现三种多糖对 Hela 细胞和 B16 细胞均有抑制作用并存在量效关系，最大抑制率分别为 76% 和 81%；表明芦根多糖具有良好的体外抗肿瘤作用。

③改善脂代谢：芦根多糖能降低模型小鼠体重下降的趋势，改善葡萄糖耐受力，降低血糖，还可以改善 GSP、TC、TG 及 LDL-C 含量的升高和肝糖原、HDL-C 含量的降低。表明芦根多糖一定程度上对脂代谢紊乱有改善作用。

④保护肝肾的作用：芦根提取物能改善糖尿病小鼠肝肾颜色质地的变化，降低肝脏系数和肾脏系数，减少肝肾损伤；还能够改善肝肾组织中 MDA 含量的升高和 GSH、GSH-Px 含量的降低，结果表明芦根多糖能对镉中毒小鼠的肝肾损伤有一定的保护作用，且呈浓度依赖性。

陈 皮

【来源】本品为芸香科植物橘及其栽培变种的成熟果皮。

【异名】橘皮。

【性味归经】苦、辛，温。归肺、脾经。

【功效】理气健脾，燥湿化痰。

【主治】用于脘腹胀满，食少吐泻，咳嗽痰多。

【用法用量】3～10 g，内服。

【贮藏】置阴凉干燥处，防霉，防蛀。

【使用注意】气虚体燥、阴虚燥咳、吐血及体内有实热者慎服。

【药膳应用举例】

①预防感冒：生姜 5 片，大枣 10 枚，陈皮 5 g，绿茶 5 g。将生姜、大枣与陈皮一起放入锅里，小火煮 5 分钟。加入绿茶，停火后滤出茶汁饮用。自觉受寒，便可饮用，或出门回家后，可饮用。(《养生茶》)

②预防动脉粥样硬化和脂肪肝：黄精干品 15 g 或鲜品 30 g，粳米 50 g，陈皮 2 g，适量冰糖。取黄精切细，黄精、粳米入锅，加水 500 mL，适量冰糖，用小火煮至粥成见油，调入陈皮 2 g，再煮片刻即可。(《中华食疗本草》)

【现代药理研究】

①抗氧化、清除自由基作用：不同年份的新会陈皮挥发油均表现出对 DPPH、ABTS、羟基自由基清除能力和还原能力，且抗氧化效果与挥发油的体积分数呈量效关系。

②祛痰作用：新会陈皮和惠州陈皮均能显著增加小鼠气管酚红排泌量，其中新会陈皮的祛痰功效相对优越。比较不同贮藏年限广陈皮的祛痰作用，结果显示，当年、1 年、3 年及 5 年广陈皮中 5 年广陈皮的祛痰作用更佳。

③对平滑肌的作用：肇庆、惠州及新会三种不同产地的陈皮理气功效对比结果发现，新会陈皮对家兔离体十二指肠自发性收缩抑制率明显低于惠州陈皮，痉挛性收缩抑制率高于其他两组陈皮，新会陈皮的理气指标水平显著优于肇庆和惠州陈皮。

④促消化作用：研究结果发现，广陈皮水煎液中的乙酸乙酯提取物为促消化活性最强部分，从中分离纯化并鉴定了橙皮苷、川陈皮素和橘皮素 3 个黄酮类化合物。橙皮苷对大鼠胃液量、胃蛋白酶排出量和胃蛋白酶活力的影响与空白对照无显著差异。而川陈皮素、橘皮素及三者组合可显著促进胃液、胃蛋白酶的排出，提高胃蛋白酶活力，增强消化功能。

⑤抗肿瘤作用：通过建立体外消化模型发现，广陈皮在消化过程中大量转化和累积橙皮素，能够有效抑制雌激素依赖型乳腺癌细胞 MCF-7 生长，其作用机制可能是橙皮素通过刺激雌激素代谢过程中关键酶的编码基因，促进雌激素代谢，从而诱导细胞凋亡。

⑥其他作用：有研究通过测定脂多糖（LPS）诱导小鼠巨噬细胞 RAW264.7 模型中炎性因子转录水平的变化，评价广陈皮体外消化过程中的抗炎活性，结果表明，广陈皮经体外模拟消化后能有效抑制 LPS 刺激诱导的一氧化碳合酶（iNOS）及炎性因子肿瘤坏死因子 α（TNF-α）、白细胞介素 1β（IL-1β）和白细胞介素 6（IL-6）基因的 mRNA 水平表达，表现

出较好的抗炎活性。

薄 荷

【来源】本品为唇形科植物薄荷的地上部分。

【异名】南薄荷、夜息花、薄荷叶、苏薄荷。

【性味归经】辛,凉。归肺、肝经。

【功效】疏散风热,清利头目,利咽,透疹,疏肝行气。

【主治】用于风热感冒,风温初起,头痛,目赤,喉痹,口疮,风疹,麻疹,胸胁胀闷。

【用法用量】内服:煎汤,3~6 g,不可久煎,宜后下。

【贮藏】置阴凉干燥处。

【使用注意】表虚汗多者禁服。

【药膳应用举例】

①外感风热,头痛目赤,咽喉肿痛,及气滞脘腹胀满:薄荷、砂糖适量。沸水浸泡,代茶饮。(《中国药膳》)

②风热型感冒:薄荷、菊花、桑叶、淡竹叶各6 g。水煎,沸后5分钟,滤出药汁,去渣。粳米100 g煮粥,粥将熟时兑入药汁,稍煮即成。每日1剂,分2次食用。(《中国药膳》)

③麻疹发疹期:绿豆50 g,先煮汁至200 mL,去渣,再加入金银花6 g,薄荷3 g,煮2分钟即可。可加适量白糖饮服。(《中华现代药膳食疗手册》)

【现代药理学研究】

①清凉止痒:薄荷油外用,能麻醉神经末梢,能刺激皮肤的冷感受器而产生冷感。

②对中枢神经系统的作用:内服少量薄荷油可通过兴奋中枢神经,使皮肤毛细血管扩张,促进汗腺分泌,增加散热,有发汗解热作用。但有报道薄荷醇能加强戊巴比妥钠的中枢抑制作用,且具有一定的量效关系。

③促透作用:薄荷醇能显著促进对乙酰氨基酚透皮吸收作用,其助渗作用在给药后2 h有显著增加,其作用强度随时间推移而继续增加。

④抗早孕、抗着床、抑制子宫收缩:薄荷油对小鼠和家兔均有抗早孕和抗着床的作用,终止妊娠原因可能与子宫收缩加强或对蜕膜组织的直接损伤有关。

⑤抗真菌、抗病毒:薄荷油、薄荷醇分别与核盘菌、匍茎根霉菌、毛霉菌共处于一个封闭系统中,均可以剂量依赖性地抑制这些真菌的生长和繁殖,而薄荷酮则无此作用。

⑥保肝利胆及抗肿瘤:彭蕴茹等对薄荷非挥发性成分的石油醚、氯仿、乙酸乙酯、正丁醇及水溶部位5个提取部位进行了现代药理学筛选,发现薄荷非挥发性提取部位中的石油醚萃取部位有较明显的保肝利胆作用,而水提取部位则表现出微弱的抗肿瘤功效。

⑦乌发作用:薄荷中的乌发组分研究发现正丁醇萃取液的颜色最先有黑色沉淀生成,说明正丁醇萃取物则较石油醚、氯仿和乙酸乙酯萃取物的激活作用好。

⑧抗氧化作用:乙醇提取物中70%丙酮水溶液提取物显示出较强的抗氧化活性。

薏苡仁

【来源】本品为禾本科植物薏苡的成熟种仁。

【异名】薏米。

【性味归经】甘、淡，凉。归脾、胃、肺经。

【功效】利水渗湿，健脾止泻，除痹，排脓，解毒散结。

【主治】用于水肿，脚气，小便不利，脾虚泄泻，湿痹拘挛，肺痈，肠痈，赘疣，癌肿。

【用法用量】9～30 g，内服。

【注意】孕妇慎用。

【贮藏】置通风干燥处，防蛀。

【使用注意】本品力缓，宜多服久服，需在医生指导下进行。脾虚无湿，大便燥结及孕妇慎服。

【药膳应用举例】

①用于湿热壅聚型结节性红斑：薏苡仁50 g，大米50 g，鲜玉米须15 g，白茅根15 g。先煮白茅根、玉米须，20分钟后去渣，加入薏苡仁、大米煮成粥食用。（《中华食疗本草》）

②适用于治疗扁平疣：新薏苡仁（五谷子、珍珠米）100 g，大米适量。煮饭或熬粥吃，1日1次。（《贵州苗药兴仁卷》）

【现代药理学研究】

①抗癌、抗肿瘤：薏苡仁中所得的4种脂肪酸，均可延长S180荷瘤小鼠存活时间，故认为薏苡仁抗肿瘤活性部分为其酸性部分。

②镇痛、抗炎活性：薏苡仁汤对大鼠蛋清性关节炎、棉球性肉芽肿以及二甲苯所致的小鼠耳壳肿胀等均有明显的抑制作用。研究发现薏苡仁具有温和的镇痛抗炎作用，薏苡素是其镇痛活性成分。除了直接提取薏苡中的抗炎活性成分外，新的研究还发现，通过发酵手段也能够让薏苡发挥其抗炎功效。

③增强免疫力：薏苡仁能增强机体的免疫功能。叶敏等发现薏苡仁水提液能显著拮抗由环磷酰胺引起的免疫功能低下小鼠的免疫器官重量减轻以及白细胞数量减少，明显增加小鼠腹腔巨噬细胞的吞噬百分率及吞噬指数，显著增加血清溶血素的含量。

④抗菌：薏苡仁甲醇提取物能够抑制细菌、霉菌和酵母菌的生长，具有广谱的抑菌活性。从薏苡种子的黄化幼苗甲醇提取物中分离得到1种萜类化合物。研究显示该化合物对细菌、真菌、酵母菌均有作用，是首次从植物中分离出的对3种不同菌均有抗性的成分。

⑤抗溃疡、止泻：张明发等研究发现薏苡仁抗水浸应激性溃疡和盐酸性溃疡的形成，但不抑制吲哚美辛－乙醇性溃疡形成。薏苡仁还抑制番泻叶引起的大肠性腹泻，但不抑制蓖麻油引起的小肠性腹泻。其作用机理有待进一步研究。

薤白

【来源】本品为百合科植物小根蒜或薤的鳞茎。

【异名】小根蒜、密花小根蒜、团葱。

【性味归经】辛、苦,温。归心、肺、胃、大肠经。

【功效】通阳散结,行气导滞。

【主治】用于胸痹心痛,脘腹痞满胀痛,泻痢后重。

【用法用量】5~10 g,内服。

【贮藏】置干燥处,防蛀。

【使用注意】大便溏泄者慎服。

【药膳应用举例】

①用于冠心病心绞痛等症的辅助治疗:薤白10 g(鲜30 g),粳米60 g。薤白、粳米一起加水煮粥食用。(《中华食疗本草》)

②适用于老人耳聋:猪肾、党参、防风、葱白、薤白,糯米各适量。煮粥吃。(《贵州苗药》)

【现代药理学研究】

①解痉平喘:薤白提取物能显著提高豚鼠的哮喘潜伏期。薤白不同浓度提取物可使模型豚鼠的 IL-6、TXB2 的水平降低,6-Keto-PGF1α 水平上调,且 TXB2/6-Keto-PGF1α 比值下降,故推测薤白可能是通过抑制炎性反应,缓解支气管平滑肌的痉挛,从而进一步来平喘。

②调血脂、抗动脉粥样硬化及抑制内皮细胞凋亡:薤白制剂能减弱动脉粥样硬化,减小动脉壁厚度。该机制可能是增加前列环素的合成及前列腺素的含量,干扰花生四烯酸的代谢,抑制血栓素 A2 的合成,从而改变前列环素和血栓素 A2 的比值,进而解除血液的高凝状态。

③抗氧化作用:研究发现其鲜汁可显著提高过量氧应激态大鼠的血清 SOD 和 CAT 的活性,保护 T 淋巴细胞,进而抑制形成血清过氧化脂质。

④抑制血小板活化聚集及相关炎性反应的作用:薤白中分离得到的一种新的呋甾皂苷有明显的抑制血小板活化聚集的作用。从薤白、薤及大蒜中分离得到的薤白苷 E 和 F 均能不同程度的抑制 ADP 诱导的血小板聚集。其中薤白苷 F 的 IC50 为 0.020 mmol/L,作用较强,其抑制作用强于阿司匹林 50 倍左右。

⑤抗肿瘤作用:通过细胞毒性试验发现其分得的第一种甾体皂苷对 SF-268 细胞有毒性作用,第二种对 NCI-H460 和 SF-268 细胞有毒性作用。另外,小鼠皮肤及小鼠肺二阶段致癌实验显示薤白具有明显的抗肿瘤作用。

⑥抗菌作用:薤白的水浸提取物具有广泛的抑菌能力,通过研究其不同稀释度水浸提取物的抑菌率,结果显示,在较高浓度下,浸提物有比较理想的抑菌能力,稀释倍数增大,其抑菌能力依次减弱;另外,抑菌能力在不同菌种差异较大,其对金黄色葡萄球菌抑制作用最强,对沙门氏菌的抑制作用最弱。

覆盆子

【来源】本品为蔷薇科植物华东覆盆子的果实。

【异名】悬钩子、覆盆莓、乌藨子。

【性味归经】甘、酸，温。归肝、肾、膀胱经。

【功效】益肾固精缩尿，养肝明目。

【主治】用于遗精滑精，遗尿尿频，阳痿早泄，目暗昏花。

【用法用量】6～12 g，内服。

【贮藏】置干燥处。

【使用注意】肾虚有火，小便短涩者慎服。

【药膳应用举例】

①适合不孕症、月经不调、血量少或闭经、不排卵或卵巢功能不良者食用：益母草、白芍、赤芍、泽兰、鸡血藤、牛膝、刘寄奴、生蒲黄、女贞子、覆盆子、菟丝子、枸杞子各10 g，柴胡6 g，白条鸡1只（约1000 g），料酒、盐、葱段、姜片、胡椒粉各适量。做法与用法：将药材洗净，放入纱布袋内；鸡洗净。锅内放入药袋、鸡、姜片、葱段、料酒、盐，加水大火烧沸，改小火炖煮1小时，放入胡椒粉即可。（《中华养生保健药膳纲目》）

②治肺虚寒咳嗽：覆盆子，蜂蜜，粳米。覆盆子取汁，加少量蜂蜜熬成稀饭服用。（《特色中草药及配方4》）

③儿童毛发黄而稀疏：黑葡萄10粒，绿色葡萄干10 g，山药15 g，何首乌粉15 g，覆盆子10 g，红糖15 g。黑葡萄、绿色葡萄干、覆盆子放入果汁机中打成泥后与首乌粉、红糖拌匀，即为蘸酱，山药切片蒸熟，蘸酱食用即可。（《滋补药膳220道》）

【现代药理学研究】

①降血糖功能：制造四氧嘧啶静脉注射糖尿病小鼠，分为三组，持续给低、中、高剂量组（200 mg/kg、400 mg/kg、800 mg/kg）灌胃给药30 d。记录餐前血糖、糖耐量血糖值、胰岛素分泌水平、超氧化物歧化酶数值、谷胱甘肽过氧化物酶活性和丙二醛水平及胰腺组织病变程度和胰岛β细胞胰岛素分泌情况。结果显示，覆盆子酮有明显降血糖作用。

②祛黄褐斑作用：覆盆子中的活性物质鞣花酸，可以消除酪氨酸酶和过氧化氢酶的活性，进而消除黑色素细胞的活性，从而抑制黄褐斑的形成。

③抗衰老功能：研究表明覆盆子乙酸乙酯提取物可以抑制老年痴呆发生的差异蛋白表达，这些差异蛋白就是覆盆子乙酸乙酯防治老年痴呆的靶点蛋白。

④抗氧化功能：覆盆子中含有大量的植物SOD。除此之外覆盆子还含有大量的花青素，可以清除自由基的花青素与覆盆子自身当中的鞣花单宁相结合，使得覆盆子的抗氧化能力增强。

⑤抗炎功能：研究证明，覆盆子提取物可以抑制COX-2能力的表达，其产生的抗炎效果与非甾体类抗炎药不相上下。因此覆盆子可以在一定程度上代替非甾体抗炎药，且更安全有效。

⑥溶脂减肥作用：研究发现，覆盆子酮可以加速机体脂质代谢和能量利用，可以达到消脂溶栓的作用。覆盆子酮的这一作用，为未来解决肥胖症问题，给人们多制造出了一个机会。

⑦补肾、抗疲劳作用：现代研究者从覆盆子中分离出的萜类、黄酮、生物碱、香豆素类等多种活性成分，表明覆盆子中的活性复合物能提高性能力；在缓解机体疲劳方面，具有显

著功效。

⑧其他作用：还有研究表明覆盆子具有增强骨密度、抗肿瘤、调节性腺轴、抗血栓等功效。

<h2 style="text-align:center">藿　香</h2>

【来源】本品为唇形科植物广藿香的地上部分。

【异名】土藿香、猫把、青茎薄荷。

【性味归经】辛，微温。归脾、胃、肺经。

【功效】芳香化浊，和中止呕，发表解暑。

【主治】用于湿浊中阻，脘痞呕吐，暑湿表证，湿温初起，发热倦怠，胸闷不舒，寒湿闭暑，腹痛吐泻，鼻渊头痛。

【用法用量】3 ~ 10 g，内服。

【贮藏】置阴凉干燥处，防潮。

【使用注意】阴虚火旺、邪实便秘者禁服藿香。

【药膳应用举例】

感冒属暑湿者，症见恶寒发热，头痛无汗，头重身倦，胸脘痞闷，恶心欲吐：鸡蛋2个，鲜藿香叶30 g，鲜苏叶30 g。将鲜藿香叶、苏叶洗净，切碎。起油锅，煎蛋，然后放入砂锅内，加入藿香、苏叶、适量清水，武火煮沸后，文火煮20分钟，调味即可。(《煲汤治百病》)

【现代药理学研究】

①保护胃肠道作用：广藿香的挥发油、水提物和去油水提物均对离体兔肠的自发收缩和乙酰胆碱及氯化钡引起的痉挛性收缩有抑制作用，挥发油的抑制效果最明显。

②抗真菌：研究发现广藿香的乙醇、乙醚和水提取物都具有抑菌活性，其抑菌能力为乙醚提取物 > 乙醇提取物 > 水提取物，对黑根霉的效果最好。

③抗细菌：研究发现广藿香水提物和挥发油对大肠杆菌、枯草杆菌、白葡萄球菌、四联球菌、志贺菌、金黄色葡萄球菌等均有一定的抑制作用，对金黄色葡萄球菌的抑制作用明显强于肠道杆菌。

④抗病毒：高相雷等研究发现广藿香的提取物对 Hela 细胞的毒性大小为醋酸乙酯提取物 > 甲醇提取物 > 水提取物，前两者还具有抗柯萨奇 B 组 3 型病毒（CVB3）的作用，而水提取物则无抗 CVB3 的作用。

⑤抗疟原虫：广藿香挥发油对伯氏疟原虫抗青蒿酯钠株的抑制作用大于对正常株的抑制作用，选择性抑制作用明显，且对抗青蒿酯钠株抗逆转作用较强，广藿香挥发油联用青蒿酯钠，对正常株和抗青蒿酯钠株均有增效作用，且对耐药株增效更加明显。

⑥抗炎、镇痛、解热作用：广藿香甲醇提取物增加抗氧化酶的活性、降低丙二醛的含量以及调节环氧化酶 – 2（cyclooxygenase-2，COX-2）和 TNF-α 这些炎症介质而发挥抗炎镇痛作用。

⑦镇吐、止咳、化痰作用：广藿香正己烷提取物中得到的广藿香醇、刺蕊草醇、甲基黄

酮醇、广藿香黄酮醇对胆矾引起的雏鸡呕吐有一定的对抗作用。

乌梢蛇

【来源】本品为游蛇科动物乌梢蛇的剥皮、去除内脏的整体。

【异名】乌蛇、乌风蛇。

【性味归经】甘，平。归肝经。

【功效】祛风，通络，止痉。

【主治】用于风湿顽痹，麻木拘挛，中风口眼㖞斜，半身不遂，抽搐痉挛，破伤风，麻风，疥癣。

【用法用量】6～12 g，内服。

【贮藏】置干燥处，防霉，防蛀。

【备注】仅限获得林业部门许可进行人工养殖的乌梢蛇。

【使用注意】血虚生风者慎服乌梢蛇，乌梢蛇忌犯铁器。

【药膳应用举例】

用于瘰疬：乌梢蛇（酒浸炒焦）10 g，鸡蛋2个。将乌梢蛇研为细面，与鸡蛋共炒熟食之。（民间验方）

【现代药理学研究】

①抗炎镇痛：对胶原性关节炎大鼠灌喂给予乌梢蛇水解液，实验表明乌梢蛇水解液对大鼠胶原性关节炎具有预防和治疗作用。乌梢蛇水煎剂或醇提液对大鼠琼脂致足肿和二甲苯致鼠耳肿胀均有显著抑制作用，具有良好的抗炎作用。小鼠热板法和扭体法实验表明，乌梢蛇水煎剂或醇提液对小鼠有显著的镇痛作用。

②解毒：不同浓度的乌梢蛇血清对三种蛇毒均具有解毒作用，但在给药时间和计量方面出现不同差异，且单纯注射乌梢蛇血清的小鼠没有出现中毒现象。

③抗出血：乌梢蛇的血清中含有抗出血因子的抗蛇毒活性成分，该抗出血因子不仅在体外实验表现出强的中和出血毒素的活性，而且在体内实验中亦表现出对中毒小鼠良好的治疗作用，因而可能成为有前景的抗蛇毒药物的原料。

④恢复NK细胞活性：方晓阳等在乌梢蛇血清对小鼠白细胞数和NK细胞活性的影响中指出，乌梢蛇血清能升高小鼠白细数与NK细胞活性，对环磷酰胺诱发的NK细胞活性降低有恢复作用。

牡 蛎

【来源】本品为牡蛎科动物长牡蛎、大连湾牡蛎或近江牡蛎的贝壳。

【异名】生蚝。

【性味归经】咸，微寒。归肝、胆、肾经。

【功效】重镇安神，潜阳补阴，软坚散结。

【主治】用于惊悸失眠，眩晕耳鸣，瘰疬痰核，癥瘕痞块。煅牡蛎收敛固涩，制酸止痛。用于自汗盗汗，遗精滑精，崩漏带下，胃痛吞酸。

【用法用量】9～30 g，内服，先煎。

【贮藏】置干燥处。

【使用注意】该品多服久服，易引起便秘和消化不良。

【药膳应用举例】

适用于早泄、失眠、气虚等症：桂圆肉 25 g，党参 30 g，牡蛎肉 200 g，冰糖适量。桂圆肉洗净；党参洗净，切段；牡蛎肉洗净，切薄片。炖锅内放入桂圆肉、党参、牡蛎肉、冰糖，加清水 300 mL，大火烧沸，改小火炖 30 分钟即成。（《中华养生保健药膳纲目》）

【牡蛎药理作用研究】

①保肝作用：徐氏研究了以牡蛎为主要成分的牡蛎汤对实验性肝损伤的保护作用。结果表明：牡蛎汤 3 个剂量组均能显著降低 CCl_4 所引起急性肝损伤小鼠血清 ALT、AST 含量，减轻肝细胞损伤程度，对 CCl_4 引起的小鼠急性肝损伤有保护作用。

②增强免疫力作用：牡蛎多糖能显著降低和抑制狗肾细胞培养流感病毒的血凝滴度。另有报道牡蛎糖胺聚糖能显著降低 I 型单纯疱疹病毒感染小鼠的死亡率，延长其存活时间，并明显提高病毒感染小鼠的胸腺指数和脾指数，增强巨噬细胞吞噬能力。从而对 I 型单纯疱疹病毒感染的小鼠具有一定的治疗作用并能提高小鼠的免疫功能。

③抗肿瘤作用：牡蛎天然活性肽能有效地抑制胃癌 BGC-823 细胞增殖活动，出现亚 G1 期细胞，细胞进入凋亡现象。表明其具有显著的诱导凋亡作用。

④延缓衰老作用：牡蛎水提液能使大鼠的纹状皮质分子层厚度增加，分子层厚度和皮层总厚度的比值下降，海马 CA2 区单位面积大锥体细胞数增多，SOD 活性增强，而 MDA 含量下降，从而起到延缓衰老的作用。

⑤降血糖作用：牡蛎提取物对四氧嘧啶所致小鼠血糖升高有显著的降低作用。牡蛎提取物可显著降低由四氧嘧啶所致的小鼠血糖升高的幅度，增加小鼠免疫器官的重量，而对正常小鼠血糖无明显影响。提示该药物有磺脲类和双胍类降糖药的降糖特性。

⑥其他药理作用：牡蛎糖胺聚糖对过氧化氢诱导的血管内皮细胞氧化损伤有保护作用，能有效地防止因血管内皮损伤而引起的高血压、动脉硬化、脑卒中等多种心脑血管疾病的发生。

阿　胶

【来源】本品为马科动物驴的干燥皮或鲜皮经煎煮、浓缩制成的固体胶。

【异名】驴皮胶。

【性味归经】甘，平。归肺、肝、肾经。

【功效】补血滋阴，润燥，止血。

【主治】用于血虚萎黄，眩晕心悸，肌痿无力，心烦不眠，虚风内动，肺燥咳嗽，劳嗽咯血，吐血尿血，便血崩漏，妊娠胎漏。

【用法用量】3～9 g。烊化兑服。

【贮藏】密闭。

【使用注意】脾胃虚寒、消化不良者慎服。

【药膳应用举例】

血虚诸证：阿胶 250 g，黄酒 250 g，冰糖 200 g，黑芝麻、核桃仁各 250 g。取阿胶 250 g，砸碎。放入带盖的汤盆或瓷碗中，加黄酒 250 g，浸泡 1~2 天，至泡软。取冰糖 200 g，加水 250 mL 化成冰糖水，倒入泡软的阿胶中，加盖。置盛胶容器于普通锅或电饭煲内，水浴蒸 1~2 小时至完全溶化。将炒香的黑芝麻、核桃仁放入继续蒸 1 小时，搅拌，成羹状。取出容器，放冷，冰箱存放。每天早晚各服一匙，温开水冲服。

【现代药理学研究】

①补血作用：研究表明，除像铁、铜、钴等少数微量元素具有治疗某些营养缺乏性贫血外，其他多仅有酶活性，而且这种作用与微量元素存在的方式和机体对其吸收的调控密切相关。另报道，阿胶部分药理作用与硫酸皮肤素有关，该成分为血管保护剂并有抗血栓活性，这与现代药理试验证实阿胶能防止血管通透性增加，与古方中驴皮治中风、阿胶疗风等作用可能有关。

②改善血液流变学：阿胶可改善内毒素引起的血压下降、总外周阻力增加、血黏度上升以及球结膜微循环障碍，甚至加速恢复正常；研究发现阿胶可使烫伤兔耳的血浆渗出减少，并可减轻静脉注射油酸后造成的肺血管渗出性病变。

③止血作用：阿胶的止血作用与其硫酸皮肤素有关联。在止血、抗凝血过程中，具有负离子基的糖胺聚糖（glycosaminoglycans，GAGs）的活性与其聚合物长度及结合的多糖的负离子数目成正比，依此可调整血液凝固状态。硫酸皮肤素，具有聚负离子基结构的 GAGs 类物质。此外，阿胶的止血作用可能与阿胶能降低血管壁的通透性、增加血小板数量有关，也与胶原蛋白黏附于血管壁促进血小板聚集有关。

④对免疫系统的作用：阿胶能显著提升免疫低下模型小鼠的胸腺指数、血清溶血素含量、迟发型变态反应和脾淋巴细胞的增殖能力。

⑤对生殖系统的作用：阿胶能够提高子宫机能，延缓卵巢早衰。研究发现阿胶口服治疗，每天用生胶量 30 g，至下次月经或证实临床妊娠为止，可显著提高子宫内膜厚度增长值。

⑥对肿瘤的作用：已有体外研究表明，阿胶含药血清可增强丝裂原对淋巴细胞增殖与活化的诱导作用，升高 CD3 +（T 细胞）/CD3 - CD56 + CD16 +（NK 细胞）和 CD3 + CD4 +/CD3 + CD8 + 的比值，增强机体对肿瘤细胞的免疫应答。

蜂　蜜

【来源】本品为蜜蜂科昆虫中华蜜蜂或意大利蜂所酿的蜜。

【异名】蜂糖、白蜜、食蜜、百花精。

【性味归经】甘，平。归肺、脾、大肠经。

【功效】补中，润燥，止痛，解毒；外用生肌敛疮。

【主治】用于脘腹虚痛，肺燥干咳，肠燥便秘，解乌头类药毒；外治疮疡不敛，水火烫伤。

【用法用量】15~30 g，内服。

【贮藏】置阴凉处。

【使用注意】痰湿内蕴、中满痞胀及大便不实者禁服。

【药膳应用举例】

①适合于咳嗽痰多者饮用：干燥桔梗10 g，千日红5 g，蜂蜜适量。将桔梗和千日红放入一杯热开水中，过滤取汁。在桔梗汁液中加入适量蜂蜜。或用纱布将桔梗和千日红装起来做成茶包，每次用沸水冲泡饮用。代茶饮用。（《茶饮老偏方》）

②肠燥便秘：柏子仁15 g，粳米100 g，适量蜂蜜。将柏子仁去尽皮壳、杂质，稍捣烂与粳米同熬，待粥成时掺入蜂蜜稍煮几沸即可食用。（《中华食疗本草》）

【现代药理学研究】

①抗肿瘤：蜂蜜可作为防癌、抗癌的辅助药物用于临床。据研究，蜂蜜可防止大鼠五种类型肿瘤的转移，并能增强5－氟尿嘧啶和环磷酰胺等化疗药物的效果。蜂蜜抗肿瘤的原因是因为它含有抗肿瘤成分——咖啡酸，而咖啡酸能有效地抑制动物的结肠癌和皮肤癌。

②抗菌、抗氧化：纯蜂蜜室温下数年不会腐败，说明其具有独特的抗菌性和抗氧化性。蜂蜜抗菌的机制包含以下四个方面。一是利用其高渗作用，使细菌大量脱水死亡而延长保质期；二是天然蜂蜜中自由水含量极少，pH值低，酸性，不适于细菌生长；三是蜂蜜中含有许多抗细菌生长的酶，如溶菌酶和葡萄糖抗氧化酶等；四是蜂蜜中有从许多植物中带来的抗菌物质。以上因素使蜂蜜的综合抗菌效果有较大提升。

③促进组织再生：蜂蜜有机酸和各种氧化酶的生物活性是蜂蜜消炎杀菌、促进组织再生、治疗创面必需的物质基础。其作用机理是蜂蜜可通过提供创面营养、控制创面感染、抗炎、清除坏死组织、调节创面愈合相关细胞因子等多条途径促进创面愈合。

④促进消化、润肠通便：蜂蜜对胃肠功能具有调节作用，可使胃酸分泌正常，使胃痛及胃烧灼感消失，增加红细胞及血红蛋白数量，能增强肠蠕动，可显著缩短排便时间，从而促进消化、润肠通便。蜂蜜能改善便秘的机制主要与富含果糖有关，特别是果糖的不完全吸收对改善便秘具有良好的效果。

⑤保护心血管系统：蜂蜜对冠心病有良好的防治效果，亦有利于心脏的保护。其作用机理是蜂蜜富含维生素、具有抗氧化性和抗菌性、对血压和血糖有双向调节作用、能促进肝脏的脂肪代谢等，并且由于蜂蜜还富含葡萄糖，它能为心脏的工作提供足够的能量，有利于对心脏的保护。

⑥润肺止咳：蜂蜜能增加唾液分泌，帮助化痰和润滑呼吸道，有润肺止咳的作用。但蜂蜜只对病毒或过敏引起的干咳（痰少、痰白）有效，对细菌引起的咳嗽（一般为黄脓痰）则效果不大，此时用蜂蜜止咳反而会加重病情，痰液增多、咳不出痰等。

⑦其他作用：除以上作用外蜂蜜还能够增强机体免疫功能、促进糖代谢、解毒。增强机体免疫功能是通过增强体液免疫功能来实现。

蝮 蛇

【来源】本品为蝰科动物五步蛇的去除内脏的整体。

【异名】草上飞、七寸子、土公蛇。

【性味归经】甘、咸，温；有毒。归肝经。

【功效】祛风，通络，止痉。

【主治】用于风湿顽痹，麻木拘挛，中风口眼㖞斜，半身不遂，抽搐痉挛，破伤风，麻风，疥癣。

【用法用量】3~9 g，内服；多入药酒，亦可研末吞服，一次 1~1.5 g，一日 2~3 次。

【贮藏】置干燥处，防霉，防蛀。

【备注】仅限获得林业部门许可进行人工养殖的蝮蛇。

【使用注意】阴虚血亏者慎服，孕妇禁服。

【药膳应用举例】

治半身不遂：蝮蛇 1 斤，高粱酒 3 斤，浸泡 10 天，饭后服 0.5~1 两，日服 2~3 次。（《全国中草药汇编》）

【现代药理学研究】

①抗应激作用：有报道牛磺酸对小鼠寒冷应激有保护作用，对振荡应激小鼠所致体温、自主活动及探求行为降低有恢复作用。早已证实蝮蛇中含有牛磺酸，蝮蛇水提物对寒冷应激，疲劳运动有明显保护作用，提示可能与此相关，从而证明蝮蛇作为传统强壮药的功效。

②免疫增强作用：年森浦俊次等采用炭末廓清法研究了蝮蛇干燥体乙醇提取物对小鼠网状内皮系统的吞噬作用，结果表明，连续给小鼠口服乙醇提取物后，对炭末的廓清速率显著缩短，显示提取物有激活脾脏吞噬细胞对炭的吞噬作用。

③抗炎作用：蝮蛇制剂临床上对肺结核、慢性骨髓炎有治疗效果。经药理研究证实，该制剂对大鼠蛋清性足肿胀和棉球肉芽肿有明显抑制作用，但对去除肾上腺动物则无抗炎作用。

④抗胃溃疡作用：给大鼠灌喂蝮蛇干燥体乙醇提取物，对 shay's 型溃疡、水浸应激性溃疡和乙醇诱发性溃疡均有预防作用，对醋酸型溃疡有治愈效果，增加胃黏膜组织血流量和氨基己糖含量。蝮蛇水提物也有相同的效果，且有剂量依赖性抗溃疡作用，但对吲哚美辛引起的溃疡无保护作用。

⑤降血脂作用：蝮蛇水提物生药连续给小鼠灌喂给药，对小鼠血脂有降低作用。特别是对正常小鼠血清总脂和老龄小鼠血清胆固醇含量有明显降低作用。对蛋黄引起小鼠血中胆固醇升高有显著抑制效果，并抑制血中总脂的升高。

人 参

【来源】本品为五加科植物人参的根和根茎。

【异名】圆参、黄参、棒槌、人衔、鬼盖、神草、土精。

【性味归经】甘、微苦，微温。归脾、肺、心、肾经。

【功效】大补元气，复脉固脱，补脾益肺，生津养血，安神益智。

【主治】用于体虚欲脱，肢冷脉微，脾虚食少，肺虚喘咳，津伤口渴，内热消渴，气血亏虚，久病虚羸，惊悸失眠，阳痿宫冷。

【用法用量】1~3 g，另煎兑服；也可研粉吞服，一次 1 g，一日 2 次。

【注意】不宜与藜芦、五灵脂同用。

【贮藏】置阴凉干燥处，密闭保存，防蛀。

【使用注意】为5年及5年以下人工种植的人参；孕妇、哺乳期妇女及14周岁以下儿童不宜食用。

【药膳应用举例】

①肝肾精血亏虚引起的须发早白：何首乌20 g，熟地30 g，当归15 g，人参10 g，白酒1000 mL。将上药浸泡白酒中，半个月后可用。每日饮酒50 mL，分两次服用，连服半年或一年。（《茶酒疗法》）

②脏腑虚弱，贫血体弱者：人参1 g，菠萝、苹果、鲜桃、蜜柑、梨、莲子各15 g，青丝、红丝、瓜条各5 g，冰糖、香蕉香精、水淀粉各适量。将人参放碗内加水和冰糖上笼蒸4小时。将莲子泡发，放碗内加水和冰糖上笼蒸烂取出。将苹果、梨去皮切开去核。青红丝、瓜条用水稍泡一下。鲜桃、蜜柑去皮核。将人参、菠萝、苹果、梨、桃、蜜柑、莲子切成小片。锅内放入开水，将蒸人参的原汁倒入锅内，再将切好的各种原料放入锅中，加冰糖溶化后用水淀粉勾芡，用筷子蘸一滴香蕉香精调味即成。每日一剂，连用10～20天。（《保健汤菜大全》）

③适用于劳伤虚损，气衰血虚，体倦健忘等症：人参15 g，母鸡1只，葱、姜、盐、黄酒、味精、胡椒粉各适量。人参同煨，先武火烧开，再改文火煨至鸡八成熟时，放入调料，再加盖煮至鸡烂熟止，并放入味精即成。食肉喝汤，每日1～2次，每次1小碗，连服3～5天。（《饮食补疗大全》）

【现代药理学研究】

①抗衰老作用：人参多糖具有提高SOD等抗氧化酶活性和总抗氧化的能力，其中酸性多糖作用明显。人参皂苷可显著降低D－半乳糖衰老模型小鼠机体代谢过程中不饱和脂质过氧化的最终产物MDA，MDA可与蛋白质等连结形成难溶物质导致细胞凋亡。

②抗抑郁作用：人参皂苷Rg1、Rb1、Rb3以及原人参二醇在人参治疗抑郁模型中发挥主要作用。人参不仅在动物与细胞实验中有明显效用，在临床观察中也发现了能够有效改善绝经后抑郁妇女的症状。

③抗老年痴呆作用：人参皂苷Rg1对神经干细胞增殖有促进作用，并且在异体移植神经干细胞通过调节炎性相关因子水平发挥抗脑缺血作用的过程中发挥了协同增效的效果，进而推测人参中有效成分通过对神经干细胞的作用达到防治老年痴呆的效果。

④抗动脉粥样硬化作用：实验发现人参皂苷Rb1可显著抑制模型心肌肥大情况，其机制可能与提高一氧化氮合酶（nitric oxide synthase，NOS）活性促进心肌细胞内NO的合成、分泌有关。

⑤抗骨性关节炎：用人参多糖注射木瓜蛋白酶造模的大鼠模型关节腔可减轻关节软骨的退变，降低血清、滑膜的MDA水平，增加SOD活性，增加软骨中糖胺多糖含量，提示人参多糖能显著发挥抗骨关节炎作用。

⑥抗肿瘤作用：研究发现人参皂苷Rg3不仅具有抑制肿瘤生长的作用，还可抗肿瘤转移，实验证实Rg3能诱导B16F10黑素瘤细胞凋亡且刺激淋巴细胞产生多种细胞因子从而诱

导 Lewis 肺癌细胞凋亡，抑制肝癌细胞生长和转移。

玫瑰花

【来源】本品为蔷薇科植物玫瑰的花蕾。

【异名】徘徊花、湖花、穿心玫瑰、刺玫花、刺玫菊。

【性味归经】甘、微苦，温。归肝、脾经。

【功效】行气解郁，和血，止痛。

【主治】用于肝胃气痛，食少呕恶，月经不调，跌仆伤痛。

【用法用量】沸水冲泡或煎汤，3~6 g。

【贮藏】密闭，置阴凉干燥处。

【使用注意】气虚血弱者不宜服用。

【药膳应用举例】

①乳房作胀，月经不调：玫瑰花、月季花各 9 g，益母草 30 g，丹参 15 g。水煎服。(《山东中草药手册》)

②适用于面色萎黄、心悸心慌者：莲子 30 g，党参、玫瑰花各 10 g，白糖 250 g，面粉 20 g，糯米面 450 g。做法与用法：将党参低温粉碎成细粉；莲子、玫瑰花粉碎成细粉，备用。将以上细粉加入到白糖中混合均匀作为馅。将糯米粉、面粉加入适当的水揉搓成面团，分成小团拍成饼状，加入馅揉成各种形状的汤圆。在锅内加入适当的水煮沸，下汤圆，至汤圆浮于水面 3 分钟，即可。(《美容养颜药膳大全》)

【现代药理学研究】

①对心血管系统的作用：实验证实玫瑰舒心口服液能减轻由冠状动脉结扎所致的心肌缺血程度、缩小心肌梗死范围，作用强度与硝苯地平相似，对心肌梗死有保护作用，表明玫瑰花有扩张血管作用。

②抗菌、抗病毒作用：玫瑰花水煎剂对金黄色葡萄球菌、伤寒杆菌及结核杆菌均有抑制作用；玫瑰花提取物对人类免疫缺陷病病毒、白血病病毒和 T 细胞白血病病毒均有抗病毒作用。其所含长梗马兜铃素和新喷呐素 I 对感染小鼠白血病病毒细胞的反转录酶有抑制作用。

③解毒作用：玫瑰花水煎剂能解除小鼠口服锑剂的毒性反应，但仅对口服酒石酸锑钾有效，且同时使其抗血吸虫作用消失，故这一作用可能与玫瑰花水煎剂改变了酒石酸锑钾的结构有关。

④利胆作用：玫瑰油对大鼠有促进胆汁分泌的作用，能明显改善肝炎恢复期及胆囊炎、胆石症发作期的症状。

⑤抗肿瘤作用：儿茶精类物质有维生素 P 样作用，可用于放射病的综合治疗，并有抗肿瘤作用。

⑥抗氧化作用：采用测定红细胞溶血抑制率、肝组织匀浆脂质过氧化产物、超氧化物歧化酶活性的方法和现代分子生物学技术 RT-PCR 基因扩增法检测中药材玫瑰花在小鼠体内抗氧化作用，并探讨了抗氧化机制。经体内实验证实，玫瑰花对不同月龄小鼠的抗氧化效果不

同，对 8 月龄以上的小鼠抗氧化作用效果显著，同时明显提高了 SOD 基因的表达量。

松花粉

【来源】本品为松科植物马尾松、油松或同属数种植物的干燥花粉。

【异名】松花。

【性味归经】甘，温。归肝、脾经。

【功效】收敛止血，燥湿敛疮。

【主治】用于外伤出血，湿疹，黄水疮，皮肤糜烂，脓水淋漓。

【用法用量】外用适量，撒敷患处。

【贮藏】置干燥处，防潮。

【药膳应用举例】

治胃脘痛：松花粉 3 g，冲酒服。(《广西本草选编》)

【现代药理学研究】

①增强机体免疫力：松花粉可以提高机体的免疫功能，对于胸腺、脾脏、骨髓、淋巴结免疫器官发育有促进作用。研究表明，松花粉中的多糖具有相关免疫活性，可以显著提高小鼠的免疫力。马尾松花粉促进小鼠 T、B 淋巴细胞的增殖、胞内钙离子浓度的增加，使小鼠的免疫功能增强。

②调节血糖和血脂的代谢：松花粉可通过调节机体的血糖和血脂的代谢。提高其糖耐量，缓解糖尿病症状。松花粉中的多糖和甾醇等物质可以调节血脂代谢。

③抑制前列腺的增生：松花粉可以调节机体矿物质代谢，降低体内的雌性激素、雄性激素、血清中睾酮的含量，提高 SOD 的活性，抑制前列腺增生。用松花粉甾醇给予大鼠灌胃，28 d 后发现，大鼠前列腺指数、前列腺特异性抗原、血清双氢睾酮的含量都有所降低，抑制 5α - 还原酶活性，缓解由丙酸睾酮诱导的前列腺增生。

④改善胃肠道功能：松花粉中含较多的膳食纤维，尤其是木质素含量很高，还含有近 100 种酶和其他的活性成分，这些物质调节胃肠道功能、加速胃肠的蠕动，能修复胃及十二指肠溃疡。

⑤保护肝脏：松花粉能减少脏器和动脉内膜脂褐质的含量，活化肝细胞，促进肝脏解毒。对酒精性肝损伤、非酒精性脂肪肝、砷中毒的小鼠都具有一定保护作用。

⑥抗疲劳：松花粉内含有全面而均衡的营养，可以增强体力和精力。松花粉含有维生素 E、硒、黄酮类等活性物质，可以清除机体内的自由基，从而提高抗疲劳能力。

⑦抗肿瘤：体外试验中发现，松花粉的醇提取物可明显抑制人体宫颈癌细胞 Hela、结肠癌细胞 HCT116、人胚肾细胞 K293 的增殖现象。研究发现，对于松花粉治疗组，细胞中肝癌的两大标志物甲胎蛋白（alpha fetoprotein，AFP）和异常凝血酶原（protein induced by vitamin k absence or antagonist-Ⅱ，PIVKA-Ⅱ）的含量能有效降低，松花粉还能抑制人肝癌细胞株 HepG2 细胞增殖。

⑧抗炎症功能：松花粉提取物可显著减少炎症因子的生产，抗炎症作用明显，其抗炎作用与松花粉的免疫调节机制有关。松花粉及其提取物能降低疼痛敏感度，且具有明显抗炎作

用，其可能的抗炎机制是，松花粉对炎性介质的产生有一定的抑制作用。

⑨抗氧化作用：松花粉中含有大量的抗氧化成分，如 β - 胡萝卜素、维生素 E 和维生素 C、微量元素硒等，这些成分能清除自由基，抑制体内脂质和蛋白质过氧化反应速度，从而延缓衰老进程。

⑩其他药理活性：松花粉中含有丰富的维生素和无机矿物质，能有效地预防机体由于铁、钙、锌等微量元素的缺乏而导致的一些病症；松花粉的营养成分有益于儿童生长发育和脑的发育。

布渣叶

【来源】本品为椴树科植物破布叶的叶。

【异名】蓑衣子、破布叶、麻布叶、烂布渣、布包木、破布树、薜宝叶、火布麻、山茶叶。

【性味归经】微酸，凉。归脾、胃经。

【功效】消食化滞，清热利湿。

【主治】用于饮食积滞，感冒发热，湿热黄疸。

【用法用量】仅作为凉茶饮料原料。6~15 g。

【贮藏】置干燥处。

【现代药理学研究】

①调血脂作用：布渣叶水提液灌胃的小鼠血中 3H - 胆固醇量明显低于空白对照组，说明布渣叶水提液能降低小肠对胆固醇的吸收；布渣叶水提液灌胃的大鼠血清中 TC、TG 降低的同时，血中 HDL、HDL/TC 则显著升高，表明布渣叶能促进肝合成或分泌 HDL 增加。

②解热作用：高、中浓度的布渣叶水提物能显著降低大鼠体温，说明布渣叶水提物有较好的解热作用，并能促使大鼠体温变化维持在正常水平。

③退黄作用：布渣叶水提物能显著降低小鼠血清中总胆红素与直接胆红素的含量，并能抑制 ALT、AST、ALP 活性，说明布渣叶水提物有较好的退黄和改善肝功能的作用。

④镇痛作用：布渣叶水提物在热板法实验中，低剂量组在药后 60 分钟和 120 分钟以及高、中剂量组在药后 30 分钟、60 分钟、90 分钟和 120 分钟能明显升高小鼠对热刺激致痛的痛阈值；在扭体实验中，除低剂量组外，对醋酸致小鼠腹腔疼痛有显著的抑制作用。

⑤对消化系统的作：布渣叶水提物能提高小鼠小肠的推进率、降低胃液 pH 值，提高胃蛋白酶活性，证实了布渣叶水提物具有促进小肠蠕动和非常明显的促消化作用。

⑥抗炎作用：实验证实布渣叶水提物高、中、低剂量组均能显著的抑制由醋酸引起的组织毛细血管的通透性增加；高、中剂量组对二甲苯引起的小鼠耳郭肿胀有明显抑制作用，实验显示布渣叶水提物具有抗急性炎症作用。

⑦心血管作用：布渣叶水提液能增加心冠脉血流量，提高小鼠耐缺氧能力，延长缺氧鼠的存活时间，且对垂体后叶素引起的急性心肌缺血也有保护作用。

⑧抗衰老作用：研究发现，用布渣叶提取物作为皮肤美容剂、食品及饮料的添加剂，可防止皮肤的老化。

⑨杀蚊作用：布渣叶氯仿和甲醇提取物对伊蚊属蚊子的幼卵的生长和毒性有抑制作用。两者生物活性相当，合并这两个部分，得到有效成分为哌啶类生物碱，生物碱类成分对蚊子的抑制作用更强。

夏枯草

【来源】本品为唇形科植物夏枯草的果穗。

【异名】麦夏枯、铁线夏枯。

【性味归经】辛、苦，寒。归肝、胆经。

【功效】清肝泻火，明目，散结消肿。

【主治】用于目赤肿痛，目珠夜痛，头痛眩晕，瘰疬，瘿瘤，乳痈，乳癖，乳房胀痛。

【用法用量】仅作为凉茶饮料原料。3～9 g。

【贮藏】置干燥处。

【使用注意】脾胃虚弱者慎服。

【药膳应用举例】

①夏季消暑凉茶：菊花9 g，罗汉果1个，夏枯草9 g，金钱草9 g，鸡骨草9 g。罗汉果破开两半，把其他的材料用水泡10～15分钟，洗3～4次，清洗干净。把所有材料放入大锅里，注上水，大火烧开转小火煲1个小时即可。（民间验方）

②肝火犯肺所引起的咳嗽：夏枯草9 g，桑叶5 g，菊花10 g，鱼腥草3 g，水1000 mL。夏枯草、桑叶、菊花、鱼腥草洗净后，以冷水浸泡约10分钟，沥干水分备用。取一陶壶，将所有材料放入陶壶中，加入水1000 mL煮至沸腾，以小火续煮约30分钟。过滤取汤汁即可。（民间验方）

【现代药理学研究】

①降压作用：现代研究发现夏枯草具有显著的降压作用。夏枯草醇提取物能抑制大鼠离体胸主动脉收缩。研究发现夏枯草提取物针对大鼠自发性高血压，可以通过调整血管紧张素Ⅱ和一氧化碳的含量进行降低血压作用。

②降糖作用：研究发现夏枯草醇提取物可抑制血糖水平，同时可以改善糖耐量。夏枯草可降低血糖水平，可增加血清胰岛素量，改善体内氧化应激。

③抗炎、免疫调节作用：夏枯草提取物具有广谱抗菌活性，夏枯草的醋酸乙酯提取物可显著抑制金黄色葡萄球菌、大肠杆菌等细菌的活性。

④抗氧化作用：夏枯草化学成分中多酚类化合物明显降低小鼠的血液中还原型谷胱甘肽的水平。夏枯草黄酮类化合物可显著清除DPPH自由基和羟基自由基，同时具有铁离子还原能力和总抗氧化能力。

⑤抗菌抗病毒作用：夏枯草提取物主要通过改变受试菌细胞壁及细胞膜的渗透性对痤疮致病菌起到抑制作用。夏枯草提取物对单纯疱疹病毒性角膜炎有明显改善作用。

⑥抗肿瘤作用：夏枯草可诱导细胞凋亡。夏枯草注射液治疗肺癌胸水有显著作用。夏枯草中齐墩果酸可显著抑制肺腺癌SPC-A-1细胞生长。

⑦其他作用：夏枯草醇提物可镇定、催眠，抑制小鼠的自主活动，合用戊巴比妥钠能增

多小鼠入睡的数量，延长小鼠睡眠时间。夏枯草能显著延长寒凝气滞血瘀模型大鼠的凝血酶原时间，可改善部分血液流变学指标。

当　归

【来源】本品为伞形科植物当归的根。

【异名】秦归、云归、西当归、岷当归、干归。

【性味归经】甘、辛，温。归肝、心、脾经。

【功效】补血活血，调经止痛，润肠通便。

【主治】用于血虚萎黄，眩晕心悸，月经不调，经闭痛经，虚寒腹痛，风湿痹痛，跌仆损伤，痈疽疮疡，肠燥便秘。酒当归活血通经。用于经闭痛经，风湿痹痛，跌仆损伤。

【用法用量】仅限用于香辛料。1～3 g。

【贮藏】置阴凉干燥处，防潮，防蛀。

【使用注意】大便溏泄者慎服。

【药膳应用举例】

①适用于气血两虚所致的缺乳产妇：党参、茯苓、炒白术、白芍各10 g，炙甘草6 g，熟地、当归各15 g，川芎7 g，白条肥母鸡1只（约1000 g），猪肉、猪骨各500 g，葱段、姜片各适量。将以上8味药材洗净，装入纱布袋内；猪肉洗净，切大块；猪骨洗净，打碎。锅内放入猪肉、鸡、药袋、猪骨、葱段、姜片，加水3000 mL，大火烧沸，改小火炖煮90分钟即成。（《中华养生保健药膳纲目》）

②适用于气血两虚，面色苍白，气短心悸，头晕自汗，体倦乏力，四肢不温，月经量多：党参、白术、茯苓、白芍、黄芪各80 g，甘草、川芎各40 g，肉桂20 g，熟地黄、当归各120 g。将以上10味，粉碎成粗粉，用白酒作溶剂，浸渍48小时，以每分钟1～3 mL的速度缓缓渗漉，收集漉液，加入蔗糖搅匀，静置，过滤，即得。口服，每次15～30 mL，每日2次。（《百病药酒疗法》）

【现代药理学研究】

①对血液系统的作用：现代药理学研究发现，当归对血液循环系统有两方面作用。一方面当归具有活血的作用，即抗血栓、抗凝血，其有机酸中的阿魏酸可抑制血小板聚集和血栓形成。另一方面是当归可补血，对于血虚型动物模型治疗效果较好。当归水提醇沉上清部位阿魏酸、洋川芎内酯 I、洋川芎内酯 H 和藁本内酯等众多化学成分中阿魏酸的补血活性最大。

②抗氧化、抗衰老作用：当归具有抗氧化的作用。当归多糖能显著提高 D－半乳糖致衰老模型小鼠的 SOD、CAT、GSH-Px 的活力，降低血浆、脑匀浆及肝匀浆中 LPO 水平。

③抗肿瘤作用：当归有很好的抗肿瘤作用，除了抑制肿瘤细胞的生长，诱导细胞凋亡，还能增强抗肿瘤药物的作用效果。目前相关文献报道，当归多糖可作用于细胞的 S 期，能通过影响 Bcl-2 和 Bax 的表达，使之比值减小，活化 Caspase-3，诱导细胞凋亡。吴素珍等通过研究发现硫酸酯化当归多糖在抑制肿瘤细胞生长方面强于当归多糖。

④平喘作用：当归挥发油一方面可以解痉平喘，提高 cAMP/cGMP 的比值，松弛支气管

平滑肌；另一方面还可以抗炎平喘，减轻支气管上皮细胞脱落，支气管壁充血水肿及炎症细胞浸润。

⑤镇痛作用：在小鼠醋酸扭体法和热板法实验中发现热板法能明显提高小鼠对热刺激致痛的痛阈值，抑制小鼠对热刺激致痛的扭体反应，有很好的镇痛效果。

⑥对缺血损伤细胞的保护作用：当归对缺血损伤的脑细胞，心肌细胞的保护作用体现在其本身是一种钙拮抗剂，能抑制细胞钙超载，并通过调节 Bax/Bcl-2 比值下降减少缺血区细胞凋亡的发生。

⑦抗抑郁作用：当归中的一些化学成分经研究具有抗抑郁的作用，可以通过上调神经生长因子，营养因子保护神经。研究发现，阿魏酸钠对诱导分化的 PC12 细胞裂解液的无细胞滤液有抗抑郁效果。

西红花

【来源】本品为鸢尾科植物番红的柱头。

【异名】藏红花。

【性味归经】甘，平。归心、肝经。

【功效】活血化瘀，凉血解毒，解郁安神。

【主治】用于经闭癥瘕，产后瘀阻，温毒发斑，忧郁痞闷，惊悸发狂。

【用法用量】仅作为调味品使用，煎服或沸水泡服。0.1～1 g。

【贮藏】置通风阴凉干燥处，避光，密闭。

【使用注意】孕妇忌用。

【药膳应用举例】

适用于胸前闷痛时作时止、面暗无华、舌暗红有瘀点的心脏病患者饮用：西红花、山楂各 5 g，千日红 2 g。将上述三味药材放入杯中，用沸水冲泡，加盖焖泡 5～10 分钟即可。代茶温饮，每日 1～2 剂。（改编自《茶饮老偏方》）

【现代药理学研究】

①神经保护作用：研究发现西红花苷具有很强的抗氧化能力，能够抑制氧自由基的产生，降低细胞损伤。也有研究表示西红花苷的神经保护作用是通过抑制过氧化酶的活性、增强超氧化物歧化酶的活性来降低氧化应激所导致的神经元损伤。

②抗抑郁作用：研究发现，西红花苷－1 与西红花醛是其抗抑郁的药效物质基础，然而，两者在抗抑郁作用机制上并不相同。西红花苷主要是通过抑制多巴胺与去甲肾上腺素的重新摄取，西红花醛则是抑制 5－羟色胺的重新摄取。

③其他神经保护作用：西红花苷可以调节信息的存储和再现，而这种改善作用可能是与 M 胆碱受体有关，西红花苷可以浓度依赖性的减弱乙醇对突触电位长时程强化的抑制作用。

④心血管保护作用，降压、降脂、降糖作用：研究发现，西红花苷可以使猫、狗的血压降低，并能维持一段时间，同时对实验动物的呼吸有兴奋作用。而且已经发现，西红花苷具有明显的降血脂的作用。

⑤对凝血的影响：研究发现，西红花苷可以明显延长大鼠的凝血时间，对由凝血酶引发

的家兔血小板聚集现象具有明显的抑制作用。西红花苷虽然能够抑制凝血系统、抗血小板聚集，减少血管内膜的损伤，然而其具体机制还不清楚，有研究认为西红花苷对血小板诱聚剂ADP 有抑制作用。

⑥对动脉粥样硬化的影响：西红花苷能够抑制鹌鹑动脉粥样硬化的形成、减少胆固醇酯、减少泡沫细胞的形成、保护血管内皮细胞，从而达到抑制动脉粥样硬化的作用。

⑦对血管内皮细胞与心肌细胞的保护作用：西红花苷能够浓度依赖性的抑制心室肌细胞L 型钙电流，减少细胞内钙离子浓度，阻止钙超载对凋亡调控基因的触发，达到保护心肌细胞的作用。也有研究表示，西红花苷可以抑制过氧化氢及脂质过氧化从而减少血管内细胞的异常凋亡。

⑧抗肿瘤作用：西红花苷可以抑制细胞蛋白激酶的活性和原癌基因的表达。西红花苷可有效抑制非洲淋巴细胞瘤病毒和腺病毒感染细胞的早期抗原。

草　果

【来源】本品为姜科植物草果的成熟果实。

【异名】草果仁、草果子、老蔻。

【性味归经】辛，温。归脾、胃经。

【功效】燥湿温中，截疟除痰。

【主治】用于寒湿内阻，脘腹胀痛，痞满呕吐，疟疾寒热，瘟疫发热。

【用法用量】仅作为调味品使用。去壳取仁，浸泡、煎、煮、熬，1～3 g。

【贮藏】置阴凉干燥处。

【使用注意】气虚或血亏、无寒湿实邪者忌食。

【药膳应用举例】

脾胃不健，倦怠乏力，食少便溏等症：青鱼 500 g，党参 30 g，草果、陈皮、桂皮各5 g，精盐、葱段、姜片、猪油各适量。将党参、草果、陈皮、桂皮分别去杂洗净，装入纱布袋扎口。将青鱼去鳞、鳃、内脏后，洗净。放入锅内，加适量清水，加入药袋、油、姜片、葱段、盐，煮至鱼肉熟烂，拣去姜、葱、药袋，用胡椒粉调味即成。每周 1～2 剂，连用 3～5 周。（《保健汤菜大全》）

【现代药理学研究】

①药理作用：草果具有调节胃肠功能、降脂减肥、降血糖、抗氧化、抗肿瘤、防霉和抗炎镇痛等作用。

②调节胃肠功能：生、炒、姜草果水煎液均可拮抗由乙酰胆碱引起的小鼠腹痛，而在离体肠管活动中，有拮抗肾上腺素引起的回肠运动抑制和乙酰胆碱引起的回肠痉挛的作用，三种炮制品中以姜草果的作用最强。

③减肥降脂和降糖作用：草果极性部位含有大量的儿茶素和表儿茶素，通过抑制脂肪吸收和促进脂肪氧化达到减肥降脂的目的。

④抗氧化作用：草果挥发油及水提物灌胃 SD 大鼠，每天一次，连续 5 天，两者均能在一定程度上提高大鼠胃黏膜 SOD 活性，降低胃黏膜组织 MDA 水平，且水提物的效果略优于

挥发油。

⑤抗肿瘤作用：通过流式细胞仪和 DNA 电泳分析，挥发油（60 μg/mL、80 μg/mL、100 μg/mL、150 μg/mL、200 μg/mL）对 HePG2 细胞系的毒性作用呈明显浓度依赖性，高浓度作用下出现大量凋亡小体，核区染色质浓缩及 DNA 断裂，推测草果油的抗肿瘤作用机制是诱导细胞凋亡。

⑥防霉作用：试管稀释法结果表明，草果挥发油对桔青霉、黑曲霉、产黄青霉、黑根霉、黄绿青霉、黄曲霉 6 种霉菌有明显抑菌作用，其最低抑菌浓度（体积比）分别为 0.0625、0.015625、0.0078、0.0313、0.0156、0.0625，最低杀菌浓度（体积比）分别为 0.0625、0.0156、0.0313、0.25、0.0156、0.0625；模拟防霉试验结果表明，草果挥发油能抑制中药材川牛膝、沙参、党参和桔梗霉变，而对药材甘草和山药霉变无明显抑制作用。

姜　黄

【来源】本品为姜科植物姜黄的根茎。

【异名】黄姜、毛姜黄、宝鼎香、黄丝郁。

【性味归经】辛、苦，温。归脾、肝经。

【功效】破血行气，通经止痛。

【主治】用于胸胁刺痛，胸闷心痛，痛经经闭，癥瘕，风湿肩臂疼痛，跌仆肿痛。

【用法用量】仅作为调味品使用。1～3 g。

【贮藏】置阴凉干燥处。

【使用注意】血虚而无气滞血瘀者慎服。

【药膳应用举例】

适用于跌打损伤，气滞血瘀，筋骨疼痛，活动受限等症：参三七、红花、生地黄、川芎、当归身、乌药、落得打、乳香、五加皮、防风、川牛膝、干姜、牡丹皮、肉桂、延胡索、姜黄、海桐皮各 15 g，白酒 2500 g。将上药适当粉碎，盛于绢袋，与白酒置入容器中封固，隔水加热，煮 1.5 小时，取出放凉，再浸泡数日即可饮用。（《家庭养生药酒现学现用》）

【现代药理学研究】

①抗肿瘤：临床前期的细胞与动物实验研究表明，姜黄提取物及姜黄素在胰腺癌、胃癌、结肠直肠癌、前列腺癌、肝癌、皮肤癌、乳腺癌、口腔癌及白血病的不同阶段都显示出抑制作用。

②抗菌：姜黄提取物对革兰阳性菌（金黄色葡萄球菌、肠球菌、枯草芽孢杆菌）以及革兰阴性菌（大肠杆菌和铜绿假单胞菌）具有广谱的抗菌活性。

③抗氧化：姜黄中的姜黄素等化合物主要通过抑制氧化应激介导的活性氧或脂质过氧化而表现出抗氧化作用。研究表明，姜黄素具有强大的氧自由基清除剂作用，其抗氧化活性与维生素 C 和维生素 E 相当，并可以保护脂质或血红蛋白免受氧化。

④保肝作用：姜黄提取物及姜黄素能够通过抗炎、抗氧化、抑制纤维化等来保护肝脏。实验证明，姜黄醇提取物和姜黄素抑制急性和慢性应激中的肝脏活性氧，恢复改变的内质网

（endoplasmic reticulum，ER）折叠状态，调节 ER 应激和由此产生的肝脏血脂异常，从而促进了 CCl_4 诱导的肝损伤的恢复。

⑤其他作用：姜黄消痤搽剂具有清热祛湿、活血消痤的功效，临床上多用来治疗皮炎。姜黄提取物可通过抗氧化作用发挥心脏保护作用。姜黄还能抑制应激、乙醇、吲哚美辛、利血平、幽门结扎引起的溃疡形成，抑制肠道痉挛，增加碳酸氢盐、胃泌素、胰泌素和胰酶的分泌，起到胃肠道保护作用。

荜茇

【来源】本品为胡椒科植物荜茇的果实或成熟果穗。

【异名】荜拔、鼠尾、荜拨、阿梨诃他、椹圣。

【性味归经】辛，热。归胃、大肠经。

【功效】温中散寒，下气止痛。

【主治】用于脘腹冷痛，呕吐，泄泻，寒凝气滞，胸痹心痛，头痛，牙痛。

【用法用量】仅作为调味品使用。0.1～1 g。

【贮藏】置阴凉干燥处，防蛀。

【药膳应用举例】

①气痢：牛乳半斤，荜茇三钱。同煎减半，空腹顿服。（《独异志》）

②痰饮恶心：荜茇，捣细罗为散，每于食前，用清粥饮调下半钱。（《圣惠方》）

【现代药理学研究】

①调节脂代谢、糖代谢作用：荜茇酰胺类的有效部位既能降低血清 TC、TG、LDL 含量，又能升高 HDL 含量，并同时能降肝脏 TC、TG 含量，显著改善高脂血症。荜茇的主要成分胡椒碱作为前体物合成胡椒酸类——胡椒酸 1，6-己二醇双酯，通过酶比色法测定血清的总胆固醇、血糖、三酰甘油、高密度脂蛋白胆固醇、低密度脂蛋白胆固醇，发现在引入两个胡椒基之后降血脂和降血糖的活性优于胡椒碱。

②神经保护作用：荜茇总生物碱提取物能够明显改善 PD 大鼠的行为学异常，增加黑质区 TH 阳性细胞数及纹状体 TH 阳性纤维密度，提高组织 SOD、GSH-Px、CAT 的活力，降低 NOS 的活力，降低 MDA 和 NO 含量，提高 GSH 含量，总抗氧化能力明显提高。

③抗肿瘤，增敏作用：研究发现荜茇明碱能够通过降低 Bcl-2 原癌基因的表达，进一步增加三阴性乳腺癌 MDA-MB-231 细胞放射敏感性。荜茇的有效成分衍生物胡椒酸钾能够通过增加还原氧的产生促进乳腺癌细胞的凋亡和抑制 DNA 甲基转移酶抑制乳腺癌细胞增殖进一步抑制乳腺癌细胞活性。

④抗炎作用：荜茇乙醇提取物能够显著降低其炎症细胞总数、中性粒细胞、嗜酸性粒细胞、淋巴细胞计数及 IL-4、IL-5 并增加 IFN-γ 的表达水平，进一步改善哮喘小鼠肺组织炎症浸润，同时减少 NF-κB 与 p65 的蛋白表达，推断荜茇乙醇提取物对炎症细胞的浸润和呼吸道上皮细胞增殖的抑制作用部分是通过抑制 NF-κB 信号途径来阻断和表达而实现的。

⑤保护胃黏膜作用：荜茇根乙醇提取物能够降低胆汁反流性胃炎大鼠胃黏膜当中的 IL-8 和 TNF-α 等炎性细胞因子的含量，减轻对胃黏膜的炎性损伤，进一步发挥对其胃黏膜的保

护作用。

⑥其他作用：荜茇挥发油能够清除 DPPH 自由基，且浓度越高，清除能力越强。荜茇脂溶性的挥发油能够促进骨髓间质干细胞增殖。

党　参

【来源】本品为桔梗科植物党参、素花党参或川党参的根。

【异名】台参、野台参、潞党参、西党参。

【性味归经】甘，平。归脾、肺经。

【功效】健脾益肺，养血生津。

【主治】用于脾肺气虚，食少倦怠，咳嗽虚喘，气血不足，面色萎黄，心悸气短，津伤口渴，内热消渴。

【用法用量】浸泡、炖、蒸、煮、焖、熬。3~9 g。

【注意】不宜与藜芦同用。

【贮藏】置通风干燥处，防蛀。

【使用注意】热证、实证不宜单独使用。不能与藜芦同用。孕妇、婴幼儿不宜食用。

【药膳应用举例】

①肺虚咳嗽、心悸、精神疲乏、食欲缺乏、倦怠自汗症：红枣 5 颗，党参 15 g。党参洗净，切片备用。红枣洗净，与党参一起用沸水冲泡，20 分钟后即可饮用。代茶饮用，每天数次。(《茶饮老偏方》)

②适用于气血两虚所致的缺乳产妇：党参、茯苓、炒白术、白芍各 10 g，炙甘草 6 g，熟地、当归各 15 g，川芎 7 g，白条肥母鸡 1 只（约 1000 g），猪肉、猪骨各 500 g，葱段、姜片各适量。做法与用法：将以上 8 味药材洗净，装入纱布袋内；猪肉洗净，切大块；猪骨洗净，打碎。锅内放入猪肉、鸡、药袋、猪骨、葱段、姜片，加 3000 mL 水，大火烧沸，改小火炖煮 90 分钟即成。(《中华养生保健药膳纲目》)

③适用于早泄、失眠、气虚等症：桂圆肉 25 g，党参 30 g，牡蛎肉 200 g，冰糖末适量。做法与用法：桂圆肉洗净；党参洗净，切段；牡蛎肉洗净，切薄片。炖锅内放入桂圆肉、党参、牡蛎肉、冰糖末，加清水 300 mL，大火烧沸，改小火炖 30 分钟即成。(《中华养生保健药膳纲目》)

【现代药理学研究】

①改善造血功能：通过免疫印迹法检测 X 射线辐射造成的造血干细胞衰老小鼠骨髓中蛋白 p53、Bcl-2、Bax 的含量，结果发现与模型组比较，给予党参多糖（CPPS）治疗的小鼠体内促凋亡蛋白 p53、Bax 的含量降低，阻碍细胞凋亡的 Bcl-2 蛋白表达增加，说明 CPPS 能够减轻 X 射线诱导的小鼠造血干细胞凋亡，改善造血功能障碍。

②改善心力衰竭：结扎大鼠胸主动脉造成心力衰竭模型，给予党参颗粒制剂灌胃 4 周，大鼠心功能各项指标检测结果显示党参组射血分数、左室短轴收缩率明显升高，心肌细胞钙瞬变峰值提高，说明党参可改善心肌细胞收缩功能，改善心力衰竭大鼠的心功能。

③调节免疫功能：黄文华分析比较了党参石油醚层、乙酸乙酯层、乙醇层和水层对小鼠

巨噬细胞的影响，发现乙醇层和水层可使小鼠血液光密度下降，廓清指数和吞噬指数显著升高。党参多糖通过增加小鼠巨噬细胞系 RAW264.7 细胞中 TNF-α 和 IL-6 的分泌参与机体的免疫调节，该作用是通过激活信号通路 NF-κB 实现的，实验还发现党参多糖可促进 RAW264.7 细胞的增殖。

④抗氧化及抗衰老：DPPH 自由基是机体内氧化反应的重要参与者，实验证明党参醇提取物对 DPPH 自由基的清除率呈现剂量依赖性。

⑤抗肿瘤：纹党参多糖和白条党参多糖可有效抑制 S180 荷瘤小鼠体内肿瘤细胞的生长，还可增强荷瘤小鼠的免疫应答，增加小鼠脾脏重量、促进淋巴细胞增殖、提高自然杀伤细胞活力。

肉苁蓉

【来源】本品为列当科植物肉苁蓉的肉质茎。

【异名】肉松蓉、地精、金笋、大芸。

【性味归经】甘、咸，温。归肾、大肠经。

【功效】补肾阳，益精血，润肠通便。

【主治】用于肾阳不足，精血亏虚，阳痿不孕，腰膝酸软，筋骨无力，肠燥便秘。

【用法用量】内服：煎汤，1~3 g；或入丸、散，或浸酒。

【贮藏】置通风干燥处，防蛀。

【使用注意】相火偏旺，大便滑泻，实热便结者禁用。孕妇、哺乳期妇女及婴幼儿不宜食用。

【药膳应用举例】

①脾肾阳虚体质或中老年人日常保健：肉苁蓉 3 g，黑枣、桂圆肉各 4 个，莲心 3 颗。上四味药放入杯内，用开水冲泡，加盖焖片刻即可。每日 1 剂，代茶饮。(《现代医食》)

②气血不足、面色不华、心慌气短症：柏子仁、何首乌、肉苁蓉、牛膝各 15 g，白酒 500 mL。将前 4 味捣碎，置容器中，加入白酒，密封，每日振摇 1 次，浸泡 20 天后，过滤去渣，即成。口服。每次服 10~20 mL，每日 2 次。(《家庭养生药酒现学现用》)

③适用于肾阳亏虚所致的性功能低下所致的各种病症：山斑鱼 1000 g，枸杞子 15 g，淮山药 30 g，肉苁蓉 15 g，生姜 1 片，盐、味精各适量。洗净山斑鱼，加枸杞子、淮山药、肉苁蓉、生姜，适量水，用小火炖熟。加味精、盐各适量，睡前佐餐食。(《中国养生汤膳精选》)

【现代药理学研究】

①润肠通便作用：采用复方地芬诺酯给小鼠建立其便秘的模型，再用肉苁蓉膳食纤维给其灌胃，实验证明，肉苁蓉膳食纤维组与对照组相比，具有显著的统计学差异，从而证明了肉苁蓉膳食纤维具有润肠通便的作用，其功能效果良好。

②保肝作用：肉苁蓉乙醇总苷可以抑制肝星状细胞增殖和蛋白表达，进而说明肉苁蓉乙醇总苷具有抗肝纤维化的作用和良好的保肝功能，这可能与其阻断肝星状细胞增殖有关。

③抗骨质疏松作用：肉苁蓉提取液可以增加骨小梁形态和数目，且降低了肿瘤坏死因

子-α、白细胞介素-1β的阳性表达，揭示出肉苁蓉具有良好的抗骨质疏松作用。

④抗氧化、抗衰老作用：被肉苁蓉提取物灌胃的大鼠交配时间明显缩短，而鼠仔的出生个数显著增加，证明肉苁蓉提取物苯乙醇苷类成分对雄性大鼠自然衰老的生殖能力有明显的改善和提高。

⑤抗疲劳作用：肉苁蓉的抗疲劳作用机制可能是通过增强机体携氧、防止氧化损伤等实现。对患有阳虚证的小鼠使用肉苁蓉水煎液，可以延长其游泳的死亡时间和首次下沉时间，降低丙二醛含量，升高超氧化物歧化酶以及谷胱甘肽过氧化物酶的活性，进一步说明肉苁蓉对小鼠前期的游泳耐力有所增加，抗疲劳能力具有一定的提高，其作用机制可能和肉苁蓉抗氧化的功效有关。

⑥其他药理作用：肉苁蓉可以对肺泡表面活性物质相关蛋白A的浓度到后期有所提高，进而对肺损伤起到一定的抑制作用。对于大鼠发生高原脑水肿，肉苁蓉苯乙醇苷具有一定的预防能力，其作用机制可能与脑组织水通道蛋白-4的抑制表达有关。

铁皮石斛

【来源】本品为兰科植物铁皮石斛的茎。

【异名】黑节草。

【性味归经】甘，微寒。归胃、肾经。

【功效】益胃生津，滋阴清热。

【主治】用于热病津伤，口干烦渴，胃阴不足，食少干呕，病后虚热不退，阴虚火旺，骨蒸劳热，目暗不明，筋骨痿软。

【用法用量】1~3.5 g，内服。

【贮藏】置通风干燥处，防潮。

【使用注意】孕妇不宜食用。

【药膳应用举例】

①恢复体力，抗疲劳：乌鸡1只，铁皮石斛15 g，西洋参30 g，山楂15 g；姜片、葱段、料酒、盐、鸡精适量。乌鸡宰杀洗净，切块；药材洗净；锅内水烧开后放入乌鸡肉煮5分钟后捞出洗净放入瓦煲，再加入药材、姜片、葱段、料酒和适量清水，武火煮沸，改文火煲2小时，加盐、鸡精调味即可。分4~6次食用。《民间验方》

②急、慢性扁桃体炎：金莲花9 g，石斛12 g，生甘草6 g。将石斛制为粗末，与另2味一同放入杯中，水冲泡，代茶饮用。每日1剂。（《花疗偏方》）

【现代药理学研究】

①抗氧化作用：铁皮石斛原球茎多糖DCPP1α-1能明显抑制OH^-和O_2^-的过多产生，在动物细胞器和相关组织水平上具有较好的体外抗氧化能力。铁皮石斛多糖的分子质量大小与其体外抗氧化活性有关。不同分子量分布的多糖在不同抗氧化体系中表现出不同的活性，均能在一定程度上抑制DNA损伤。

②增强机体免疫力作用：发现铁皮石斛颗粒能明显提高小鼠巨噬细胞的吞噬功能，并刺激T淋巴细胞的增殖与分化。铁皮石斛多糖具有抑制肿瘤细胞增殖和促进脾脏细胞增长的

作用。铁皮石斛对于免疫抑制小鼠具有明显的增强免疫力作用，其作用机制可能与铁皮石斛提升小鼠体内肾上腺皮质激素水平有关。

③降血糖作用：相关研究证明多糖是铁皮石斛具有降血糖生物活性的物质基础。铁皮石斛能降低 STZ-DM 大鼠体内血液的血糖水平，提高体内的血清胰岛素水平。

④抗疲劳作用：铁皮石斛能够增加小鼠游泳后体内肝糖原的含量，同时降低体内血清乳酸的含量，从而达到抗疲劳的效果。铁皮石斛胚状体可以显著降低大鼠运动后肝糖原、肌糖原的消耗和全血乳酸含量，证明铁皮石斛胚状体能提高大鼠抗疲劳能力。

⑤抗肿瘤作用：铁皮石斛中的共性黄酮类成分新西兰牡荆苷Ⅱ在体外具有一定的抗氧化作用。它通过调控 MAPK 途径和 Bax/Bcl-2 途径抑制 HepG2 细胞增殖，诱导 HepG2 细胞凋亡。

⑥促消化作用：铁皮石斛对大鼠胃液分泌、小鼠肠蠕动与排便情况影响的研究结果表明，铁皮石斛能够刺激大鼠胃液分泌，增强胃蠕动，增加胃酸排出量与胃蛋白酶的输出，这无疑证明了铁皮石斛的促消化作用。

⑦促进唾液分泌作用：相关研究表明，铁皮石斛对干燥综合征模型小鼠唾液分泌状况有一定改善作用。临床相关病例也证明其能提高干燥综合征患者的唾液分泌量，改善其口干舌燥的症状。

西洋参

【来源】本品为五加科植物西洋参的根。

【异名】洋参、花旗参。

【性味归经】甘、微苦，凉。归心、肺、肾经。

【功效】补气养阴，清热生津。

【主治】用于气虚阴亏，虚热烦倦，咳喘痰血，内热消渴，口燥咽干。

【用法用量】浸泡、炖、蒸、煮。1～3 g。

【注意】不宜与藜芦同用。

【贮藏】置阴凉干燥处，密闭，防蛀。

【使用注意】脾阳亏虚、胃有寒湿者慎服。忌铁器及火炒。孕妇、哺乳期妇女及婴幼儿不宜食用。

【药膳应用举例】

①热病后期，阴虚津亏，口渴咽干，烦热，口舌糜烂：石斛 6 g，西洋参 3 g，沸水冲泡代茶饮用。(《中医现代药膳食疗手册》)

②急性肾炎、慢性肾炎的调理：西洋参 6 g，茯苓、莲子、芡实、薏米、白扁豆、山药、藕粉各 50 g，白砂糖适量。将前 7 味药材研成细粉，放入藕粉调匀，加入白砂糖、清水，揉匀成软糕状，切块。软糕上笼，用大火蒸 20 分钟即成。(《二十四节气药膳大全集》)

【现代药理学研究】

①对心血管系统的作用：西洋参茎叶总皂苷能够通过抗炎、保护血管内皮、调节能量代谢等途径保护心肌梗死后受损的非缺血区心肌组织。

②免疫调节作用：西洋参茎叶总皂苷可促进小鼠腹腔巨噬细胞代谢，进而增强腹腔巨噬细胞吞噬功能，同时可诱导小鼠腹腔细胞产生一氧化氮，说明西洋参茎叶总皂苷可活化巨噬细胞，增强巨噬细胞的吞噬能力，并产生生物活性物质，从而增强机体的免疫功能。

③对代谢的影响：西洋参总皂苷能明显降低高血糖大鼠血糖、血清总胆固醇和三酰甘油的水平，且提高血清高密度脂蛋白和胰岛素含量。西洋参多糖肽具有降低血糖、调节脂代谢和抗脂质过氧化作用。

④抗氧化作用：西洋参的提取物中含有对羟基自由基具有清除能力的有效成分，并且有一定的清除效果。西洋参皂苷具有较强的体内外抗氧化活性，对环磷酰胺所致小鼠遗传损伤具有明显的保护作用，其机制可能与提高机体的抗氧化能力和增强小鼠的抗诱变能力有关。

黄　芪

【来源】本品为豆科植物蒙古黄或膜荚黄芪的根。

【异名】黄耆、王孙、绵黄芪。

【性味归经】甘，微温。归肺、脾经。

【功效】补气升阳，固表止汗，利水消肿，生津养血，行滞通痹，托毒排脓，敛疮生肌。

【主治】用于气虚乏力，食少便溏，中气下陷，久泻脱肛，便血崩漏，表虚自汗，气虚水肿，内热消渴，血虚萎黄，半身不遂，痹痛麻木，痈疽难溃，久溃不敛。

【用法用量】浸泡、炖、蒸、焖、煮、熬。3～9 g。

【贮藏】置通风干燥处，防潮，防蛀。

【使用注意】表实邪盛，内有积滞，阴虚阳亢，疮疡阳证等不宜使用。

【药膳应用举例】

①中老年人体质欠佳，机体免疫力低下，容易患感冒，对病邪的抵抗力较差，或脾胃之中气虚弱，盗汗，自汗，全身疲倦乏力：炙甘草 6 g，炙黄芪 20 g。将两味药一同研碎，装入纱布袋，放入暖瓶中，倒入 800 mL 沸水，盖上瓶盖焖泡 30 分钟即可饮用。空腹或饭后，每日分多次饮用。注意事项：由于阴火旺盛而导致的盗汗者不宜饮用。（《补益药茶》）

②适用于前列腺炎、脾胃虚弱、水肿胀满、咳嗽气逆等症：黄芪 10 g，党参 6 g，鲤鱼 1 条（约 750 g），水发香菇、竹笋各 15 g，姜丝、葱段、料酒、水淀粉、盐、味精、胡椒粉、植物油各适量。做法与用法：鲤鱼处理干净，在鱼身上切十字花刀；黄芪、党参、香菇、竹笋分别洗净，切片。炒锅放植物油烧至六成热，下鲤鱼炸成金黄色，捞出控油。原锅留底油烧热，放入白砂糖炒至枣红色，下姜丝、葱段爆香，放入炸好的鱼，加入水、黄芪、党参、料酒，烧沸，改小火炖 35 分钟，捞入盘内。锅中原汤烧沸，放入竹笋、香菇略烧，下盐、味精、胡椒粉调味，用水淀粉勾芡，浇在鱼上即成。（《中华养生保健药膳纲目》）

【现代药理学研究】

①免疫调节作用：黄芪的免疫调节作用主要依赖于黄芪多糖及黄酮类化学成分，而黄芪多糖可多途径刺激免疫系统，并促进干细胞活化，促进机体免疫细胞尽快分化。

②心脑血管调节作用：黄芪成分中三萜皂苷类具有强心、抗炎、抑制胶原合成等作用，

黄芪甲苷具有明显正性肌力作用，可改善心脏收缩及舒张功能。

③器官保护作用：黄芪可起到心肌、肝、肺、肾、脑等的保护作用。相关研究发现，黄芪皂苷提取物对糖尿病大鼠具有一定的肾脏保护作用。黄芪皂苷治疗萎缩性胃炎大鼠后，肠上皮化生、假性幽门腺化生、不典型增生的发生情况明显减少，对于萎缩性胃炎具有治疗作用。

④抗肿瘤作用：实验表明黄芪皂苷能够抑制 K562 细胞的增殖，抑制率高达 40.99%；而不同剂量均能抑制肝癌模型 S180 荷瘤小鼠生长，同时不会对小鼠免疫功能造成影响。

⑤其他：有研究发现，黄芪煎剂给大鼠皮下注射有利尿作用，黄芪皂苷在 D – 半乳糖导致的衰老小鼠模型上表现出抗衰老作用，延缓了中年小鼠的衰老。

灵 芝

【来源】本品为多孔菌科真菌赤芝或紫芝的子实体。

【异名】赤芝、红芝、丹芝、瑞草、木灵芝、菌灵芝、万年蕈。

【性味归经】甘，平。归心、肺、肝、肾经。

【功效】补气安神，止咳平喘。

【主治】用于心神不宁，失眠心悸，肺虚咳喘，虚劳短气，不思饮食。

【用法用量】内服，煎汤，3 ~ 6 g；研末，1 ~ 3 g；或浸酒饮用。

【贮藏】置干燥处，防霉，防蛀。

【使用注意】实证慎服。孕妇不宜食用。

【药膳应用举例】

①体质虚弱，食欲不振症：灵芝 50 g，陈皮 1 个，老鸭 1 只，蜜枣 2 枚。先将老鸭剖洗干净，去毛、去内脏、去鸭尾，剁成块；灵芝、陈皮和蜜枣分别用清水洗干净。然后将以上全部材料一齐放入砂锅中，加入适量清水，用中火煲三小时左右，以少许盐调味，即可佐膳饮用。

②冠心病属气血瘀滞型的调理：灵芝 30 g，丹参 5 g，三七 5 g。将上药洗净，切片，一同装入坛中，加白酒 500 mL，盖上盖，每日搅拌 1 次，泡半个月即可。每日 2 次，每次 20 ~ 30 mL。（《茶酒疗法》）

【现代药理学研究】

①免疫活性：灵芝能使免疫调节蛋白 rLZ-8 通过某种途径增强 IL-1β、IL-12p70、CD86 和 MHCII 的表达，再用 rLZ-8 单独作用于巨噬细胞，其能促进 T 淋巴细胞 IFN-γ 和 IL-2 的释放，表明灵芝 rLZ-8 可以激活小鼠巨噬细胞和 T 淋巴细胞，但灵芝多糖 PS-G 仅能激活吞噬细胞。

②抗肿瘤作用：灵芝当中的重组免疫球蛋白 FIP-gts（reFIP-gts），作用于肺癌细胞 A549，发现作用后的肺癌细胞生长明显比未处理的肺癌细胞慢，表明 reFIP-gts 能对肺癌细胞在 G1 期的分裂有阻滞效果，从而使得肺癌细胞生长缓慢。

③抗氧化活性：陈建旭分离提取赤灵芝中水溶性蛋白并研究其抗氧化活性，结果表明，赤灵芝水溶性蛋白对铁离子的还原能力、DPPH 自由基清除力均略低于维生素 C，但具有较

强的羟基自由基清除力。

山茱萸

【来源】本品为山茱萸科植物山茱萸的成熟果肉。

【异名】山萸肉、山芋肉、山于肉。

【性味归经】酸、涩，微温。归肝、肾经。

【功效】补益肝肾，收涩固脱。

【主治】用于眩晕耳鸣，腰膝酸痛，阳痿遗精，遗尿尿频，崩漏带下，大汗虚脱，内热消渴。

【用法用量】浸泡、煎、煮、熬。3~6 g。

【贮藏】置干燥处，防蛀。

【使用注意】湿热体质、小便淋涩者不宜食用；孕妇、哺乳期妇女及婴幼儿不宜食用。

【药膳应用举例】

①肝肾亏虚，精关失固，阳痿早泄，遗尿，夜尿频多，尿后余沥不尽症；亦可用于中老年人日常保健：山茱萸 6 g，粳米 100 g，蜂蜜 2 汤匙。将山茱萸去皮核，捣研为泥，与蜂蜜同炒后，兑入煮好的粳米粥中搅匀即可。每日 1 剂。（《遵生八笺》）

②肾虚腰痛，遗精，体虚多汗症：山茱萸 30~50 g，白酒 500 mL。山茱萸洗净，入白酒内浸泡 7 日。每服 10~20 mL，每日 1~2 次。（《中国药膳学》）

③肾虚腰痛，遗精症：山茱萸 10 g，胡桃肉 15 g，猪腰子 2 个。猪腰子剖开，去臊腺，洗净。药装入猪腰子中，扎紧，煮熟。每日 1 剂，温热服食，可供 2 人食用。（《中国药膳学》）

【现代药理学研究】

①神经保护作用：研究表明，山茱萸环烯醚萜苷（cornel iridoid glycoside，CIG）对脑缺血沙土鼠学习记忆能力以及海马区脑源性神经营养因子蛋白表达均有促进作用。同时，CIG 能减少切断穹隆海马伞的成年 SD 大鼠海马区神经元死亡数量，其作用机制可能与上调细胞凋亡抑制因子、下调细胞凋亡促进因子有关。

②对糖尿病及并发症作用：含有山茱萸的降糖益肾方可明显降低高脂饮食大鼠肾小球中胰岛素受体底物 -1 和磷脂酰肌醇 -3 激酶蛋白的表达水平，减少糖尿病肾病系膜细胞增殖。

③心肌保护作用：将三七总皂苷/山茱萸总苷组分作用于冠脉结扎所致急性心肌缺血梗死损伤犬，可显著降低犬冠脉结扎后心肌缺血的程度、缩小心肌缺血的范围、显著降低血清肌磷酸肌酸激酶（creative phospho kinase，CPK）和 LDH 活性。

④抗肿瘤作用：山茱萸多糖对 S180 肉瘤小鼠有明显的肿瘤抑制作用，可以使外周血 CD4 + T 细胞数量增加，CD8 + T 细胞数量降低，并能提高 IL-2 水平、降低 IL-4 水平，且与剂量和浓度呈正相关。

⑤抗氧化作用：采用 70% 乙醇作溶剂，超声细胞破碎仪对药物进行提取，使用分光光度计测定 41 种中草药乙醇提取液对 DPPH 自由基的清除能力和 FRAP 值，发现山茱萸在 10 mg/mL 的浓度下，对 DPPH 自由基的清除率超过 70%，总抗氧化能力的 FRAP 值 >200，

表明山茱萸的抗氧化能力很强。

⑥其他：山茱萸甲醇提取液对黑色素的合成有促进作用，可以适当利用山茱萸来治疗白发；另外，山茱萸也富含多酚并具有良好的抗炎作用，以及具有抗疲劳、抗菌、抗骨质疏松、肝肾保护、提高免疫力等作用。

天　麻

【来源】本品为兰科植物天麻的块茎。

【异名】赤箭、神草、定风草。

【性味归经】甘，平。归肝经。

【功效】息风止痉，平抑肝阳，祛风通络。

【主治】用于小儿惊风，癫痫抽搐，破伤风，头痛眩晕，手足不遂，肢体麻木，风湿痹痛。

【用法用量】浸泡、煮、焖、炖、蒸、熬。1~3 g。

【贮藏】置通风干燥处，防蛀。

【使用注意】阴虚血亏者慎服，外感发热及实热内盛者不宜服用。孕妇、哺乳期妇女及婴幼儿不宜食用。

【药膳应用举例】

①病后体弱，头晕目眩，视物不清，手足麻木无力症：天麻12 g，乌鸡500 g。将乌鸡切块，入开水氽透放入汽锅内，天麻一同放入，加入葱、姜、花椒、料酒、精盐，上笼蒸熟即可。可供4人食用。(《中国药膳》)

②适用于春季虚火上扰导致的头昏头痛、眼黑肢麻、神经衰弱、高血压等症：天麻25 g，川芎、茯苓各10 g，鲤鱼1条（约500 g），大米、酱油、料酒、盐、味精、白砂糖、胡椒粉、香油、葱段、姜片、水淀粉各适量。做法与用法：鲤鱼处理干净；大米淘净；川芎、茯苓切片，用第二次淘米水泡1小时。将天麻放入泡过川芎、茯苓的淘米水中浸泡4~6小时，捞出天麻置于大米上，待大米蒸熟成米饭，取出天麻，切片待用。将川芎、茯苓、天麻片放入鱼腹类。取一蒸锅，放入处理好的鱼、葱段、姜片、适量清水，上笼蒸30分钟左右，拣去葱段和姜片。锅内放适量水、白砂糖、盐、味精、胡椒粉、酱油、料酒烧开，用水淀粉勾芡，淋上香油，浇在鱼上即成。可供10人食用。(《中华养生保健药膳纲目》)

③适用于肝肾不足所致的头晕、眼花等症：天麻10 g，何首乌15 g，猪肝150 g，菜花50 g，鸡蛋1个，味精、料酒、葱段、姜丝、干淀粉、植物油、盐、胡椒粉、鸡汤各适量。做法与用法：天麻、何首乌烘干，研粉；猪肝切片；菜花撕朵。取猪肝片，加干淀粉、鸡蛋、姜葱、鸡汤拌匀。锅中放油烧热，放葱姜爆香，放入猪肝、何首乌粉、天麻粉、盐、料酒略炒，放入菜花、鸡汤炒熟，撒味精、胡椒粉、盐，炒匀即成。(《二十四节气药膳大全集》)

④高血压伴有眩晕头痛、头胀耳鸣、口渴、口干、便秘等症：肉鸽1只，胡萝卜、山药各100 g，天麻10 g，葱姜各10 g，料酒10 g，精盐3 g，清汤1000 g。做法与用法：将肉鸽宰杀洗净去内脏，胡萝卜、山药去皮洗净切块，天麻洗净放入容器内，加入温水50 g，入蒸

锅蒸 20 分钟取出，切成片，蒸天麻的原汁备用。姜去皮拍松，葱拍松；锅内放入清水 600 g 烧开，下肉鸽大火烧开，焯去血污捞出；砂锅放入葱、姜、天麻、肉鸽，加入料酒、清汤用大火烧开，煲约 90 分钟，拣出葱姜，下山药块、胡萝卜块、加入精盐和蒸天麻的原汁，煲至山药块胡萝卜熟烂。(《常见病家常食疗菜 500 款》)

【现代药理学研究】

①镇痛、镇静作用：天麻素与天麻苷元均能提高小鼠的痛阈值，表明天麻素与天麻苷均具有阵痛效果。较高剂量的天麻素，可以有效缓解小鼠的扭体反应。同时，天麻素使用的剂量与小鼠扭体反应的激烈程度呈现出负相关的关系。

②抗惊厥作用：很多研究都已经证实，天麻能够起到抗惊厥的作用，主要是由于天麻中所含有的天麻素、香荚兰醇等成分。

③抗衰老作用：天麻多糖可以改善小鼠在迷宫里面潜伏的时间，通过对小鼠体内的谷胱甘肽过氧化物酶和超氧化物歧化酶的活性进行调节，使得小鼠机体内能够产生一定的抗氧化能力，从而提高小鼠脑组织中神经元的发育。天麻多糖会影响 D - 半乳糖的含量，D - 半乳糖对于小鼠的记忆力有着非常明显的作用。所以，天麻多糖可以调节小鼠体内抗氧化酶活性、改善衰老小鼠神经元恢复、提高小鼠记忆力。

④降血压的作用：天麻多糖有效降低小鼠的舒张压和收缩压。通过对天麻多糖降血压的作用机理进行分析，认为天麻多糖能够对高血压小鼠血管内的内源性物质进行调节，提高内源性物质的生成、抑制内源性物质的释放，维持小鼠体内的内源性物质能够保持在平衡的状态。

杜仲叶

【来源】本品为杜仲科植物杜仲的叶。

【异名】丝棉树叶。

【性味与归经】微辛，温。归肝、肾经。

【功效】补肝肾，强筋骨。

【主治】用于肝肾不足，头晕目眩，腰膝酸痛，筋骨痿软。

【用法用量】3 ~ 7.5 g，内服。

【贮藏】置干燥处。

【现代药理学研究】

①抗氧化：杜仲叶含有丰富的黄酮类化合物、多酚、多糖以及绿原酸等，因而具有较好的抗氧化活性。

②降血压：已经证实，杜仲具有较好的降血压作用，以杜仲为原料开发的杜仲降压片、杜仲平压片等市场均有销售。杜仲中具有降压作用的有效成分多达 14 种，包括松脂素二糖苷、松脂素单糖苷、脱氢二松柏醇二糖苷、柑橘素、阿魏酸、咖啡酸、绿原酸、京尼平、京尼平苷酸、桃叶珊瑚苷、槲皮素、芦丁、汉黄芩素、木蝴蝶素 A。杜仲降压机制主要包括调节激素水平、辅助神经调节、改善内皮功能、调节钙离子通道等。

③降血脂：杜仲具有降血脂作用的成分研究则主要集中于黄酮类物质、绿原酸。此外，

环烯醚萜类化合物也具有较好的调节血脂作用，杜仲叶中所含的环烯醚萜类化合物主要有京尼平、京尼平苷、京尼平苷酸以及桃叶珊瑚苷等。

④抗骨质疏松：杜仲和杜仲叶均具有抗骨质疏松的功效，其提取物能提高骨髓间充质干细胞的活性，促进成骨细胞的分化，并且能抑制骨髓间充质干细胞向脂肪细胞分化。

⑤免疫调节：已有研究表明，杜仲叶具有较好的免疫调节作用。杜仲叶多糖能提高胸腺和脾脏系数，甚至在胸腺系数方面优于茯苓多糖。杜仲叶多糖还能在一定程度上提高小鼠腹腔巨噬细胞的廓清能力、吞噬速度及血清中溶血素的含量，说明杜仲叶多糖具有较好的免疫调节功能。

⑥其他：杜仲叶还具有抗疲劳，抑菌，抗肿瘤等多种生理作用。

鹿　鞭

【来源】本品为雄性梅花鹿或马鹿生殖器官的干燥品。

【异名】鹿肾或鹿冲。

【性味归经】味甘、咸，性温。归肝、肾、膀胱经。

【功效】补肾精，壮肾阳，益精，强腰膝。

【主治】肾虚劳损，腰膝酸痛，耳聋耳鸣，阳痿，遗精，早泄，宫冷不孕，带下清稀。

【用法用量】内服煎汤，6～15 g；或煮食，或熬膏，或入丸、散。

【使用注意】素体阳盛者慎服。

【贮藏】置阴凉干燥处。

【药膳应用举例】

肾阳虚、阳痿、遗精：将鹿鞭洗净，温水浸润，去掉内膜，切成细片，装入坛内，注入白酒，密封浸泡1个月后服用。（《药膳食谱药方》鹿鞭酒）

【现代药理学研究】

①增强机体免疫：鹿鞭中所含的生物胺及磷脂胆碱成分，可促进胸腺发育并调节神经—内分泌—免疫—酶系统的生理功能。同时鹿鞭可以显著增加小鼠的体质量及胸腺的重量，对幼龄小鼠效果更为显著，这就证明鹿鞭具有增强机体免疫的作用。

②增强性功能和益血壮阳作用：鹿鞭可以提高性机能，是因为含有睾酮、雌二醇、黄体酮等物质起到性激素样的作用，对改善性功能障碍有显著作用。其中铁、铜等微元素也可以参与血细胞及血红蛋白的再生，这样还可以起到预防贫血的作用。鹿鞭通常被认为在增强性功能和益血壮阳方面具有明显作用。通过大量实验发现服用类药材可以增加雄性大鼠附性器官的重量同时还提高了大鼠的交配能力，从而大大减少雄性大鼠在扑捉雌性大鼠的潜伏期时间，并且可以显著增加20分钟内扑捉次数。

③抗疲劳作用：鹿鞭的醇提取物，小鼠服用以后可显著延长游泳时间。鹿鞭中含有生物酶的必要组成成分，如维生素 B_1、维生素 B_2 和铁、铜等微量元素。这些物质可以加快机体内蛋白酶和糖的代谢，减少心肌和骨骼肌的耗氧量，并通过这些过程来发挥抗疲劳的作用。

④抗衰老作用：鹿鞭中磷脂化合物能够抑制体内丙二醛活性和单胺氧化维持正常生理水

平的同时，还可以减少氧自由基的形成，并且还具有促进蛋白质合成的作用，使脑和肝组织中的蛋白质含量增加。

⑤有益创伤愈合作用：鹿鞭具有加速伤口肌肉再生愈合的作用，能够起效的原因为鹿鞭中的多胺类物质将 RNA 聚合酶Ⅱ激活，进而起到促进创伤愈合的作用。鹿鞭中含有较多的微量元素锌，其作为 100 多种生物酶的合成所需的必需元素进而发挥对伤口的修复和再生的作用。

⑥其他作用：核苷类成分通常被认为是核苷酸的前体物质，同时也是在维持机体正常能量代谢和生物氧化过程的主要能源物质，不仅如此核苷还具有其他的生物活性。鹿鞭中的核苷同样还可以参与调节人体中心血管活性和神经传递的调节等许多重要的生理机能。此外，还发现其对抗病毒和抗肿瘤方面也具有一定的作用。

郁　金

【来源】本品为姜科植物温郁金、姜黄、广西莪术或蓬莪术的干燥块根。

【异名】川郁金、广郁金、马莲、五帝足、黄郁、乌头。

【性味归经】辛、苦、寒。归肝、心、肺经。

【功效】活血止痛，行气解郁，清心凉血，利胆退黄。

【主治】气滞血瘀痛证，热病神昏，癫痫痰闭，吐血，衄血，倒经，尿血，血淋，肝胆湿热黄疸、胆石症。

【用法用量】煎服，5～12 g；研末服，2～5 g。

【使用注意】阴虚失血及无气滞血瘀者忌服，孕妇慎服。

【贮藏】贮干燥容器内，置通风干燥处。炒郁金、醋郁金、酒郁金密闭。置阴凉干燥处，防潮，防蛀。

【药膳应用举例】

①高血压、高血脂：郁金 15 g，荷叶 20 g，山楂干 30 g，粳米 100 g，冰糖 5 g。做法：粳米、山楂、荷叶洗净。把荷叶撕成小块，与郁金一同放入开水中煎煮，大火 10 分钟。煮好后捞出荷叶、郁金，留汁备用。将粳米、山楂、冰糖放进药汁中，大火煮 20 分钟后，换小火煮 10 分钟即成。药膳功效：此方具有降压的作用，很适合高血压患者食用，对老年人更是有着明显的功效。

②乳汁自出病症：柴胡、郁金各 10 g，莲子 15 g，粳米 100 g，白糖适量。做法：先将莲子捣成粗末，粳米淘洗干净。将柴胡、郁金放入锅中，加适量清水煎煮，滤去渣滓。再加入莲子、粳米煮粥。粥熟时，加入白糖调味即成。药膳功效：疏肝解郁、固摄乳汁，可用于防治产后肝气郁结导致的乳汁自出病症。（《家庭保健食疗菜谱》）

【现代药理学研究】

①抗真菌：郁金水浸剂对堇色毛癣菌、同心性毛癣菌、石膏样毛癣菌、许兰黄癣菌等皮肤真菌均有不同程度的抑制作用；郁金煎剂、水浸液对伤寒杆菌、麻风杆菌、皮肤真菌有抑制作用。

②降血脂：姜黄的提取物能显著降低高胆固醇饮食饲养兔血清脂质过氧化酶，提高 α -

生育酚和辅酶 Q 水平，结果表明姜黄具有预防动脉粥样硬化作用。鹌鹑为实验动物，用高脂食饵法复制高脂血症模型观察郁金对血脂的影响，结果表明郁金能调整改善血脂代谢的作用，且可减轻高脂动物的体重。

③抗辐射：用水蒸气蒸馏法制备温郁金提取液给小鼠连续灌胃给药 7 天后取组织通过对锰超氧化物歧化酶的测定，证明温郁金提取液具有抗辐射导致的脂类过氧化的作用。

④保肝作用：温郁金注射液经动物实验和临床观察，证明它具有极明显的降低 SGPT 活性的作用，对肝功能具有明显的恢复作用，同时有明显降低白细胞总数和升高红细胞、血红蛋白含量和总蛋白量的作用。温郁金注射液可通过诱导肝脏微粒体细胞色素 P-450，提高肝脏对趋肝毒物的生物转化机能，增强肝脏的解毒作用，并可一定程度地对抗或减轻毒物对肝脏的破坏作用。郁金可降低血清总胆红素水平，且大剂量郁金较常规量效果好。

⑤镇痛作用：从郁金中提取分离纯化挥发油并制成针剂，每 2.0 mL 含纯挥发油 0.01 mL，相当于生药 5.0 g，腹腔注射于健康纯系 ACL 小鼠，实验表明郁金注射液对纯系 ACL 小鼠具有非常明显的镇痛作用。

⑥中枢神经抑制作用：郁金二酮能明显延长家猫的各期睡眠（包括 SWS I、SWS II、REM）。尤其对 SWS II、REM 期睡眠的延长作用明显优于传统安神药"朱砂安神丸"，说明郁金二酮具有明显的中枢神经抑制效应。

⑦调节免疫功能作用：通过碳粒廓清试验、溶血素测定、脾细胞溶血空斑试验，观察郁金挥发油对小鼠中毒性肝炎模型免疫功能的影响。实验表明，经郁金挥发油注射液治疗后，其溶血素含量和脾细胞溶血空斑试验均明显降低，说明郁金挥发油能调节中毒性肝炎小鼠的体液免疫，具有免疫抑制剂的作用。

⑧抗自由基损伤：通过测定小鼠肝细胞线粒体中脂质过氧化物含量，植物铜锌超氧化物歧化酶、锰超氧化物歧化酶活力的影响及谷胱甘肽过氧化物酶活力的影响，结果表明，辐射可导致脂质过氧化物含量增高，植物铜锌超氧化物歧化酶、锰超氧化物歧化酶活力降低，而温郁金提取液可使过氧化脂质明显降低，而植物铜锌超氧化物歧化酶活力明显升高，谷胱甘肽过氧化物酶活力应激性升高。推测温郁金提取液可能是通过保护或提高消除自由基的酶的活力，发挥抗自由基损伤的能力。

⑨对消化系统的影响：通过 BL-310 生物技能实验系统记录恒温灌流肌槽中安置的兔胃各部平滑肌条的收缩活动，发现郁金能显著升高兔胃底和胃体纵行肌条张力，减小胃体收缩波平均振幅，并呈剂量依赖关系，说明郁金对胃肌条收缩活动具有明显的兴奋作用。

白　术

【来源】本品为菊科植物白术的根茎。

【异名】桴蓟、于术、冬白术、浙术、杨桴、吴术、山蓟、杨枹蓟、山芥。

【性味归经】苦、甘，温。归脾、胃经。

【功效】健脾益气，燥湿利水，止汗，安胎。

【主治】用于脾气虚证，痰饮，水肿，气虚自汗，胎动不安。

【用法用量】煎服，6～12 g。燥湿利水宜生用，补气健脾宜炒用，健脾止泻宜炒焦用。

【使用注意】本品温燥，阴虚内热及燥热伤津者慎用。

【贮藏】贮存于干燥、阴凉之处。

【药膳应用举例】

①除风祛湿、清热生津：葛根 8 g，白术 5 g，大米 80 g，白砂糖 10 g。白术、葛根洗净，润透；大米淘洗干净。砂锅置火上，注入清水适量，下入大米，大火煮沸后，加入白术、葛根转小火熬煮至粥黏稠，加入白砂糖调味即可。用于治疗伤寒、温热头痛项强、烦热消渴、泄泻、痢疾等症。（《中药查询网》白术葛根粥）

②补中益气，健脾和胃：猪肚 1 个，白术 30 g，槟榔 10 g，粳米 100 g，生姜少量。洗净猪肚，切成小块，同白术、槟榔、生姜煎煮取汁，去渣，用汁同米煮粥，猪肚可取出蘸麻油、酱油佐餐。适宜于脾胃气弱、消化不良、不思饮食、倦怠少气、腹部虚胀、大便泄泻不爽等症。（《圣济总录》白术猪肚粥）

③补气、升阳、养血、益脾胃、固元安胎：白术 50 g，黄酒适量。先将白术烘干，研磨成细末，装瓶；取适量白术末，加入黄酒，加热煮沸，待沸腾 3 ~ 5 次后即成。饮酒，每日 1 ~ 2 次。此方适用于脾胃虚弱者，也适用于体质较差的孕妇，尤其对妊娠期间的神疲乏力、不思饮食、大便稀溏等不适均有效。（《备急千金要方》白术酒）

④调养脾胃、降逆止呕：白术 10 g，鲫鱼 1 条，大米 100 g，盐适量。先将白术洗净，加水煎煮，留取药汁备用；鲫鱼处理干净；大米洗净。将大米与鲫鱼肉一起放入锅中，加水熬煮成粥，待粥将成时加入药汁，调入盐即可。每日食用 1 次，连服 3 ~ 5 日。适用于孕妇，对妊娠呕吐、头晕乏力、倦怠瞌睡、不思饮食等不适均有缓解作用。（《中医中药网》白术鲫鱼粥）

⑤健脾补肾：白术 15 g，杜仲叶 5 g，绿茶适量。将白术、杜仲叶倒入砂锅中，加入适量水，煮 10 分钟左右，再加入绿茶稍冲泡。温服，每日 1 剂。分 3 次服完。长期服用，效果更显著。本品善治脾虚、肾虚引起的不适症状。（《中医中药网》白术杜仲叶茶）

【现代药理研究】

①对肠胃运动的作用：大剂量白术水煎液灌胃小鼠可增加小鼠体重和游泳耐力，通过胆碱受体介导，与 α 受体有关。对小鼠回肠平滑肌收缩有轻度抑制作用，并呈量效反应。药理研究证实，白术煎剂有明显促进胃排空及小肠推进功能。

②抑制子宫平滑肌作用：白术的醇提取物和石油醚，对未孕小鼠离体子宫的自发性收缩及对催产物益母草引起的子宫兴奋性收缩有显著抑制作用，并随给药量的增加而增强，其中以醇提取液作用最强，水提取液作用最弱，仅部分抑制，且在一定范围内即使加大用量，也不能完全抑制，所以推测，白术安胎成分可能主要是脂溶性的，揭示白术对子宫平滑肌有直接作用。

③利尿作用：白术煎剂和流浸膏灌胃或静脉注射于大鼠、兔、狗等动物均表现持久的利尿作用，能促进电解质，尤其是钠排出，它不影响垂体后叶激素的抗利尿作用。故其作用机制可能与电解质吸收减少有关，既有排泄 Na^+、Cl^- 的作用，又有增高尿中 CO_2 容量、pH 值及增加 K^+ 排泄，减少 NH_4^+ 排泄的特点。

④抗衰老作用：白术水煎剂可最显著提高老年小鼠全血谷胱甘肽过氧化物酶活力，明显

降低红细胞中丙二醛含量，有一定抗衰老作用，白术能提高十几个月龄以上小鼠红细胞SOD活性，抑制小鼠MAO-B活性，对抗细胞自氧化溶血，且有清除自由基作用，可以抗衰老。

⑤免疫调节作用：单味白术能使TH细胞明显增加，提高TH/TS比值纠正T细胞亚群分布紊乱状态，可使低下的IL-2水平提高，并能增加T淋巴细胞表面IL-2R的表达，可以说明白术可提高免疫抑制动物脾细胞体外培养存活率，能延长淋巴细胞寿命。增强集体清除自由基的能力，具有明显的抗氧化作用。其他如白术能增强机体网状内皮系统的吞噬功能，促进细胞免疫，明显提高血清的含量，抑制代谢活化酶，降血糖，抗菌，保肝，以及升高放化疗引起的白细胞减少，并有抗肿瘤等作用。

五味子

【来源】本品为木兰科植物五味子或华中五味子的干燥成熟果实。

【异名】玄及、会及、五梅子、山花椒、壮味、五味、吊榴。

【性味归经】酸，温。归肺、肾、心经。

【功效】敛肺滋肾，生津敛汗，涩精止泻，宁心安神。

【主治】用于久咳虚喘，津伤口渴，自汗盗汗，肾虚遗精，脾肾虚泻，心悸失眠。

【用法用量】内服：煎汤，3~6 g；研末，每次1~3 g；熬膏；或入丸、散。外用：研末掺或煎水洗。

【使用注意】外有表邪，内有实热，或咳嗽初起、痧疹初发者忌服。

【贮藏】置干燥通风处。

【药膳应用举例】

①补气养血：乌鸡腿100 g、人参片15 g、麦冬25 g、五味子10 g、盐5 g。做法：将鸡腿切块，放入沸水中汆烫，捞起备用。再将鸡腿和人参片、麦冬、五味子放入锅中，加1800 mL水以大火煮开，转小火续炖30分钟。起锅前加盐调味即成。适合秋季食用，此汤具有益气补血、止咳化痰、补精添髓和利水利尿的功效。（《四季养生药膳速查全书》参麦五味乌鸡汤）

②失眠、神经衰弱、津亏口渴、自汗、慢性腹泻：五味子10 g，大米100 g。做法：将五味子洗净，大米淘洗干净，一同放入锅内，加入适量清水，置于武火上烧沸，撇去浮沫，最后改用文火煮40分钟即成。每日食用1次。功效：益气生津、补肝养肾，适用于失眠、神经衰弱、津亏口渴、自汗、慢性腹泻等症。（《药膳汤膳粥膳》补气升阳五味子大米粥）

③肺虚咳嗽、短气；或肾虚滑精、遗精、虚赢少气：五味子250 g、蜂蜜适量。做法：五味子250 g，加水适量，煎熬取汁，浓缩成稀膏，加等量或适量蜂蜜，以小火煎沸，待冷备用。每次服1~2匙，空腹时沸水冲服。功效：五味子有补气敛肺、祛痰止咳和补肾涩精的作用，故可有不同的用法。用于肺虚咳嗽、短气；或肾虚滑精、遗精、虚赢少气，滋阴敛汗、益肾涩精。也适用于心肾不交、虚烦不寐、盗汗、各型神经衰弱失眠症、急慢性肝炎谷丙转氨酶升高。（《防治肝胆疾病药膳大全》五味子膏）

【现代药理学研究】

①对中枢神经系统的作用：通过直接睡眠实验、延长戊巴比妥钠睡眠时间实验、戊巴比妥钠阈下剂量催眠实验、巴比妥钠睡眠潜伏期实验测定小鼠直接睡眠时间、戊巴比妥钠诱导的睡眠时间及阈下剂量的睡眠发生率、戊巴比妥钠诱导的睡眠潜伏时间，结果五味子（挥发油）能明显延长小鼠戊巴比妥钠诱导的睡眠时间，缩短戊巴比妥钠诱导的小鼠睡眠潜伏期。得出结论五味子有改善睡眠作用。

②对免疫系统的作用：北五味子粗多糖（100 mg/kg、200 mg/kg、400 mg/kg）灌胃给药，能明显对抗环磷酰胺（150 mg/kg）所致小鼠外周血白细胞的减少，并增加免疫抑制小鼠胸腺和脾脏重量，表明北五味子粗多糖具有升白细胞及增强免疫功能的作用。

③对心血管系统的作用：以记录缺氧动物存活时间作为判断常压下耐缺氧能力的指标，以观察注射垂体后叶素（Pit）后动物心电图 T 波变化作为判断心肌缺血损伤的指标，结果北五味子提取液可明显延长动物在常压缺氧环境中的存活时间，可使 Pit 性心电图 T 波变化有显著改善，表明北五味子提取液能明显提高动物常压耐缺氧能力，对动物急性心肌缺血损伤具有较强的保护作用。

④对呼吸系统的作用：对正常兔、麻醉兔和犬都有明显的呼吸兴奋作用，使呼吸加深、加快，并且能对抗吗啡的呼吸抑制作用；切除迷走神经和颈动脉窦区神经后，呼吸兴奋作用仍然存在，由此认为其呼吸兴奋作用系对呼吸中枢直接兴奋的结果。五味子对香烟熏吸造成小鼠慢性支气管炎无明显防治作用，但可降低动物病死率，使支气管上皮细胞内 RNA 增多，对支气管上皮细胞功能有一定的增强作用。

⑤对泌尿生殖系统的作用：分别对雄性动物的睾丸和雌性动物的卵巢内生殖细胞的组织化学成分和一些酶组织化学成分的变化进行观察比较，结果发现给予五味子的动物与同龄对照组比较，提示：五味子有加强睾丸和卵巢内的 RNA 和 PAS 合成，改善组织细胞的代谢功能，促使生殖细胞的增生及促进卵巢的排卵作用。

⑥降糖作用：把从五味子中分离得到的 α - 葡萄糖苷酶抑制剂以 100 mg/（kg·d）剂量灌胃，观察其对小鼠血糖含量以及糖耐量的影响，结果该抑制剂能明显降低正常及四氧嘧啶糖尿病小鼠的血糖，降低肾上腺素引起的高血糖，提高正常小鼠的糖耐量，表明从五味子中分离得到的 α - 葡萄糖苷酶抑制剂可能具有良好的降糖作用。

⑦耐缺氧和抗疲劳的作用：把健康昆明种小鼠随机分为空白对照组和北五味子提取液低、中、高剂量组，连续灌胃 7 d。观察小鼠常压耐缺氧存活时间和负重游泳时间，结果北五味子提取液能显著增加小鼠常压缺氧存活时间和负重游泳时间，表明北五味子提取液能够明显提高小鼠耐缺氧和抗疲劳的能力。

⑧抗菌抑菌作用：以大肠埃希氏菌、金黄色葡萄球菌、绿脓杆菌和肺炎克雷伯氏菌为供试菌种，采用滤纸片法和平板二倍稀释法研究了五味子 70% 乙醇提取液的抑菌作用。结果五味子提取物对 4 种供试菌都有明显的抑制作用。

⑨保肝利胆作用：对北五味子粗多糖多次灌胃给药，对四氯化碳中毒小鼠肝中丙二醛含量具有明显降低作用，亦能显著抑制小鼠肝匀浆脂质过氧化反应。能促进正常小鼠的胆汁分泌和部分肝切除后肝的再生，表明北五味子粗多糖的保肝作用与其对抗脂质过氧化、促进肝

再生和利胆作用有关。

⑩抗肿瘤作用：采用小鼠骨髓嗜多染红细胞微核试验观察五味子粗多糖的抗突变作用，以 S180 和 H22 移植性肿瘤观察五味子粗多糖的抗肿瘤效果，结果表明与阳性对照组比较，高、中、低三个剂量组微核形成率有显著的差异，说明五味子多糖具有抗突变的活性，对以 S180 和 H22 移植性肿瘤生长也有抑制作用。

葱 白

【来源】本品为百合科植物葱近根部的鳞茎。

【异名】大葱、香葱、细香葱、小葱、四季葱。

【性味归经】味辛，性温。归肺、胃经。

【功效】发汗解表，散寒通阳。

【主治】用于外感风寒，阴寒内盛，格阳于外，脉微，厥逆，腹泻；外敷治疗疮痈疔毒。

【用法用量】内服：煎汤，9~15 g；或酒煎。煮粥食，每次可用鲜品 15~30 g。外用：适量，捣敷，煎水洗，蜂蜜或醋调敷。

【贮藏】沟藏、干藏、冷藏、埋藏。

【药膳应用举例】

①伤寒初觉头痛，发热，脉洪：葱白一虎口，豉一升。以水三升，煮取一升，顿服取汗。（《补缺肘后方》葱豉汤）。

②虫积卒心急痛，牙关紧闭欲绝：葱白20 g，芝麻油适量。制作时，将葱白择净，捣烂取汁，与芝麻油调和均匀即得。此油能缓解虫积腹痛。适用于小儿因虫积所致的卒然腹痛，现可用于蛔虫急性腹痛，小儿蛔虫性肠梗阻等病。建议空腹时顿服，每日 2 次。服后可见轻微的恶心或呕吐，大便可能变稀。（《百种入膳中药集释》葱汁香油）

③脱阳，或因大吐大泻之后，四肢逆冷，元气不接，不省人事，或伤寒新瘥，误与妇人交，小腹紧痛，外肾搐缩：葱白数茎炒令热，熨脐下，后以葱白连须三七根，细锉，砂盆内研细，用酒五升，煮至二升。分作三服，灌之。（《华佗危病方》）

④小儿角膜软化症，远视无力，夜盲症：葱白4~5 g，猪肝28 g，鸡蛋2个。制作时，先将猪肝洗净，切片，入锅加清水，煨煮，水沸肝熟后，再将去壳打匀的鸡蛋，与切细的葱白一起兑入猪肝汤内，煮片刻，加食盐少许调味即得。尤适用于肝肾阴血亏虚所致的视力减退，或小儿角膜软化症，远视无力，夜盲症等。建议每 2 日 1 剂，饮汤食猪肝、鸡蛋，可常食。（《百种入膳中药集释》葱白猪肝鸡蛋汤）

⑤胃痛，胃酸过多，消化不良：大葱头四个，赤糖四两。将葱头捣烂，混入赤糖，放在盘里用锅蒸熟。每日三次，每次三钱。（《中草药新医疗法资料选编》）

⑥补益脾胃，散寒通阳：葱白 7 根，大枣 15 枚。制作时，先将红枣洗净，擘开去核，用水泡发，入锅内，加水适量，用文火烧沸，约 20 分钟后，再下洗净的葱白，继续煎煮 10 分钟加冰糖调味即成。适用于治疗心脾虚弱所致的胸中烦闷，失眠多梦，健忘等症。建议每日 1 剂，分 2 次吃枣喝汤。可常食。（《百种入膳中药集释》葱枣汤）

⑦适用于风寒感冒：粳米 50 g，葱白 10 g，水 100 mL，盐适量。做法：将葱白摘去外皮，冲洗干净，切细。粳米淘洗干净，用冷水浸泡半小时，捞出，沥干水分。锅中加入约 1000 mL 冷水，将粳米放入，武火烧沸，加入葱白、盐，再改用小火熬煮成粥即可。(《济生秘览》葱白粥)

【现代药理学研究】

①预防癌症：葱白的防癌功效来自于它富含的硒元素和槲皮素。硒是一种抗氧化剂，能刺激人体免疫反应，从而抑制癌细胞的分裂和生长，同时还可降低致癌物的毒性。而槲皮素则能抑制致癌细胞活性，阻止癌细胞生长。一份调查显示，常吃洋葱比不吃的人患胃癌的概率少 25%。

②维护心血管健康：葱白是目前所知唯一含有前列腺素 A 的蔬菜。前列腺素 A 能扩张血管、降低血液黏度，因而会产生降血压、增加冠状动脉的血流量，预防血栓形成的作用。洋葱中含有丰富的槲皮素，其生物的可利用率很高，科学家研究报告指出，槲皮素可能有助于防止 LDL 的氧化，对于动脉粥样硬化，能提供重要的保护作用。

③刺激食欲，帮助消化：葱白含有葱蒜辣素，有浓郁的香气，加工时因气味刺鼻而常使人流泪。正是这特殊气味可刺激胃酸分泌，增进食欲。动物实验也证明，洋葱能提高胃肠道张力，促进胃肠蠕动，从而起到开胃作用，对萎缩性胃炎、胃动力不足、消化不良等引起的食欲不振有明显效果。

④杀菌、抗感冒：葱白中含有植物杀菌素如大蒜素等，有很强的杀菌能力，能有效抵御流感病毒、预防感冒。这种植物杀菌素经由呼吸道、泌尿道、汗腺排出时，能刺激这些位置的细胞管道壁分泌，所以又有祛痰、利尿、发汗以及抑菌防腐等作用。小建议：紫皮洋葱营养成分更高。根据皮色，洋白可分为白皮、黄皮和紫皮三种。从营养价值的角度评估，紫皮洋葱营养更好。这是因为紫皮葱白相对于其他两个品种的洋葱味道更辛辣，这就意味着其含有更多的蒜素。此外，紫皮洋葱的紫皮部分含有更多的槲皮素。

⑤洋葱对"富贵病"有很好的预防：洋葱可有效预防"富贵病"，洋葱含有黄尿丁酸，可使细胞更好利用糖分，从而降低血糖。葱白还含有前列腺素，可扩张血管，减少外周血管阻力，促进钠的排泄，使血压下降。葱白中含有少量的棉子糖，是一种功能性低聚糖，是葱白抵御恶劣环境（耐寒、耐旱）的重要糖类。棉子糖可增殖人体双歧杆菌，起到润肠通便、降脂降压等作用。洋葱中还含有二烯丙基硫化物，有预防血管硬化、降低血脂的功能。在葱白中还能测到含槲皮质类物质，在黄醇酮诱导下所形成的配糖体有利尿消肿作用。这些对肥胖、高血脂、动脉硬化等症的预防有益。

⑥其他药效：所含前列腺素 A 是种较强的血管扩张剂，可对抗儿茶酚胺等升压物质；促进钠盐排泄，有降血压作用。葱白富含维生素 C、烟酸，它们能促进细胞间质的形成和损伤细胞的修复，使皮肤光洁、红润而富有弹性，具有美容作用。所含硫质、维生素 E 等，能阻止不饱和脂肪酸生成脂褐质色素，可预防老年斑。(《百种入膳中药集释》)

儿　茶

【来源】本品为豆科植物儿茶的去皮枝、干的干燥煎膏。

【异名】孩儿茶、西谢、儿茶膏、黑儿茶。

【性味归经】苦、涩，微寒。归肺、心经。

【功效】收湿生肌敛疮。

【主治】用于跌仆伤痛，外伤出血，吐血衄血，疮疡不敛，湿疹、湿疮，肺热咳嗽。

【用法用量】1~3 g，包煎；多入丸、散服。外用适量。

【使用注意】碍胃，宜少用。

【贮藏】置干燥处，防潮。

【药膳应用举例】

①消痰：儿茶、薄荷叶、细茶，为末蜜丸。饭后含化三五粒。（《本草述》）

②治咳嗽：儿茶二两，细辛四钱，猪胆一个。前二味药共研末，取胆汁炼熟，三味药共为丸，每丸重一钱。每日四次，每次一丸，空腹含化。（内蒙古《中草药新医疗法资料选编》）

【现代药理学研究】

①对病原微生物的作用：体外实验证明儿茶水煎剂对金黄色葡萄球菌、绿脓杆菌、白喉杆菌、变形杆菌、痢疾杆菌、伤寒杆菌均有一定的抑制作用。对结核杆菌有明显抑制作用。其所含鞣质可使细菌不能获得食物营养而有防腐作用，在培养基上，10% 溶液 24 小时有杀菌作用。儿茶水浸剂，在试管内对堇色毛癣菌、同心性毛癣菌、许兰黄癣菌、奥杜盎小芽孢癣菌、铁锈色小芽孢癣菌、羊毛状小芽孢癣菌、腹股沟表皮癣菌、红色表皮癣菌、星形奴卡菌等皮肤真菌均有不同程度的抑制作用。其在体外对流感病毒有灭活作用。

②对心血管系统的作用：右旋儿茶精可使离体兔耳血管收缩，对离体蟾蜍心脏振幅先抑制后兴奋，并通过增强酪氨酸酶的活性、抑制酪氨酸脱羧酶的活性，降低体内肾上腺素含量而有降压作用。给小鼠口服或注射儿茶鞣质，能增进其毛细血管抵抗力；如预先使豚鼠缺乏维生素 C，则加用儿茶鞣质可增进维生素 C 的吸收。

③对胃肠道的作用：给予空腹家兔不同浓度的儿茶水溶液，能抑制十二指肠及小肠的蠕动，但能促进盲肠的逆蠕动而有止泻作用，对大肠几乎无作用。

④对酶类的影响：右旋儿茶精能抑制组胺脱羧酶之活性，可能与其抗组胺的作用有关，而对组胺酶无影响；还能抑制透明质酸酶、胆碱乙酰化酶，而对胆碱酯酶无影响。儿茶还有抑制链激酶对纤维蛋白的溶解作用。

⑤对血糖血脂的影响：右旋儿茶精能降低兔血糖，延缓羊毛脂引起的血清胆甾醇水平之升高。

⑥其他作用：右旋儿茶精能抑制大鼠的脑、肝、肾、心及猪主动脉等多种器官的氧摄取，特别是抑制心肌的氧摄取，是否与其治疗动脉粥样硬化有关，尚待研究。

决明子

【来源】本品为豆科植物决明或小决明的干燥成熟种子。秋季采收成熟果实，晒干，打下种子，除去杂质。主产于安徽、广西、四川、浙江、广东等地。秋季采收。生用或微炒用。

【异名】马蹄决明、钝叶决明、假绿豆、草决明。

【性味归经】甘、苦、咸，微寒。归肝、大肠经。

【功效】清热明目，润肠通便。

【主治】用于目赤涩痛，羞明多泪，头痛眩晕，目暗不明，大便秘结。

【用法用量】内服，9~15 g。

【使用注意】《本草经集注》：蓍实为之使。恶大麻子。

【储藏】置干燥处。

【药膳运用举例】

①白内障：准备60 g蚌肉，夏枯草15 g，决明子15 g，料酒、盐适量，味精少许。做法：将夏枯草、决明子装入纱布袋中扎紧；将蚌肉切成块，入砂锅，加纱布袋、料酒和适量水煎煮至肉熟，去纱布袋，用盐、味精调味即可。用法：日常饮用。功效：清热明目。适用于白内障。（《传世药膳方》蚌肉决明子汤）

②目赤肿痛，肠热便结：苦丁茶2 g，炒决明子5 g，蜂蜜适量。做法：决明子、苦丁茶洗净；先将决明子放入锅中，加入适量清水煮约15分钟；再放入苦丁茶一起煮约5分钟。用法：稍凉后即可饮用。功效：清热泻火，明目通便，降低血压，可用于肝火旺盛所致目赤肿痛，肠热便结，高血压等症。（《最有效的高血压食疗》决明子苦丁茶）

③高血压：乌骨鸡一只（约750 g），决明子、五味子各10 g，红枣五颗，葱结、姜片、青蒜花、盐、料酒、米酒、味精、草鸡油各适量。做法：鸡宰杀，清洗整理干净，再将洗净的肝、心及决明子、五味子（事先用水浸泡）装入鸡腹内；将乌骨鸡放入砂锅内，加适量清水，再放入葱结、姜片，大火烧开，撇去浮沫，加入料酒、红枣，转小火炖至鸡肉熟烂脱骨时，加入少许米酒煮沸，用盐、味精调味，撒上青葱花即成。（《高血压调养家常菜》乌鸡决明五味汤）

【现代药理学研究】

①抗菌作用：决明子醇提物对葡萄球菌、白喉杆菌、伤寒、副伤寒、大肠杆菌均有抑制作用，而水提物则无效。决明子的根和种子均呈现抗菌活性。

②抗真菌作用：决明子水浸剂对石膏样毛癣菌、许兰黄癣菌、奥杜盎小芽孢癣菌等皮肤真菌有不同程度抑制作用。决明子含9-蒽酮大黄酚，体外对红色毛癣菌、须毛癣菌、犬小孢子菌、石膏样小孢子菌、地丝菌均有较强抑制作用。

③降压作用：决明子水浸液、醇-水浸液、醇浸液对麻醉犬、猫、兔等皆有降压作用。在慢性实验中，煎剂每日2 g/kg，无降压作用。决明子注射液0.05 g/100 g体重静脉注入可使自发遗传性高血压大鼠收缩压明显降低，同时也使舒张压显著降低，其降压效果、降压幅度、作用时间均优于静脉注射利血平0.3 mg/kg组大鼠。

④对高脂血症的影响：含7%决明子的高脂饮料喂养小鼠2个星期，决明子不能影响血清TC水平，但能明显升高血清HDL-C含量及提高HDL-C/TC比值，既明显改善体内胆固醇的分布状况，又有利于预防动脉粥样硬化。

⑤抗血小板聚集作用：决明子具有抗ADP、AA、胶原（collagen）诱导的血小板聚集作用。决明中的3个蒽醌化合物橙黄决明素、黄决明素、大黄素有微弱的抗血小板聚集活性。

⑥对免疫功能的影响：决明子水煎醇沉剂 15 g/kg 皮下注射可使小鼠胸腺萎缩，外周血淋巴细胞染色阴性率明显降低，使 2，4－二硝基氯苯所致小鼠皮肤迟发型超敏反应受抑，但对血清溶血素形成无明显影响，另外决明子水煎醇沉剂可使小鼠腹腔巨噬细胞吞噬红细胞百分率和吞噬指数明显增高。上述结果表明决明子对细胞免疫功能有抑制作用，对体液免疫功能无明显影响，而对巨噬细胞吞噬功能有增强作用。

⑦保肝作用：决明子热水提取物口服 670 mg/kg 对四氯化碳中毒小鼠肝脏有弱的解毒作用。决明子经石油醚脱脂、氯仿提取，再用甲醇提取，结果该甲醇提取物有显著的护肝作用。

⑧对胃液分泌的影响：对造胃瘘的动物模型，空腹时给决明子流浸膏可促进胃液的分泌。

⑨抑制 15－羟基前列腺素脱氢酶（15-OHPGDH）作用：具有利尿作用的前列腺素 E2 经 15－羟基前列腺素脱氢酶作用转变为 15－酮代前列腺素而被排出体外，通过抑制此体内反应可使利尿作用延长。决明子水提取液具有抑制 15-OHPGDH 活性作用。用乙烷、氯仿、甲醇、水依次提取，再用柱层析法分离酶活性抑制物质，发现蒽醌衍生物决明素及美决明子素的 IC50 分别为 1.064×10 mol/L、1.666×10 mol/L，共存的蒽醌衍生物大黄酚及大黄素甲醚的 IC50 分别为 1.789×10 mol/L、1.236×10 mol/L，抑制活性均较弱。

五加皮

【来源】本品为五加科植物细柱五加的干燥根皮。

【异名】南五加皮、五谷皮。

【性味归经】味辛、苦，性温。入肝、肾经。

【功效】祛风湿，补益肝肾，强筋壮骨，利水消肿。

【主治】用于风湿痹病，筋骨痿软，小儿行迟，体虚乏力，水肿，脚气。

【用法用量】煎服，5～10 g。

【使用注意】阴虚火旺者慎服。

【贮藏】置干燥处，防霉，防蛀。

【药膳应用举例】

①风湿痹症：五加皮 60 g，糯米 1000 g，甜酒曲适量。将五加皮洗净，煎取浓汁，再以药汁、米、曲酿酒，酌量饮之。（《民间草根药膳》）

②老人腰痛脚弱，小儿佝偻病：五加皮 120 g，鹿角霜 60 g，烧酒适量（500 mL 左右）泡 10 天，去渣过滤，加赤砂糖适量，一日 2～3 次，适量饮服。（《中医药膳食疗学》）

③慢性肾炎，糖尿病：五加皮嫩叶约 30 g（鲜品），车前草等量，水煎服。（《中华药膳大宝典》）

【现代药理学研究】

①对中枢神经系统的兴奋作用：在兔的脑电图上显示出刺五加提取物能削弱水合氯醛、戊巴比妥及氯丙嗪的抑制作用，并对中枢神经系统有人参样明显的兴奋作用。刺五加提取物还可缩短乙醚的麻醉过程和提高乙醚或水合氯醛麻醉结束后的兴奋性。抑制作用：刺五加提

取物对中枢神经系统有镇静作用。能延长己烯醛麻醉时间，降低己烯醛麻醉后的兴奋性。抗惊厥作用：在部分实验中，在动物死之前的数分钟注射饱和氯化钠固定，会提高伸肌挛缩的程度；如在动物固定前 1 小时先给刺五加，则中毒鼠的痉挛状态明显减少。

②抗疲劳作用：刺五加根的提取物和苷类均有抗疲劳作用。腹腔注射刺五加醇浸膏水溶液 20 g/kg，平均延长小鼠游泳时间 1/4。

③抗癌作用：刺五加根的提取物和总苷对动物实验性的移植瘤、药物诱发瘤、癌的转移和小鼠自发白血病都有一定的抑制作用，还能减轻抗癌药物的毒性。

④抗衰老作用：刺五加喂饲 22 个月龄大鼠 2 个月后，红细胞脂质过氧化物降低 17.75、Na^+-K^+-ATP 酶活性升高 17.42%，提示有一定抗衰老作用。

⑤对心血管系统的作用：麻醉猫皮下或者静脉注射刺五加提取物能扩张脑血管改善大脑的供血量。刺五加浸膏还有抗心律失常作用，使正常窦律时间增加，使异常动作电位显著减少。刺五加提取物能减弱家兔心肌缺血组织损害，促进表面细胞的再生和心肌梗死区域的恢复。

⑥抗菌消炎作用：刺五加对切除肾上腺的小鼠，在夏、秋和冬季可减轻热性发炎性水肿，在春季稍有消炎作用。

⑦对内分泌系统的作用：给静止和游泳 15 分钟后的大鼠服用刺五加未见明显增加肾上腺素及血液中的可的松类激素的含量。但在 5 小时游泳后，则明显地增加可的松的含量。刺五加根提取物及刺五加苷均有促性腺作用。

⑧免疫增强作用：刺五加多糖及其苷 B（紫丁香苷）、苷 D 和苷 E（两种构型的紫丁香树脂酚苷）均能明显提高细胞产生诱生干扰素的能力，对 S801 和 S7811 白血病细胞系的促诱生能力以刺五加多糖（纯品）最佳，刺五加多糖及其苷 B、苷 D、苷 E 次之。刺五加（50 g/kg）对皮下注射环磷酰胺引起的白细胞减少症有保护作用，对苯引起的小鼠和兔的白细胞减少症亦有显著的预防作用。

番泻叶

【来源】本品为豆科植物狭叶番泻或尖叶番泻的小叶。

【异名】泻叶。

【性味归经】甘、苦、寒。趋向升降。归大肠经。

【功效】泻热行滞，通便，利水。

【主治】主治热结便秘，习惯性便秘，积滞腹胀，水肿鼓胀，胃、十二指肠溃疡出血。

【使用注意】体虚及孕妇忌服；《饮片新参》中寒泄泻者忌用。

【贮藏】用 40～50 ℃温度烘干。按叶片大小和品质优劣分级，打包。

【药膳应用举例】

①胃肠燥热积滞证：番泻叶 1.5～10 g，将番泻叶放入茶杯中，一般用沸水浸泡 5 分钟后饮用。（《中国药学大辞典》番泻叶茶）

②番泻叶粥：番泻叶粉 3 g，粳米 50 g，白糖 15 g，加水熬煮成粥。每日早晚食用。

③番泻叶炒猪肉：番泻叶粉 3 g，瘦猪肉 200 g，食盐、味精各 2 g，酱油、料酒各 5 mL，

葱花、姜末各6g，炒制。佐餐食用。

④番泻叶炖母鸡：番泻叶5g，母鸡250g，食盐、味精各2g，酱油、料酒各6mL，葱段、姜片各6g，炖至鸡肉熟透即可。佐餐食用。

【现代药理学研究】

①泻下作用：番泻叶中含蒽酮衍化物，其泻下作用及刺激性较含蒽醌类之其他泻药更强，因而泻下时可伴有腹痛。其有效成分主要为番泻苷A、番泻苷B，经胃、小肠吸收后，在肝中分解，分解产物经血行而兴奋骨髓盘神经节以收缩大肠，引起腹泻，番泻的作用较广泛而强烈，并认为更适合用于急性便秘。

②抗菌、抗生素及解毒样作用：番泻叶的水浸剂对奥杜盎氏小芽孢癣菌和星形奴卡氏菌等皮肤真菌有抑制作用。番泻叶的醇取物对多种细菌（葡萄球菌及白喉杆菌、伤寒杆菌、副伤寒杆菌、大肠杆菌）有抑菌作用。其水提取物则仅对伤寒杆菌有效。耳叶番泻的种子有降低犬空腹血糖的作用，全草中还含有强心苷。

③止血作用：对胃、十二指肠出血有效。用本品水浸液于胃镜下喷洒至胃出血处，可见即刻止血作用。番泻叶总苷200mg/kg腹腔注射可明显缩短小鼠出血时间。番泻叶口服，可使血小板数及纤维蛋白原含量增加，凝血时间、凝血活酶时间、血浆复钙时间和血块收缩时间缩短。此外，本品对盐酸和吲哚美辛所致大鼠胃黏膜损伤的保护作用也有利于对胃、十二指肠出血的防治。

④减肥：用番泻叶制成减肥茶，有单方的，也有复方的。色香味都比较适宜可口，但也有腹痛腹泻反应，有耐药性，其效果有一定的局限性。

⑤促进腹部手术康复：王氏等对256例腹部手术后患者，分成番泻叶组和生理盐水组（简称对照组）。临床观察结果表明术后胃肠减压情况，番泻叶组130例中行胃肠减压6例，对照组126例行胃肠减压29例；肠鸣音恢复时间和术后排气、排便时间均以番泻叶组为短；术后总补液量番泻叶组为少；进流质饮食时间以番泻叶组为短，番泻叶组无明显副作用及并发症。

⑥治疗胆囊炎、胆石症：用番泻叶粉胶囊口服，一日3次，每次4粒（24h内不解大便者，再增加4粒）。治疗胆囊炎、胆石症急性发作20例，均获临床控制。

⑦用于腹部X线摄片和手术前清洁肠道：有报道取番泻叶15~30g代茶饮用于腹部手术前（妇科手术、肛门手术等）代替清洁灌肠，共观察1001例，效果优良者995例，有效率达99.40%。番泻叶性温和，对黏膜刺激轻，副作用小，避免因做清洁灌肠引起黏膜水肿和肠痉挛。

鳖　甲

【来源】本品为鳖科动物鳖的背甲。

【异名】鳖盖、团甲鱼、上甲、甲鱼、鳖壳、神守。

【性味归经】咸、微寒。趋向沉降。归肝、肾经。

【功效】滋阴潜阳，退热除蒸，软坚散结。

【主治】阴虚发热、癥瘕积聚、久痢、潮热盗汗、带下崩漏、头晕目眩。

【用法用量】煎服，9～24 g。打碎先煎。滋阴潜阳宜生用，软坚散结宜醋炙用。

【使用注意】鳖甲为介壳类药物，药力不易煎出，宜打碎先煎 1 小时；性寒，脾胃虚寒、食欲不振、大便溏薄者忌用；孕妇不宜使用。

【储藏】置干燥处、防蛀。

【药膳运用举例】

①阴虚火旺所致的骨蒸潮热：原料：甲鱼 1 只（150～250 g），银耳 50 g，盐 5 g，姜粒、葱少许，调味酒少许，麻油少许。制作：将甲鱼去甲和内脏，洗干净，同银耳、姜葱放入砂锅内，煲至甲鱼、银耳熟烂后，放入酒、盐、麻油调味，即可食用。功效：清热降火，利水消肿，滋阴润燥。（《食物是最好的医药》）甲鱼 1 只（去内脏），地骨皮 25 g，生地 15 g，丹皮 15 g，炖汤，数次服食，连食数剂。功能滋阴清热。适用于骨蒸劳热。（《中国食疗大全》）

②癥瘕积聚，除热：甲鱼 1 只，银耳 50 g，料酒、姜、葱、盐、味精、胡椒粉、香油各少许。做法：将甲鱼宰杀后，去头、尾、内脏及爪。将银耳用温水发透，去蒂头，撕成瓣；姜切片，葱切段。将甲鱼和银耳同放炖锅内，加入料酒、姜、葱、水共 2800 mL，大火烧沸。再用小火煮 35 分钟，加入盐、味精、胡椒粉、香油调味即成。（《家庭中医养生一本通》）

③肝肾阴虚所致腰膝酸软、带下崩漏：甲鱼 500 g，龙眼肉 25 g，莲米 50 g，大枣 50 g，食盐、味精、料酒、清汤、葱、生姜及胡椒粉各适量。制作：将甲鱼喉管割断，用沸水烫一下，刮净粗皮，用刀尖从裙边周围剥下硬壳，挖去内脏，斩去四爪，洗净斩成块，出水。葱切段，生姜切片备用。将莲米去皮、去心（鲜莲米最好），出水，大枣去核后洗净，龙眼肉稍淘一下，一并与准备好的甲鱼肉一同放入汤里，加清汤、葱段、生姜，用食盐、料酒、味精、胡椒粉调好味，上笼蒸 1 小时。待甲鱼肉熟烂时取出，去甲鱼大胸骨、葱段、生姜后即可食用。功效：补脾补血，滋阴益气。用于脾阴亏虚而致口干唇燥，大便不爽，骨蒸潮热、腰痛、崩漏及带下等症。对于青年女性因月经来潮所致贫血亦为适宜。服法：食肉饮汤。每 5 日服 1 剂，连用 3 次。（《四川中药志》）

④遗精阳痿、头晕眼花：鳖或龟 1 只，枸杞子 30 g，女贞子 15 g，熟地 15 g，共煮，去药，食肉饮汤。（《药膳食疗》）

⑤烦躁不安，心悸失眠：龟肉 250 g，百合 30 g，大枣 10 枚。共煮汤食之。（《药膳食疗》）

【现代药理学研究】

①免疫调节作用：鳖甲多糖能显著提高小鼠空斑形成细胞的溶血能力，促进溶血素抗体生成，并增强小鼠迟发性超敏反应。

②抗肿瘤作用：研究表明鳖甲提取物对体外生长的小鼠腹水 S180 荷瘤细胞、肝癌 H22 细胞和小鼠肺癌 Lewis 细胞有抑制作用。

③预防辐射损伤的作用：研究表明鳖甲粗多糖具有良好的减轻放射损伤作用，可增加受照小鼠的存活时间和 30 d 存活率，提高不同剂量（2Gy，4Gy，6Gy）X 射线照射后 24 h 小鼠的体质量、脾质量和胸腺质量，显著升高受 X 射线照射小鼠的白细胞数、脾细胞数及胸

腺细胞数。

④抗肝纤维化作用：《中国药典》收载鳖甲的抗肝纤维化的预防作用较餐用鳖甲好，同时证明对已经形成的肝纤维化并无逆转作用。

⑤补血作用：在 11 d 内，连续每日灌胃鳖甲胶（20%）0.5 mL/只，使小鼠血红蛋白含量明显增加。

⑥对血脂的影响：复方鳖甲软肝片高、中、低 3 种剂量均能降低高脂饲料大鼠血中总胆固醇水平，升高高密度脂蛋白水平，减少脂肪的吸收，促进脂肪的代谢。

⑦其他作用：鳖甲提取物能显著增加小鼠乳酸脱氢酶活力，有效清除剧烈运动时机体的代谢产物，能延缓疲劳的发生，也能加速疲劳的消除。

瓜　蒌

【来源】本品为葫芦科植物栝楼的果实。秋末果实变为淡黄时采收，悬挂通风处阴干。

【异名】天撤、苦瓜、山金匏、药瓜皮。

【性味归经】性寒，味甘，微苦。

【功效】清热涤痰，宽胸散结，润肠。

【主治】用于肺热咳嗽，痰浊黄稠，胸痹心痛，乳痈、肺痈、肠痈肿痛。

【用法用量】6～18 g。

【使用注意】脾虚便溏及湿痰寒痰忌用。反乌头，不宜同用。

【贮藏】置阴凉干燥处。

①痰热壅肺证：瓜蒌瓤（去子）250 g，白砂糖 100 g，面粉 1000 g。把瓜蒌瓤（去子）与白砂糖放入锅内，加水适量，以小火煨熟，拌匀成馅。面粉发酵成软面团，擀面皮，添加瓜蒌馅，制成面饼，烙熟或蒸熟即可食用。每日早、晚空腹各食 1 个。清热化痰，散结润肠。适用于痰热咳喘，症见咳嗽气促、痰多色黄质稠、伴胸胁痞闷、大便不畅等。还可用于胸痹、结胸、肺痈、肠痈及喘息性支气管炎、肺心病哮喘及冠心病等属痰热者的辅助治疗。（《宣明论方》瓜蒌饼）

②暑热炽盛、热伤津液而引起的发热、多汗，口渴思冷饮、小便短赤：瓜蒌根 30 g，冬瓜适量，盐少许。制作方法：先将冬瓜去皮子切成薄片，再与瓜蒌根同煮汤，加入盐少许。可以起到生津止渴，清暑利尿的作用。（《保健药膳》瓜蒌冬瓜汤）

【现代药理学研究】

①祛痰作用：动物实验表明，从瓜蒌皮中分离的总氨基酸有良好的祛痰效果。

②泻下作用：瓜蒌含致泻物质，有泻下作用。瓜蒌皮作用较弱；仁作用强；瓜蒌霜则作用缓和。

③对心血管系统的作用：瓜蒌皮（35%）子（65%）水煎醇沉浓缩剂，以及瓜蒌皮浸膏经阳离子树脂交换所得部分制成的注射液（简称瓜蒌注射液），均对豚鼠离体心脏有扩张冠脉的作用，而以后者更为显著。瓜蒌不同部位的扩冠作用强度为：瓜蒌皮＞瓜蒌霜＞瓜蒌子＞瓜蒌仁＞瓜蒌子壳。

④抗菌作用：瓜蒌煎剂或浸剂，在体外对大肠杆菌等革兰阴性肠内致病菌有抑制作用；

并对葡萄球菌、肺炎双球菌、甲型溶血性链球菌、流感杆菌、奥杜盎氏小芽孢癣菌及星形奴卡氏菌等也有一定抑制作用。

⑤抗癌作用：瓜蒌煎剂在体外（玻片法）能杀死小鼠腹水癌细胞。瓜蒌皮的体外抗癌效果比瓜蒌仁好，且以60%乙醇提取物作用最强。自瓜蒌皮的醚浸出液中得到的类白色非晶体粉末也有体外抗癌作用，动物试验表明，瓜蒌对肉瘤有一定的抑制作用。对腹水癌的作用不明显。

⑥抗溃疡作用：瓜蒌果实经50%乙醇在90 ℃提取三次后，真空干燥得一黑褐色粉末（TKE）。在幽门结扎的大鼠实验中，TKE 500 mg/kg 和 1000 mg/kg 明显降低大鼠胃酸分泌及胃酸的浓度，100 mg/kg TKE 则使上述指标有所上升。100 mg/kg，500 mg/kg，1000 mg/kg TKE 对结扎幽门引起的溃疡均有抑制作用，抑制率分别为44.4%、68.2%、84.1%。

⑦延缓衰老作用：2.5%瓜蒌酸醇提取物，观察对果蝇生殖力的影响，在10～15 d 子代果蝇数目对照组为（65.8±13.0）只，而瓜蒌组为（130.2±12.6）只（与对照组高峰期比较 $P < 0.01$）；40～45 d 时，对照组的子代果蝇数目为（4.9±1.6）只，而瓜蒌组为（25.5±1.8）只（与对照组相应时间比较 $P < 0.01$）。说明瓜蒌可明显增强果蝇生殖力。

胡　椒

【来源】本品为樟科植物牛筋树的果实。

【异名】昧履支、披垒、坡洼热。

【性味归经】辛、热，归胃、大肠经。

【功效】温中散寒、健胃止痛。

【主治】用于寒痰食积、脘腹冷痛、食欲减退、反胃呕吐、寒湿泄泻、寒滑冷痢、妇女经痛、牙痛、冻伤等，并可解鱼、蟹、毒蕈引起的食物中毒。

【用法用量】1～3 g，研细末服每次0.6～1.5 g，或浸酒用。

【使用注意】体质偏热者、阴虚有火者慎用。

【贮藏】密闭，置阴凉干燥处。

【药膳应用举例】

①胃寒疼痛：胡椒粉2 g，葱白3茎，生姜6片。先煮葱、姜，入胡椒粉，趁热饮下（《经验方》）。大红枣（去核）7个，每个枣内入白胡椒七粒，线扎好，饭锅上蒸七次，共捣为丸，如绿豆大。每服七丸，温水服下，如壮实者用十丸。服后痛止，而胃中作热作饥，以粥饭压之即安。此寒食痰饮皆治。（《百草镜》）

②脾胃虚弱，少食不饥：用鲫鱼煎汤，以胡椒和盐调味食。（《中医食疗》）

③呕吐：胡椒3分为末，生姜1两，以水2大盏，煎取1盏，去滓，分温3服。（《太平圣惠方》）

④心下大痛：胡椒四十九粒，乳香5 g。研匀，男用生姜、女用当归，酒下。（《寿域神方》）

【现代药理学研究】

①抗惊厥作用：本品所含的胡椒碱，在小于半数致死量剂量下，对电休克、戊四唑、印

防己毒素、士的宁、筒箭毒碱和谷氨酸钠引起的大鼠和小鼠惊厥均有不同程度的对抗作用。此外还有镇静作用和加强其他中枢神经系统药物的中枢抑制作用。

②杀虫作用：胡椒果实中含的酰胺类化合物具有杀犬弓蛔虫的作用。胡椒果中含的胡椒醛、胡椒碱和胡椒油碱 B 对果蝇幼虫发育有抑制作用。

③利胆作用：大鼠灌胃黑胡椒 250 mg/kg 或 500 mg/kg，胡椒碱 12.5 mg/kg 或 25 mg/kg，其中低剂量可使大鼠胆汁中固体物质增加。如在饲料中加入黑胡椒 0.2% 和 0.4%，或胡椒碱 0.01% 和 0.02%，4 周后可使胆汁分泌增加，固体物质减少。

④升压作用：正常人将胡椒 0.1 g 含于口内而不咽下，测定用药前后的血压及脉搏，共测试 24 人，均能引起血压上升，收缩压平均升高 13.1 mmHg，舒张压升高 18.1 mmHg，均于 10～15 分钟后复原，对脉搏无显著影响，多数受试者除舌头辛辣感外，尚有全身或头部的热感。

⑤抗肿瘤作用：口服胡椒醇提物和单体胡椒碱对腹水淋巴瘤和埃利希氏腹水癌细胞有明显的细胞毒作用，能抑制实体瘤的生长，能延长埃利希氏腹水癌患者的生存期。

⑥抗氧化作用：自由基损伤和脂质过氧化作用已经被证明是动脉粥样硬化、癌症、肝病和衰老过程的主要原因。胡椒碱可抑制肠黏膜上致癌物质诱导的过氧化产物，增加谷胱甘肽和 NAK-AT 酶的活性，认为胡椒碱的抗氧化机制是通过抑制脂质过氧化作用，间接增加 GSH 的合成和传导来调节氧化改变的。

⑦对消化系统的作用：在多种实验性胃损伤模型上，如应激、乙醇、吲哚美辛诱导、盐酸刺激和幽门结扎的胃溃疡，胡椒果实的丙酮提取物以及分离得到的胡椒碱表现出较好的对抗作用。

泽 泻

【来源】本品为泽泻科植物泽泻的块茎。

【异名】水泽、如意花、车苦菜。

【性味归经】甘、淡，寒。归肾、膀胱经。

【功效】利水渗湿、泄热，化浊降脂。

【主治】用于水肿，小便不利，痰饮，泄泻，淋证，带下，遗精，高脂血症。

【用法用量】6～10 g。

【使用注意】本品性寒通利，肾虚精滑无湿热者忌用。

【储藏】置于干燥处，防蛀。

【药膳运用举例】

①清热、渗湿、滋润、补益：扁豆、薏米各 80 g，猪苓、泽泻各 12 g，红枣 5 个，猪骨 500 g，生姜 3 片。做法：各物分别洗净，药材浸泡；红枣去核；猪骨敲裂。一起下瓦煲，加清水 2500 mL（约 10 碗量），武火滚沸后改文火煲约 2 小时，下盐便可。可 3～4 人用。这种吃法能够起到清热、渗湿、滋润、补益等作用。（《中华现代食疗手册》）

②高脂血症：泽泻，党参，车前子（用布包好），淮山药，山楂，瘦肉（不带肥油的瘦肉）。做法：将全部材料以 3 大碗水，煮 2～3 小时，武火水烧开后转小火继续炖。炖好之后

当中饭吃，肉可吃。（《家庭保健食疗菜谱》）

③夏日清热，消暑，祛湿：老冬瓜 800 g，鲜荷叶 1/2 块，猪苓、泽泻各 12 g，苡米 80 g，鲫鱼 1 条，猪瘦肉 100 g，生姜 3 片。做法：各物洗净，冬瓜连皮、籽切块；中药和苡米稍浸泡；鲫鱼洗净，煎至微黄，一起下瓦煲，加清水 3000 mL（12 碗量），武火滚沸后以文火煲两个半小时，下盐便可，为 3~5 人用。食用这道汤可以起到清热、消暑、祛湿的神奇功效。冬瓜有去湿气的作用，和中药材泽泻一起吃，可以有消暑的功效，而且也可以清热解毒。（《中华食疗大全》）

【现代药理学研究】

①利尿作用：大鼠皮下注射泽泻醇 B 显示尿量增加与钠排出增多，皮下注射泽泻醇 A－24－醋酸酯显示钠排出增加，由此认为泽泻醇 A－24－醋酸酯和泽泻醇 B 是泽泻的利尿成分。

②抗尿结石作用：体外实验证实泽泻能有效抑制草酸钙晶体的生长和自发性结晶，并随着人工尿液的离子浓度降低和 pH 升高，其抑制活性则逐渐增强。动物实验证实泽泻的水提物能明显降低肾钙含量和减少肾小管内草酸钙结晶形成而抑制大鼠的实验性肾结石的形成。正常人口服泽泻煎剂后抑制结晶生长的能力增强，表明泽泻可能有预防尿结石复发的作用。

③降血脂作用：泽泻的醇提物能明显抑制高血脂家兔或大鼠血清胆固醇的含量及正常大鼠的血清胆固醇含量，泽泻醇 A－24－醋酸酯降血脂作用最显著，未见泽泻醇 B 抑制血脂升高。

④对心血管系统的作用：离体兔心试验表明，泽泻醇提物的水溶性部分能显著增加冠脉流量，对心率无明显影响，对心肌收缩力呈轻度的抑制作用，引起血管收缩作用的成分泽泻醇作用机制是在高 K^+ 递质中抑制钙离子由电压式依赖性钙通道流入。

⑤抗肾炎活性：使用免疫复合物（IC）肾炎模型对泽泻的抗肾炎活性进行药理学研究，发现甲醇提取物 200 mg/kg 组具有抑制尿蛋白排泄量，抑制肾小球细胞浸润肾小管变性及再生，抑制 IC 肾炎大鼠各种并发症的发生。

⑥对免疫系统的作用：泽泻煎剂 10 g/kg、20 g/kg 抑制小鼠炭粒廓清速率，20 g/kg 明显减轻二甲苯引起的小鼠耳郭肿胀，抑制大鼠棉球肉芽组织增生，而对血清抗体含量及大鼠肾上腺内抗坏血酸含量无明显影响。

⑦其他作用：泽泻对脂肪肝有抑制作用，对由 CCl_4 引起的急性肝损害具有保护作用，能抑制肝内脂肪堆积，改善肝功能；泽泻具有抗血小板聚集、抗血栓形成及增强纤溶酶等抗动脉粥样硬化作用。

翠　衣

【来源】本品为葫芦科植物西瓜的果皮。

【异名】西瓜青、西瓜翠衣、西瓜翠。

【性味归经】甘，凉，无毒。淡平微苦。入脾、胃二经。

【功效】清暑解热，止渴，利小便。

【主治】治暑热烦渴，小便短少，水肿，口舌生疮。

【用法用量】内服：煎汤，0.3~1两；或焙干研末。外用：烧存性研末撒。

【使用注意】中寒湿盛者忌用。

【储藏】置于干燥处，防蛀。

【药膳应用举例】

①清暑：木耳25 g，西瓜皮250 g。麻油、蒜末、葱花、调味料适量。做法：把西瓜皮（去净红瓤）切成细丝，并用盐腌制三十分钟。木耳放在清水里泡发，沥净水分，再加入适量的麻油、葱花、蒜末以及调味料，拌匀后即可。西瓜翠衣能止咳、利尿、清热解毒，木耳可以清肺热。脾胃虚寒者少吃。（《科学养生》）

②祛暑退热：荷叶、西瓜翠衣各5 g（鲜品倍量），地骨皮、生地各3 g，大枣、五味子各2 g。用法：水煎后待冷，加入白糖适量，频频饮服，每日1~2剂。（《医学文选》）

③热伤风：西瓜汁将西瓜去籽取瓤，纱布绞汁，代茶频服。黑木耳10 g，西瓜翠衣50 g，冰糖20 g，橘瓣数个，樱桃数个。将冰糖打碎与洗净泡胀之黑木耳放入碗内，置笼上蒸5分钟，待取出冷却后加入西瓜翠衣、橘瓣、樱桃，搅拌均匀后放入冰箱，备服。（《农民文摘》）

④暑热烦渴，小便短赤：鲜西瓜30 g，鲜根15 g，冰糖适量。将西瓜去硬皮及果肉，捣碎，鲜茅根切碎。将二者以沸水冲泡，放冰糖，加盖5~10分钟即可饮用。也可以将鲜茅根用水煎煮10分钟，然后加入捣碎的西瓜皮和冰糖，加盖焖5分钟饮用，每日1~2剂。（《茶饮老偏方，喝出大健康》）

⑤肾脏炎，水肿：西瓜皮（须用连髓之厚皮，晒干者入药为佳，若中药店习用之西瓜翠衣则无著效；干者一两三钱），白茅根鲜者二两。水煎，一日三次分服。（《现代实用中药》）

⑥闪挫腰疼，不能屈伸者：西瓜青为片，阴干研为细末，以盐酒调，空腹服。（《摄生众妙方》）

⑦夏季痤疮：绿豆100 g，加水1500 mL，煮汤，沸后10分钟去绿豆，将洗净的西瓜皮（不用削去外皮）500 g放入再煮，煮沸后冷却。饮汤，一日数次。方中绿豆甘凉，可消肿下气、清热解毒；西瓜皮甘寒，可清热解暑、除烦止渴。

【现代药理学研究】

①预防心血管系统疾病：西瓜皮含有蜡质、瓜氨酸、甜菜碱、苹果酸、果糖、葡萄糖、蔗糖、番茄红素、维生素C及钙、磷、铁等矿物质，有增进尿素形成，导致利尿的作用，可用于泌尿系统感染等多种疾病。同时，有消炎降压，促进新陈代谢，减少胆固醇沉积，软化及扩张血管，抗坏血病等功效，能提高人体抗病能力，预防心血管系统疾病的发生。

②美容，抗衰老：翠衣犹如人体的清道夫，能排除体内代谢产物，清洁肾脏及输尿管道，同时还可激活机体细胞，达到美容及延缓衰老的功效。

③利尿降压，治疗肾炎：翠衣中瓜氨酸和精氨酸能增进大鼠肝中尿素的形成而导致利尿，西瓜的配糖体也具有利尿降压作用。西瓜含有少量盐类，对肾炎有特殊的治疗有好的效果。

鸡血藤

【来源】本品为豆科植物密花豆属密花豆的干燥藤茎。

【异名】大血藤、血藤、血风藤、三叶鸡血藤。

【性味归经】苦，甘，温。归肝、肾经。

【功效】补血，活血，通络。

【主治】用于月经不调，血虚萎黄，麻木瘫痪，风湿痹痛。

【用法用量】内服：煎汤，10～15 g，大剂量可用至30 g；或浸酒。

【使用注意】阴虚火亢者慎用。

【贮藏】置通风干燥处，防霉，防蛀。

【药膳应用举例】

①白细胞减少症：鸡血藤汁熬膏，加白糖适量，冷后备用。每取2汤匙用温酒或白开水调服。鸡血藤炖猪蹄：鸡血藤30 g，猪蹄1只，生姜、葱、胡椒、绍酒、盐、白糖、味精适量。将猪蹄上的毛刮洗干净，猪蹄放在沸水锅内焯去血污和腥膻味，再放入砂锅内。姜拍松，葱切段。将鸡血藤切段装入纱布袋内，扎紧袋口，用清水浸漂过，放入砂锅内。加入姜、葱、绍酒、胡椒、盐、白糖，清水适量（漫过猪蹄）。先用武火煮沸，撇去浮沫，转用文火2～3小时，至熟烂。捞出猪蹄，切成块，再放入汤内煮沸，捞出纱布药袋不用，放味精调好口味即成。饮汤食肉。（《随息居饮食谱》）

②筋骨不舒疼痛，腰膝冷痛，跌打损伤，风寒湿痹，转筋虚损：鸡血藤胶250 g（或鸿血藤片400 g），白酒1000 mL，置于净瓶中，浸7日。每空腹温饮1～2杯。（《中国药膳大辞典》鸡血藤酒）

③月经不调，痛经，闭经：鸡血藤30 g，鸡蛋2个，白糖适量。鸡蛋、鸡血藤分别洗净，加水同煮至蛋熟，去渣，取出鸡蛋去壳后放回锅内煮片刻，加白糖调味。饮汤食蛋。每日2次。（《常见病的饮食疗法》）

【现代药理学研究】

①对造血功能的影响：鸡血藤中的儿茶素类化合物（儿茶素、表儿茶素、没食子儿茶素）、芒柄花素、间苯三酚及丁香酸，具有一定的促进造血细胞增殖作用，能够缓解其造血祖细胞内源性增殖缺陷；其中儿茶素的刺激增殖活性最强。

②抗肿瘤作用：研究表明鸡血藤二氯甲烷萃取物（MCSC）对人单核细胞白血病U937细胞具有很强的细胞毒作用。ELISA试验证实MCSC可激活caspase-3，说明MCSC能通过caspase依赖途径诱导U937细胞凋亡。

③抗病毒作用：鸡血藤水提物能有效抑制柯萨奇病毒（coxsackievirus，CV）B3、CVB5、埃可病毒9（echovirus，EV9）、EV29和脊髓灰质炎病毒5种肠道病毒引发的细胞病变，且其抑制作用存在量效关系；鸡血藤甲醇提取物（200 μg/mL）对人免疫缺陷病毒型蛋白酶（HIV-IPR）表现出90%以上的抑制率，表明其具有间接的抗HIV作用。

④免疫调节作用：鸡血藤水煎液能够明显提高小鼠淋巴因子活化杀伤细胞活性，且高质量浓度（1 g/mL）的鸡血藤水煎液亦能促进小鼠NK细胞活性。鸡血藤煎剂不仅能显著提高

正常小鼠骨髓细胞增殖能力，还能提高其分泌 IL-1、IL-2、IL-3 的能力。

⑤对酪氨酸酶双向调节作用：鸡血藤分离得到的 12 个黄酮类化合物对人表皮黑色素细胞的酪氨酸酶活性以及黑色素生成能力的抑制作用，结果显示，紫铆素的抑制活性最强，并且表现出量效关系。

⑥其他作用：鸡血藤有一定的抗炎、抗氧化、镇静、催眠等作用。

神 曲

【来源】本品始载于《药性论》。为面粉和其他药物混合后经发酵而成的制品。全国各地均有生产，但规格、工艺略有差异。其基本制法是：用面粉和麸皮与苦杏仁泥、赤小豆粉，以及鲜青蒿、鲜苍、鲜辣蓼自然汁为原料，混合拌匀，使干湿适宜，放入框内，覆以麻叶或楮叶，保温发酵一周，长出黄菌丝时取出，切成小块，晒干即可，生用或炒用。

【异名】六神曲、六曲。

【性味归经】甘、辛，温。归脾、胃经。

【功效】健脾和胃，消食化积。

【主治】主治饮食积滞，尤善消化谷麦酒食积滞。用于消化不良，脘腹胀满，食欲不振，呕吐泻痢。

【用法用量】5～15 g，煎服。

【使用注意】脾阴不足，胃火盛者慎服。

【贮藏】置于阴凉干燥处，防潮防蛀。

【药膳应用举例】

①胃寒食滞而纳差纳呆、胃脘饱胀、呕吐呃逆：神曲 15 g，丁香 1.5 g；上两药放入茶杯中，沸水冲泡，代茶饮用。功效与应用：温中健胃、消食导滞。本方所治之证为胃寒而纳运功能减退，饮食停滞引起，治宜温中散寒、消食开胃、行气导滞。（《简易中医疗法》神曲丁香茶）

②脾虚少食，消化不良：锅焦 1500 g，神曲（炒）125 g，砂仁 62 g，山楂（炒）125 g，莲子肉 300 g，粳米（炒）1500 g，鸡内金（炒）30 g，白糖 1500 g。将诸药研为细末，加白糖调匀，做成糕，早晚随食。补中，健脾，消食，适用于脾胃虚弱，饮食难消，脘腹胀满，便溏泄泻。此方性质平和，补消配伍得当，但总以脾胃虚弱，健运失常，饮食积滞难于消化者服用为宜。若无饮食积滞，不宜服用。（《周益生家宝方》）

③脾胃气虚，不下食，米谷不化：由猪脾、猪胃各 1 具，粳米 100 g 组成。将猪脾、猪胃洗净细切，与粳米同煮为粥，空腹食之。功能健脾益气。适用于脾胃气虚，不下食，米谷不化等。（《圣济总录》猪脾粥）

④小儿厌食症、小儿疳积：炒谷芽、炒麦芽、神曲各 10 g，水煎，过滤留汁，加入粳米 50 g 煮粥，粥熟后加入白糖适量，稍煮即可。每日分为早晚 2 次服用，连续 5～7 天。健脾开胃。适用于小儿厌食症、小儿疳积等。（《药膳养生》谷麦神曲粥）

⑤肝炎腹胀腹满、食欲不振、大便稀薄、小便短黄：神曲 10 g，茵陈 30 g，竹叶 5 g，水煎，过滤留汁，加入粳米 50 g 煮粥，粥熟后加入白糖适量，稍煮即可。每日分为早晚 2

次服用，连续 5～7 天。适用于肝炎腹胀腹满、食欲不振、大便稀薄、小便短黄等。(《药膳养生》神曲菌陈粥)

⑥脾失健运所致之厌食症：神曲 10～15 g，粳米适量。先将神曲捣碎，煎取药汁后，去渣，入粳米，一同煮成稀粥。随量服食，每日 1～2 次。健脾暖胃。适用于脾失健运所致之厌食症。(《药膳养生》神曲粳米粥)

【现代药理学研究】

神曲能促进消化液的分泌：研究发现中药"神曲"对肠易激综合征患者粪便中类杆菌、双歧杆菌与乳酸杆菌数量较健康人组增加 ($P < 0.05$)，肠球菌、肠杆菌数量较正常人组下降 ($P < 0.05$)。神曲及其复方制剂具有扶植双歧杆菌等有益菌生长、抑制肠杆菌等非专性厌氧菌增殖的作用；同时，神曲及其复方制剂可升高回肠组织中超氧化物歧化酶、黄嘌呤氧化酶、一氧化氮的水平，降低丙二醛的浓度。由此可见神曲及其复方制剂具有调整脾虚小鼠肠道菌群失调的作用，中药神曲及其复方制剂具有减少氧化自由基对机体损伤的能力。

草豆蔻

【来源】本品为姜科植物草豆蔻的干燥近成熟种子。

【异名】草蔻。

【性味归经】味辛，性温。归脾、胃经。

【功效】燥湿行气，温中止呕。

【主治】用于寒湿内阻，脘腹胀满冷痛，嗳气呕逆，不思饮食。

【用法用量】3～6 g。

【使用注意】阴虚血燥者慎用。

【贮藏】置干燥阴凉处。

【药膳应用举例】

①脾胃湿热：鲫鱼 2 条、草豆蔻 6 g、陈皮 3 g、胡椒 3 g、生姜 4 片。将草豆蔻捣烂，同生姜、陈皮、胡椒一起放入洗净的鱼腹，加清水适量，武火煮沸后，文火慢炖 1 小时，调味即可。此方化湿醒脾，可治疗脾胃湿热。(《食疗药膳》草蔻鲫鱼汤)

②脾气虚弱、泻下：草豆蔻、薏仁各 6 g，乌鸡 1 只，调味料适量。薏仁与豆蔻同研末。乌鸡洗净，去肚杂。将药末置入鸡腹内，封口。将乌鸡放入锅内，加水适量，煮熟即成。食时可适当调味。功效：补精气，健脾胃，祛湿。用于健脾补气，开胃止泻。(《心食谱》)

③体虚气弱，湿滞脾胃，脘腹胀满冷痛，大便滑泄：乌骨母鸡 1 只 (1 kg 以上者)，草豆蔻 30 g，草果 2 枚，选用新生肥壮，重 1 kg 以上的乌骨母鸡 1 只，宰杀后，去毛及肚杂，洗净。将草豆蔻、草果烧存性，掺入鸡腹。(《本草纲目》)

【现代药理学研究】

①保护胃黏膜、抗胃溃疡作用：草豆蔻对大鼠醋酸性胃溃疡有较好的治疗作用，其作用机制可能为清除自由基。研究发现挥发油能显著提高溃疡抑制率及降低胃液酸度和胃蛋白酶活性，明显升高大鼠血清的 SOD 活性，亦显著下调 MDA 的含量。

②促胃肠动力作用：草豆蔻提取物具有显著的促进胃肠动力作用。研究发现从胃肠动力

与神经递质的影响关系初步说明草豆蔻促胃肠动力作用可能与血液和胃肠道 MTL、SP 含量的增加有关。

③镇吐作用：日本学者研究表明草豆蔻中的双苯庚酮类化合物为镇吐止呕的有效成分。

④抗炎作用：草豆蔻抗炎的化学成分及作用机制研究主要集中在黄酮类成分。研究表明黄酮可抑制促炎性介质如肿瘤坏死因子 –α、IL-1β 的上调，抑制 JNK、p38MAPK 的活化。说明了草豆蔻的水提物对金黄色葡萄球菌等具有显著的抑菌活性。

⑤抗菌作用：草豆蔻挥发油是对抗奶牛乳腺炎病原菌的活性成分。草豆蔻挥发油能降低模型动物局部组织的肿胀度，其作用机制可能是通过抑制炎症早期毛细血管扩张，降低毛细血管通透性，从而减少炎性物质渗出组织。

⑥抗肿瘤作用：草豆蔻可通过多种途径，如通过对免疫系统的调节、影响细胞有丝分裂G0/G1 期、下调肿瘤细胞中抗凋亡基因蛋白以及上调拮抗促凋亡基因蛋白的表达等，抑制肿瘤细胞的生长和转移，最终导致肿瘤细胞的凋亡。对肺癌、肝癌等肿瘤细胞都表现出抑制作用。

⑦抗氧化作用：草豆蔻具有较强的抗氧化作用，既减少氧化剂的产生，又能够调节抗氧化的防御目标系统，维持细胞能量。草豆蔻甲醇提取物具有显著的抗氧化活性，机制为清除DPPH 自由基、抑制脂质过氧化物形成。

鹿角胶

【来源】本品为鹿角经水煎熬、浓缩制成的固体胶。

【异名】白胶、鹿胶。

【性味归经】甘、咸、温。归肾、肝经。

【功效】温补肝肾，益精养血。

【主治】用于血虚头晕，腰膝酸冷，虚劳消瘦。

【用法用量】每次 3~6 g，以适量开水溶化后服用，或兑入其他药汁中服用。

【禁忌】孕妇禁用。

【食用注意】糖尿病患者慎用。外感或实热内盛者不宜服用。

【贮藏】密封，置阴凉干燥处。

【药膳应用举例】

①腰膝无力、阳痿、滑精、妇女虚寒、子宫寒冷不孕、血崩等症：鹿角胶 10 g，羊肉500 g，胡萝卜 300 g，料酒、葱各 15 g，精盐、姜各 5 g，味精 3 g，胡椒粉 4 g，香菜 30 g。制作方法为鹿角胶打碎成颗粒状，羊肉用沸水氽去血水，切成 4 cm 方块，胡萝卜洗净去皮，切成 4 cm 方块，姜拍松，葱切段，香菜洗净，切 2 cm 的节。将羊肉、鹿角胶、胡萝卜、料酒、姜、葱同放入炖锅内，加水适量，将炖锅置武火上烧沸，打去浮沫，再用文火炖煮 35分钟，加盐、味精、胡椒粉、香菜搅匀即成。佐餐食。功效补血益精、壮元阳。适用于腰膝无力、阳痿、滑精、妇女虚寒、子宫寒冷不孕、血崩等症。（《东方药膳》）

②酒色太过而致肾阳虚弱、身体羸瘦、腰膝酸痛、四肢倦怠、头晕眼花、面色不华：鹿角胶 6 g，牛奶 250 g，蜂蜜 30 g。制作方法为将牛奶放入锅内，加水适量煮沸，放入鹿角

胶，待溶化后用碗盛起，加入蜂蜜搅匀即成。趁热食用，每日 1～2 次，每次 150～200 mL。此汤有补肾阳、益精血的功效，适用于酒色太过而致肾阳虚弱、身体羸瘦、腰膝酸痛、四肢倦怠、头晕眼花、面色不华。（《圣惠》卷九十五）

③吐血不止：鹿角胶 1 两（炙黄，为末），生地黄汁 1 升 2 合。功能主治吐血不止。用法用量同于铜器中盛，蒸之令胶消。分温 2 服。（《圣惠》卷三十七）

④一切血病：米泔浸七日令软，入急流水浸七日，去粗皮，入东流水，桑柴火煮七日，旋旋添水，入醋少许，取捣成霜。其汁入酒熬成胶是矣。补中益气，止痛安胎。治一切血病，吐血、下血、尿血、血崩、血闭，疗诸般劳症，益髓长肌，肥身悦颜。淋露折伤之苦，疮痔肿毒之痛。除赤白之漏下，助阴分而生子。（《本草易读》）

⑤肾气不足、虚劳羸弱、男子阳痿、早泄、遗精、腰痛、妇女宫寒不孕、崩漏、带下（白带）：鹿角胶 15～20 g，粳米 100 g，姜 3 片。制作方法为将粳米淘洗干净，放入砂锅内，加水适量，先用武火煮沸后，改用文火继续加热，至粥将熟后，加入鹿角胶、生姜，再煮片刻即可趁热食用，供早晚餐食用。本方具有温补肾阳、大补精血的功能，可治疗肾气不足、虚劳羸弱、男子阳痿、早泄、遗精、腰痛、妇女宫寒不孕、崩漏、带下（白带）等症，是较平和的助阳剂，冬季久服无害，可作为保健膳食食用。阴虚火旺、口干舌燥、尿黄便秘、感冒发热者忌服。（《保健药膳》）

⑥精血不足、虚损遗泄，瘦弱少气，目视不明：鹿角胶 1 斤，龟板胶半斤，枸杞 6 两，人参 4 两（另为细末），桂圆肉 6 两。制法以杞、圆煎膏，炼白蜜收，先将二胶酒浸，烊杞、圆膏中，候化尽，入人参末，瓷罐收贮。功能主治大补精髓，益气养神。主督任俱虚，精血不足，虚损遗泄，瘦弱少气，目视不明。用法用量每服 5～6 钱，清晨醇酒调服。（《张氏医通》）

【现代药理学研究】

①子宫发育不良：鹿角胶通过改善子宫发育不良雌激素水平下降引起的症状，恢复了胸腺、脾脏、子宫的脏器指数，纠正了子宫发育不良大小鼠的内环境。同时可显著地改善子宫、卵巢、胸腺、脾脏、垂体等组织的病变情况，有效地缓解子宫发育不良的症状。

②促软骨细胞增殖作用：鹿角胶对软骨细胞的促增殖作用强于盐酸氨基葡萄糖，这一作用可能与其能有效上调关节软骨细胞的基因表达有关。

③抗乳腺增生作用：与模型对照组比较，鹿角胶能够明显调节血清中黄体酮、黄体生成素、促卵泡生成素、雌二醇的含量，改善血液流变学指标，降低乳腺增生大鼠乳房直径及乳头高度，提示鹿角胶对乳腺增生模型大鼠具有一定的治疗作用。

④对性功能作用：中国鹿科动物源药材鹿茸、鹿角、鹿角霜、鹿角胶及麝香近十年药理研究取得了显著进展。结果表明，其药理作用主要概括为性激素样作用，对心血管系统、神经系统的作用及抗炎、镇痛、抗氧化、增强免疫、抗肿瘤等作用。

⑤抗衰老作用：鹿角胶可以通过增加骨矿物质含量、刺激骨形成来防治骨质疏松；通过提高抗氧化酶活性、清除自由基、减少过氧化脂质的生成来延缓衰老。

⑥治疗甲状腺功能减退症：甲状腺功能减退症（简称甲减）是由于各种原因引起血清甲状腺激素缺乏而表现的临床综合征，是当前常见的内分泌疾病之一，中医学认为其发病的

主要病理基础是阳虚，而鹿角胶作为血肉有情之品，可很好地针对甲减的病机治疗。

⑦防治骨质疏松作用：研究说明鹿角胶具有改善骨代谢，增加骨胶原的利用，促进骨形成，抑制骨吸收从而达到防治骨质疏松的目的。

<h2 style="text-align:center">淫羊藿</h2>

【来源】本品为小檗科植物淫羊藿、前叶淫羊藿、箭叶淫羊藿、巫山淫羊藿、朝鲜淫羊藿、柔毛淫羊藿等的茎叶。

【异名】三枝九叶草、仙灵脾、牛角花、三叉风、羊角风、三角莲。

【性味归经】辛、甘，温。归肝、肾经。

【功效】补肾壮阳，祛风除湿，强筋健骨。

【主治】主阳痿遗精，虚冷不育，尿频失禁，肾虚喘咳，腰膝酸软，风湿痹痛，半身不遂，四肢不仁。

【用法用量】内服：煎汤，1~3钱；浸酒、熬膏或入丸、散。外用：煎水洗。

【使用注意】阴虚而相火易动者忌服。

【贮藏】置通风干燥处。

【药膳应用举例】

①调理阳痿早泄：淫羊藿10 g，狗肉1500 g，调料适量。将淫羊藿布包，狗肉洗净，切块，同入锅中，加清水适量煮沸后，下葱、姜、椒、料酒、草果、茴香、桂皮等，煮至狗肉熟后，调味服食。可补肾壮阳，这样的一款食疗方法适合肾虚的人群，可以缓解和调理阳痿早泄的情况。（《家庭保健食疗菜谱》淫羊藿狗肉汤）

②泻肾火、补骨髓、温肾阳：冰糖20 g，粳米100 g，仙茅4 g，淫羊藿9 g。做法：先取仙茅、淫羊藿，加水煎煮，过滤2次，然后将前后两次的药汁倒在一起，倒入锅里；粳米洗净，倒入锅里，加水，大火煮沸，文火慢煮，待米煮烂后加入冰糖，煮熟即可。功效：该食疗方是补肾阳的药膳，能够泻肾火、补骨髓、温肾阳，对肾虚不足引起的腰酸膝冷、早泄、阳痿等症治疗效果好。（《家庭保健食疗菜谱》二仙粥）

③起阳酒：海狗肾2副，淫羊藿、巴戟天各15 g，枣皮、菟丝子、肉苁蓉各12 g，白酒1~2 L。将狗肾洗净，余药布包，同置白酒中密封浸泡20~30天，每日早晚饮用20~30 mL。可以起到补阳的作用，而且也可以填精，是不错的预防精子量下降的一种药酒。（《食疗药膳全书》）

④补肾固精，滋阴壮阳：大枣5枚，牡蛎肉50 g，太子参15 g，淫羊藿9 g，盐、姜片适量。做法：材料洗净，放入锅中，倒入适量清水，旺火煮沸，放入姜片，文火煲2小时，然后加盐调味，吃肉喝汤。功效：补肾固精，滋阴壮阳。（《药膳食谱集锦》淫羊藿牡蛎汤）

【现代药理学研究】

①对性功能的影响：本品促进性功能是由于精液分泌亢进，精囊充满后，刺激感觉神经，间接兴奋性欲而引起。犬灌胃淫羊藿水浸膏，虽不能引起举尾反应，但可促进精液的分泌，以叶及根部的作用最强，果实次之，茎最弱。小鼠前列腺、精囊、提肛肌的重量增加法实验证明，淫羊藿提取物20~40 mg注射后产生的效果与7.5 μg睾丸素相当。

②镇咳、祛痰、平喘作用：小鼠酚红排泌法证明本品鲜品粗提物和干品的乙酸乙酯提取物均有一定的祛痰作用。小鼠二氧化硫引咳法证明，其甲醇和乙酸乙酯提取物均有镇咳作用。前者还可以完全抑制用电刺激猫喉上神经引起的咳嗽，表明其作用是中枢性的，甲醇提取物对豚鼠组胺性哮喘也有保护作用。

③抗病原微生物作用：本品对白色葡萄球菌、金黄色葡萄球菌有较显著的抑制作用，对奈氏卡他球菌、肺炎双球菌、流感嗜血杆菌有轻度抑制作用，其 1% 浓度在试管内可抑制结核杆菌的生长。淫羊藿对脊髓灰质炎病毒、柯萨奇病毒 A9、B4、B5 型及埃可病毒 6、9 型等均有抑制作用，其作用可能是对病毒的直接灭活。

④对小鼠常压耐受缺氧的影响：小鼠腹腔注射 100% 淫羊藿煎剂 0.1~0.15 mL，对小鼠缺氧致死有一定的保护作用。

⑤对血脂的影响：给实验性高脂血症家兔灌胃 100% 淫羊藿煎剂，每次 5 mL，2 次/天，共 30 天，给药后 10、20、30 天，B - 脂蛋白及胆固醇下降，三酰甘油只在给药后 10 天下降，20、30 天后稍上升。

⑥对血糖的影响：实验性高血糖大鼠灌胃淫羊藿提取液 10 mg/kg，有明显降血糖作用，可持续 60 分钟以上。

⑦抗炎作用：大鼠皮下注射淫羊藿甲醇提取物 50 mg/kg，能明显减轻脚肿胀程度，兔灌胃 15 g/kg 能降低组织胺所致毛细血管通透性增加。

⑧对免疫功能的影响：淫羊藿总黄酮可使阳虚小鼠抗体形成细胞功能及抗体滴度趋于恢复，显著促进阳虚小鼠淋巴细胞刺激指数，使之接近正常动物。淫羊藿总黄酮还能提高小鼠血清溶血素抗体水平，增加脾脏抗体生成细胞数，促进 PHA 刺激的淋巴细胞转化反应，增强腹腔巨噬细胞的吞噬功能。

⑨对血小板聚集性和血液流变学的影响：淫羊藿煎剂、多糖和总黄酮均可促进正常大鼠经 ADP 诱导的血小板聚集，其作用强度为多糖 > 煎剂 > 总黄酮，三者本身无诱导血小板聚集作用。但淫羊藿煎剂却明显降低 ADP 诱导的健康人血小板聚集率，并可促进部分受试者血小板解聚。健康人口服淫羊藿煎剂后，红细胞压积明显减少，红细胞电泳时间缩短，血沉加快，从而使全血比黏度明显降低。

⑩对核酸代谢的影响：给羟基脲所致阳虚小鼠灌胃淫羊藿水煎液，可显著提高其 DNA 合成率。淫羊藿多糖体外试验，可使羟基脲所致阳虚小鼠的骨髓细胞增殖率提高 72%，DNA 合成率提高。

中篇 加工技能

第四章 中医药膳原料的前期加工处理

第一节 食物类原料的前期加工处理

药膳所用的食物在制作及烹调前，须进行加工炮制，以适应药膳的要求。食物类原料的前期加工处理的方法主要有：

1. 净选

主要包括筛选、去壳、刮、碾等方法。筛选就是祛除杂质泥沙、霉变、腐烂、虫蛀等部分；去壳如核桃、白果除去外面的硬壳；刮如土豆去皮、鱼去鳞等；碾法如将糯米碾为米浆等。

2. 浸润

用液体对原料进行加工处理，如洗、泡、润等。洗就是清洗干净，几乎所有的食物类原料都必须清洗；泡法具有祛除有害物质和软化的作用，如腐竹、木耳在加工之前需要浸泡。润法如清水润银耳以及润发鱿鱼等。

3. 煮制

将原料与辅料放入锅内，加适量汤或水，先用武火烧开，改文火共煮，可以帮助消除原材料的不良气味，减少副作用。如加工鱼皮、花胶等。

4. 蒸制

将食物与药物拌好调料后，放入容器中，利用水蒸气加热蒸至透心或特殊程度。

5. 炒制

将食物类原料在热锅内翻动加热，炒至所需要的程度。最常用的清炒法如炒芝麻、炒瓜子等。

6. 焯制

用沸水对食物类原料进行处理。如将杏仁、扁豆等物放沸汤中浸泡，去皮；将鸡、鸭等肉类放沸水中，余去血水。

7. 切制

将食物类药膳原料根据需要切制成一定规格的块、片、丝、丁等不同形状。如土豆切丝，胡萝卜切丁等。

第二节 药物类原料的前期加工处理

药膳所用的药物在制作及烹调前，必须对所用原料进行加工炮制，使其符合食用及防病治病的需要。这需要采用一些比较特殊的工艺。药物类原料的前期加工处理的方法有：

1. 修制

包括纯净（挑、筛、簸、刷、刮、挖、撞）、粉碎（碾、捣、研、磨、镑、锉）、切制（切、铡）。纯净比如筛除药物类原料中的泥沙、杂质等物质；粉碎如将贝母捣成粉；切制是将软化后的药物，用一定的刀具，切成一定规格的片、段、丝、块等炮制工艺，如将茯苓切片、山楂切丝。

2. 水制

包括漂制、浸润、水飞等。漂制法是为了减毒或祛除异味，常采用在水中较长时间或多次换水的漂洗法，如漂半夏；浸润主要包括洗、泡、润等，如润天麻、润鹿鞭等；水飞用粗细粉末在水中悬浮性不同，将不溶于水的药材与水共研，经反复研磨制备成极细腻粉末的方法，水飞法适用于朱砂、雄黄、炉甘石、珍珠等矿物质和贝壳类药物。

3. 火制

炒（根据火候大小分为炒黄、炒焦、炒炭）、炙（常用辅料有蜜、酒、醋、姜汁、盐水等）、烫（常加热砂石、滑石、蛤粉等）、煅、煨等。如炒白术、炒决明子、盐炙杜仲等。

4. 水火共制

煮法、蒸法、炖法等。如蒸地黄。

5. 其他制法

制霜、发酵、发芽等。制霜将某些药材炮制加工成粉末，有以下几种形式：一是种子类药材去油后的粉末，如杏仁霜；二是动物药去胶后的骨质粉末，如鹿角霜；三是些药材析出的结晶体，如西瓜霜、柿子霜等。发酵是药物在一定的温度和湿度下，利用霉菌使其发泡、生霉的方法，如淡豆豉、六神曲等。

第五章　中医药膳常用的加工与制作方法

药膳制作是按照一般膳食的基本制作技能，根据药膳的特殊要求加工、烹饪菜肴的过程，制作工艺需要熟练的烹饪技能，也要具备药膳的特点。

第一节　菜肴类药膳的制作方法

菜肴类药膳不同于一般菜肴，除具有一般菜肴的色香味形外，还要具有治病强身、延缓衰老等疗效，因此在选料、配伍、制作方面具有其自身的特点。

一、制作方法

根据制作方法的不同，常用菜肴类药膳可分为热菜类、凉菜两大类。

（一）热菜类制作方法

热菜类药膳运用最多，主要制作方法有炖、蒸、煨、煮、熬、炒等。

1. 炖

将药食与食物加清水，先置武火烧开，再置文火熬煮至熟烂。一般需文火 2~3 小时。特点是质地软烂，原汁原味，如十全大补汤等。

2. 煮

与炖类似，时间较短。特点是味道清鲜。

3. 熬

将药物与食物置于锅中，注入清水，武火煮沸后改用文火，熬至汤汁浓稠。多需 3 小时以上。适用于含胶质的原料。特点是汤汁浓稠。

4. 煨

加清水，调料，用文火或余热进行较长时间的烹制，慢煨至软烂。特点是汤汁浓稠，口味醇厚，如川椒煨梨。

5. 蒸

利用蒸气加热烹饪。将原料置于容器内，加入水或汤汁、调味品，或不加汤水，置蒸笼内蒸至熟烂。特点是笼内温度较高，原料水分不再蒸发，药膳可保持形色完整，造型美观，原汁原味。

6. 炒

油热，原料直接入锅，于急火上快速翻炒至熟。烹饪时间短，汤汁少。特点是烹制时间短，成菜迅速，鲜香入味。

7. 爆

多用于动物性原料。将原料经初步处理后，先煸炒辅料，再放入主料。特点是急火油旺，成菜迅速，脆嫩鲜香。

8. 熘

原料调味后，经炸、煮等初步加热，再以热油煸炒，加入主料，然后倒入兑好的芡汁快速翻炒至熟。熘法必须勾芡，特点是成菜清亮透明，质地鲜嫩可口。

9. 炸

将锅内放入较多的油，将药膳原料直接投入热油中加热至熟。特点是清香酥脆。

（二）凉菜类制作方法

凉菜类药膳是将药膳原料或经制熟处理，或用生料，经加工后冷食的菜肴类药膳。有拌、炝、腌、卤、蒸、冻等方法。

1. 拌

将药膳原料的生料或已凉后的熟料加工切制成一定的形状，加入调味品拌制而成。拌法简便灵活，用料广泛，特点是清凉爽口。

2. 炝

将原料加热处理后加入调味料凉拌，或再加热花椒炝成药膳。热点是口味或清淡或咸香。

3. 腌

将原料浸入调味卤汁中，腌制一定时间排入其内部水分以入味。特点是清脆鲜嫩、浓郁不腻。

4. 冻

将含胶质较多的原料投入调味料后，加煮一定程度后停止加热，待其冷凝后食用。特点是晶莹剔透，清香爽口。但制作原料需含有较多胶汁否则难以成冻。

很多凉菜必须经过前期加工方能制作，卤、蒸、煮常为前期制作方法，常用于动物类药膳原料的制作，如卤猪心等即为先卤熟后制作的凉菜。

二、注意事项

①要精于烹调技术，具备中药知识：如气虚类药膳则不宜多加芳香类调味品；滋阴类药膳不宜多用辛热性味调味品等。

②要注意：疗效，又讲究色香味。

③严谨选择配料：要注意药物与原料的选用，调味料与药物及食物功效的组合。

④隐药于食，感官上保持膳食特点：有的原料药味过重，可先制备药物的有效成分提取物后再同食物同制。

总之，菜肴类药膳的原料选用要根据不同体质、不同病证有针对性地选料；在烹调过程中要避免药物的有效成分流失。菜肴类药膳原料经烹调后都具有自身的口味，不宜用调味剂改变其本味，可根据药膳的功效选用调味料。

第二节　药粥的制作方法

药粥是指在中医理论指导下，药物与粮食类食物共同熬煮而成，具有制法简单，服用方便，易于消化吸收的特点。药粥被古人推崇为益寿防病的重要膳食，被人们广泛运用于充养机体、调理身体、预防疾病等方面。

一、制作方法

药粥须根据药物与米谷不同特点制作。

生药饮片与米谷同煮：将形、色、味均佳，且能食用的生药与米共同煮。如红枣、百合、怀山药、薏苡仁、桂圆肉、莲子等与米煮粥，既能增加形色的美观，又使味道鲜美，增强疗效。

中药研末与米谷同煮：较大的中药块或质地较硬的药物难以煮烂时，将其粉碎为细末后与米同煮。如茯苓、贝母、天花粉等，多宜研末做粥。

药物取汁与米谷同煮：不能食用或感官刺激太强的药物，如川芎、当归等，不宜与米谷同煮，需煎煮取汁与米谷共煮制粥，如麦门冬粥、参苓粥。

汤汁类与米谷同煮：将动物乳汁，或肉类汤汁与米谷同煮制粥，如乌鸡汁粥、乳粥。

二、注意事项

1. 水质水量适宜

烹煮药粥应当符合国家饮用水标准，保证洁净卫生。烹煮时不宜过清稀或过浓稠，应适当控制烹煮粥品的水量，宜一次性加水到位，不宜烹煮过程中再次加水。通常 50 g 粳米（或其他米谷类食物）加入 400 ~ 500 mL 水，若其他同烹煮的食物为黏性易稠之品，则应加 700 ~ 800 mL 水。

2. 烹煮器皿适宜

为避免金属制品与粥品中的有效成分可能发生不良化学反应，首推砂锅烹煮为佳，如《粥谱》所云"罐宜沙土""忌铜锡器"，其次可用搪瓷锅代替。

3. 烹煮火候适宜

烹煮药粥一般先用武火煮沸，再改用文火慢熬至熟。

4. 药食物选择适宜

选择配伍应遵循十八反和十九畏。

5. 调味品选择适宜

药粥调味品一般有食用盐、生姜、红糖、蜂蜜、白糖、冰糖、葱白等，在烹煮粥品时需注意合理选择。如红糖性甘温，对于内热和痰湿人群不宜入粥品；蜂蜜性甘平，对于痰湿中阻、脾虚便溏人群不宜入粥品。

第三节　药酒的制作方法

药酒是以白酒、黄酒为基料，浸泡或煎煮相应的药物，滤去渣后所获得的饮品。酒是最早加工而成药品和饮料的两用品，酒有"通血脉，行药力，温肠胃，御风寒"的作用，还有"百病之长"的美誉；酒与药合，可起到促进药力的作用，用其养生保健是中医学中一种古老而独特的疗法，在我国已有几千年的应用历史，具有易于吸收、奏效迅速、服用简单、便于贮藏等特点。所以药酒是常用的保健治疗性饮品。

一、制作方法

首先进行原料准备，可用单味药或复方，将中药材适当加工成片、段、块或粗粉。选用的蒸馏酒或黄酒等基酒，应符合卫生部关于蒸馏酒质量标准的规定，内服酒剂应以谷类酒为原料。然后用浸渍法、渗漉法、酿造法或其他适宜方法进行制备。可按规定，加入适量的糖或蜂蜜调味。最后浸提液静置澄清，滤过后分装。酒剂应密封，置阴凉处储藏。

二、注意事项

药酒的使用方法，一般可分为内服和外用两种。一般而言，外用药酒不可以内服，但内服药酒则可以外用，对于内服药酒在使用时，要注意以下几点。

1. 饮量适度

服用药酒，要根据本人的耐受力，适量饮用，一般每次饮用 10～30 mL 即可。每日 2～3 次，或根据病情及所用药物的性质和浓度而做适当调整。饮用不宜过多，不能滥饮。

2. 饮用药酒温度

徐文弼则提倡酒应温饮，"酒，最宜温服，热饮伤肺，冷饮伤脾"。从临床的情况来看，酒可温饮，但不要热饮，热饮对身体穿透力较强，对大脑的伤害较大，因此建议是温服。

3. 辨证使用

根据中医理论，饮酒养生较适宜于老年人、气血运行迟缓的、阳气不振的，以及体内有寒气、有痹阻瘀滞的。药酒随所用药物的不同而具有不同的性能，用补者有补血、滋阴、温阳、益气的不同，用攻者有化痰、燥湿、理气、行血、消积等的区别，因而不可一概用之。体虚者用补酒，血脉不通者则用行气活血通络的药酒；有寒者用酒宜温，而有热者用酒宜清。以下人群不宜饮用：女性在月经期、妊娠期、哺乳期；儿童及青少年；高血压、肝炎、肝硬化、消化性溃疡、肺结核、心功能或肾功能不全患者，以及对酒精过敏者和精神病患者。另外，服用某些药物时不能饮酒。

4. 保证用药剂量

由于在制作药酒时，常加药材 10～20 倍量的酒制作药酒，10 mL 药酒中只含 0.5～1 g 药材，而常常每次服用 30～50 mL，那相当于服用 1.5～2.5 g 的原生药，每天只能服用不足 10 g 原生药，而与一般常规每天服用 20 g 原生药相比，服用剂量较少。因此，为了能有效地保健和治疗，需要坚持饮用。治疗类的药剂以每天相当于服用 10 g 药的药酒较好，保健类长期服用的以 5 ~ 10 g 药的药酒为度。外搽或外敷的，少量多次，尽可能多使用一些为宜。

5. 中病即止

用于治疗的药酒，在饮用过程中，应病愈即止，不宜长久服用，避免长期服用而造成对酒精的依赖性；滋补性药酒，也要根据自己的身体状况，适宜少饮，不可过量，以避免过量饮用而造成对身体的不必要的负担，未补却伤身。

第四节　药茶的制作方法

药茶具有清香醒神，养阴润燥，生津止渴的功效。

一、制作方法

药茶是指将药物与茶叶相配，置于杯内，冲以沸水，盖焖 15 分钟左右即可饮用。也可根据习惯加白糖、蜂蜜等；或将药物加水煎煮后滤汁当茶饮；或将药物加工成细末或粗末，分袋包装，临饮时以开水冲泡。

二、注意事项

药物与茶叶的保存容器以锡瓶、瓷坛、有色玻璃瓶最佳，宜放在干燥通风处，不能放在潮湿、高温、不洁、曝晒的地方。对于普通人来说，一日饮茶 12 g 左右，分 3 ~ 4 次冲泡是适宜的。器皿也"以紫砂为上，盖不夺香，又无熟汤气"。

第五节　药糕的制作方法

一、制作方法

药糕是将药物加入面点中制成的保健治疗食品。多是将药材研成粉末，或将药物提取液与面点共同和揉，按照面点制作方法加工而成。主要制作工艺包括和面、揉面、下药、上馅等流程。主要种类有糕类、包类、饺类、饼类、酥类、卷类等。如阿胶糕、龙眼怀药糕、瓜蒌饼、杏仁饼、桂花酥等。这类食品可作为主食，也可作为点心类零食。

二、注意事项

①制作：宜选用新鲜、优质的药、食材。
②食用：要温饱适中，不宜过寒过热。

下篇　药膳应用及实训

第六章 常见病的药膳调理

第一节 咳 嗽

（一）疾病概述

咳嗽是临床较易出现的一类疾病，也是一类属于人体的自我保护性反射。临床以发出咳声、咳吐痰液为主要表现，频发剧烈的咳嗽对患者的工作、生活及社会活动造成严重影响。咳嗽一般按时间分为三类，即急性咳嗽、亚急性咳嗽和慢性咳嗽。急性咳嗽时间少于3周，亚急性咳嗽为3～8周，慢性咳嗽超过8周。慢性咳嗽在临床中最为常见，多项研究表明国内慢性咳嗽的常见病因为咳嗽变异性哮喘或嗜酸性粒细胞性支气管炎和胃食管反流性咳嗽等。

中医认为咳嗽的发病机制不外乎外感与内伤，外感咳嗽多由风、寒、燥、热等邪侵入肺部所致。痰多稀薄、鼻塞、流涕、舌苔薄白者，属风寒，治疗宜疏风、散热、宣肺；燥邪犯肺，则干咳无痰、鼻燥、咽干、苔薄黄，治疗宜以清肺润燥为主。咳嗽早期咽喉干痒咳嗽声重，痰清稀或者流清涕，属风寒犯肺；咳嗽痰黄稠，咽痛流黄涕，属风热犯肺；干咳无痰或少痰，鼻咽干燥，属燥邪伤肺。外感引起的咳嗽多起病急，病程短。内伤咳嗽多由痰湿、痰热及肺阴亏虚所致。痰湿兼痰多白黏、胸闷、苔腻、脉滑，治疗宜健脾、燥湿、化痰；肺阴亏虚所致咳嗽少痰或痰黏不易咳出、消瘦、内热、升火为阴虚，治疗宜滋阴、清火、润肺。内伤所致的咳嗽，一般起病慢、病程长，或反复发作，并常常伴有脏腑功能失调的症状。咳嗽与肺关系最为密切，然五脏六腑之病变皆可使人咳，在治疗时可以以肺为先导，重视五脏同治，用药不乏清心、健脾、疏肝、补肾之品。

（二）咳嗽的中医分型及药膳

1. 风寒咳嗽

症状：头痛鼻塞、流清涕，初起咳嗽、咽痒，吐白色稀薄痰，舌质淡红，舌苔薄白。

药膳：

①杏仁苏子粥：以杏仁、苏子各6g，白粳米或白籼米适量为配方，将杏仁、苏子洗净，取杏仁去皮尖置锅内用文火炒至微黄色，出锅；复取苏子用文火炒至有香味出锅，二味共研为细末待用。再将米淘净放入锅内，以水适量久煮烂，使无完米，入杏苏末，趁热啜之。

②萝卜葱白汤：萝卜1个，葱白6根，生姜15g，萝卜煮熟，再放葱白、姜共煮，连渣食用。

③烤橘子：小火烤橘子至皮发黑，吃温热的橘瓣，1日吃2~3次。

④姜汁糖：生姜10 g洗净切片，用白纱布包绞汁去渣，将赤砂糖或白糖放入锅内加入姜汁，添少许水。将锅置于文火上，烧至砂糖溶化，糖黏起丝时停火。在一搪瓷盆内涂上熟植物油，再将熬化的糖汁倒入搪瓷盆内摊平，稍冷后用刀划成2 cm见方的小块即成。每日空腹时服，每次5块，每日2次。

⑤甘草干姜汤：甘草10 g，干姜5~10 g，共煎取汁即成，每日分3次饮用。

⑥蜂蜜烤萝卜：萝卜、蜂蜜各适量，将萝卜挖洞，放入适量蜂蜜，置于木炭上烤，分3次吃。

2. 风热咳嗽

症状：咳痰黄稠，不宜咯出，咽干疼痛，并伴有口渴、头晕、头痛、流黄浊涕、发热等风热表证。

药膳：

①桑菊杏仁饮：桑叶10 g，菊花10 g，杏仁10 g，共煎取汁，再调入白砂糖，酌量代茶饮。

②杏梨饮：杏仁10 g去皮尖，除去杂质洗净，梨去皮、核洗净切片，冰糖研碎，将梨、杏仁、冰糖放入锅内，加清水适量，用武火烧沸后，转用文火煮30分钟即成，随时饮服。

③葫芦茶冰糖饮：葫芦茶30~50 g，冰糖适量，每次用清水3碗，煎取汁约1碗，酌量代茶饮。

④芦根粥：鲜芦根30 g，白米50 g，用1500 mL水煎芦根，取汁1000 mL，将米放入水中，煮粥食之。

⑤川贝蒸梨：把梨横断切开挖去中间核后放入2~3粒冰糖，加入5 g川贝，放入碗中，上锅蒸30分钟即可食用。

⑥煮萝卜水：白萝卜切4~5薄片，放入锅内，加大半碗水，烧开后，再改用小火煮5分钟即可，水稍凉后再喝。

3. 肺燥咳嗽

症状：无痰或痰少而黏不易咳出，口、鼻、咽干燥，初起或伴有鼻塞、头痛、微寒、身热等表证。

药膳：

①银耳麦冬粥：银耳与米共煮成粥，起锅前加冰糖。

②养阴鸡蛋：沙参50 g，玉竹、莲子、百合各25 g，鸡蛋1个，将沙参、玉竹、莲子、百合洗净，同鸡蛋一起下锅，同炖半小时，取出鸡蛋去壳，再同炖至药物软烂。食鸡蛋饮汤，可加糖调味。

③川贝炖雪梨：雪梨1个洗净，横断切开，去核后放入川贝末6 g，两瓣并拢用牙签固定，放入碗中加冰糖20 g，水适量，隔水炖煮30分钟即可，吃梨喝汤。

④山药薏米粥：薏苡仁60 g，生山药60 g，柿霜30 g，将山药捣碎，柿霜切成小块，同煮成粥。

⑤油菜猪肺汤：油菜250 g，猪肺1具，姜末、精盐、味精等适量，猪肺洗净，切成块，

置锅中，煮熟后放入油菜及调味品后食用。

⑥银耳乳鸽汤：银耳50 g，乳鸽2只，生姜3片，食盐、味精适量，将发好的银耳择去杂质，漂洗干净待用，乳鸽用温水洗净，去毛、爪甲及内脏，然后将银耳、乳鸽、生姜一起放入砂锅内，加清水先用武火煮沸，然后改用文火慢煲1小时，加入调味品，即可食用。

4. 痰湿咳嗽

症状：痰多咳嗽，色白黏腻或稠，常伴有胸闷、纳差、腹胀、便溏。

药膳：

①青盐陈皮：陈皮250 g，甘草、乌梅肉、川贝母各30 g，青盐24 g，将陈皮水浸1日，轻刮去浮白，用滚沸开水淋三四次，复用冷水洗净，晒至半干，再用甘草、乌梅肉煎浓汁拌晒，待其酥散，入川贝母、青盐共研为细末，拌匀，晒干收贮，随时服用。

②橘皮粥：鲜橘皮30 g洗净、切丝，大米100 g淘净，加水煮粥，分早、晚2次温热服食。

③二陈二仁粥：陈皮9 g，半夏6 g，茯苓12 g，薏苡仁15 g，冬瓜仁15 g，粳米100 g，前五味水煎，沸后约10分钟，去渣取汁，加粳米及适量水，同煮为粥。

④薏米杏仁粥：薏苡仁50 g，甜杏仁10 g，薏苡仁洗净，加水煮成半熟，放入杏仁，粥成加少许白糖，待温服食。

⑤薏米茯苓苏子粥：薏苡仁60 g，茯苓30 g，苏子10 g，大米100 g，先将米淘净，与薏苡仁、茯苓、苏子一起放入锅中，煮至粥成，随时服用。

5. 痰热咳嗽

症状：痰多咳嗽或喉中有痰声，痰多质黏厚或者稠黄，面赤，身热，口干欲饮。

药膳：

①荸荠海蜇饮：荸荠200 g，海蜇皮100 g，水煎，早、晚分服，每日1剂。

②秋梨白藕汁：秋梨去皮、核，白藕去节，各等量，切碎，取汁每次服60~80 mL，每日3~4次。

③芦根粥：鲜芦根150 g，竹茹15 g，生姜3 g，粳米50 g，先煎前二味药取汁，入米煮粥，待熟时加生姜，稍煮即可，顿服或早晚分服，每日1次。

④枇杷叶粥：枇杷叶30 g，粳米100 g，将枇杷叶去毛，切细，加水500 mL，煎煮，去渣取汁350 mL。将米淘净，入汁煮粥，煮至粥熟，加冰糖少许，分早、晚2次温服。

6. 肺气虚弱

症状：咳嗽气短，痰清稀薄，面色㿠白，动则汗出，易于外感，舌质淡嫩，苔薄白，脉虚无力。

药膳：

①黄芪粥：黄芪20 g，粳米50 g，黄芪加水500 mL，煮至200 mL，去渣，淘净粳米煮粥，温热顿服。

②四君排骨汤：太子参10 g，白术5 g，茯苓10 g，炙甘草5 g，排骨250 g，加水炖熟，加盐少许调味，饮汤吃排骨。

③山药陈皮粥：山药100 g，粳米50 g，陈皮5 g，山药去皮切块和粳米、陈皮一同煮

253

粥，温热顿服。

7. 肺阴不足

症状：多为久咳，患者咳声短促，痰少黏白或痰中带有血丝，咳声逐渐嘶哑，午后潮热，盗汗颧红。

药膳：

①合参猪肺汤：百合 30 g，党参 15 g，猪肺 250 g，加水炖熟，加盐少许调味，饮汤吃猪肺。

②灌藕方：生藕大者一枚，生百合、白茯苓末、生天门冬各 15 g，生山药 20 g，面粉 25 g，牛乳 80 g，蜂蜜 50 g，大枣 5 枚去皮核，将生藕洗净待用，复将百合、山药、天门冬洗净研烂，入蜜更研取细，次入枣肉、茯苓末及面粉，以牛乳调和，稀稠适当，干则稍加凉水即可，最后将诸物灌入藕中，逐窍装满，放锅中蒸熟，每日饭后或临卧时，少少食之。

③雪梨膏：雪梨 1000 g，蜂蜜 200 g，将雪梨果皮刷洗干净，温水浸泡 1 小时，用清水冲洗，连皮切成 1 cm 见方的小丁块，捣烂取汁，使雪梨渣浸入适量温开水中，浸泡 30 分钟，重复上述过程再取汁 1 次，合并两次滤汁，将滤汁放入锅中，用文火煎熬浓缩，雪梨汁浓稠时，加蜂蜜，调拌均匀，收膏后晾凉，装罐备用，如在夏、秋季节，宜放置冰箱冷藏，每日 2 次，每次 20 mL，温开水冲服。

8. 肝火犯肺

症状：气逆咳嗽，咳时引胁作痛，常感痰滞咽喉，咳之难出，或痰带血丝，面目赤，急躁易怒，舌苔薄黄少津，脉弦数。

药膳：

①木蝴蝶粥：木蝴蝶 10 g，粳米 50 g，木蝴蝶加水 500 mL，煮至 200 mL，去渣，淘净粳米煮至粥成，温热顿服。

②桑叶排骨汤：桑叶 15 g，排骨 250 g，加水炖至熟，加盐少许调味，饮汤吃排骨、桑叶。

③桑菊粥：桑叶 10 g，菊花 5 g，粳米 100 g，一同煮至粥成，温热顿服。

④杏仁饼：杏仁（去皮尖）40 粒，青黛 3 g，柿饼 1 个，杏仁炒黄，研为泥状，放入青黛拌匀，放入掰开柿饼中摊匀，用湿泥包裹，煨热。分 2 次早、晚服。

第二节 过敏性鼻炎

（一）疾病概述

过敏性鼻炎即变应性鼻炎，是指特应性个体接触变应原后，主要由 IgE 介导的介质（主要是组胺）释放，并有多种免疫活性细胞和细胞因子等参与的鼻黏膜非感染性炎性疾病。变应性鼻炎的典型症状主要是阵发性喷嚏、清水样鼻涕、鼻塞和鼻痒，部分伴有嗅觉减退。西医治疗主要通过避免接触变应原，药物包括抗组胺药、糖皮质激素、抗白三烯药、色酮类药、鼻内减充血剂等对症治疗，病程缠绵不愈甚至副作用多。

过敏性鼻炎是一种由基因与环境相互作用而诱发的多因素疾病。过敏性鼻炎的危险因素可能存在于所有年龄段。首先遗传是一个重要因素，患者具有特应性体质，通常显示出家族聚集性，已有研究发现某些基因与过敏性鼻炎相关联。其次是变应原暴露，变应原是诱导特异性 IgE 抗体并与之发生反应的抗原，它们多来源于动物、植物、昆虫、真菌或职业性物质。其成分是蛋白质或糖蛋白，极少数是多聚糖。变应原主要分为吸入性变应原和食物性变应原。吸入性变应原是过敏性鼻炎的主要原因，吸入性变应原有螨虫、花粉、动物皮屑、真菌孢子等。食物变应原在过敏性鼻炎不伴有其他系统症状时，食物变态反应少见。在患者多个器官受累的情况下，食物变态反应常见。对婴儿来说，多数是由牛奶和大豆引起的；对成人来说，常见食物变应原有花生、坚果、鱼、鸡蛋、牛奶、大豆、苹果、梨等。

过敏性鼻炎在中国医学上属于"鼻嚏"和"鼻鼽"范畴，病位多在肺，常常涉及脾胃、肾，发作时多因风邪外犯，临床上过敏性鼻炎以虚证居多，可发生在不同年龄、不同性别之间，但是以幼年及老年等免疫力低下人群为多。有些发作期多属于实证或者虚实夹杂，故用于实证的食疗方不宜久服，应中病即止。

（二）过敏性鼻炎的中医分型及药膳

1. 肺气虚

症状：鼻塞流涕、喷嚏、鼻痒、疲倦乏力、语声低微，稍动则气喘吁吁、呼吸气促，神色苍白、自汗、易感外寒，舌淡苔薄白、脉缓无力等。

药膳：

①玉屏大米粥：黄芪 20 g，白术 20 g，防风 10 g，生姜 10 g，红枣 3 枚，大米 100 g，用自来水清洗 2 遍，生姜切片，红枣剥开，放入适量水中泡 20 分钟后先武火煮开，再改文火把大米煮熟，即可食用。

②芪姜大枣猪骨汤：黄芪 20 g，大枣 3 枚，生姜 10 g，猪骨 1000 g，清洗干净后，以水 3000 mL 武火煮开，改文火熬半小时即可食用。

2. 脾气虚

症状：鼻塞流涕、喷嚏、鼻痒，神情疲倦、食后腹胀、形体消瘦、手脚乏力，面色萎黄或者苍白无华、饮食口淡、大便稀溏，舌淡苔薄，脉缓弱。

药膳：

①白术生姜猪肚粥：白术 20 g，生姜 10 g，猪肚半只，大米 300 g，将以上材料清洗干净后，生姜切片，猪肚切条，以水 3000 mL 武火煮开，改文火熬至大米开，加入少量食用盐即可食用。

②白术茯苓排骨汤：白术 25 g，茯苓 30 g，生姜 10 g，红枣 3 枚，排骨两条，以上材料清洗干净，水 3000 mL 武火煮开，改文火熬 1 小时，加入适量食用盐即可食用。

③党参白术茯苓山药排骨汤：党参 30 g，白术 20 g，茯苓 20 g，山药 30 g，排骨两条，以上材料清洗干净，水 3000 mL 武火煮开，改文火熬 1 小时，加入适量食用盐即可食用。

3. 脾阳虚

症状：喷嚏、清水样涕、鼻塞和鼻痒，畏寒肢冷、大便稀溏，面色㿠白、舌淡胖有齿痕、苔薄白，脉缓弱。

药膳：

红参姜糖饮：红参 10 g，干姜 10 g，红糖 10 g，开水泡服，以早上 9 点左右服用为宜。

4. 肾气虚

症状：反复出现喷嚏、清水样鼻涕、鼻塞和鼻痒，伴面色㿠白、腰膝酸软、短气乏力、形寒肢冷、夜尿频多、舌淡苔薄、脉沉弱等。

药膳：

①蛤蚧杜仲巴戟瘦肉汤：蛤蚧 20 g，杜仲 20 g，巴戟天 20 g，瘦肉 500 g，以上材料清洗干净，水 3000 mL 武火煮开，改文火熬 1 小时，加入适量食用盐即可食用。

②核桃姜枣猪腰汤：核桃 30 g，生姜 10 g，大枣 3 枚，猪腰 1 只，以上材料清洗干净，水 2000 mL 武火煮开，改文火熬半小时，加入适量食用盐即可食用。

③核桃黑芝麻糊：黑芝麻 30 g，核桃 5 个，大米 300 g，以上 3 味共研磨成粉状，加入 500 mL 水煮开即可，可坚持食用。

5. 风寒犯肺

症状：受寒风诱发，患者常见频繁打喷嚏、鼻塞、流清涕、恶寒（或兼发热）、全身酸痛、舌淡苔薄白、脉浮紧等症状。

药膳：

①生姜紫苏茶：生姜 25 g，紫苏叶 15 g，开水泡服 20 分钟即可服用。效果以微汗出为宜。

②生姜葱白瘦肉汤：生姜 25 g，葱白两条，瘦肉 500 g，煮开趁热服用。效果以微汗出为宜。

③白芷葱姜粥：白芷 20 g，葱白一条，生姜 15 g，大米 300 g，煮熟趁热服用。服后盖被子，以微汗出为宜。

④生姜葛根白芷汤：生姜 20 g，葛根 30 g，白芷 20 g，瘦肉 300 g，煮开趁热服用。效果以微汗出为宜。

6. 风热蕴肺

症状：遇热即发，表现为喷嚏、流黄涕、头昏头痛、口干舌燥、舌红苔薄黄、脉浮数等症状。

药膳：

①葛根乌梅汤：葛根 250 g，乌梅 10 个，排骨一条，炖好后温服。

②黄芩葛根猪肚汤：黄芩 20 g，葛根 250 g，猪肚 1 只，把材料清洗干净，猪肚切条，生姜 3 片。炖好温服。

第三节　慢性胃炎

（一）疾病概述

慢性胃炎是指不同病因引起的胃黏膜慢性炎症或萎缩性病变，其实质是胃黏膜上皮遭受损伤，黏膜组织发生改变。慢性胃炎是一种常见病和多发病，并且随着年龄的增长发病率逐渐增高，其发病率在各种胃病中居首位。慢性胃炎常见有慢性浅表性胃炎、慢性糜烂性胃炎和慢性萎缩性胃炎。慢性胃炎属于中医学的"胃脘痛""痞满"范畴。

慢性胃炎缺乏特异性症状，常见的临床表现有起病缓慢，多有进食后上腹部不适或疼痛，往往是无规律的阵发性或持续性疼痛，伴有食欲减退，或厌食、恶心、腹胀及嗳气，可出现消瘦、疲乏无力、腹泻及贫血等，多为缺铁性贫血。个别患者伴黏膜糜烂者上腹痛较明显，并可有出血。

慢性胃炎的病因至今尚未完全阐明，一般认为与周围的有害因素及易感体质有关。物理的、化学的、生物的有害因素长期反复作用于易感人体可引起本病，病因持续存在或反复发生即可形成慢性病变。例如，长期食用刺激性食物、饮食无规律、吸烟和酗酒、长期服用抗生素药物、幽门杆菌等，都能引发疾病。这种疾病具有慢性发展、反复波动、迁延难愈的特点。饮食习惯是消化系统健康的关键，而胃部长期不适的人，更应该慎选食物。胃炎患者的饮食调理尤为重要，尤其是针对各种不适症状，更应遵守不同的饮食宜忌，针对不同的证型使用不同的药膳进行调理。

（二）慢性胃炎的中医分型及药膳

1. 胃阴不足

症状：胃脘灼热似痛不适，或隐痛嘈杂似饥，饥不欲食，口干喜冷饮，五心烦热，夜寐不安，小便黄赤，大便秘结，舌红少苔，脉细数。

药膳：

①沙参黄芪粥：沙参50 g，黄芪50 g，加水煮汁，粳米200 g煮粥，粥成加入药汁煮沸，凉后服用。功效：养阴益胃生津。

②石斛麦冬粥：石斛25 g，麦冬25 g，花粉12 g，加水煮汁，粳米煮粥，粥成后加入药汁煮沸，凉后服用。功效：滋阴益胃，清热生津。

③沙参银耳粥：沙参10 g，银耳10 g，粳米100 g，加水适量煮粥食之。功效：养胃生津。

2. 脾胃虚寒

症状：胃脘泛痛，食后加重，喜暖喜按，体倦乏力，纳差，便溏，舌淡苔薄白，脉沉细无力。

药膳：

①山药羊肉粥：羊肉25 g，鲜山药300 g，煮烂入粳米250 g，加水适量煮粥食之，早、晚各1碗。功效：温中散寒，健脾和胃。

②牛乳粥：新鲜牛乳200 g，粳米50 g，蜂蜜50 g，粳米煮粥，熟时加入牛乳再煮开，调入蜂蜜即可服食。功效：养胃散寒。

③羊肉馄饨：羊肉馄饨馅加姜和胡椒调料。功效：温中散寒。

④黄芪党参粥：黄芪、党参各50 g，生姜5片，粳米100 g，先将黄芪、党参煮汁，再用粳米红枣煮粥，粥成后加入药汁，煮沸食用。功效：补气健脾。

3. 肝气犯胃

症状：胃脘胀满，腹痛连胁，嗳气反酸，每因情志因素而发，苔薄白，脉弦。

药膳：

炒木耳肉片：将黑木耳干品 15 g 用温水发好、洗净，猪瘦肉 60 g，切片放入油锅中炒 2 分钟后，加入发好的黑木耳同炒，再加食盐适量，清汤少许，焖烧 5 分钟即可服食。功效：补益脾胃，调理中气。

4. 寒邪犯胃

症状：畏寒喜暖，口不渴，喜热饮，胃脘部得温则舒而痛减，舌淡，苔薄白，脉沉弦紧。

药膳：

①生姜红枣粥：生姜 5 片，红枣 10 枚，粳米 100 g，同煮为粥，早、晚服用。功效：温中散寒。

②吴茱萸粥：吴茱萸 20 g，生姜 5 片，粳米 100 g，红糖适量，先将吴茱萸煮烂，然后加入生姜、粳米、红糖煮粥，早、晚服用。功效：温中散寒，止痛。

③暖胃粥：丁香 5 g，草蔻 5 g，肉桂 5 g，干姜 5 片，粳米 100 g，先将丁香、草蔻、肉桂、干姜共为细末，与粳米同煮为粥，加白糖少许。功效：温中散寒，暖胃止痛。

5. 饮食停滞

症状：胃脘部胀满，嗳气，口臭，食欲不振，舌淡红，苔薄黄，脉沉迟等。

药膳：

曲末粥：神曲 15 g，粳米 100 g，白糖适量，先将神曲捣碎，煎取药汁，入粳米同煮为粥（也可加谷芽、山楂适量与神曲同煎）。功效：消食导滞，调和脾胃。

6. 肝胃郁热

症状：胃脘胀闷不适，或胁肋胀痛，嗳气不畅，口干不欲饮，头重身困，便溏或黏滞不爽，舌红苔白厚或黄腻，脉弦濡滑。

药膳：

①麦冬栀子粥：桑叶 10 g，麦冬 20 g，栀子 10 g，加水煮汁，再用粳米 100 g 煮粥，粥成后加入药汁煮沸，凉后服用。功效：清热生津止渴。

②生芦根粥：新鲜芦根 30 g，竹茹 20 g，粳米 100 g，生姜 2 片，取鲜芦根洗净后，切成小段，与竹茹同煎取汁，入粳米煮粥。粥熟时，加生姜稍煮即可。功效：生津止渴。

7. 瘀血停滞

症状：胃脘刺痛拒按，痛有定处，固定不移，或如针刺刀割，甚者有呕血黑便，舌质紫暗，脉弦涩。

药膳：

①三七粥：三七粉 5 g，白及粉 3 g，加入米汤或藕粉调成糊状送服，每日 3 次，功效：收敛止血。

②丹参饮：丹参 15 g，砂仁 15 g，蒲黄 5 g，黑米 100 g，丹参、砂仁、蒲黄煎汤取汁后加入黑米，粥成温服。功效：活血化瘀。

8. 痰湿中阻

症状：胃脘痞满胀痛，纳少或泛吐痰涎，苔白腻，脉弦滑。

药膳：

①芦根麦冬粥：芦根 20 g，麦冬 20 g，加水煮汁，粳米 100 g 煮粥，粥成加药汁煮沸食用。功效：清热化湿。

②薏苡仁粥：薏苡仁 60 g，粳米 100 g，将薏苡仁打碎同粳米一同煮粥，温食之。功效：健脾祛湿止痛。

第四节 便 秘

（一）疾病概述

便秘常表现为每周排便次数少于 3 次，粪质干硬及排便费力、排出困难，或伴有排便不尽感、排便费时，甚者需要手法辅助排便。慢性便秘的病程常在 6 个月以上。慢性便秘可由多种疾病引起，如痔疮、结肠肿瘤等肠道疾病等，也可由药物引起，如解痉药、抗癫痫药、利尿药等。引起慢性便秘的病因中，大部分为功能性疾病，约占慢性便秘的 57.1%，其中包括功能性便秘、功能性排便障碍和便秘型肠易激综合征。

便秘属于中医"大便难""后不利""脾约""便秘"等范畴。中医认为，本病多由饮食不节、情志失调、年老体虚、病后、产后等因素所致。便秘的病位主要在大肠。大肠主司传化糟粕，大肠传导失常的主要症状之一便是便秘，这一功能的正常执行与肺的宣发肃降、肝气的疏泄、脾气的运化及肾气的温煦濡养有密切关系。饮食不节导致胃热炽盛，燔灼津液，燥屎内结，可成便秘。情志失调，肝脏疏泄失常，肝气郁滞，腑气不通，可成便秘。肺与大肠相表里，燥热伤肺或肺气虚弱时可致肺失肃降，以致大肠传导失常，而成便秘。若湿热内蕴或寒湿中阻，脾气受损，可致脾虚失运，使糟粕内停，大肠排泄失常。若肾阳不足，失于温煦，则阴寒内结，腹中冷痛，大肠传送无力，以致便秘。

大多数人治疗便秘的方法是服用泻药或灌肠等，其实这些办法治标不治本，只是暂时得到缓解，达不到治愈的目的，长时间使用很容易破坏机体的平衡，使病情加重，还有可能引起其他疾病的滋生。便秘的治疗方法主要是药物疗法和饮食疗法，药物疗法易产生依赖性，所以，治疗便秘最好的方法应该是饮食疗法。

（二）便秘的中医分型及药膳

1. 实秘

（1）热秘

症状：大便干结、排便困难，伴口干口臭、面红心烦。

药膳：

①大黄茶：生大黄 4 g，沸水泡 5 分钟，加白开水频饮。

②蜂蜜甘蔗汁：以蜂蜜和甘蔗汁拌匀，每日早、晚空腹饮服。

③香蕉粥：大米熬粥后，加入切成小段的香蕉，后加蜂蜜。

（2）气秘

症状：大便干结或不甚干结、欲便不得或便而不爽，伴腹胀肠鸣、胸胁胀闷等。

药膳：

苏子粥：苏子、麻仁各15 g，煮粥服用，一日3次。

（3）冷秘

症状：大便艰涩、排出困难，伴面色青白、畏寒肢冷、腹部冷痛、不喜按压、手足不温，或有恶心呕吐等。

药膳：

锁蓉薤白羊肉粥：锁阳20 g，肉苁蓉10 g，薤白10 g，羊肉100 g，生姜20 g，大米60 g，共煮粥，粥成入食盐少许调味服用。

（4）湿热秘

症状：大便黏滞不畅或燥结，便时用力，伴口干口苦、小便短赤、身重困倦等。

药膳：

红绿粥：赤小豆20～30 g，绿豆30 g，大米60 g，冰糖适量，先将赤小豆、绿豆、大米共煮粥，粥成入冰糖溶化后服用。

2. 虚秘

（1）血虚秘

症状：大便干结、排便不畅，伴面色无华、头晕失眠。

药膳：

①首乌红枣粥：首乌20～30 g，大米60 g，红枣10枚，冰糖适量，先将首乌加水煎取药汁，再加大米、红枣共煮粥，粥成入冰糖溶化后服用。

②海参木耳猪肠汤：海参30 g，木耳20 g，猪大肠150 g，将猪大肠洗净，与木耳、海参共炖熟，调味服食。

③菠菜芝麻粥：菠菜200 g，黑芝麻50 g，粳米100 g，精盐、味精、麻油各适量，将菠菜洗净，切成小段，黑芝麻炒熟、碾碎，粳米淘洗干净，与菠菜同入锅中，加适量水，大火煮沸，改小火煮成稠粥。

④菠菜粥：粳米煮成粥后，放入菠菜，煮沸食用，每日2次。

⑤桑葚桃仁蜂蜜羹：桑葚、核桃仁、黑芝麻各100 g，蜂蜜150 g，将桑葚、核桃仁、黑芝麻一同捣碎，混合均匀，然后用蜂蜜调匀，每次取2～3汤匙，空腹时用温开水送服，日服3次。

（2）阳虚秘

症状：大便干涩难解，四肢欠温，畏寒喜暖，面色青白，腰膝酸软或腹中冷痛，宜温阳通便。

药膳：

①韭菜炒胡桃：韭菜、胡桃仁炒食，用于脾胃虚寒，大便秘结。

②芝麻核桃粉：芝麻、黑核桃仁各等份炒熟，加蜂蜜适量，温服。黑芝麻、核桃仁各等

份，将二味炒熟，研成细末，装瓶内，每日 1 次，每次 20 g，蜂蜜适量，拌匀温热服。

③肉苁蓉羊肉粥：肉苁蓉 15 g，羊肉 50 g，粳米 60 g，睡前顿食。

（3）气虚秘

症状：大便质软或稀溏，大便无力，便不出或不尽感，伴疲乏、气短、自汗，宜行气通便。

药膳：

①牛髓膏：人参、山药、桃仁、杏仁各 60 g，核桃肉 90 g，研为细末，牛髓 90 g 放入铁锅内，加热溶化，再加入蜂蜜 240 g 熬制，空腹嚼食。

②黄芪陈皮蜂蜜饮：黄芪 30 g，陈皮 10 g，蜂蜜 30 g 加水煎煮，去渣取药液 300 mL，再将蜂蜜兑入药液里搅拌均匀。黄芪 15 g 煮后加蜂蜜 30 mL 调和当茶饮服。

③芝麻黄芪蜂蜜糊：黑芝麻 60 g，黄芪 20 g，蜂蜜适量，将黑芝麻捣烂磨成糊状，煮熟后调蜂蜜、黄芪煎水去渣冲服。

④太子参山萸粥：山萸肉 25 g，太子参 15 g，粳米 30 g，白糖 10 g，将山萸肉洗净去皮，切片，与太子参、淘净的粳米同煮成稠粥，加入白糖即成。

（4）阴虚秘

症状：大便干结、状如羊屎，伴形体消瘦、口干口苦。

①桑地蜜膏：桑葚 500 g，生地黄 200 g，加蜂蜜 1 倍制成蜜膏。

②蜂蜜芝麻水：蜂蜜、芝麻油各等份加水混拌，晨空腹服 20～50 g。

③香蕉芝麻：用香蕉蘸炒半生的黑芝麻嚼食，每日分 3 次食完，服用 3 日见效。

④百合蜂蜜饮：百合 50 g，蜂蜜、白糖适量，百合加水煮至熟透，入蜂蜜、白糖调匀服食。

⑤三仁通便茶：杏仁、松子仁、火麻仁各 12 g，将以上 3 味同捣烂，放入杯中，用沸水冲泡，加盖焖 10 分钟即成。当茶饮用，可连续冲泡 3～5 次，当天吃完。

⑥银耳红枣汤：银耳 12 g 洗净，泡发，放在碗中，加冰糖适量、红枣 12 枚，隔水炖 1 小时后即可食用。每日 2～3 次。

⑦胡桃肉蜜糖糊：胡桃肉 150 g，蜂蜜 150 g，将胡桃肉用食用植物油炸酥，捣碎，加蜂蜜调成糊状。每次约 50 g，1 日 2 次食用。

第五节 痛 风

（一）疾病概述

痛风是人体内嘌呤代谢紊乱，尿酸的合成增加或排出减少，造成高尿酸血症，血尿酸浓度过高时，尿酸以钠盐的形式沉积在关节、软骨和肾脏中，引起反复发作的关节炎、结石，导致关节畸形、肾脏改变等一组代谢性疾病。痛风在临床上分为无症状期、急性关节炎期、痛风石及慢性关节炎期，严重者可导致痛风性肾病及尿酸性肾石病。无症状期仅有血尿酸持续增高，从血尿酸增高至症状出现时间可长达数年至数十年，中年男性多见。中医认为急性期多感受湿热邪或寒湿邪，膏粱厚味郁而化热，肝肾亏损湿热留滞经络形成"热痹"，病久邪留致气血失养，虚实夹杂，病情反复发作出现肝肾不足，日久气血凝为瘀，经脉闭阻，而成痛风结节，浊瘀化腐可见溃流脂浊。其发病与遗传、性别、年龄、生活方式、饮食习惯、治疗药物、其他疾病等诸多因素有关。

中医将本病多归为"痹症"范畴。多因平素过食膏粱厚味，以致湿热内蕴，兼受风寒外邪，侵袭经络，寒邪化热，湿热炼津生痰，流窜肢节、阻滞气血经络，故见局部红肿发热、疼痛剧烈。古代医家很早就意识到本病的发生与饮食有一定的关系，所以对饮食的注意有一些记载。如《万病回春·痛风》认为"一切痛风，肢节痛者，痛属火，食则下有遗溺，内有痞块，虽油炒热物鱼面，切以戒之。所以膏粱之人，多食煎炒、炙爆、酒肉热物蒸脏腑，所以患痛风、恶毒、痈疽都最多"。

（二）痛风的中医分型及药膳

1. 痰湿壅滞

症状：体型肥胖，腹部肥满松软，多汗且黏，胸闷，痰多；平素舌体胖大，舌苔白腻，口黏腻或甜，喜食肥甘，大便正常或不实，小便不多或微混。

药膳：

①茯苓饼：茯苓粉 20 g，小麦粉适量煎饼服。

②苍术陈皮炖排骨：苍术 20 g，陈皮 10 g，排骨适量炖汤服。

③薏苡仁冬瓜汤：薏苡仁 30 g，冬瓜适量，排骨适量煮汤服。

2. 湿热痹阻

症状：形体偏胖或苍瘦，平素面垢油光，易生痤疮粉刺，舌质偏红，苔黄腻，容易口苦口干，身重困倦，心烦懈怠，大便燥结或黏滞，小便短赤，脉象多见滑数。

药膳：

①赤小豆汤：赤小豆 20 g，金银花 10 g，大枣 10 g，冷水煎汤服。

②紫花地丁饮：紫花地丁 10 g，小枣 10 g，冷水煎汤服。

③灯心竹叶汤：灯心草 7 g，淡竹叶 8 g，小枣 7 g，冷水煎汤服。

④车前子煮冬瓜：车前子 20 g，冬瓜 200 g，菜油、盐、酱油、姜、葱适量。每日 1 次，10 ~ 20 天为 1 个疗程。

3. 血瘀痹阻

症状：历时较长，反复发作，骨节僵硬变形，关节附近呈暗黑色，疼痛剧烈，停着不移，不可屈伸，或疼痛麻木。关节或红肿疼痛，兼见发热而渴，尿短赤；或关节冰凉，寒冷季节而痛剧，得热而安。舌多见紫色瘀斑，脉细涩。

药膳：

①三七粉：1 次 1 g，开水冲服，每日 2 次，饭后服。

②凉拌虎杖芽：嫩虎杖芽 150 g，开水略烫，切段，加盐、味精、白糖、麻油适量调拌均匀即可。

③独活山药汤：独活、甘草各 10 g，山药 200 g，细盐、姜末各适量，当膳用，每日早、

晚服，每次 1 小碗，每 2 ~ 3 周为 1 个疗程。

4. 肝肾亏虚

症状：日久不愈，骨节疼痛，关节僵硬变形，冷感明显，筋肉萎缩，面色淡白无华，形寒肢冷，尿多便溏，或五更泻，舌淡白，脉沉弱。或骨节疼痛，筋脉拘急牵引，烦躁，盗汗，头晕耳鸣，面赤，或持续低烧，日晡潮热，关节或见红肿灼热，或变形，不可屈伸，日轻夜重，口干心烦，纳少，舌质红，少苔，脉细。

药膳：

①天麻杜仲炖猪肉：天麻、杜仲各 15 g，猪肉 100 g，天麻、杜仲用纱布包好，与猪肉共炖熟，放温去药包食猪肉。

②冬瓜肉桂茶：冬瓜 200 g，肉桂 10 g，将冬瓜连皮切碎加肉桂一起用沸水冲泡 30 分钟即成。代茶饮服，每日分 5 次服，每次 120 mL，每 10 ~ 20 日为 1 个疗程。

③黑豆木瓜茶：黑豆 20 g，宣木瓜 10 g，细盐适量，沸水冲泡 30 分钟即成。代茶饮，每日分 3 次服，每次 1 小碗，每 2 周为 1 个疗程。

第六节　脑卒中后遗症

（一）疾病概述

脑卒中后遗症，系脑卒中发病半年以上而某些临床症状、体征未能消失，主要表现为一侧肢体肌力减退、活动不利或完全不能活动。患者常伴有同侧肢体感觉障碍如冷热不知、疼痛不觉等，有时还可伴有同侧的视野缺损。

"脑卒中"又称"中风""脑血管意外"，是一种急性脑血管疾病，是由于脑部血管突然破裂或因血管阻塞导致血液不能流入大脑而引起脑组织损伤的一组疾病，包括缺血性脑卒中和出血性脑卒中。缺血性脑卒中的发病率高于出血性脑卒中，占脑卒中总数的 60% ~ 70%。颈内动脉和椎动脉闭塞、狭窄可引起缺血性脑卒中，患者年龄多在 40 岁以上，男性较女性多，严重者可引起死亡。出血性脑卒中的死亡率较高。调查显示，城乡合计脑卒中已成为我国第一位死亡原因，也是中国成年人残疾的首要原因，脑卒中具有发病率高、死亡率高和致残率高的特点。

中医学认为，脑卒中是由于正气亏虚，饮食、情志、劳倦内伤等引起气血逆乱，产生风、火、痰、瘀，导致脑脉痹阻或血溢脑脉之外为病，以突然昏仆、半身不遂、口眼歪斜、语言謇涩或不语、偏身麻木为主要临床表现的病证。本病多发于中老年人。人至中年，由壮渐衰，气血亏虚，心、肝、肾三脏阴阳失调，加之忧思恼怒，或饮酒饱食，或房室劳累，或外邪侵袭等诱因，以致气血运行受阻，肌肤筋脉失于濡养；或阴亏于下，肝阳暴亢，阳化风动，血随气逆，挟痰挟火，横窜经隧，蒙蔽清窍，而形成上实下虚，阴阳互不维系的危急证候。

（二）脑卒中的中医分型及药膳

1. 气虚血瘀

症状：半身不遂，口眼歪斜，舌强言謇或不语，感觉减退或消失，面色白，气短乏力，自汗出，舌质暗淡，舌苔薄白腻或有齿痕，脉沉细、细缓，或细弦。

药膳：

①黄芪桂枝粥：黄芪 15 g，炒白芍、桂枝各 10 g，生姜 3 片，共水煎取汁，与大米 100 g、大枣 5 枚同煮为稀粥服食。

②黄芪地龙瘦肉粥：鲜地龙 50 g，剖开洗净去泥，猪瘦肉 50 g，切丝，共用调味勾芡；黄芪 10 g、大米 50 g，加清水适量煮沸后，下地龙及瘦肉，煮至粥熟即可调味服食。

③枸杞桃仁鸡丁：枸杞 90 g，核桃仁 50 g，嫩鸡肉 600 g，鸡蛋 3 个，鸡汤 150 g，猪油 200 g，食盐、味精、白糖、胡椒粉、芝麻油、淀粉、绍酒、葱姜蒜适量，将枸杞、桃仁用开水泡后去皮，鸡肉切丁，用食盐、味精、白糖、胡椒粉、鸡汤、芝麻油、淀粉兑成调味汁待用。将去皮桃仁用温油炸透，兑入枸杞即起锅沥油。锅烧热注入猪油，待油五成热时，投入鸡丁快速滑透，倒入漏勺内沥油，锅再置火上，放入热油，下入姜葱蒜片稍煸，再投入鸡丁，接着倒入调味汁，速炒，随即投入桃仁、枸杞即可。

2. 肝肾阴虚

症状：半身不遂，口眼歪斜，舌强言謇或不语，感觉减退或消失，眩晕耳鸣，腰酸腿软，健忘失眠，咽干口燥，舌质红，少苔或无苔，脉弦细数。

药膳：

①芪杞炖鳖：鳖肉 200 g，黄芪 30 g，枸杞子 20 g，加适量水同炖至鳖肉熟烂，即可服食。

②黄精珍珠牡蛎粥：黄精 10 g，珍珠母、牡蛎各 30 g，共水煎取汁，加大米 50 g 煮为稀粥服食。

3. 风痰瘀阻

症状：半身不遂，口眼歪斜，舌强言謇或不语，偏身麻木，头晕目眩，舌质暗淡，舌苔薄白或白腻，脉弦滑。

药膳：

①远志莲粉粥：远志 30 g，莲子 15 g，粳米 50 g，粳米煮粥，待熟后放入远志和莲子粉，再煮 1~2 沸即成。

②天麻鱼头汤：天麻 100 g，鱼头 2 个，云腿 100 g，用清水洗净大鱼头和天麻，先除去鱼鳃内污物并切为两边，天麻沥干水备用。烧红锅，加入油，爆香姜片，放少许酒，倒入鱼头，油煎去除鱼腥，1~2 分钟后取出，放在吸油纸上，吸去多余油分待用。注清水于炖盅内，先放鱼头于盅底，之后放入天麻和云腿，隔水炖全水沸时，改用中全慢火，炖 2~3 小时，再放入适量盐便成。

③蕲蛇仙鹤汤：蕲蛇、仙鹤草各 15 g，共炖熟加盐调味，即可服用。

④菖蒲郁金赤豆饮：石菖蒲 10 g，郁金 10 g，麝香 0.1 g，赤小豆 30 g，白糖适量，先煎菖蒲、郁金、赤小豆，调入麝香和白糖服用即可。

第七节 失 眠

（一）疾病概述

失眠是以经常不能获得正常睡眠为特征的一类病证，其主要表现为睡眠的时间、睡眠的深度不足，轻者入睡困难，或寐而不酣、时寐时醒或醒后不能再寐，重者彻夜不眠，长此以往会影响大脑的功能，引起情绪、注意力、语言能力、记忆功能及应变能力的降低等，同时也会引起身体免疫功能降低，原有疾病加重，衰老加速，影响身心健康。

现在很多人存在入睡困难，或者易惊醒等问题，这是常见的失眠表现，有失眠现象要尽快调理，可以喝中药帮助改善睡眠质量。对于失眠的病因主要有：①环境因素，良好的睡眠需要有一个优质的环境，因为噪音、温度及光照都会干扰到睡眠，导致睡眠环境不佳，所以在睡觉之前一定要为自己创造一个良好的睡眠环境；②生理因素，如果在短时间之内跨越几个时区生物钟会因为不适应而出现失眠现象，这就是人们口中所说的"倒时差"，也是现代人群常见的失眠原因之一；③心理因素，一些应激的事情也容易引起失眠现象，比如周围亲朋好友在遇到事情之后会因为担心害怕而影响睡眠质量，在考试之前、重要的会面之前也可能会因为紧张、担心而出现暂时性失眠；④精神原因，抑郁症、老年痴呆、焦虑症及强迫症等都会有一定程度失眠的现象，可见精神方面的疾病也是导致失眠的原因之一；⑤躯体疾病，有些疾病会给身体带来痛苦，如关节炎、晚期癌症、胃肠道疾病及肾衰竭等都会给患者带来一定的疼痛感，也会影响到睡眠质量。

《内经》称失眠为"不得卧""目不瞑"，是由心神失养或心神不安所致，其病因有情志失常、饮食不节、劳逸失常及病后体虚，主要病机为阳盛阴衰、阴阳失交。一为阴虚不能纳阳，一为阳盛不得入阴。病位主要在心，与肝、脾、肾密切相关。治疗当以补虚泄实，调整阴阳为原则。中医药治疗失眠有其独特的优势，效果显著，而中医药膳食疗相对于中药方剂更有其自身的优势，口感好，患者易接受。药膳中选用的大多是药食兼用之品，可长期保健食用。

（二）失眠的中医分型及药膳

1. 心火偏亢

症状：心烦不寐，躁扰不宁，怔忡，口干舌燥，小便短赤，口舌生疮，舌尖红，苔薄黄，脉细数。

药膳：

①黄连鸡子炖阿胶：黄连 10 g，生白芍 20 g，鸡蛋 2 个，阿胶 50 g，先将黄连、白芍加水煮取浓汁、去渣，再将阿胶加水约 50 mL，隔水蒸化，把药汁倒入后再慢火煎膏，将成时放入蛋液，拌匀即可。每晚睡前服。

②莲子百合小米粥：莲子 50 g，百合 40 g，小米 50 g，将莲子、百合、小米加入适量水，根据口味加少许食盐或冰糖调味。

2. 肝郁化火

症状：急躁易怒，不寐多梦，甚至彻夜不眠，伴有头晕头胀，目赤耳鸣，口干而苦，便秘溲赤，舌红苔黄，脉弦而数。

药膳：

①馨梅茶：乌梅、素馨花、冰糖煮水，滋阴养肝，解郁降火。

②芹菜红枣汤：芹菜200～300 g，红枣20～30枚，加入适量水煮汤，分次饮用。

3. 痰热内扰

症状：不寐，胸闷心烦，泛恶，嗳气，伴有头重目眩，口苦，舌红苔黄腻，脉滑数。

药膳：

①百合半夏红枣粥：半夏50 g，百合50 g，大米100 g，白糖5 g，红枣20枚，先煎半夏取汁一大碗，再在煎液中加入大米和百合、红枣同煮成粥，加糖食用。

②杏仁糊：杏仁10 g，面粉100 g，杏仁去皮尖研成粉状入锅，加水适量煮熬10分钟左右，再将面粉用凉水调成糊状，倒入锅内，煮开即可。

③天麻陈皮饮：茯苓、白糖各15 g，陈皮6 g，天麻10 g，天麻、陈皮、茯苓，水煎，去渣取汁，加入白糖。每日1剂，分次饮用。

4. 胃气失和

症状：不寐，脘腹胀满，胸闷嗳气，嗳腐吞酸，或见恶心、呕吐，大便不爽，舌苔腻，脉滑。

药膳：

①砂仁粥：粳米100 g，砂仁5 g，粳米煮粥，砂仁研末后加入，再煮一二沸，温热服用，早、晚各1剂，连用3天。砂仁安腹痛，温脾胃；粳米温中和胃。

②山楂枳壳粥：山楂20 g，枳壳10 g，粳米100 g，白糖10 g，枳壳研为细末备用，山楂切片，与粳米同煮，沸后加小火煨，煮成稀粥，加白糖和匀即成。空腹食用。

5. 阴虚火旺

症状：心烦不寐，心悸不安，腰酸足软，伴头晕，耳鸣，健忘，遗精，口干津少，五心烦热，舌红少苔，脉细而数。

药膳：

①冬虫草炖水鸭：水鸭一只，去毛及内脏，将冬虫草15 g洗净，放入水鸭腹内，以竹签缝好切口，加水放入炖盅内炖熟，佐膳。

②核桃仁五味子蜜糊：将核桃肉20 g捣碎，加五味子3 g和蜂蜜10 mL拌匀即可服用。

6. 心脾两虚

症状：多梦易醒，心悸健忘，神疲食少，头晕目眩，伴有四肢倦怠，面色少华，舌淡苔薄，脉细无力。

药膳：

①龙眼冰糖茶：龙眼肉25 g，冰糖10 g，龙眼肉洗净，同冰糖放入茶杯中，沸水，加盖焖一会儿即可饮用。每日1剂随冲随饮，随饮随添开水，最后吃龙眼肉。

②糯米粥：糯米、小麦各50 g，加水煮熟，加糖适量调匀即可。

7. 心胆气虚

症状：心烦不寐，多梦易醒，胆怯心悸，触事易惊，伴有气短自汗，倦怠乏力，舌淡，脉弦细。

药膳：

①酸枣粥：酸枣仁500 g，大米100 g，先将酸枣仁研碎，水浸取汁500 g，再将大米淘洗干净，与酸枣仁汁同入锅，煮成粥即可食用。

②远志枣仁粥：远志15 g，炒酸枣仁10 g，粳米75 g，粳米淘洗干净，与适量清水同入锅中，加入洗净的远志、酸枣仁，用大火烧开后改小火煮成粥，可做夜餐食用。

第八节　原发性痛经

（一）疾病概述

原发性痛经又称功能性痛经，是由于子宫内膜和血中前列腺素含量较高等因素或盆腔炎、子宫肌瘤等盆腔器质性病变所致的妇科常见病，多发于年轻女性。患者常在经期及其前后出现小腹或腰部疼痛，甚至痛及腰骶的临床症状，严重者同时可见恶心、呕吐、冷汗淋漓、手足逆冷，甚至冷厥。疼痛时间为月经前48～72小时，会给患者带来极大的痛苦，并影响其正常生活。

痛经发病有情志所伤、起居不慎或六淫危害等不同病因，并与素体及经期、经期前后特殊的生理环境有关。其发病机制主要是在此期间受到致病因素的影响，导致冲任瘀阻或寒凝经脉，使气血运行不畅，胞宫经血流通受阻，以致"不通则痛"；或冲任、胞宫失于濡养，"不荣则痛"。其病位在冲任、胞宫，变化在气血，表现为痛证。中医关于疼痛的机制有二：一是"不通则痛"，属实性致痛，多是由于局部脏腑经络等组织气机闭塞，气血运行不畅而致；二是"不荣则痛"，属虚性致痛，多是由于患者脏腑经络等组织得不到气血津液的濡养所致。故在患者的日常生活中，充分利用药物的偏性来纠正机体的阴阳偏衰偏盛和清除某些外邪，促进脏腑组织恢复协调和机体阴阳平衡，有助于患者恢复健康。痛经的治疗以调理冲任气血为主，还要根据不同的证候进行治疗。气滞血瘀应理气化瘀止痛；寒凝胞中的阳虚内寒应温经暖宫止痛；寒凝胞中的寒湿凝滞应以温经散寒除湿及化瘀止痛为主；湿热下注以清热化湿、化瘀止痛为主；气血虚弱应以益气补血止痛为主；肝肾虚损以益肾养肝止痛为主。该类患者生殖器官一般无明显病变，且药物治疗效果差，采用中医辨识体质和辨证的方法，结合适当药膳方法能有效地改善患者的经行疼痛症状，达到标本兼治。

（二）原发性痛经的中医分型及药膳

1. 气滞血瘀

症状：行经前或经期有胁肋部、乳房和小腹胀痛，不喜按压，经量少，经色偏黯，甚者夹有血块，舌紫黯苔少，舌边有时可见到散在的瘀点或瘀斑，脉弦细涩。

药膳：

①香附当归益母粥：香附 15 g，益母草 30 g，当归尾 6 g，先煎煮 30 分钟后，去渣取汁，加水熬粥食用，于行经前 1 周，每日 1 次，连续 7 天。

②玫瑰香附粥：玫瑰花 10 g，香附 6 g，益母草 10 g，先煎煮 30 分钟后，去渣取汁，加水熬粥食用，于行经前 1 周，每日 1 次，连续 7 天。

③玄胡益母草煮鸡蛋：准备玄胡、益母草、鸡蛋，加水同煮，等到鸡蛋熟后去壳，再放回锅中煮 20 分钟左右就可以饮汤，吃鸡蛋。

④黑豆红花饮：黑豆 30 g，红花 6 g，红糖 30 g，将黑豆、红花加清水适量，用武火煮沸 4 分钟后，再用文火煮至黑豆烂熟，去黑豆、红花，加红糖调味即成。每次服 2 杯，每日 2 次。具有活血化瘀、缓急止痛的功效。

⑤山楂红枣汤：山楂 50 g，生姜 15 g，红枣 15 枚，水煎服，每日 1 剂，分 2 次服。具有活血化瘀、温经止痛、行气导滞的功效。

2. 寒湿凝滞胞宫

症状：行经前及经期都会出现小腹甚至腰骶部冷痛，痛势剧烈，喜热，不喜按，一般月经量偏少，色紫黯有瘀血块，兼见手足发凉，舌质色深，舌苔白腻偏滑，脉沉紧。

药膳：

①艾叶干姜葱白红糖饮：艾叶 15 g，干姜 10 g，葱白 3 段，红糖 30 g，共煎煮 30 分钟后，去渣取汁后饮用，于行经前及经期，每日 2 次，连续 5 天。

②蜀椒汤：花椒 10 g，生姜、红枣各 30 g，共入锅内，加水适量，煎煮 20 分钟，去渣取汁，稍温饮服，经前连服 3~5 天。

③桂枝大枣汤：将大枣、桂枝、山楂，用水煎取汁，再加入红糖在煮沸后趁热饮服，每日服用 2 次，具有一定的温经散寒、活血止痛的效果。

④姜艾薏苡仁粥：干姜、艾叶各 10 g，薏苡仁 30 g，将前两味用水煎取汁，再将薏苡仁煮粥到八成熟，最后放入药汁一起煮到熟服用。具有温经、化瘀、散寒的功效。

⑤山楂桂枝红糖汤：山楂肉 15 g，桂枝 5 g，红糖 30 g，将山楂肉、桂枝装入瓦煲内，加清水 2 碗，用文火煎至 1 碗时，加入红糖调匀，煮沸即可。具有温经通脉、化瘀止痛的功效。适用于女子寒性痛经症及面色无华。

⑥姜枣红糖水：干姜、大枣、红糖各 30 g，将前两味洗净，干姜切碎末，大枣去核，加红糖煎，喝汤，吃大枣。具有温经散寒的功效。适用于寒性痛经及黄褐斑。

⑦茴香生姜汤：小茴香 15 g，生姜 4 片，赤砂糖适量，将茴香、生姜共入锅内，加水适量煎煮 20 分钟，去渣取汁，加入赤砂糖，稍煮 1~2 沸即可，稍温饮服，经前连服 3~5 天。

⑧椒附炖猪肚：猪肚 150 g，附子 2 g，川椒 2 g，粳米 30 g，将附子、川椒研末，猪肚洗净，装入药末、粳米及适量的葱，扎口入锅中，加水适量，微火煮至猪肚烂熟。佐餐食用。

3. 湿热壅滞

症状：经前或经期小腹灼痛拒按，亦有平时小腹疼痛持续存在，行经前和行经期间疼痛加剧者，一般经量较多，且经期延长，经色紫红，兼有血块，平素带下色黄黏稠臭秽且量多，舌红，苔黄腻，脉滑数。

药膳：

①薏米黄柏砂仁粥：黄柏 9 g，生薏米 50 g，鲜马齿苋 20 g，鲜鱼腥草 20 g，先将黄柏煎 30 分钟，取汁后加水至 300 mL 煮薏米至八成熟时，随后加鲜马齿苋和鲜鱼腥草共煮至熟，可于行经前后服用，每日 1 次，连续 7 天。

②金钱草茶：金钱草 20 g，郁金 12 g，两者洗净放锅内，加水煎煮，再加入蜂蜜，代茶饮用。

③茵陈山楂茶：绵茵陈 20 g，山楂子 10 g，银花 15 g，全部放入锅内加水煎煮，再加入红糖，分次饮用。

4. 气血双亏

症状：经期或经后小腹隐痛，喜揉喜按，月经色淡量少，同时可见面色萎黄，神疲乏力，少气懒言，食少，心悸失眠多梦，舌淡白，苔薄，脉弱。

药膳：

①党参黄芪阿胶鸡蛋羹：党参 15 g，黄芪 12 g，阿胶 9 g，当归 12 g，鸡蛋 1 个，先将党参、黄芪、当归加水共煎煮 30 分钟后取汁，加入阿胶，然后做成鸡蛋羹服用。可每日服用 1 次，时间不限，直至改善症状。

②韭菜红糖汁：鲜韭菜 300 g，红糖 100 g，将鲜韭菜洗净，沥干水分，切碎后捣烂取汁备用。红糖放入铝锅内，加清水少许煮沸，至糖溶后兑入韭菜汁内，即可饮用。

③黑豆大枣汤：100 g 黑豆，50 g 大枣，加水煮成粥，再加 20 g 红糖，这是 1 剂的量，每次月经前 3 天开始服用，每日 1 剂，连服 10 剂为 1 个疗程。

④玄胡益母草煮鸡蛋：玄胡 20 g，益母草 50 g，鸡蛋 2 个，加水同煮，待鸡蛋熟后去壳，再放回锅中煮 20 分钟左右即可，饮汤，吃鸡蛋。具有通经止痛、补血悦色、润肤美容功效。

⑤乌豆蛋酒汤：乌豆（黑豆）60 g，鸡蛋 2 个，黄酒或米酒 100 mL，将乌豆与鸡蛋加水同煮即可。具有调中、下气、止痛功能。

5. 胞宫虚寒

症状：经期或经后小腹隐隐作痛，甚至连及腰骶部，有酸冷感觉，喜温喜按，月经量少，色淡质稀，小便清长，面色暗淡，舌淡白，苔薄，脉沉细弱。

药膳：

①二胶膏：龟板胶 120 g，鹿角胶 120 g，续断 30 g，桑寄生 30 g，桂枝 30 g，熟地黄 60 g，以上熬膏，于行经前后服用，每日 2 次，每次 6 g。

②当归生姜羊肉汤：羊肉 500 g，当归 60 g，黄芪 30 g，生姜 5 片，羊肉切块，与当归、黄芪、生姜共炖汤，加盐及调味品。吃肉，饮汤。

6. 肝肾精亏

症状：行经后 2 日左右小腹疼痛，痛势隐隐，兼有腰骶疼痛酸胀，月经经色暗淡，质稀量少，头晕耳鸣，或五心烦热，潮热盗汗，骨蒸，舌红苔少，脉细弱。

药膳：

①山药枸杞粳米粥：山药 15 g，枸杞子 12 g，熟地 6 g，鹿角胶 6 g，当归 12 g，白芍 6 g，甘草 3 g，粳米 100 g，先把熟地、当归、白芍、甘草煎煮取汁 150 mL，然后将山药、枸杞子、烊化后的阿胶和粳米共煮成粥，即可食用。每日 1 次，早、晚空腹服用。

②黑豆米酒鸡蛋汤：黑豆 60 g，鸡蛋 2 个，同时煮熟后，鸡蛋去壳再煮，待黑豆变软些，放入 120 mL 米酒，吃蛋，喝汤。

③枸杞炖兔肉：枸杞子 15 g，兔肉 250 g，将枸杞子和兔肉放入适量水中，文火炖熟，用盐调味。饮汤，吃肉，每日 1 次。

④韭菜炒羊肝：韭菜 150 g，羊肝 200 g，将羊肝切成小片，与韭菜一起于铁锅内急火烹炒，加入食盐、味精调味。佐餐食用。每日 1 次，连食 1 周为 1 个疗程。经行前 5 日开始食用。

⑤鳖甲炖白鸽：鳖甲 50 g，白鸽 1 只，将白鸽用水憋死，除去毛及内脏，鳖甲洗净捶成碎块，放入白鸽腹内。将白鸽放入碗内，加姜、葱、盐、黄酒、清水，再将碗放入锅内隔水炖至鸽肉烂熟。佐餐食用。

第九节　多囊卵巢综合征

（一）疾病概述

多囊卵巢综合征是以慢性无排卵、闭经或月经稀发、不孕、肥胖、多毛和卵巢多囊性增大为临床特征的综合征。在育龄妇女中较常见，多是内分泌轴功能紊乱所引起的疾病的终期卵巢病理改变，其最初的神经内分泌变化，是 GnRH-GnH 释放频率和脉冲振幅增加，LH/FSH 比值增高。1935 年，Stein 与 Leventhal 首先描述双侧卵巢肿大者伴不孕、多毛与肥胖等表现，称为 Stein-Leventhal 综合征。随着临床研究的深入，组织学上具有多囊卵巢伴无排卵和（或）多毛症的临床症候群范围不断扩大。1963 年，Goldziether 总结 187 篇共 1079 例多囊卵巢综合征资料，发现其中有许多非典型病例，如无多毛，甚至有排卵功能。随着检测技术的发展，认识到多囊卵巢并非是一种独特的疾病，而是一种多病因、表现极不均一的临床综合征。

多囊卵巢综合征这一病名在中医古籍中没有专门记载，多根据其主要临床表现而归属于"月经后期""闭经""不孕"等范畴来论治。本病的最主要表现是月经紊乱或异常，而月经的产生与肾的关系最为密切。肾主生殖，藏天癸，女子的生长发育、月经的至竭及生殖功能均由肾气所主，且与天癸密切相关。现代医学认为多囊卵巢综合征主要由遗传和精神、饮食等多种因素共同作用所致，而中医学认为先天禀赋不足，或后天摄生不慎，或情志所伤，致肾气亏耗，或元精虚乏，肾水枯涸，则冲任失调，胞宫失养而经乱无嗣。多囊卵巢综合征的中医机制以肾虚为本，并与心、肝、脾功能失调及痰湿、气滞、血瘀等密切相关。

（二）多囊卵巢综合征的中医分型及药膳

1. 肾虚

症状：以月经迟至，经量少，色淡质稀，渐至经闭，或月经周期紊乱，经量多或淋漓不净，或婚久不孕，多毛、痤疮，腰腿酸软，头晕耳鸣，面色无华，身疲倦怠，畏寒、便溏，舌淡苔薄，脉沉细为常见症。

药膳：

①三七首乌粥：三七 5 g，何首乌 30～60 g，大米 100 g，红枣 2 枚，白糖适量。将三七、何首乌洗净，放入砂锅内煎取浓汁；将大米、红枣、白糖放入砂锅中，加水适量，先煮成稀粥，然后放入三七首乌汁，轻轻搅匀，文火烧至翻滚，见粥汤黏稠停火，盖紧焖 5 分钟即可。

②百合鸡子黄汤：百合 7 枚，鸡子黄 1 枚，白糖适量，百合脱瓣，清水浸泡一宿，待白沫出，去其水，放入锅中，加清水，旺火烧沸后再改用小火煮约半小时，然后加入鸡子黄搅匀，再沸，调以白糖（或冰糖）进食。

③山药枸杞粥：山药 20 g，枸杞子 10 g，大米、小米或糯米适量，共煮粥食之。

④猪腰枸杞羹：枸杞子 30 g，温水浸泡 20 分钟，猪腰 1 对，去白筋，共入砂锅，加水 500 mL，煮熟，趁热吃即可。

⑤黄芪杞子乳鸽汤：黄芪、枸杞子各 30 g，乳鸽 1 只，放炖盅内加入适量水，隔水炖煮，吃肉饮汤。有补益肾气的作用。

⑥木耳汤：白木耳 30 g，鹿角胶 7.5 g，文火煮熟，冰糖 15 g（烊化），分次或 1 次食用。

⑦人参大枣乌鸡汤：乌鸡 1 只，人参 20 g，大枣 20 枚，加水 2000 mL 熬汤，每日 3 次，每次 200 mL，10 天为 1 个疗程。

2. 痰湿阻滞

症状：月经周期延后，经量少，色淡质黏稠，渐至闭经，或婚久不孕，形体丰满或肥胖，多毛，或乳房胀痛，神疲肢重，苔白腻，脉滑或沉滑。

药膳：

①苡仁饮：荷叶 10 g，炒薏苡仁 30 g，洗净入锅，加水共煮汤。代茶饮。

②薏米陈皮粥：薏苡仁 30 g，陈皮 6 g，大米 50 g，煮粥服用。

③苍术泽泻粥：苍术、泽泻各 10 g，煮取药液，去渣加入粳米煮粥服用。

④茯苓百合荷叶粥：茯苓 15 g，百合 10 g，荷叶 10 g，粳米 60 g，冰糖适量，同煮粥，沸后加入冰糖适量，煮至冰糖溶化即可。早、晚各食一次。

⑤海藻薏苡仁粥：海藻 10 g，昆布 10 g，甜杏仁 10 g，茅根 15 g，薏苡仁 50 g，将前四味药加水煎取汁，用药汁与薏苡仁同煮成粥即可食用。

⑥苍术陈皮炖排骨：苍术 20 g，陈皮 10 g，排骨适量，炖汤服。

3. 气滞血瘀

症状：月经周期延后，经量多或少，经期淋漓不净，色暗红，质稠或有血块，渐至闭经，或婚久不孕，舌紫或有斑点，脉弦涩。

药膳：

①双花调经茶：玫瑰花 10 g，月季花 10 g，佛手 5 g，红茶 5 g，前三味均可在中药房买到粗制品。将上四味放入杯子中，然后用沸水冲泡后加盖焖五六分钟，就可饮服。每次月经来潮前一周代茶频饮。

②玫瑰花汤：玫瑰花初开者 30 朵，冰糖适量，将玫瑰花去心蒂，洗净，放入砂锅中，加清水浓煮，调以冰糖进食。

③豉汁佛手瓜：佛手瓜 200 g，豆豉 20 g，红椒片 10 片，盐 5 g，味精 3 g，佛手瓜去皮、洗净切薄片，豆豉用水快速冲洗；锅中加水烧沸，下入佛手瓜焯烫后捞出，锅中加油烧至八成热，下入红椒片、豆豉炒香后，再下入佛手瓜片炒熟，调入盐、味精即可。

④鸡血藤炖肉：鸡血藤 15 g，猪瘦肉 150 g，炖煮后喝汤吃肉，每日 1 次。

⑤当归鳝鱼羹：当归、川芎、党参各 15 g，鳝鱼 50 g，料酒、葱、姜、蒜、食盐、酱油适量，将鳝鱼去骨、内脏，切丝，当归、川芎、党参装纱布内，加水与佐料煎煮，吃鱼饮汤。

4. 肝经湿热

症状：月经稀发，月经稀少或闭经，或月经紊乱，婚久不孕，伴胁肋胀痛、痤疮、多毛，舌红苔黄腻，脉滑数。

药膳：

①桑菊饮：桑叶、菊花各 6 g，枸杞 10 g，开水冲泡代茶饮用。

②夏枯桑叶水鸭汤：水鸭 1 kg，生姜 5 g，大火烧开，文火炖煮 1 小时，加入夏枯草、桑叶各 5 g，再烧开 10 分钟即可食肉喝汤。

③金银花茶：金银花 6 g，绿茶 6 g，开水冲泡饮用。

④菊花绿豆糕：菊花 30 g，绿豆粉 130 g，白糖粉 130 g，炒糯米粉 20 g，糖桂花 10 g，菊花泡水打汁备用，将白糖粉放入和面机里，加入菊花汁、糖桂花，再投入绿豆粉、炒糯米粉，搅拌均匀，然后用模具制成绿豆糕块，蒸 15 分钟后取出，冷却后即可食用。

第十节　产后缺乳

（一）疾病概述

产妇在哺乳时乳汁甚少或全无，不足够甚至不能喂养婴儿者，称为产后缺乳。缺乳的程度和情况各不相同：有的开始哺乳时缺乏，以后稍多但仍不充足；有的全无乳汁，完全不能喂乳；有的正常哺乳，突然高热或七情过极后，乳汁骤少，不足于喂养婴儿。妊娠、分娩、哺乳是女性生理特点，是女性激素的一种正常调节。不哺乳不但影响婴儿的健康成长，也不利于产妇的康复，甚至会增加发生乳腺病的机会。因此，应大力提倡产后正常哺乳，对缺乳者进行治疗。

中医学认为，乳房通过经络与肝、脾、肾和冲任有着密切联系。这些脏腑经络功能失常，都会影响气血的生化和运行，导致乳房疾病，若发生于产后，则会导致缺乳。乳汁由气血化生，依赖肝气疏泄与调节，故缺乳多因气血虚弱、肝郁气滞所致，也有因痰气壅滞导致乳汁不行者。缺乳首辨虚实。虚者，乳汁清稀，量少，乳房松软不胀，或乳腺细小；实者，乳汁稠浓，量少，乳房胀满而痛。治疗缺乳以通乳为原则，虚者补而通之，实者疏而通之。

（二）产后缺乳的中医分型及药膳

1. 气血虚弱

症状：产妇哺乳时，乳汁不充或全无，不足以喂养婴儿；乳汁清稀，乳房不胀而软。恶露量多或不止，面色少华，神疲乏力，食欲不振。舌淡白或胖，苔白，脉细弱。

药膳：

①八珍猪脚汤：党参、茯苓、白术、甘草、生地、白芍、当归、川芎各 10 g，生姜 15 g，猪脚 1 kg，同炖煮 1 小时，去药渣，加适量葱花、盐调味，饮汤食肉。

②鳙鱼头汤：鳙鱼头 1 个，生姜 3 片，烧锅下油煎姜片刻后，放鱼头略煎，煮汤，调味食用。

③参芪鸡蛋汤：党参 30 g，北黄芪 30 g，大枣 30 g，生姜 10 g，红糖 30 g，鸡蛋 100 g，将以上药物洗净后加水 600 mL 浸泡 2 小时，加入瘦肉用武火煮开后再用文火煮 20 分钟后加入红糖煮成汤。

④章鱼花生汤：王不留行 10 g，通草 3 g，章鱼 60 g，瘦肉 50 g，花生仁 30 g，将药材和章鱼、花生仁洗净后加水 800 mL 浸泡 2 小时，加入瘦肉用武火煮开后再用文火煮 30 分钟，加入调味品成汤。

⑤章鱼木瓜汤：南木瓜 500 g，章鱼 150 g，共煲汤饮食。

⑥鲫鱼汤：鲫鱼 500 g，通草 10 g，穿山甲 10 g，炖煮。

⑦莴笋籽糯米粥：莴笋籽 15 g，糯米 75 g，生甘草 5 g，精盐适量，将莴笋籽捣碎，同甘草放入适量水锅中用小火煎汁，去渣，加入糯米煮成粥，加入精盐调味则可。

⑧红薯粥：红薯 200 g，粳米 75 g，红薯削皮、洗净、切丁，粳米淘洗净，加适量水烧沸后放入粳米、红薯丁，小火煮成粥即成。

⑨黑芝麻大米糊：黑芝麻 150 g，大米 100 g，猪蹄汤 1500 g，冰糖 200 g，大米淘洗净，用清水浸泡 1 小时后沥干；黑芝麻入锅中焙炒香，与米混合，加水磨碎，用布袋滤出细浆。猪蹄汤中加入冰糖，入锅中煮溶化，煮成稀糊状即可。

2. 肝郁气滞

症状：产后乳汁甚少或全无，或平日乳汁正常或偏少，突然七情内伤后，乳汁骤少或点滴全无；乳汁稠浓，乳房胀硬而痛，或有身长热。精神抑郁，胸胁胀痛，食欲减退。舌黯红或尖边红，苔微黄，脉弦数。

药膳：

①通乳猪脚粥：党参 20 g，北黄芪 30 g，当归 15 g，麦冬 15 g，通草 6 g，桔梗 10 g，黄精 20 g，天花粉 20 g，猪蹄 2 只，煮好后去掉药渣，再加粳米煮成粥，加葱白为佐料，每日食用 2 次。

②炮甲通乳汤：炮穿山甲 10 g，王不留行 10 g，佛手 10 g，通草 6 g，当归 15 g，甘草 5 g，先以猪蹄 2 只煮汤，去掉浮油，再用汤煮药。每次服 10 mL，每日 2 次。

③猪蹄葱白豆腐汤：猪蹄 1 只，葱白 2 节，豆腐 60 g，黄酒 30 mL，将猪蹄洗净切开，与葱白、豆腐同放入锅内加水适量，文火煮 30 分钟，再倒入黄酒，加入适量食盐。饮汤食用。

④通乳粥：猪蹄 1 只，黄瓜心 10 g，漏芦 10 g，粳米 10 g，葱白适量，先将诸药用纱布袋装好与猪蹄同煮，煮好后去掉药渣，再加粳米煮成粥，加葱白为佐料，每日食用 2 次。

⑤玫瑰香附粥：玫瑰花 10 g，香附 6 g，陈皮 10 g，炒麦芽 30 g，先煎煮 30 分钟后，去渣取汁，加水熬粥食用。

第十一节　更年期综合征

（一）疾病概述

更年期综合征又称围绝经期综合征，是指妇女进入更年期后，由于女性卵巢功能衰退，同时精神心理负荷增加，神经内分泌代谢紊乱从而产生的一系列症状。中医古称"女子不月""月事不来""经水不通""经闭"等，现称"绝经前后诸证"，即妇女在绝经期前后的一段时期内，围绕月经紊乱或绝经出现烘热汗出、烦躁易怒、潮热面红、眩晕耳鸣，以及心悸失眠、腰背酸楚、目浮肢肿、情志不宁等症状。这些证候常参差出现，发作次数和时间无规律性，病程长短不一，短者数月，长者可迁延数年乃至十数年不等。《黄帝内经》中说"女子七岁，肾气盛，齿更发长……六七三阳脉衰于上，面皆焦，发始白。七七任脉虚，太冲脉衰少，天癸竭，地道不通，故形坏而无子也"，古人早已发现，妇女步入四十岁后，肾气由盛渐衰，由于肾为一身阴阳之根本，故阳气亦随之渐衰，首先在身体表现为三阳脉气衰于头面，故面焦发白。在四十九岁前后，天癸渐少，冲任二脉气血也随之而衰少，冲任二脉相资匮乏时，血海则不能按时满盈，最后天癸衰竭，则冲任亏败，源断其流，以致闭经。

生理转折时期，受内外环境的影响，如素体阴阳有所偏盛偏衰，素性抑郁，宿有痼疾，或家庭、社会等环境改变，易导致肾阴阳失调。"肾为先天之本"，又"五脏相移，穷必及肾"，故肾阴阳失调，每易波及其他脏腑，而其他脏腑病变，久则必然累及于肾，故本病之本在肾，常累及心、肝、脾等多脏、多经，致使本病临床表现复杂，证候也多样。

（二）更年期综合征的中医分型及药膳

1. 阴虚

症状：头晕耳鸣，腰酸腿软，烘热汗出，五心烦热，失眠多梦，口燥咽干，或皮肤瘙痒，月经周期紊乱，量少或多，经色鲜红。舌红，苔少，脉细数。

药膳：

①山萸肉粥：山萸肉 15 g，粳米 60 g，白糖适量，山萸肉洗净，去核，与粳米同入砂锅煮粥，待粥将熟时，加入白糖，稍煮即成。早、晚各服一次。

②天门冬粥：天门冬15 g，粳米60 g，冰糖适量，天门冬煎取浓汁，去渣，入粳米煮粥，沸后加入冰糖适量，煮至冰糖溶化即可。早、晚各食一次。

③双耳汤：银耳10 g，黑木耳10 g，冰糖30 g，将银耳、黑木耳用温水泡发，并摘除蒂柄，除去杂质，洗净，放入碗内，加水适量，放入冰糖。置蒸笼中蒸1小时，待木耳熟透即成。吃银耳、木耳，喝汤，每日2次。

2. 阳虚

症状：头晕耳鸣，形寒肢冷，腰酸膝软，腹冷阴坠，小便频数或失禁，带下量多，月经不调，量多或少，色淡质稀，精神萎靡，面色晦暗。舌淡，苔白滑，脉沉细而迟。

药膳：

①韭菜粥：新鲜韭菜30 g，或韭菜籽10 g，粳米60 g，细盐少许，取新鲜韭菜，洗净切细（或韭菜籽研细末），先煮粳米为粥，待粥沸后，加入韭菜或韭菜籽细末、精盐，同煮成稀粥。早、晚各食一次。

②苁蓉羊肉粥：肉苁蓉15 g，精羊肉60 g，粳米60 g，细盐少许，葱白2茎，生姜3片，分别将肉苁蓉、羊肉洗净后切细，先用砂锅煎肉苁蓉，取汁去渣，入羊肉、粳米同煮，待煮沸后加入细盐、葱白、生姜，煮为稀粥。早、晚各食一次。

③核桃仁炒韭菜：核桃仁60 g，韭菜白250 g，麻油30 g，食盐1.5 g，将核桃仁先用沸水焯约2分钟，捞出后撕去表皮，冲洗干净，滤干水装于碗内，韭菜白择洗后，切成3 cm长的段待用。炒锅烧热后，倒入麻油，油热时下入核桃仁翻炒至色黄，再下韭菜白一起翻炒至熟，起锅时撒入食盐，炒匀后装盘即成。

3. 肝郁

症状：精神抑郁，烦躁易怒，口苦，焦虑，心慌心悸，头晕头痛，耳鸣，胸胁胀满，舌红少苔，脉弦细或弦数。

药膳：

①代代花茶：代代花8朵，绿茶3 g，一杯滚烫开水冲泡，焖约10分钟后即可。代茶饮。

②郁金粥：郁金15 g，粳米适量，调料少许，将郁金加适量水煎取汁，再用该汁与粳米煮粥，加入调料调味即可。早、晚服食。

③合欢甘松粥：合欢花10 g，甘松3 g，粳米50 g，红糖5 g，将合欢花、甘松加适量水煎取汁，再用该汁与粳米同煮粥，加入红糖调味即可。每晨空腹温热顿服。

4. 血虚

症状：情绪低落，烦躁易怒，疲乏，面色苍白，失眠，多梦，舌淡，苔薄白，脉沉细或弱。

药膳：

①当归羊肉汤：当归15 g，黄芪25 g，党参25 g，羊肉500 g，葱、姜、料酒、味精各适量，羊肉洗净，当归、黄芪、党参装入纱布袋内，扎好口，与葱、姜、盐、料酒一起放入锅内，加水适量。置武火烧沸，再用文火煨炖，直至羊肉熟烂即成。食用时可酌加味精，吃肉喝汤，可早、晚各食一次。

②归参山药猪腰：当归 10 g，党参 10 g，山药 10 g，猪腰 500 g，酱油、醋、姜丝、蒜末、香油适量，将猪腰切开，剔去筋膜、肾盂，洗净，当归、党参、山药装入纱布袋内，扎紧口，同放入锅内，加水适量，清炖至猪腰熟透，捞出猪腰，冷却后切成薄片，放在盘子里，拌入酱油、醋、姜丝、蒜末、香油即可，佐餐食用。

③糯米阿胶粥：阿胶 30 g，糯米 60 g，红糖少许，先用糯米煮粥，待粥将熟时，放入捣碎的阿胶，边煮边搅匀，稍煮两三沸即可。晨起空腹食用。

④龙眼酸枣仁粥：龙眼肉 10 g，炒枣仁 10 g，芡实 12 g，炒枣仁捣碎，用纱布袋装，芡实加水 500 mL 煮半小时后加入龙眼肉和炒枣仁，再煮半小时，取出枣仁，加适量白糖，滤出汁液。不拘时间，随时饮用，并吃龙眼肉及芡实。

第十二节　湿　疹

（一）疾病概述

湿疹是一种常见的由多种内外因素引起的表皮及真皮浅层的过敏性炎症性皮肤病。皮损以多形性损伤、对称分布、有渗出倾向、瘙痒剧烈、反复发作和易成慢性为临床特征。按皮疹表现分为急性、亚急性、慢性三期。急性以丘疱疹为主，炎症明显，易渗出；亚急性较急性轻，以丘疹、结痂、鳞屑为主，仅少量水疱及轻度糜烂；慢性以苔藓样变为主，皮肤肥厚粗糙，触之较硬，色暗红或紫褐，皮纹显著，反复发作。

中医古代文献无湿疹之名，一般依据其发病部位、皮损特点而有不同的名称。譬如若浸淫遍体，滋水较多者，称浸淫疮；以丘疹为主者，称血风疮或栗疮；发于耳部者，称旋耳疮；发于乳头者，称乳头风；发于手足部者，称涡疮；发于脐部者，称脐疮；发于阴囊者，称肾囊风或绣球风；发于四肢弯曲部位者，称四弯风；发于婴儿者，称奶癣、婴儿湿疮或胎敛疮。

目前西医对湿疹采用分期治疗方案，大多采用内服抗组胺、抗生素类药物，外用糖皮质激素类制剂、免疫调节剂等。轻度湿疹建议使用润肤剂和弱效糖皮质激素膏。中度湿疹则用润肤剂、中效糖皮质激素膏、局部外用钙调神经磷酸酶抑制剂、湿敷疗法，如果有继发感染可搭配口服或外用抗生素。重度湿疹可采用润肤剂、强效糖皮质激素膏、局部外用钙调神经磷酸酶抑制剂、湿敷疗法、光线疗法和系统性免疫调节剂。

（二）湿疹的中医分型及药膳

1. 湿热蕴肤

症状：多见于急性湿疹。发病快，病程短。皮损潮红，有丘疱疹，灼热瘙痒无休，抓破渗液流脂水。伴心烦口渴，身热不扬，大便干，小便短赤，舌红，苔薄白或黄，脉滑或数。

药膳：

①绿豆海带汤：绿豆 30 g，海带 10 g，鱼腥草 10 g，白糖适量，洗净绿豆、海带、鱼腥草，将鱼腥草加适量水煎 20 分钟，去渣取汁，然后加入绿豆、海带煮熟，加入白糖调味

饮用。

②绿豆苡仁荸荠汤：绿豆、薏苡仁各 30 g，荸荠 10 个，白糖适量，将荸荠去皮洗净，加绿豆、薏苡仁、适量水，煮至绿豆、薏仁烂熟，加白糖调味服食。

③红豆苡仁汤：红豆 15 g，薏苡仁 30 g，玉米须 15 g（布包），加适量水，煮至红豆、薏仁烂熟，去玉米须，加白糖调味服食。

④冬瓜苡仁汤：冬瓜皮、薏苡仁各 30 g，车前草 15 g，加适量水煎煮，去渣取汁饮用。

⑤马齿苋蕹菜汤：马齿苋 50 g，蕹菜 30 g，洗净，共入锅中，加适量水煮成汤即可。

⑥茅根薏仁粥：生薏苡仁 300 g，鲜白茅根 30 g，先煮白茅根，约 20 分钟后，去渣留汁，再放入已洗干净的生薏苡仁煮成粥。

⑦田螺面：田螺肉 50 g，挂面 100 g，酱油、盐、油、味精、葱、姜、料酒各适量，将油锅烧热，葱、姜炝锅，放入田螺肉、料酒、食盐、酱油，煸炒 3 分钟，加入开水适量，煮沸 20~30 分钟后入挂面，煮至面熟加味精即可。每日早、晚餐食用。

⑧马齿苋拌豆干：马齿苋（鲜品）250 g，豆腐干 3 块，精盐、味精、麻油等调味品各适量，马齿苋洗净后用沸水浸泡 5 分钟，然后切成细末，豆腐干切成条状，将切好的马齿苋、豆腐干混合后加入适量精盐、味精和麻油等调味品，搅拌均匀即成。

2. 脾虚湿蕴

症状：多见于亚急性湿疹。发病较缓，皮损潮红，有丘疹，瘙痒，抓后糜烂渗出，可见鳞屑。伴纳少，腹胀，便溏，易疲乏，舌淡胖，苔白腻，脉弦缓。

药膳：

①茯苓山药莲子炖乌龟汤：茯苓 20 g，山药 15 g，莲子 10 g，乌龟 1 只，洗净，共入锅中，加适量水煮成汤，共炖烂熟，喝汤食龟肉。

②红绿豆百合苡仁汤：红豆、绿豆、百合、芡实、薏苡仁、山药各 15 g，洗净，共入锅中，加适量水煮，煮熟后加冰糖即可。

③三仁饼：小麦粉 200 g，核桃仁 15 g，花生仁 20 g，茯苓粉 100 g，发酵粉适量，核桃仁、花生仁研成细末，小麦粉、茯苓粉、核桃仁末、花生仁末及适量发酵粉混合拌匀，加适量清水制成面饼，将面饼放入烤箱中烤熟即成。

④荷花糯米粥：荷花 5 朵，糯米 100 g，冰糖 20 g，将荷花用清水漂净，糯米放入砂锅内，加清水适量熬粥，粥将熟时入冰糖、荷花稍煮即可。每日早、晚分 2 次服食，连用 5~7 日。

⑤健脾祛湿汤：怀山药 10 g，土茯苓 10 g，溪黄草 10 g，猪胰（猪横脷）300 g，洗净，一同放进砂锅中，加适量清水煮开，然后转小火煲 1 小时即可饮用。

⑥玉米须莲子羹：莲子 50 g（去芯），玉米须 10 g，冰糖 15 g，先煮玉米须 20 分钟后捞出，纳入莲子、冰糖后，微火炖成羹即可。

3. 血虚风燥

症状：多见于慢性湿疹。病程久，反复发作，皮损色暗或色素沉着，或皮损粗糙、肥厚，剧痒难忍，遇热或肥皂水后瘙痒加重。伴有口干不欲饮，纳差，腹胀，舌淡，苔白，脉弦细。

①乌梢当归玉竹汤：乌梢蛇干15 g，当归6 g，玉竹10 g，山药15 g，猪骨（带肉）300～400 g，将全部食材洗净，乌梢蛇切成段，猪骨斩细，全部食材共入锅中，加1200 mL水，慢火煎2～3小时至剩下400～500 mL，可适量用盐调味，温热服食。

②桑葚百合汤：桑葚、百合各15 g，大枣5枚，青果6 g，将全部食材洗净，共入锅中，加适量水煎汤服用。可适量加冰糖。

③黑豆生地饮：黑豆60 g，生地12 g，黄防风6 g，冰糖12 g，上述诸味加水适量，煮取汁液。

④豆腐菊花羹：豆腐100 g，野菊花10 g，蒲公英15 g，水淀粉及精盐、味精等调味品各适量，将豆腐切块，野菊花、蒲公英入锅加适量清水煎煮后去渣取汁，然后用此药汁炖煮豆腐块，煮至豆腐熟后加入精盐、味精等调味品，用水淀粉勾芡即成。

第十三节　痤　疮

（一）疾病概述

痤疮即青春痘，别名粉刺、暗疮，是一种毛囊皮脂腺的慢性炎症性疾患，主要发生于面部、胸部、背上部及肩部。典型的皮损表现为粉刺（包括闭口及开口粉刺）、炎性丘疹、脓疱、结节及囊肿，临床上常伴有皮脂溢出增多，易形成色素沉着，毛孔粗大，甚至瘢痕形成，影响美容甚至导致毁容，给患者造成极大的心理压力和精神痛苦。在中医中，痤疮又名"肺风粉刺""面粉渣""酒刺"等，类似于西医的"寻常性痤疮"，是一种70%～87%青年男女都不同程度受累的皮肤疾患。

寻常型痤疮的病因有多种，其发病机制目前还不十分明了，因此，针对痤疮的认识和研究是目前中西医学者普遍关注的重要领域。西医认为主要是由于青春期人体内的内分泌发生改变，雄激素分泌相对增多，刺激皮脂腺分泌旺盛，引起毛囊及皮脂腺导管角化和堵塞，再加上痤疮丙酸杆菌的异常增生及宿主的炎症反应所致。此外，遗传因素、使用外搽药物和化妆品不当、月经失调、卫生习惯不良及某些职业环境等也与本病的发生有一定关系。临床上目前多采取药物内服外用相结合的方法进行干预，外部使用抗毛囊皮脂腺导管的异常角化类药物、抑制毛囊皮脂腺单位的微生物生长类药物，同时口服给予维A酸、抗生素、抗雄性激素甚至糖皮质激素等进行治疗。这种治疗方法具有使用方便、见效快、成分明确、剂型相对完善等优势，成为目前临床上常用药物，但与此同时存在着治标不治本、易反复、易耐受、毒副作用大等缺点，长期使用对人体健康有一定影响。国内外皮肤科学术界普遍认为痤疮的发生或加重与饮食结构存在很大关系，且比其他任何因素更为关键，因此，在治疗上除了可以采用中西药内服外用治疗外，饮食调理也可在痤疮防治方面发挥着重要的作用。

中医认为本病与膳食结构有关，《素问·生气通天论》中说"膏粱厚味，足生大疔"。在临床观察中也不难发现，那些偏食荤腥类、甜食、油炸、辛辣味、烟、酒，以及强烈调味品的人发生痤疮概率更高。所以，一旦发生痤疮，就需要调整日常的饮食结构，以清淡为宜，多吃新鲜的蔬菜、水果、豆浆、鱼类等食品，摄取足够量的蛋白质、维生素、无机物及粗纤维，还可以食用一些清热解毒、消肿化湿、活血化瘀的食物。痤疮在临床上虽然多见火热实邪，但也有痰湿、寒凝、血瘀等证，痤疮的"证型"能反应痤疮发展过程中某一阶段病理变化的本质，再加上食物也有四气、五味、归经的差别，致使食物可致病，亦能治病，在饮食调理时应知其食性，选择得当，调而用之，才能相得益彰，达到辨证调膳的目的。

（二）痤疮的中医分型及药膳

1. 肺胃蕴热

症状：颜面部、胸背部散布丘疹、脓疱，色红，皮肤油腻，可见白色脓头，可伴瘙痒、疼痛，平素性情急躁，或伴有口干口渴、口臭、便秘、尿黄，舌质红，苔黄腻，脉滑数或濡数等一派热象。

药膳：

①枇杷叶石膏粥：枇杷叶 10 g，生石膏 15 g，菊花 6 g，水煎取汁，再加入粳米 50 g，煮成粥服用。

②荷叶竹沥粥：荷叶 10 g，粳米 100 g，同煮粥后加入竹沥 20 mL，酌加冰糖调味服用。

③芦根梨汁饮：鲜芦根 15 g，白梨 1 个，榨汁加纯净水服用。

④芹菜雪梨饮：芹菜 100 g，雪梨 130 g，西红柿 150 g，柠檬 30 g，将以上四味同捣烂，绞汁服用，每日 1 剂。

⑤海带汤：海带 30 g，绿豆 30 g，枇杷叶 15 g，玫瑰花 10 g，红糖适量。将海带洗净、切碎，枇杷叶、玫瑰花用纱布包好与绿豆同放锅中，加水适量煮沸 15 分钟后，兑入红糖，搅至糖完全融化，取出纱布即可。吃海带、绿豆，饮汤。

2. 肠胃湿热

症状：皮肤损伤以疼痛性丘疹和小脓疱为主，皮色红肿，皮肤油腻，间或有结节，伴有口臭、便秘、尿黄，舌质红，苔黄腻，脉滑数。

①山楂荷叶汤：山楂 60~120 g，荷叶 1 张，生甘草 3 g，放入砂锅中，加水适量，置火上煎煮成汤，代茶频饮。

②赤小豆汤：赤小豆 20 g，金银花 10 g，菊花 10 g，冷水煎汤服。

③莲子粥：莲子放入砂糖，温水中浸泡一晚，再放入蒸笼中蒸 40 分钟，变软后取出。把木耳放入水中泡软，去除根部，再切成丝。锅中倒入所有调味料，再加入木耳丝同煮至熟，捞出沥干水分。热粥中放入莲子和木耳，稍作搅拌，即可服用。

④荷叶贝母核桃仁粥：半张新鲜荷叶，洗净撕碎，山楂、核仁和贝母各 10 g，洗净，大火一起煎煮 25 分钟，去渣留汁，取 60 g 大米淘洗干净，和药液一同熬制成粥。

⑤绿豆薏苡仁冬瓜汤：绿豆和薏仁各 80 g，分别洗净放入清水中浸泡半小时，冬瓜适量，排骨适量，煮汤服。

⑥凉拌三菜：石花菜 30 g，嫩鱼腥草、芹菜各 100 g，盐、醋、白糖、芝麻油各适量，凉拌食用。

⑦凉拌三苋菜：鲜苋菜 100 g，鲜冬苋菜 100 g，鲜马齿苋 100 g，盐、醋、白糖、芝麻油各适量，凉拌食用。

3. 痰瘀互结

症状：硬结型痤疮，皮疹呈硬结状，或呈囊肿聚合在一起，严重者形成瘢痕。青年女性可出现月经不调，小腹疼痛，痛经、闭经，经色紫黑有块。

药膳：

①玉米杏仁粥：将玉米、马蹄、杏仁同放入锅内武火烧沸，再改用文火熬煮，最后酌加冰糖调味服用。

②海藻桃仁粥：海藻 10 g，昆布 10 g，甜杏仁 10 g，茅根 15 g，桃仁 20 g，将前四味药加水 950 mL，煎取汁 500 mL，用药汁与薏苡仁同煮成粥即可食用。

③苍术陈皮炖排骨：苍术 20 g，陈皮 10 g，排骨适量炖汤服。

④茯苓桃仁杏仁饼：茯苓粉 20 g，桃仁 15 g，杏仁 10 g，小麦粉适量，煎饼服。

⑤桃红当归炖乌鸡：桃仁 15 g，当归 15 g，红花 5 g，乌鸡 1 只，生姜 5 g，大火烧开后文火炖 1 小时，即可吃肉喝汤。

⑥桃胶枇杷糖水：桃胶 20 g，枇杷果 15 g，加冰糖炖煮，即可服用。

4. 肝郁血瘀

症状：除面部及胸背皮疹外，患者常气郁不舒，胁肋胀痛，生闷气；女性青年在月经之前，面部皮损加重，月经后期，乳房胀痛。

药膳：

①黑豆坤草粥：益母草（坤草）10 g，桃仁 60 g，苏木 10 g，煎煮取汁，与黑大豆 50 g、粳米 100 g 同煮粥后酌加红糖调味服用。

②香附益母瘦肉汤：益母草 30 g，香附 12 g，桑葚 15 g，猪瘦肉 50 g，瘦肉切片，加入益母草、香附等，水适量，文火煎 1 小时，取汤，用盐调味饮服。

③柴芩四物乌鸡汤：柴胡 10 g，黄芩 5 g，当归 15 g，熟地 15 g，川芎 15 g，白芍 15 g，丹皮 10 g，乌鸡 350 g，加水炖 2 小时。

④玫瑰山楂汤：山楂 60 g，玫瑰花 10 g，放入锅中，加水适量，置火上煎煮成汤，代茶频饮。

⑤合欢薄荷饮：合欢花 10 g，薄荷 5 g，开水冲泡，代茶饮。

第十四节　肾病综合征

（一）疾病概述

肾病综合征并非是单一疾病，而是由于肾小球基底膜通透性增加，大量血浆蛋白（主要是白蛋白）从肾小球滤出，造成大量蛋白尿和低蛋白血症，而水肿的发生与血浆蛋白低下，胶体渗透压下降及继发性水钠潴留有密切关系。至于高脂血症，其原因可能与低蛋白血症时，肝脏合成胆固醇和脂蛋白增加，以及脂质代谢紊乱有关，包括原发性肾病综合征和继发性肾病综合征两大类，此文所述以原发性肾病综合征为主。

我国的传统中医虽然没有肾病综合征的病名，但《黄帝内经》中早已有"水肿""风水""水胀""石水""水鼓"等名称。肾病综合征一般归属中医水肿病中的"肾水"范畴，水肿的发生，由于脾肾素虚，外邪入侵，以致肺、脾、肾三脏功能失常。《黄帝内经·经脉别论篇第二十一》有说"饮入于胃，游溢精气，上输于脾，脾气散精，上归于肺，通调水道，下输膀胱，水精四布，五经并行"。脾主运化，水谷精微物质皆由脾所运化，运化失司，则肺失通调，脾不转输，肾难开合，水液代谢障碍，水湿潴留，泛溢肌肤，而成此病。对于水肿的治疗，先后已有医者提出治疗方案，明代张景岳强调补益脾肾的重要性，因肾为水之下源，脾为水谷运化之所，水肿的发生多是由于脾肾素虚引起，故称补益为治疗水肿的"正法"。清代李用粹的《证治汇补·水肿》认为治疗大法，宜调中健脾，脾气实，自能升降营运，则水湿自除，此治其本也。亦有不同的食疗方案，如蚕豆绿豆粥（《山居清供》）、葱白冬瓜炖鲤鱼方（《本草述钩元》）、鲤鱼汤（《千金要方》）。然而其证型不同，所用的治疗方案亦有所差异。

根据患者的基本病情制定基本饮食方案，坚持提供足够的热量；低盐、低脂饮食；限制进水量；提供优质蛋白质，如鱼、精肉等；补充维生素和无机盐；注意调整水、钠、钾的摄入，根据患者的水肿、尿量情况控制其水的摄入量，膳食应当制备得软、烂，容易消化。中医的饮食治疗方面应当根据其不同的证候分型不同，酌情调整治疗方案。

（二）肾病综合征的中医分型及药膳

1. 风水相搏

症状：平素少气乏力，易患感冒，多因外感后先出现眼睑及面部水肿，而后出现四肢及全身高度水肿，兼有外感表现。

药膳：

①黄芪三皮饮：黄芪 30 g，冬瓜皮 50 g，茯苓皮 30 g，生姜皮 10 g，大枣 5 枚，白糖适量，上五味入锅加水 500 mL，煮取 300 mL，去渣留汁，加白糖调味，每日 1 剂，分 2 次温服。

②黄芪红枣母鸡汤：黄芪片 50 g，红枣 20 枚，母鸡 1 只（重 1～1.5 kg），葱白、生姜、细盐适量，母鸡洗净后同枣、葱、姜一并放入砂锅，加水煨至烂熟，捞去黄芪，加入细盐，再焖 15 分钟左右即可。每日服 1～2 次。

2. 脾肾气虚，水湿内停

症状：面目四肢水肿不甚，或全身水肿渐退，尿短赤，尿中泡沫减少。手足心热，咽燥口干，心烦少寐，或便干，或腰酸痛。

药膳：

①黄芪芡实粥：黄芪 60 g，芡实 30 g，小米 100 g，将黄芪、芡实煎煮后去渣，把药汁和粳米放入锅内，加清水适量，煮至米烂成粥。

②赤小豆鲫鱼汤：赤小豆 50 g，黄芪 30 g，鲫鱼 1 条，陈皮、草果各 6 g，葱、姜、胡椒少许，先将赤小豆浸泡 2～3 小时，后与鲫鱼等一起放入锅中炖煮。

③葫芦双皮汤：葫芦壳 50 g，冬瓜皮、西瓜皮各 30 g，红枣 10 个，将上料洗净后一同放入锅中，再加入清水 400 mL，用文火炖至汤汁为 150 mL 即可。

④五味粥：山药30 g，生薏苡仁30 g，桑葚30 g，大枣10 枚，粟米（小米）60 g，共熬煮成粥。

3. 脾肾阳虚，水湿泛溢

症状：颜面肢体水肿时有反复，腰以下明显，按之凹陷不起，胸腹胀满，尿少或多，尿中多泡沫。面白无华，形寒肢冷，腰膝冷痛，神疲倦卧，纳少便溏，或呕恶。

药膳：

①黄芪山药芡实粥：黄芪30 g，山药30 g，芡实30 g，小米50 g，加水煮粥可长期食用。

②虫草薏米冬瓜鸭：雄鸡1 只，冬虫夏草5 ~ 10 枚，薏苡仁30 g，冬瓜（带皮）250 g，葱、生姜、食盐各适量，除去鸭毛和内脏，洗净，薏苡仁以温水浸泡2 ~ 3 小时，冬瓜切片，冬虫夏草装入鸭腹内，鸭与以上各味一起入锅，加适量水，文火炖至熟烂，调味即可。

③参元汤：人参6 g，桂圆肉10 枚，共煮内服。

4. 肝肾阴虚，湿热滞留

症状：面目四肢轻肿，按之凹陷不易起，或全身水肿渐退，尿短赤，尿中泡沫减少。手足心热，咽燥口干，心烦少寐，或便结，或腰酸痛。肝肾阴虚，相火亢盛，湿热内生。

药膳：

①山药枸杞薏米粥：山药30 g，薏苡仁30 g，枸杞30 g，粳米50 g，将药材洗净，山药切片，薏苡仁先用温水浸泡2 ~ 3 小时，然后与粳米一起放入锅中用武火煮沸，后用文火煮之。

②桂圆枸杞芡实粥：桂圆30 g，枸杞30 g，芡实30 g，粳米100 g，红糖适量，将桂圆、芡实、粳米分别用水浸泡1 ~ 2 小时，粳米淘净，后将药材一起放入锅中用武火烧沸，再改文火慢慢熬制八成熟，加入粳米一起煮，直至薏米、芡实熬制稠粥，加入红糖调味即可。

③萸肉胡桃粥：山萸肉20 g，胡桃肉20 g，粳米100 g，白糖适量煮粥。

5. 脾肾两虚，瘀水互结

症状：面色晦暗，肢体水肿，头晕头痛，腰酸倦怠，纳呆食少，或有腰痛如刺，固定不移，可伴血尿，舌质紫暗，或有瘀斑。

药膳：

①赤小豆山楂粥：赤小豆30 g，山楂15 g，粳米100 g，赤小豆浸泡3 ~ 4 小时，与山楂、粳米同煮食。

②薏苡瓜瓣桃仁汤：薏苡仁15 g，冬瓜子30 g，桃仁10 g，牡丹皮10 g，加水煎至成汁。

第十五节　高血压

（一）疾病概述

高血压是临床常见的一种心血管疾病，其发病由多种因素造成，不断发展会导致心脏、血管甚至器官的功能结构发生变化，严重可致病残和死亡。控制高血压可以有效地预防和降低心脑血管疾病的发生。在高血压治疗中，除药物治疗外，饮食因素与其发生发展也密切相关。合理饮食及纠正不良生活方式可以控制患者的血压水平。

高血压归属于中医"头痛""眩晕"等疾病范畴。中医学认为，高血压多因劳累过度、嗜食肥甘、饮酒过度等，导致阴阳失去平衡，以及气血经脉运行失常。此病属肝所主，与髓海不足、血虚等多种因素有关，发病机制与"风、火、痰、虚、瘀"相关。高血压可分为肝阳上亢、痰湿中阻、瘀血阻窍、气血亏虚、肾精不足5个证型。中医体质是中医学对人体的独特认识。体质因素决定着疾病的发生和证型，决定着证型的转归及疾病的预后。体质可分为机体阴阳平衡的正常体质和阴阳平衡失调的病理体质。中医体质公认可分为九种，即平和型、气虚型、阳虚型、阴虚型、痰湿型、湿热型、瘀血型、气郁型和特禀型。体质流行病学调查显示，阴虚体质和痰湿体质是高血压的易患体质，其中阴虚体质占高血压患者的20.6%~51.08%。

高血压的饮食疗法是中医的传统疗法，在合理饮食的同时，可选用食疗，用以平衡阴阳，调和气血，并辅助药物降压。合理饮食及纠正不良生活方式可以控制患者血压水平。采取有效合理的中医食疗法对高血压患者有预防和加速康复的作用。高血压的食疗原则应依据食物的性味、归经和功效，辨证施食，辨体施膳，依据食物的营养成分及患者的饮食习惯选择食物。

（二）高血压的中医分型及药膳

1. 肝阳上亢

症状：眩晕耳鸣，头目胀痛，面红目赤，口苦咽干，舌红，脉弦细数。

药膳：

①菊花乌龙茶：杭菊花10 g，乌龙茶3 g，用沸水冲泡，代茶饮。

②天麻橘皮饮：天麻10 g，鲜橘皮20 g，水煎，代茶饮。

③鲜芹菜汁：鲜芹菜250 g，洗净，用沸水烫2分钟，切碎绞汁，每次服100 mL，每日2次。

④荠菜粥：荠菜250 g，粳米100 g，将荠菜洗净切碎与粳米同煮粥服用，每日1次。

⑤菊楂决明茶：菊花10 g，山楂片10 g，决明子5 g，方糖25 g，开水冲泡盖紧浸泡半小时饮用，每日数次。

⑥菊花决明子粥：菊花10 g，决明子10~15 g，粳米50 g，冰糖适量，先把决明子放入砂锅内炒至微有香气，取出，待冷后与菊花煎汁，去渣取汁，放入粳米煮粥，粥将煮熟时，加入冰糖，再煮沸即可。

2. 痰湿中阻

症状：眩晕，头重如蒙，胸闷恶心，胸脘满闷，体倦嗜睡，舌苔白腻，脉濡缓。

药膳：

①红萝卜海蜇粥：红萝卜100 g，海蜇15 g，粳米100 g，煮粥，粥将煮熟时，加入适量盐调味，再煮沸即可。

②海带决明汤：海带（漂洗去咸味）15 g，山楂 15 g，草决明 10 g，水煎服，早、晚各一次。

③海带冬瓜薏苡仁汤：海带 30 g，冬瓜 100 g，薏苡仁 10 g，调料少许，将冬瓜去皮洗净切成块，海带洗净切成丝，入锅加适量水，先煮 20 分钟，后再放入冬瓜、薏苡仁，共煮成汤。

④佛手二陈粥：佛手、陈皮、法夏、甘草、茯苓各 10 g，大米 100 g，白糖适量。

⑤南星术苓粥：天南星、苍术、白术、茯苓各 10 g，大米 100 g，白糖适量。

3. 瘀血阻窍

症状：头痛经久不愈，固定不移，阵发性头晕，偏身麻木，胸闷，时有心前区疼痛，口唇发绀，舌紫，脉弦细涩。

药膳：

①三七香菜粥：三七花 10 g，鲜香菜、粳米各 50 g，红糖适量，将粳米放入锅中，加入 500 毫升清水煮成稀粥。然后将三七花、香菜洗净切碎放入粥中，用小火煮沸。调入红糖，待温服食。

②桃仁粥：桃仁 10 ~ 15 g，粳米 50 ~ 100 g，捣碎桃仁，加入适量清水研汁去渣，将粳米放入桃仁汁中熬成稀粥，每日 1 次。

4. 气血亏虚

症状：眩晕，面色苍白，唇甲不华，心悸少寐，舌质淡，脉细弱。

药膳：

①桂圆花生藕节汤：桂圆 30 g，花生米 15 g，藕节 30 g，三者一起冷水下锅，水开后文火煮 30 分钟即可。

②红枣藕节炖兔肉：兔肉 150 ~ 200 g，藕节 10 g，红枣 15 g，三者一起冷水下锅，水开后文火煮至兔肉烂熟即可喝汤吃肉。

③糯米鲶鱼：胡子鲶约 400 g，糯米 150 g，绍酒 10 g，红糖 10 g，姜汁 5 g，糯米置于鱼腹之中，淋上绍酒、姜汁、红糖，蒸熟即可。

④三黄大枣粥：熟地黄、黄芪、黄精、大枣各 10 g，大米 50 g，煮至粥成，加入白糖适量调味即可食用。

⑤参归大枣粥：党参、当归、大枣各 10 g，大米 100 g，煮至粥成，加入白糖适量调味即可食用。

⑥丝瓜豆腐瘦肉汤：猪瘦肉 60 g，丝瓜 250 g，嫩豆腐 2 块，葱花适量，将丝瓜去皮，切成厚片，豆腐切块，猪瘦肉切成薄片，加精盐、糖、芡粉拌匀。在锅内加清水适量，武火煮沸，先下豆腐煮沸后，再放入丝瓜、肉片，稍煮，至丝瓜、肉片刚熟，加葱花等调味即可。

5. 肾精不足

症状：眩晕，精神萎靡，腰膝酸软，少寐多梦。

药膳：

①当归焖甲鱼：甲鱼 250 g，当归 15 g，生姜 10 g，甲鱼肉切块，龟壳一同下锅，加入

当归、生姜一同炖煮，直至甲鱼肉熟，加入适量食盐调味，即可食用。

②夏枯草煲猪肉：夏枯草 10 g，桑葚 20 g，牡蛎 20 g，猪瘦肉 250 g，酱油、盐等适量，将夏枯草及牡蛎煎汁，猪肉切块，将煎汁与猪肉同入锅中，用文火煲汤，至七成熟时，加入桑葚、酱油、盐、糖等调料，继续煮至肉烂熟，汁液收浓即成。

第十六节　糖尿病

（一）疾病概述

糖尿病（diabetes mellitus，DM）是一组以慢性血葡萄糖（简称血糖）水平增高为特征的代谢疾病群，是由多种病因导致胰岛素分泌缺陷和（或）胰岛素作用缺陷而引起的代谢紊乱，久病可造成多种器官的慢性损伤、功能减退及衰竭。目前比较公认的新的分类法是依据世界卫生组织（WHO）糖尿病专家委员会提出的病因学分型标准，将糖尿病分成四大类型：1 型糖尿病、2 型糖尿病、其他特殊类型糖尿病和妊娠期糖尿病。其中，2 型糖尿病是迄今最常见的糖尿病类型。一般认为，它不仅与遗传因素、环境因素有关，还存在胰岛素抵抗和 β 细胞功能缺陷。此外，葡萄糖毒性和脂毒性也是糖尿病机制中最重要的获得性因素。其临床表现除了代谢紊乱症状群之外，尚有并发症和（或）伴发病。

近几十年来，随着世界各国社会经济的迅猛发展和生活水平的不断提高，同时也带来了生活方式的改变、膳食结构的多样化及人均寿命的延长，这些诸多问题可能与 DM 患病率呈现世界性的上升不无关系。目前我国糖尿病患者居世界第 2 位，并且发病正趋向低龄化，而且该病患病率、致残率、病死率及对人们健康的危害程度仅次于心血管病和肿瘤，成为第三大非传染性疾病。

目前糖尿病的治疗以长期口服药物或注射胰岛素为主，给糖尿病患者身体和精神上带来折磨，不是一种完美的治疗手段。越来越多的中医学家认为在西医治疗的基础上运用中医食疗调理是糖尿病治疗及提高患者生存质量的关键。可见，饮食治疗对于糖尿病患者非常重要。饮食治疗绝不是简单的"少吃"或"不吃"，而是结合患者的具体情况，对其饮食的结构和摄入量进行适当的调整，从而达到治疗的目标。

中医认为糖尿病属"消渴"的范畴，多以多饮、多食、多尿、乏力、消瘦或尿有甜味为主要临床表现的一种疾病。病因比较复杂，禀赋不足、饮食失节，以及情志失调、劳欲过度等原因均可导致消渴。早在《黄帝内经》中就有"消中""消瘅"的记载。东汉医圣张仲景在《金匮要略》中也说"男子消渴，小便反多，以饮一斗，小便一斗，肾气丸主之"。看来，关于糖尿病"三多"症状早在 2000 多年前就已有较全面的描述。消渴病的病机主要在于阴津亏损，燥热偏盛，而以阴虚为本，燥热为标，两者互为因果，阴愈虚则燥热愈盛，燥热愈盛则阴愈虚。消渴病变的脏腑主要在肺、胃、肾，尤以肾为关键。三脏之中，虽可有所偏重，但往往又互相影响。根据糖尿病临床表现的"三多"症状，可以引用清代程钟龄《医学心悟》提到的"三消"辨证来加以说明，以口渴为突出症状的称为"上消"；以多食善饥为突出表现者称为"中消"；以尿频数、尿量多为主要表现者称为"下消"。

食疗法为消渴症的基础疗法，具有十分重要的意义。通过食疗能够一定程度上改善身体内部的环境，将各个器官功能予以平衡，进而使得患者可以拥有更强的身体素质，有效控制血糖和预防糖尿病并发症，提高生存质量。

（二）糖尿病的中医分型及药膳

1. 肺热津伤

症状：烦渴多饮、口干舌燥、尿频量多、身体消瘦，舌边尖红、苔薄黄，脉洪数。

药膳：

①神效煮兔方：兔1只，去皮及内脏，洗净切块加桑白皮100 g，同煮至烂熟为度，调食盐少许，食肉饮汤。

②天花粉茶：天花粉（瓜蒌根）125 g，制成粗末，每日沸水冲泡，代茶频饮。

③清蒸茶鲫鱼：鲫鱼500 g，绿茶适量，鲫鱼去鳃、内脏，洗净，腹内装满绿茶，放盘中上蒸锅清蒸，熟透即可。

④葛粉粥：葛根粉200 g，粳米100 g，煮粥，粥熟即可服用。

2. 胃热炽盛

症状：易饥多食，形体消瘦，大便秘结，舌苔黄燥，脉滑数有力。

药膳：

①五汁饮：新鲜的藕、梨、荸荠、芦根、麦冬，除麦冬可用60 g外，其余每种可用200 g以上，切碎、捣烂，榨取汁液，和匀凉服或热服。

②清胃育阴茶：玉竹、北沙参、石斛、麦门冬，以上食材共研粗末，冰糖适量，煎水代茶饮。

3. 气阴两虚

症状：多见消瘦，倦怠乏力，气短懒言，易汗出，胸闷憋气，脘腹胀满，腰膝酸软，虚浮便溏，口干口苦，舌淡体胖、苔薄白干或少苔，脉虚细无力。

药膳：

①白果参鸡汤：母鸡肉500 g，白果仁50 g，海参20 g，将干海参泡发成可食用的海参，白果仁连皮煮熟后去皮，鸡肉切块，入姜、葱先炖至六成熟，加入海参、白果仁用文火再炖半小时，入盐、味精，即可食用。

②黄芪炖甲鱼汤：甲鱼1只（约500 g），生黄芪60 g，甲鱼宰杀，洗净，将甲鱼、黄芪加水适量同煮，至甲鱼烂熟即可。

4. 肾阴亏虚

症状：尿频量多，或混浊如脂膏，口干舌燥，形体消瘦，腰酸耳鸣，舌红少苔，脉细数。

药膳：

①地黄粥：生地汁500 g，白蜜125 g熬成膏，粳米100 g煮粥，粥熟，入地黄膏2匙，酥油少许，还可加山药、芡实研末同煮。

②黑红糖水：黑豆50 g，红枣50 g，糯米100 g，红糖10 g，清水1500 g，上药先将红

枣洗干净，去核，糯米和黑豆浸泡过夜，再用清水淘洗干净，放入锅内加清水，上火烧开后用小火慢慢熬煮，待米粒开花时，加入红枣继续煮玉米，豆烂粥熟再加入红糖即成。

5. 阴阳两虚

症状：小便频数，混浊如膏，甚则饮一溲一，面色黧黑，耳轮焦枯，腰膝酸软，阳痿畏寒，或有下肢水肿，舌淡苔白，脉沉细无力。

药膳：

①滋补饮：黄芪、山药各30 g，生地、山茱萸各15 g，水煎去渣留汁，入猪胰50 g煮熟，调盐少许，分次食肉饮汤。

②菠菜根粥：鲜菠菜根250 g，鸡内金10 g，大米适量，将菠菜根洗净，切碎，与鸡内金加水适量煎半小时，再加入淘净的大米，煮烂成粥。

③土茯苓猪骨汤：猪脊骨500 g，土茯苓50～100 g，将猪脊骨加适量水熬成3碗，去骨及浮油，入土茯苓，再煎至2碗，分2次服完。

第十七节 高脂血症

（一）疾病概述

高脂血症是指血脂水平过高，可直接引起一些严重危害人体健康的疾病。由于脂肪代谢或运转异常使血浆一种或多种脂质高于正常称为高脂血症，脂质不溶或微溶于水必须与蛋白质结合以脂蛋白形式存在，因此，高脂血症常为高脂蛋白血症（hyperlipoproteinemia），表现为高胆固醇血症、高三酰甘油血症或两者兼有，临床上分为两类：①原发性，罕见，属遗传性脂代谢紊乱疾病；②继发性，常见于控制不良的糖尿病、饮酒、甲状腺功能减退症、肾病综合征、肾透析、肾移植、胆道阻塞、口服避孕药等。如果血脂过多，容易造成"血稠"，在血管壁上沉积，逐渐形成小斑块。这些"斑块"增多、增大，逐渐堵塞血管，使血流变慢，严重时血流被中断，这种情况如果发生在心脏，就会引起冠心病；发生在脑，就会出现脑中风；如果堵塞眼底血管，将导致视力下降、失明；如果发生在肾脏，就会引起肾动脉硬化、肾衰竭；发生在下肢，会出现肢体坏死、溃烂等。此外，高血脂可引发高血压，诱发胆结石、胰腺炎，加重肝炎，导致男性性功能障碍、老年痴呆等疾病，最新研究提示高脂血症可能与癌症的发病有关。

中医认为，高脂血症主要由于饮食不节，过食肥甘厚味，加之脾失健运，肝失疏泄，痰瘀结聚，变生膏脂；老年肾虚，五脏衰减，更易引发本病。中医古文献虽无"血脂"之名称，但在《黄帝内经》中已有"脂者""油脂""脂膜"等记载。如《灵枢·卫气失常》说"脂者，其血清，气滑少"，这是最早论及脂者的记载。在历代医籍中，对类似高脂血症及由此引起的动脉粥样硬化等并发症的临床表现和治法，都有较详细的论述，分别见于痰饮、心悸、眩晕、胸痹、卒中、真心痛等病症中，并一致认为痰浊是形成本病的主要病因病理因素。

（二）高脂血症的中医分型及药膳

1. 湿热壅滞

症状：身热口渴，头身沉重，胀痛胸闷，腹胀痞满，呕吐，便溏不爽，舌红，苔黄腻，脉濡数或滑数。

药膳：

①苡仁大米粥：薏苡仁、大米各50 g，加适量清水煮成稀粥即可。每日早、晚服，每次1小碗，每2周为1个疗程。

②车前子煮冬瓜：车前子20 g，冬瓜200 g，菜油、盐、酱油、姜、葱适量，每日1次，10～20天为1个疗程。

③菊花决明子粥：菊花10 g，决明子10～15 g，粳米50 g，冰糖适量，先将决明子放入砂锅内炒至微有香气，取出，待冷却后与菊花煎汁，去渣取汁，放入粳米煮粥。粥将熟时，加入冰糖再煮一二沸后，即可食用。

④山楂雪梨羹：生山楂30 g，雪梨1个，将山楂、雪梨洗净去籽，加水适量置于大火上煮沸后，再小火煮30分钟，用勺将其压成糊状搅匀即可。

⑤泽泻粥：泽泻晒干研粉，粳米50 g，加水500 mL，先煮米为粥，待米开花后，加入10 g泽泻粉，改用文火稍煮数沸即可。每日2次，温热服食。

2. 痰湿痹阻

症状：胸闷脘痞，胀痛或刺痛，头身困重，疲乏嗜睡，或肌肤肿硬、麻木，舌淡紫或有斑点，苔滑腻，脉弦涩。

药膳：

①冬瓜薏米墨鱼汤：冬瓜250 g，薏米20 g，墨鱼200 g，薏米放清水浸泡半小时，冬瓜不去皮，洗净切块备用，墨鱼洗净，去骨取肉备用；汤锅加适量清水，倒入薏米，大火煮沸，改小火煮20分钟，然后加冬瓜煮透明，放墨鱼煮熟，最后加盐调味即可。

②玉米须冬葵子赤豆汤：玉米须60 g，冬葵子15 g，赤小豆100 g，白糖适量，将玉米须、冬葵子煎水取汁，和赤小豆一起煮成汤，加适量白糖调味。煮熟后将汤和赤小豆一起饮用。

③菖蒲瘦肉：远志5 g，川芎10 g，石菖蒲6 g，黄芪5 g，远志、川芎、黄芪一同炖煮50分钟，去掉药渣以后加入瘦肉、石菖蒲，煮至肉熟即可食肉喝汤。

3. 肝肾阴虚

症状：形体偏瘦，体倦乏力，腰酸腿软，头晕耳鸣，少寐多梦，健忘，遗精盗汗，目涩口干，或咽干口燥，颧红潮热，五心烦热，舌质红少津或苔少，脉细数或沉细而数。

药膳：

①三乌汤：何首乌15 g，黑豆50 g，大枣10枚，乌骨鸡1只，黄酒、葱、姜、食盐、味精各适量，佐餐服食，喝鸡汤，吃鸡肉和黑豆、大枣。1周食用一剂。

②首乌泽泻粥：何首乌、泽泻各15 g，粳米80 g，将何首乌、泽泻研成细末，将此细末与粳米一起入锅加清水煮粥。此粥可每日代替早餐食用。

③枸杞芝麻粥：枸杞子 30 g，黑芝麻 50 g，红枣 10 枚，粳米 60 g，四物共煮粥，早晚餐食用。

4. 气滞血瘀

症状：胸痛憋闷，头晕头痛，心悸气短，心烦不安，两胁胀痛，舌质暗或紫暗有瘀点、瘀斑，苔薄，脉弦或涩。

药膳：

①山楂粥：山楂 30～45 g（或鲜山楂 60 g），粳米 100 g，砂糖适量，将山楂煎取浓汁，去渣，与洗净的粳米同煮，粥将熟时放入砂糖，稍煮一二沸即可。可做点心热服，每日 1 次，10 天为 1 个疗程。

②当归芦荟茶：决明子 30 g，当归 15 g，芦荟 30 g，茶叶少许，先用水泡，然后将上述 4 味同加水一起煎煮，开后再煎 20～30 分钟，一天喝两次。

5. 气阴两虚

症状：神疲乏力，短气懒言，咽干口燥，烦渴欲饮，午后颧红，小便短少，大便干结，舌体瘦薄，苔少而干，脉虚数。

药膳：

①金针菇灵芝瘦肉汤：灵芝 6 g，金针菇 100 g，黄豆芽 150 g，猪瘦肉 200 g，生姜、油、精盐适量，锅中放少量油，放姜片炝锅，入黄豆芽、金针菇、瘦肉略炒，盛出待用；灵芝放入锅中，加 5～8 碗清水煮开，放入炒好的肉和蔬菜，慢火煮约 1 小时，加盐调味即可。

②银耳蛋羹：银耳 5 g，鸡蛋 1 个，冰糖 60 g，猪油适量，先将银耳用清水泡发，洗净去蒂，撕成小块，放入锅中，加水适量，置武火上煮沸后用文火继续煎熬 2～3 小时；冰糖放入另一锅内，加水适量，置火上溶化成汁，取蛋清，兑清水少许，搅匀后倒入锅中搅拌，待烧开后撇去浮沫，将糖汁倒入银耳锅内，起锅时加少许猪油，当点心食用。

③三耳汤：银耳 10 g，黑木耳 10 g，侧耳 10 g，冰糖 30 g，先将银耳、黑木耳、侧耳泡发洗净去杂质，放入碗内，加冰糖和清水适量，碗置蒸笼中，约蒸 1 小时，待熟透后当点心食用。

④天麻炖鸽子：鸽子 1 只，天麻 10 g，人参 6 g，入锅炖烂至熟即可。

6. 脾肾两虚

症状：腰膝酸软，头晕眼花，耳鸣，形寒肢冷，面色白，腹胀纳呆，食欲不振，尿少水肿，大便溏薄，舌淡，苔薄白，脉沉细。

药膳：

①芪杞炖鳖：鳖肉 200 g，黄芪 30 g，枸杞子 20 g，加适量水炖至鳖肉熟烂，即可服食。

②黄精珍珠牡蛎粥：黄精 10 g，珍珠母、牡蛎各 30 g，水煎取汁，加大米 50 g 煮为稀粥服食。

③荜茇鲤鱼汤：荜茇 5 g，鲜鲤鱼 1000 g，川椒 15 g，生姜、香菜、料酒、葱、醋适量，把荜茇、鲤鱼、葱、姜放锅内，加适量水，武火烧开后用文火炖熬约 40 分钟，加入调料即成。可单独食用，也可佐餐，吃鱼喝汤。

第十八节　肿瘤术后

（一）疾病概述

肿瘤是机体在各种致癌因素作用下，局部组织的某一个细胞在基因水平上失去对其生长的正常调控，导致其克隆性异常增生而形成的异常病变。肿瘤急症是一种全身性急症，对患者身体具有较为严重的破坏，它不仅会对患者机体器官进行浸润性生长，还会破坏患者的正常组织和器官，在生长过程中消耗了肿瘤患者机体的大量营养，对患者正常生活造成了严重影响。导致患者产生肿瘤疾病的主要因素有物理致癌因素、化学致癌因素、生物致癌因素。良性肿瘤对机体的影响较小，主要表现为局部压迫和阻塞症状，其影响主要与发生部位和继发变化有关。如果发生在重要器官与组织也可以产生严重后果。恶性肿瘤除了可以引起上述良性肿瘤相似的局部压迫和阻塞症状外，还有发热、顽固性疼痛，晚期可出现严重消瘦、乏力、贫血和全身衰竭的状态，对患者的生命安全造成了严重威胁。

根据肿瘤自身生长方式和对人体危害的大小，分为良性肿瘤和恶性肿瘤两大类。本文所讨论的肿瘤多为恶性肿瘤的范畴，类似于中医学的"乳岩""噎膈""癥积"等。目前，西医对恶性肿瘤的常见治疗手段多为外科手术、化学药物治疗、放射治疗、免疫治疗、热疗等，各类肿瘤治疗方案常伴有各种副作用，加上或因癌细胞的异常增生及患者免疫系统的薄弱，肿瘤术后患者的症状可见多种多样。

现代医学对于恶性肿瘤的治疗效果都不甚理想。很多肿瘤患者不但面临肿瘤病灶的消耗，还面临外科治疗、放疗、化疗的各种毒副作用。在生物－心理－社会医学模式中，肿瘤的康复治疗也变得越来越重要。延长肿瘤患者生存时间的同时最大可能得改善肿瘤患者的生存质量已经成为共识。WHO已经明确指出，癌症是一种生活方式疾病。吸烟、饮酒、嗜食腌制、烟熏食物、营养不均衡、缺乏运动、肥胖等不良生活方式都与肿瘤的发病密切相关，其中约有30%肿瘤患者疾病可归因于不良的饮食与营养。改变人们的生活方式与饮食习惯成为防治肿瘤疾病的有效方法。

中医养生学体系下的食疗对于肿瘤的康复治疗有诸多值得借鉴的地方。中医食疗是以食物不同性味的性质来调整机体状态以达到改善疾病甚至治疗疾病的一种方法。古人云"有胃气则生，无胃气则死"，"治病当论药功，养病方可食补"。恶性肿瘤属于消耗性疾病，患者需要面临生理、心理、手术等多重因素影响，身体极其虚弱。饮食护理是肿瘤患者共同关心的问题，对患者采取中医食疗的全方位护理，是缓解肿瘤放化疗不良反应、改善患者生存质量、提高治疗效果、调节阴阳平衡的一种有效方式。

（二）肿瘤术后的中医分型及药膳

1. 气血两亏

症状：面色㿠白，神疲乏力，食欲不振，腹胀便溏，失眠心悸，舌质淡暗，苔薄，脉细而弱。

药膳：

①百合田七炖兔肉：百合 50 g，田七 6 g，兔肉 250 g，百合洗净，田七切片，兔肉斩成小块，将三物一起加适量水，文火炖熟烂，调味后饮汤或佐膳。适用于各种癌症放射治疗期间的肿块焮热、烦躁眠差者。

②益精养血排骨汤：补骨脂 6 g，女贞子 10 g，黄精 10 g，枸杞子 10 g，鸡血藤 10 g，山茱萸 10 g，加入排骨适量，炖至肉烂服用。

③八珍糕：党参（去芦）60 g，茯苓 60 g，生白术 60 g，扁豆 60 g，莲子肉 60 g，生薏米 60 g，生山药 60 g，芡实 60 g，白米面 3 kg，白糖 2.4 kg，江米面 3 kg，共研为细粉过筛，搅匀蒸糕，每块重 30 g，每服 15 g，每日服 2 次，温开水送下。

2. 脾胃失运

症状：腹胀腹泻，腹痛恶心，呕吐频作，神疲乏力，脱发，舌质暗瘀，苔薄或腻，脉弦细。

药膳：

①三仙开胃茶：砂仁 5 g，焦三仙各 5 g，旋覆花 5 g，上三味做成茶包，开水冲泡。

②内金健胃茶：鸡内金 3 g（焙干后磨粉），加入三仙开胃茶水中。每日 1 剂，代茶频饮。

③薏仁抗癌粥：薏苡仁 30 g，粳米 30 g，煮粥，每日食用。

3. 气阴两伤

症状：口干咽燥，五心烦热，食欲不振，失眠多梦，舌红瘦而干，苔少或剥，脉细数无力。

药膳：

①育阴茶：玉竹、麦冬、天冬、石斛、生地、西洋参、沙参各 5 ~ 10 g，煎煮后，再用开水反复冲泡，每日 1 剂。

②梨汁蔗浆葡萄露：雪梨汁 1 份，甘蔗汁 2 份，葡萄汁 1 份，将三物兑匀冷服，或适当加热后温服。

③人参鸡肉鱼肚羹：人参 10 g，鸡肉 150 g，鱼肚 50 g，三物同煎做羹汤，适用于癌症术后消瘦纳呆、目眩短气者。

④杞子海参羹：枸杞子 30 g，海参发透湿品 100 g，乌骨鸡 1 只，鸡蛋 1 个，将全乌骨鸡去毛及肠脏洗净（勿斩块），海参洗净切细，枸杞子拣选干净，一起放入锅内炖至海参熟烂，捞起全鸡（可另食用），趁热放入生鸡蛋后迅速搅匀成羹状，和盐调味服食。

第七章　中医药膳加工实训

第一节　莲子荷叶蒸湖鸭

(《常用特色药膳技术指南（第一批）》ZGYSYJH/T1—2015)

【实训目标】

①掌握莲子、荷叶、鸭肉、香菇的性味归经及功效。

②掌握莲子荷叶蒸湖鸭的操作步骤及蒸法要点。

③掌握莲子荷叶蒸湖鸭的适用人群及禁忌人群。

【实训准备】

1. 药食两用材料

莲子（去心）15 g。推荐产于湖南者为佳。

鲜荷叶 1 张。全国大部分地区有产，取其新鲜者为佳。

2. 食材

湖鸭鸭胸 300 g。推荐产于江苏、浙江、安徽为佳。

3. 辅料

干香菇 25 g。推荐产于河南驻马店、南阳、卢氏，福建、浙江、安徽、湖南、湖北、江西遂川、四川、广东、广西、海南、贵州、云南、陕西略阳、甘肃等地区。以河南、福建产的香菇、花菇质量较好。

4. 调味品

盐、鸡粉、耗油、花雕酒、香葱、姜、绵白糖、胡椒粉、香油、生粉适量。

【实训操作】

①莲子用清水浸泡 20 分钟，去心、蒸熟；鲜荷叶洗净，备用。

②鸭胸切成 3 cm 的方块，加花雕酒、盐、味精、胡椒粉、绵白糖、耗油、生粉、葱、姜腌制入味。

③干香菇温水泡发洗净，改刀成块，与腌制好的鸭肉、莲子拌匀，用鲜荷叶包裹封严，入蒸箱蒸 40 分钟，蒸至鸭肉软烂即可。

【药膳功效】

清热养阴。

【适用人群】

适用于夏季中暑、口干、便干者，老人、儿童伴有失眠盗汗、腰膝酸软等阴虚症状者。亚健康或健康人群用作日常食养保健。

【禁忌人群】

素体虚寒、胃部冷痛、腹泻清稀、腹痛、腹胀者慎食。

【组成分析】

鸭肉甘、咸、微寒，归脾、胃、肺、肾等经。鸭肉含蛋白质、脂肪、糖类、无机盐和维生素类，以 B 族维生素和维生素 E 含量较多，具有滋阴清热、养阴生津、补中益气、利尿消肿等作用，一般煮食、煎汤或者红烧鸭肉。素体虚寒，受凉引起的不思饮食、胃脘冷痛、腹泻清稀、腰痛、寒性痛经及肥胖、动脉硬化、慢性肠炎等患者应少食鸭肉。感冒患者不宜食用鸭肉，脾胃阴虚、经常腹泻者忌用鸭肉。另外，鸭肉不能与龟肉、鳖肉同食。鸭肉所含 B 族维生素和维生素 E 较其他肉类为多，能有效抵抗脚气、神经炎和多种炎症，还具有抗衰老的作用。鸭肉含烟酸较为丰富，对心肌梗死等心脏疾病患者具有保护作用。此外，鸭肉中的脂肪不同于其他动物脂肪，化学成分与橄榄油相似，有降低胆固醇的作用，对患动脉硬化的人群尤为适宜。

莲子为睡莲科植物莲的成熟种子，以湖南所产的湘莲最佳。古称莲子为莲实、水芝丹，其味甘、涩，性平，入心、脾、肾经。莲子含糖类、蛋白质、脂肪、天门冬素、钙、磷、铁、棉子糖、B - 固甾醇。莲子能补五脏及十二经脉之气血，不温不燥，食之味甘，故为体弱之人常用佳品。莲子具有养心安神的作用，对于心虚或心肾不交所致的失眠、心悸等症尤为适宜。莲子还具有健脾止泻、涩精止遗等作用。莲子以个大、饱满、无皱、整齐者为佳，外感初起表证及大便干结、疟疾、疳积等症忌用。

荷叶为睡莲科植物莲的叶片，其性平，味苦、涩，归心、肝、脾经，具有清暑利湿，升阳止血的作用，主治暑热烦渴、暑湿泻痢、脾虚泄泻及多种出血证。现代研究发现，荷叶生物总碱具有明显的减肥和降脂的作用，在减肥的同时无明显腹泻和抑制食欲的现象，临床主要用于防治冠心病、动脉粥样硬化及高脂血症。

香菇为白蘑科真菌香菇的子实体，又名香蕈、合蕈、台蕈，其性平，味甘，归肝、胃经，具有扶正补虚、健脾开胃、祛风透疹、化痰理气、解毒、抗癌等作用。香菇常用于治疗正气衰弱、神倦乏力、纳呆、消化不良、高血压、水肿、荨麻疹、肿瘤等。脾胃虚寒、气滞者禁服。

第二节 天麻氽鱼片

(《常用特色药膳技术指南（第一批)》ZGYSYJH/T2—2015)

【实训目标】

①掌握天麻、鸡蛋、牛奶的性味归经及功效。

②掌握天麻氽鱼片的操作步骤及氽法要点。

③掌握天麻氽鱼片的适用人群及禁忌人群。

④熟悉鳜鱼的性味归经及功效。

【实训准备】

1. 药食两用材料

天麻 15 g。推荐产于四川广元、陕西宁强、吉林浑江、湖北神农架等地区的道地药材。以质地坚硬、沉重，一端有红棕色干枯芽苞（鹦哥嘴），另一端有圆脐形瘢痕（圆盘底），断面明亮、无空腹者为佳。

2. 食材

鳜鱼 1 条，约 400 g。以扁形阔腹、大口细鳞、斑纹鲜明者为佳。

3. 辅料

豌豆苗 50 g。以新鲜、颜色鲜明、质地柔软者为佳。

鸡蛋 250 g。以新鲜、家养柴鸡蛋为佳。

奶汤 750 g。以新鲜牛奶最佳。

4. 调味品

盐、鸡粉、胡椒粉、生粉、花雕酒、葱、姜适量。

【实训操作】

①鳜鱼宰杀好，从背上入刀取下鱼肉，剔下鱼皮后，放入水中浸泡，洗净血水，片成大薄片，用葱、姜、花雕酒、盐腌渍入味。

②鸡蛋去蛋黄留蛋清，加入生粉打成蛋清糊，放入腌好的鱼片抓匀。

③天麻清水发透，切成薄片飞水。

④锅内放入奶汤烧开后，放入天麻片煮 10 分钟，加盐、鸡粉、胡椒粉调好口味，放入浆好的鱼片，小火炖至鱼肉成熟后，撒入豌豆苗即可。

【药膳功效】

息风定眩。

【适用人群】

适用于头晕头痛、高血压、卒中后遗症及老年性痴呆的人群，症见肢体拘挛、手足麻木、腰腿酸痛者。亚健康或健康人群用作日常食养保健。

【禁忌人群】

儿童、孕妇禁用；热痹见关节肿痛，如灼、痛处发热、窜痛者禁用；哮喘、咯血者慎用；寒湿盛者慎用。

【组成分析】

鳜鱼为鮨科动物鳜鱼的肉，其性平，味甘，入脾、胃经，又名鳌花鱼，具有健脾益胃、补气养血的功效，常用于虚劳羸瘦、肠风便血等症。鳜鱼肉质细嫩，刺少而肉多，味道鲜美，实为鱼中之佳品，其富含蛋白质、脂肪、维生素 B_1、维生素 B_2 及钙、磷、铁等。鳜鱼可补五脏、益脾胃、疗虚损，尤其适用于气血虚弱体质者。鳜鱼肉质细嫩极易消化，对儿童、老人及体弱、脾胃消化功能不佳的人来说，吃鳜鱼既能补虚，又不必担心消化困难。鳜鱼肉含热量不高，而且富含抗氧化成分，对于担心肥胖的女士是极佳的选择，而对于寒湿盛者则不宜多食。

天麻为兰科植物天麻的根茎，其性平，味甘，入肝经，具有平肝潜阳、息风止痉、通经活络等作用。天麻能改善脑血流灌注，促进脑细胞新陈代谢，用于治疗头痛眩晕、肢体麻木、头风头痛、半身不遂、小儿惊风等症。天麻含香荚兰醇、香草醛、生物碱、维生素 A 等物质，有镇静、抗惊厥作用。

鸡蛋性平，味甘，具有养心安神、滋阴润燥等作用。鸡蛋富含蛋白质及 8 种人体必需氨基酸、卵磷脂、三酰甘油、胆固醇、卵磷脂、维生素 A、维生素 B_2、维生素 B_6、维生素 D、维生素 E、烟酸及钙、磷、铁等。一般人均可食用，一般用于月经不调、乳汁减少、眩晕、夜盲、阴虚肺燥、心悸、失眠等症。

牛奶性微寒，味甘，入心、肺、胃经，具有生津止渴、滋润通便，补虚健脾、养血解毒等功效，特别适用于体质虚弱、消化不良、嗳气、吐酸、糖尿病、便秘、皮肤干燥者食用。

豌豆苗，又名寒豆苗，含钙质、B 族维生素、维生素 C、胡萝卜素、抗坏血酸、核黄素等营养物质，其几乎涵盖了所有人体所需营养素，营养均衡，尤其钾和钠含量较高。豌豆苗具有利尿、止泻、消肿、止痛和助消化等作用，能治疗晒黑的肌肤，使肌肤清爽不油腻。豌豆苗中的钾，多摄入有利于高血压人群降低血压；对于水肿型肥胖的人群，丰富的钾更可帮助排除体内多余的水分，从而达到减肥的效果。

花雕酒属于发酵酒中的黄酒，含有对人体有益的多种氨基酸、糖类和维生素等营养成分，被称为"高级液体蛋糕"。花雕酒具有和血、行气、醒神、驱寒、壮筋骨、舒筋活络等诸多保健功能，用于烹饪可去腥、去膻、增香，使菜肴更加鲜美。另外，花雕酒内含多种氨基酸、蛋白质，具有美容的功效。

第三节　百冬灌藕

（《常用特色药膳技术指南（第一批）》ZGYSYJH/T3—2015）

【实训目标】
①掌握百合、山药、鲜藕的性味归经及功效。
②掌握百冬灌藕的操作步骤。
③掌握百冬灌藕的适用人群及禁忌人群。

【实训准备】

1. 药食两用材料

百合 60 g。推荐产于湖南、浙江、江苏、陕西、四川、安徽、河南等地区的道地药材。
山药 100 g。推荐产于河南温县、武陟、沁阳、孟县（今孟州市）等地区的道地药材。

2. 食材

鲜藕 400 g。外皮呈黄褐色，肉肥厚而白。如果发黑、有异味时，则不宜食用。
牛奶 150 g。以新鲜的纯牛奶为佳。
大枣 150 g。以有光泽、手握有弹性、有浓郁的枣香味、色泽均匀者佳。

3. 辅料

蜂蜜 20 g。以半透明、带光泽、浓稠状，白色至淡黄色或橘黄色至黄褐色，久置或遇冷渐有白色颗粒状结晶析出，气芳香者为佳。

【实训操作】

1. 烹制方法

①将百合、山药、天冬研碎，加蜂蜜再研磨极细，与白茯苓研末后调匀。

②红枣煮熟去核做成枣泥，加入茯苓粉混合物，调入牛奶，令稀稠适中，灌入藕孔中，令孔皆满。将藕头堵住藕孔，再用竹签固定结实，上屉蒸熟即可。

2. 特殊炮制及注意事项

煮藕时忌用铁器，以免引起食物发黑。

【药膳功效】

健脾化痰，止咳平喘，补肾润肺。

【适用人群】

适用于咳嗽属于燥邪犯肺证，常表现为口干舌燥、喝水后仍不能缓解、鼻腔干燥易出血、咽痒咽痛、干咳少痰或痰中带血等。亚健康或健康人群用作日常食养保健。

【禁忌人群】

风寒咳嗽、虚寒性出血、脾胃不佳者忌食。

【组成分析】

莲藕为睡莲科植物莲的肥大根茎，秋冬及春初采挖，以肥白脆嫩者为佳。其性凉，味甘、涩，归脾、胃、心、肝等经，具有健脾益胃、清热生津、凉血止血、散瘀通淋等功效。莲藕可生食、绞汁服，也可蒸煮食或加工成藕粉冲服。莲藕含铁量较高，故对缺铁性贫血患者颇为适宜。莲藕含有大量的维生素 C 和食物纤维，对肝病、便秘、糖尿病等一切有虚弱表现的患者均有益。莲藕含有丰富的维生素 K，具有收缩血管和止血的作用。另外，新鲜莲藕可治疗烦渴、泌尿系感染等疾病。莲藕性偏凉，故产妇不宜过早食用，一般产后 1～2 周后服用莲藕可起到逐瘀通脉的作用。

山药为薯蓣科植物的块根，性平，味甘，归脾、肺、肾经，具有补脾益胃、益肺补肾的作用。山药一般可煮食、煎汤服用，或做丸、散、外用等。鲜山药富含多种维生素、氨基酸、胆碱、黏液质和矿物质，可以防治人体脂质代谢异常及动脉硬化，对维护胰岛素正常功能也具有一定作用。山药可养阴亦能助湿，因此，湿盛中满或有积滞、有实邪者不宜使用。山药具有收敛作用，因此，感冒、便秘、肠道积滞者忌用。

百合为百合科植物百合、细叶百合、麝香百合等鳞茎的鳞叶，其性平，味甘，微苦，入心、肺经，具有润肺止咳、清心安神等功效，可用于治疗心肺阴虚等病症，如久咳、咯血、虚烦、惊悸等。百合含秋水仙碱、淀粉、蛋白质、脂肪等，有增加肺灌注量、抗组胺及止咳作用。

天冬为百合科植物天门冬的块根，其性寒，味甘、苦，入肺、肾经，具有滋阴清热、清肺润燥功效，可用于治疗肺肾阴虚之证，如燥痰、咯血、咽痛、肺痿、便结等。天冬含有天冬酰胺、黏液质、甾体皂苷 B、谷甾醇等，有抑菌、抗肿瘤等作用。

茯苓为多孔菌科真菌茯苓的菌核，其性平，味甘，归心、脾、肾经，具有利水渗湿、益脾和胃、宁心安神功效，可用于治疗小便不利、水肿、痰饮咳嗽、食少便溏、心悸失眠等病症。茯苓具有增强机体免疫、抗肿瘤、利尿、抗氧化、抗病毒等多种药理作用。茯苓含茯苓多糖、茯苓素等，茯苓多糖对机体免疫功能具有增强作用，且对肠道免疫系统的作用强于外周免疫系统的作用，而茯苓素则主要是起到利尿消肿的作用。

蜂蜜性平，味甘，入肺、脾、大肠、肝、肾等经，具有润肺止咳、补中益气、润肠通便、解毒止痛、养肝明目的作用。蜂蜜是一种天然食品，由葡萄糖和果糖组成，可被人体直接吸收。常服蜂蜜对高血压、痢疾、贫血、胃及十二指肠溃疡等多种疾病具有良好的治疗作用，外用可用于治疗烫伤、冻伤及滋润皮肤等。

第四节　板栗烧鸡块

（《常用特色药膳技术指南（第一批）》ZGYSYJH/T4—2015）

【实训目标】
①掌握白豆蔻、枸杞、鸡肉、板栗的性味归经及功效。
②掌握板栗烧鸡块的操作步骤及烧法要点。
③掌握板栗烧鸡块的适用人群及禁忌人群。

【实训准备】

1. 药食两用材料

白豆蔻20 g。推荐产于广东、广西、云南等地区的道地药材。

枸杞50 g。推荐产于宁夏的道地药材。

2. 食材

板栗300 g。以果肉淡黄、光滑，味道甘甜、芳香者为佳。

鸡1只（约1200 g）。鸡肉选用生长1年内的活鸡为佳。

3. 辅料

葱白9 g，姜丝9 g，淀粉15 g。

4. 调味品

胡椒粉10 g，盐少许（3~5 g），绍酒15 g，酱油少许（10 g）。

【实训操作】

1. 烹制方法

①将干净的鸡剔除粗骨，切成长、宽约3 cm的方块。板栗肉洗净滤干。

②葱切成斜段、姜切片备用。

③油倒入锅中烧六成热时，炸板栗上色，捞出备用。

④锅中底油烧热后下葱、姜煸香，倒入鸡块炒干水汽，烹绍酒，加清水、盐、酱油，小火煨至八成熟后，再放入炸过的板栗肉、枸杞、白豆蔻，煨至鸡块软烂，调入胡椒粉炒匀，勾芡即可。

2. 特殊炮制及注意事项

栗子易烂，不可过早放入锅中，以免影响菜品美观。

【药膳功效】

健脾补肾。

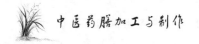

【适用人群】

适用于脾肾两虚证人群食用，症见食欲不振、气短、乏力、腰酸、怕冷者。亚健康或健康人群用作日常食养保健。

【禁忌人群】

食滞胃肠、阴虚火旺者少服，或慎服；大便溏泄者慎服；糖尿病患者忌服。

【组成分析】

鸡肉性微温，味甘、咸，归脾、胃、心、肾等经，具有温中补脾、益气养血、补肾添精、补肝调经功效。鸡肉含有维生素 A、维生素 C、维生素 E、维生素 B_2 等，蛋白质的含量较高，且易于消化，容易被人体吸收利用。鸡肉含有对人体发育起重要作用的磷脂类，是中国人膳食结构中脂肪和磷脂的重要来源之一。鸡肉性温，肝火旺盛或肝阳上亢、外感发热、内热亢盛者不宜多食。

板栗性温，味甘，具有养胃健脾、壮腰补肾、活血止血功效。板栗含淀粉、脂肪、蛋白质、维生素 C、脂肪酶及钙、磷、钾等，可用于小儿口疮、内寒泄泻、气管炎、腰痛、心悸失眠、消化不良等病症的治疗。

白豆蔻为姜科多年生草本植物白豆蔻的果实，其性温，味辛，入肺、脾、胃经，具有化湿行气、温中止呕的作用，可用于湿浊中阻、不思饮食、温湿初起、胸闷不饥、寒湿呕逆、胸腹胀痛、食积不消等病症。白豆蔻富含挥发油，具有芳香健胃的作用，其煎剂对痢疾杆菌具有一定的抑制作用。白豆蔻所含的 α-萜品醇具有较强的平喘作用。

枸杞为茄科植物枸杞的成熟果实，其性平，味甘，入肝、肾经，具有滋补肝肾、润肺明目功效，可用于治疗眩晕耳鸣、腰膝酸软、视物昏花、咳喘遗精等病症。枸杞含有胡萝卜素、硫胺素、甜菜碱、隐黄质、酸浆果红素、天仙子胺、氨基酸等，能增强免疫、降血脂、抗衰老、促进骨髓造血功能等，并有雌性激素样作用和生长刺激作用。

胡椒性热，味辛，归胃、大肠经，具有温中止痛、开胃消食作用，可用于胃寒疼痛、恶心呕吐、消化不良等病症。胡椒主要成分为胡椒碱，同时含有一定量的芳香油、粗蛋白、粗脂肪、可溶性氮等物质，能去腥、解油腻、助消化，其气味芳香能增进食欲。

第五节　葛粉羹

（《常用特色药膳技术指南（第一批）》ZGYSYJH/T5—2015）

【实训目标】

①掌握葛根、菊花、淡豆豉、生姜的性味归经及功效。

②掌握葛粉羹的操作步骤及其制作要点。

③掌握葛粉羹的适用人群及禁忌人群。

【实训准备】

1. 药食两用材料

葛根粉 250 g。推荐产于安徽、湖北、陕西、重庆、河南等地区的道地药材。

菊花 15 g。推荐产于浙江、安徽、河南、四川等地区的道地药材。

淡豆豉 150 g。推荐产于广东省罗定、阳江地区的道地药材。

生姜 9 g。推荐产于中国中部、东南部至西南部地区的道地药材。

2. 食材

葱白丝 9 g。折断后有辛味之黏液，鳞茎圆柱形，先端稍肥大；鳞叶成层，上有白色纵纹，先端尖，绿色，叶鞘浅绿色为佳。

3. 调味品

精盐 6 g。

【实训操作】

1. 烹制方法

姜、淡豆豉、菊花放入清水中小火煮至 20 分钟，去渣取汁，大火烧沸，调入葛根粉加水调成的芡汁煮沸成熟，加盐调味，撒上葱丝即可。

2. 特殊炮制及注意事项

忌用铁器，以免引起食物与铁离子发生反应。

【药膳功效】

解肌生津，除烦。

【适用人群】

适用于高血压、糖尿病属于阴虚证，症见口干、口渴、心烦、头晕、失眠、口舌溃疡者。亚健康或健康人群用作日常食养保健。

【禁忌人群】

风寒、虚寒、脾胃不佳者忌食。

【组成分析】

葛根为豆科多年生落叶藤本植物葛的干燥根，其性凉，味甘、辛，入脾、胃经，具有解肌发表、退热生津、升阳透疹的功效，主要治疗外感发热、头痛项强、烦热消渴、麻疹不透、泄泻等病症。葛根的主要化学成分为葛根素，葛根素具有舒张血管，降低心肌耗氧量，改善心肌收缩功能，促进血液循环，抑制血小板聚集，降血脂等作用。葛根素能降低血清总胆固醇的含量，升高高密度脂蛋白的含量，降低低密度脂蛋白和极低密度脂蛋白含量，防止低密度脂蛋白过度氧化，从而减少脂肪在冠状动脉壁沉积，减少动脉粥样硬化的发生率。

淡豆豉性凉，味苦、甘、辛，入肺、胃经，具有疏散解表，宣郁除烦的功效，主治外感表证、恶寒发热、胸中烦闷、虚烦不眠、口舌生疮等病症。淡豆豉含有多种营养物质如脂肪、蛋白质、氨基酸和酶类等成分，可改善胃肠道菌群，具有助消化、预防疾病、抗衰老、降血压、增强脑力等作用，还具有微发汗作用。

菊花为菊科植物的头状花序，其性凉，味甘、苦，入肺、肝经，具有发散风热、清肝明目、清热解毒功效，可用于治疗风热感冒、头痛、眩晕、目赤肿痛等病症。菊花含有腺嘌呤、胆碱、水苏碱、菊苷、氨基酸、木樨草素、龙脑、樟脑、维生素 B_1 等。菊花含挥发油，油中主要为菊花酮、龙脑、龙脑乙酸酯等，有解热镇痛作用；可扩张周围血管，具有降压作用。菊花对金黄色葡萄球菌、乙型链球菌、伤寒杆菌、大肠杆菌、流感病毒均有抑制作用，能明显扩张冠状动脉，并增加血流量，可增强毛细血管抵抗力，具有降压功效。

生姜性温，味辛，入脾、胃、肺经，具有发表散寒、健脾止呕、解毒作用，生姜含有挥发油、姜辣素、树脂等，挥发油中含有姜醇、姜烯、龙脑、枸橼酸等。生姜能够解表散寒、温中止呕、止咳、健胃、抗氧化、抗菌、促进胃液分泌，对胰酶具有显著的抑制作用，能够松弛肠管平滑肌、保肝利胆、兴奋心脏、增强心肌收缩力、减慢心率、解热镇痛、催眠、抗惊厥、解毒等。阴虚内热、血热妄行者忌服。实验证明，生姜可作用于交感神经和迷走神经系统，有抑制胃机能及直接兴奋胃平滑肌的作用。

第六节　山药汤

（《常用特色药膳技术指南（第一批）》ZGYSYJH/T6—2015）

【实训目标】

①掌握山药、杏仁、粟米的性味归经及功效。

②掌握山药汤的操作步骤及汤的制作要点。

③掌握山药汤的适用人群及禁忌人群。

【实训准备】

1. 药食两用材料

山药480 g。推荐产于河南温县、武陟、沁阳、孟县（孟州市）等地区的道地药材。外形呈圆柱形，弯曲而稍扁，长15～30 cm，直径1.5～6 cm。体重，质坚实，不易折断，断面白色，粉性。无臭，味淡、微酸，嚼之发黏。

杏仁30 g。推荐产于黑龙江、吉林、辽宁、内蒙古东部、山西、河北、陕西等地区的道地药材。外形呈扁心形，长1～1.9 cm，宽0.2～1.5 cm，厚0.5～0.7 cm，表面黄棕色至深棕色，一端尖，另一端钝圆、肥厚、左右不对称，尖端一侧有线形种脐，圆端合点处向上具有多数深棕色的脉纹，种皮薄，子叶2枚，乳白色，富油性，加水研磨有苦杏仁特有香气（苯甲醛香气），气味微苦。

2. 食材

粟米750 g。推荐产于甘肃、宁夏、内蒙古等省的道地药材。以米粒较小，颜色金黄，有光泽者为佳。

3. 辅料

酥油50 g。产于藏族高原地区，以牛乳提炼者为佳。

4. 调料

白糖25 g。

【实训操作】

①山药洗净切片备用，粟米洗净，炒至干香，备用；杏仁浸泡1～2小时后，晾干，炒熟去皮尖，切碎，备用。

②粟米、杏仁、山药加清水，煮沸至稍稠，再加白糖和酥油调匀即可。

【药膳功效】

补虚益气，温中润肺。

【适用人群】

慢性胃炎、胃溃疡、慢性结肠炎属于脾气亏虚之人。症见食欲不振、面色萎黄、神疲倦怠、形体瘦弱；或有泄泻、时轻时重、时发时止，或大便稀溏，色淡无臭味，夹有不消化食物残渣，食后易泻，吃多后见腹胀、大便多者。亚健康或健康人群用作日常食养保健。

【禁忌人群】

有实邪者忌食。常表现为面红目赤，痰多气粗，脘腹痞满，痞块癥积，腹痛拒按，便秘溲赤等症。

【组成分析】

粟米又名小米、谷子，其性微寒，味甘、咸，入脾、胃、心、肾经，具有健脾益气、养胃和中、滋阴消烦、利湿止带功效。粟米含有大量胡萝卜素，维生素 B_1 含量居所有粮食之首，小米中的蛋白质质量优于小麦、稻米和玉米。粟米常用于消化不良、反胃作呕、胃热消渴口干和淋病的辅助调养。

杏仁为蔷薇科植物杏或山杏等味苦的干燥种子，其性温，味苦，有毒，入肺、大肠经，具有祛痰止咳平喘、润肠通便的功效，常用于治疗咳嗽气喘、肠燥便秘等。杏仁含杏仁苷、油酸、亚油酸、芳樟醇、蛋白质、氨基酸等，能镇咳平喘，有抗炎、抗肿瘤作用。

第七节　白胡椒炖猪肚

(《常用特色药膳技术指南（第一批）》ZGYSYJH/T7—2015)

【实训目标】

①掌握白胡椒、猪肚的性味归经及功效。

②掌握白胡椒炖猪肚的操作步骤及炖法要点。

③掌握白胡椒炖猪肚的适用人群及禁忌人群。

【实训准备】

1. 药食两用材料

白胡椒粒 10 g。推荐产于广东、广西、云南等地区的道地药材。表面灰白色或淡黄色，平滑，球形，气芳香，味辛辣。

2. 食材

猪肚 500 g。有弹性，组织坚实，黏液较多，外表白色，略带浅黄。以内部无硬粒、硬块者良。

3. 调味品

盐适量。

【实训操作】

将白胡椒粒在微火中煸炒至香味出，加水适量，再将猪肚切丝后放入砂锅内，文火炖 1 小时以上，至猪肚丝软烂为度，加盐调味即可。

【药膳功效】

温中暖胃，行气止痛。

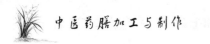
【适用人群】

适用于脾胃虚寒证，常表现为腹胀食少、腹痛而喜温喜按、口淡不渴、四肢发凉、大便稀溏或四肢水肿、怕冷喜暖、小便清长或不利等症。亚健康或健康人群用作日常食养保健。

【禁忌人群】

胃火炽盛者慎用。

【组成分析】

猪肚为猪科动物猪的胃，其性温，味甘，入脾、胃、肾经，具有健脾养胃、补虚损、通血脉、利水等功效，可用于治疗虚劳羸瘦、泄泻、下痢、消渴、小儿疳积、遗精等病症。猪肚中含有大量的钙、钾、钠、镁、铁等元素和维生素 A、维生素 E、蛋白质、脂肪等成分。猪肚是内脏器官，有特殊味道，烹饪前的清洗是很重要的工序。将猪肚用清水洗几次，然后放进水快开的锅里，经常翻动，不等水开就把猪肚取出来，再把猪肚两面的污物除掉即可。猪肚烧熟后，切成长条或长块，放在碗里，加点汤水，放进锅里蒸，猪肚会涨厚一倍，又嫩又好吃。

第八节 神仙鸭

(《常用特色药膳技术指南（第一批)》ZGYSYJH/T8—2015)

【实训目标】

①掌握人参、白果、大枣的性味归经及功效。

②掌握神仙鸭的操作步骤及制作要点。

③掌握神仙鸭的适用人群及禁忌人群。

【实训准备】

1. 药食两用材料

人参 3 g。推荐产于吉林、辽宁等地区的道地药材。

白果 49 枚。推荐产于河南、山东、四川、广西等地区的道地药材。有小毒，忌生食。

莲子 49 枚。推荐产于湖南、福建、江苏、浙江等地区的道地药材。圆形或类圆形，浅黄色或红棕色，具有绿色莲子心。

大枣 49 枚。推荐产于河北、河南、山东、四川等地区的道地药材。以皮色紫红，有光泽，果形均匀者良。

2. 食材

鸭子 750 g。肉用型者良，如北京鸭、天府肉鸭等。

3. 辅料

黄酒 10 g。浙江绍兴产者优。肝病、酒精过敏者忌用。

4. 调味品

酱油 10 g。

【实训操作】

先在鸭皮上用竹签戳些小孔，再将黄酒和酱油调匀，均匀涂在鸭子的表皮和腹内。将大枣去核、白果去壳去心、莲子去皮去心后装在碗内，撒入人参粉调匀后填入鸭腹，再将鸭子上笼用武火蒸 2.5~3 小时，至鸭肉熟烂即成。

【药膳功效】

健脾补虚。

【适用人群】

适用于脾胃气虚证，常表现为食少、乏力、腹泻、腹胀等症。亚健康或健康人群用作日常食养保健。

【禁忌人群】

风热外感，症见发热、微恶寒、咳嗽、咳黄痰、咽喉疼痛者不宜食。

【组成分析】

鸭肉甘、咸、微寒，归脾、胃、肺、肾等经。鸭肉含蛋白质、脂肪、糖类、无机盐和维生素类，以 B 族维生素和维生素 E 含量较多，具有滋阴清热、养阴生津、补中益气、利尿消肿等作用。鸭肉一般煮食、煎汤或者红烧鸭肉。素体虚寒，受凉引起的不思饮食、胃脘冷痛、腹泻清稀、腰痛、寒性痛经及肥胖、动脉硬化、慢性肠炎等患者应少食鸭肉。感冒患者不宜食用鸭肉，脾胃阴虚、经常腹泻者忌用鸭肉。另外，鸭肉不能与龟肉、鳖肉同食。鸭肉所含 B 族维生素和维生素 E 较其他肉类为多，能有效抵抗脚气、神经炎和多种炎症，还具有抗衰老的作用。鸭肉含烟酸较为丰富，对心肌梗死等心脏疾病患者具有保护作用。此外，鸭肉中的脂肪不同于其他动物脂肪，化学成分与橄榄油相似，有降低胆固醇的作用，对患动脉硬化的人群尤为适宜。

白果即银杏果，在中国、日本、朝鲜、韩国、加拿大、新西兰、澳大利亚、美国、法国、俄罗斯等国家和地区均有大量分布。白果性平，味甘、苦、涩，有小毒，入肺经，具有敛肺气、定喘嗽、止带浊、缩小便的功用，常用于治疗哮喘、咳嗽、咳痰、白带、白浊、遗精、淋病、小便频数等病症。白果果仁除含有淀粉、蛋白质、脂肪、糖类之外，还含有维生素 C、核黄素、胡萝卜素、钙、磷、铁、钾、镁等微量元素及银杏酸、白果酚、五碳多糖、脂固醇等成分，营养丰富，具有益肺气、治咳喘、止带虫、缩小便、护血管、增加血流量的作用而且对于带下、白浊等疾病具有良好的医用效果和食疗作用。

大枣性温，味甘，具有补脾和胃、益气生津、调营卫、解药毒、保护肝脏、抗氧化、抗肿瘤、抗突变、增强体质等功效。大枣含有蛋白质、糖类、有机酸、黏液质、维生素 A、维生素 B$_2$、维生素 C，以及微量钙、磷、铁等。大枣可用于过敏性紫癜、高胆固醇血症，治虚劳烦闷，预防输血反应。用于银屑病，慢性气管炎，脾胃虚弱，倦怠乏力，老年体弱，大便稀，小儿腹泻，营养不良，胃气不和，产后气短，腹胀，便溏，各种贫血，表虚自汗，水肿尿少，高血压，动脉粥样硬化，鼻出血，齿龈出血，心功能减弱，秋冬虚劳咳嗽，肾虚腰酸耳鸣头昏，神经衰弱，血友病，急慢性肝炎，肝硬化转氨酶高等患者的辅助治疗。大枣所含有的环磷酸腺苷是人体细胞能量代谢的必需成分，能够增强肌力、消除疲劳、扩张血管、增加心肌收缩力、改善心肌营养，对防治心血管系统疾病有良好的作用；中医中药理论认为，大枣具有补虚益气、养血安神、健脾和胃等作用，大枣对慢性肝炎、肝硬化、贫血、过敏性紫癜等病症有较好疗效；大枣含有三萜类化合物及环磷酸腺苷，有较强的抗癌、抗过敏作用。大枣能润心肺、止咳、补五脏、治虚损、除肠胃癖气，还能安中养脾、平胃气、通九窍、助十二经等。大枣是中老年人、青少年、女性的理想天然保健食品，是病后调养之佳品。枣皮中含有丰富的营养成分，炖汤时应连皮一起烹调。过多食用大枣会引起胃酸过多和腹胀。

第九节　健脾益气粥

（《常用特色药膳技术指南（第一批）》ZGYSYJH/T9—2015）

【实训目标】
①掌握黄芪、党参、白术、粳米的性味归经及功效。
②掌握健脾益气粥的操作步骤及粥的制作要点。
③掌握健脾益气粥的适用人群及禁忌人群。

【实训准备】

1. 药食两用材料

生黄芪10 g。推荐产于山西、内蒙古地区的道地药材。

党参10 g。推荐产于东北及山西、甘肃地区的道地药材。

茯苓6 g。推荐产于安徽、湖北、河南、云南地区的道地药材。

炒白术6 g。推荐产于浙江、安徽地区的道地药材。

薏苡仁10 g。推荐产于福建、河北、辽宁地区的道地药材。

2. 食材

大米200 g。以色泽清白或精白，具有光泽、基本透明者为佳。

大枣20 g。以色具有光泽，手握有弹性，有浓郁的枣香味，色泽均匀者为佳。

【实训操作】

1. 烹制方法

①将生黄芪、炒白术装入纱布包内，放入锅中，加3000 mL清水浸泡40分钟备用；将党参、茯苓蒸软后切成颗粒状备用；将薏苡仁浸泡回软后，放入锅中煎30分钟备用。

②大米、大枣放入浸泡药材包及薏苡仁煮后的锅中，大火煮开后改文火熬煮2小时，取出纱布包，加入党参、茯苓即可。

2. 特殊炮制及注意事项

熬煮时，推荐使用紫砂容器。

【药膳功效】
健脾益气。

【适用人群】
适用于脾气亏虚证的各类人群，常表现为平素痰多、倦怠无力、食少便溏、每因饮食失当引发、舌苔薄白、脉细缓等症。亚健康或健康人群用作日常食养保健。

【禁忌人群】
面赤气粗、痰壅肿胀、腹痛拒按、大便干结、小便短赤等一系列以实邪为主要症状的患者禁食；糖尿病患者禁食。

【组成分析】

粳米又名大米、硬米，其性平，味甘，入肺、脾、胃经，具有养肺敛阴、健脾益气、和胃止痛的作用，主治肺脾气虚之神疲体倦、食少纳呆、便溏腹泻、心烦口渴之症。粳米含有大量糖类，约占 79%，是热量的主要来源，粳米富含蛋白质、脂肪、钙、磷、铁及 B 族维生素等多种营养成分。粳米米糠层的粗纤维分子，有助于胃肠蠕动，对胃病、便秘、痔疮等疗效很好，能提高人体免疫功能，促进血液循环，从而减少患高血压的机会。粳米中蛋白质、脂肪、维生素的含量都较高，多吃能降低胆固醇，减少心脏病发作和中风的风险。

黄芪为豆科多年生草本植物黄芪和内蒙黄芪的根，其性微温，味甘，归脾、肺经，具有补气升阳、固表止汗、托毒生肌、行水消肿的功效，主治气虚乏力、脾虚泄泻、肺虚喘咳、胃虚下垂、久泻脱肛、阴挺、带下、便血、崩漏、表虚自汗、痈疽难溃、久溃不敛等病症。黄芪含有多种活性成分，包括黄芪多糖、黄芪皂苷、黄芪黄酮类成分等。黄芪多糖发挥着极其重要的生物功能，其具有免疫调节、抗肿瘤、抗动脉粥样硬化、降血糖、抗病毒、抗衰老等作用。黄芪皂苷主要药理作用包括免疫调节、抗肿瘤、降血糖、抗病毒、多脏器保护等。黄芪皂苷中活性研究较系统的为黄芪甲苷（黄芪皂苷 IV），其在黄芪中含量最高，对缺血造成的心、脑损伤具有保护性作用，同时具有抗病毒、降血糖、免疫调节等活性。由于黄芪能防止肝糖减少，对肝脏有保护作用，并能促进人体血液中白细胞的增加，可抵抗化学物质、放射线或其他原因引起的人体白细胞减少，显著提高单核巨噬细胞系统和白细胞的吞噬功能。黄芪最主要的作用仍是补中益气，利水消肿，对虚胖虚肿症最为适宜。

党参又名路党、白皮党、西党等，为桔梗科植物党参、素花党参或川党参的干燥根，其性平，味甘，入脾、肺经，具有健脾益肺、养血生津的功效，常用于治疗脾肺气虚、食少倦怠、咳喘虚喘、气血不足、面色萎黄、心悸气短、津伤口渴、内热消渴等病症。党参含皂苷、蔗糖、葡萄糖、菊糖、淀粉、维生素 B_1、维生素 B_2、黄芩素葡萄糖苷、生物碱等，具有增加红细胞及血红蛋白，缓解化疗和放疗引起的白细胞下降，降血压，升高血糖，提高神经系统兴奋性，以及增强网状内皮系统吞噬功能，提高机体抗病能力等作用。

白术又名於术、冬术、仙居术，为菊科植物白术的干燥根茎，其性温，味苦、甘，入脾、胃经，具有健脾益气、燥湿利水、止汗、安胎作用，常用于治疗脾虚食少、腹胀泄泻、痰饮眩悸、水肿、自汗、胎动不安等病症。白术根茎含挥发油，油中主要成分为苍术酮、苍术醇、白术内酯等，对治疗肝硬化腹水、原发性肝癌、美尼尔综合征、慢性腰痛、急性肠炎及白细胞减少症等有一定疗效。白术用途广泛，除了医疗配方用药外，又是 40 多种中成药制剂的重要原料。白术含苍术醇、苍术酮、维生素 A 等，能增强耐力，增强网状内皮系统吞噬能力，增加白细胞数，促进细胞免疫，具有保肝利胆、抗溃疡、利尿、抗肿瘤、抗凝血、扩张血管及降压、降血糖作用。

第十节　滋养胃阴粥

（《常用特色药膳技术指南（第一批）》ZGYSYJH/T10—2015）

【实训目标】

①掌握太子参、石斛、麦冬、生地、陈皮、枸杞、大米的性味归经及功效。

②掌握滋养胃阴粥的操作步骤及药粥加工制作的要点。

③掌握滋养胃阴粥的适用人群及禁忌人群。

【实训准备】

1. 药食两用材料

太子参6 g。推荐产于江苏、山东、安徽等地区的道地药材。

石斛10 g。推荐产于安徽、浙江等地区的道地药材。

麦冬6 g。推荐产于浙江、四川等地区的道地药材。

生地10 g。推荐产于河南的道地药材。

陈皮3 g。推荐产于广东的道地药材。

枸杞20 g。推荐产于宁夏的道地药材。

2. 食材

大米200 g。以色泽清白或精白，色具光泽、基本透明者为佳。

【实训操作】

1. 烹制方法

①太子参、麦冬、枸杞洗净，水泡透备用。

②将生地、石斛、陈皮装入纱布包并放入锅中，加入3000 mL清水，浸泡40分钟。

③大米、太子参、麦冬放入锅中，大火煮开后改文火熬煮，在大米煮至七成熟时放入枸杞，熬煮2个小时，取出纱布包即可食用。

2. 特殊炮制及注意事项

熬煮时，推荐使用紫砂容器。

【药膳功效】

滋养胃阴。

【适用人群】

适用于胃阴亏虚证的各类人群，常表现为胃痛隐作、灼热不适、嘈杂似饥、食少口干、大便干燥、舌红少津、脉细数。亚健康或健康人群用作日常食养保健。

【禁忌人群】

头身困重、口淡不渴、痰多质稠、大便溏泄、小便不利等一系列湿浊内盛症状者禁食；糖尿病患者禁食。

【组成分析】

太子参又名童参、孩儿参、米参，为石竹科多年生草本植物异叶假繁缕的块根，其性平，味甘、微苦，入脾、肺经，具有补气生津的功效，常用于治疗肺虚咳嗽、脾虚食少、心悸、怔忡、水肿、消渴、精神疲乏等病症。太子参具有抗应激、抗疲劳的作用，可增强人体免疫力，其作用机制可能是通过增加人体外周血白细胞数量来实现的。太子参可改善记忆，还具有降低血脂、延缓衰老、健脑强精、防止脑血管疾病等作用。太子参可以提高人体免疫功能，有改善心功能的作用。常服用太子参可以增强小孩子体质，而且长期服用未见有副作用。太子参最大的特点是性平和味甘润，能生津润肺、养胃健脾。冬天我们吃火锅容易暴食暴饮、肺燥上火，因此吃点太子参润润身子，去去火气很有必要。太子参药性十分平稳，用太子参给孩子进补最合适。太子参含皂苷、果糖及 17 种氨基酸和微量元素锌、硒等，能明显提高动物的耐缺氧、耐饥渴和抗疲劳能力，提高小肠的吸收功能，刺激骨髓，提高造血功能。

石斛又名林兰、杜兰、悬竹、千年竹，为兰科植物金钗石斛、鼓槌石斛或流苏石斛的栽培品及其同属植物近似种的新鲜或干燥茎，其性微寒，味甘，入胃、肾经，具有益胃生津、滋阴清热的作用，常用于治疗热病津伤、口干烦渴、胃阴不足、食少干呕、病后虚热不退、阴虚火旺、骨蒸劳热、目暗不明、筋骨痿软等病症。石斛含石斛碱、石斛胺、石斛星碱、石斛次碱及黏液质、淀粉等，能促进胃液分泌，并有止痛、退热作用。石斛含大量生物碱和多量黏液，石斛煎剂入胃能促进唾液、胃液分泌，以助消化，能加强肠蠕动，并且有退热之效，对葡萄球菌有抑制作用。石斛能够显著改善血瘀症状，降低血胆固醇和三酰甘油，提高高密度脂蛋白胆固醇水平，对高血脂、脂肪肝、心脑血管疾病有非常好的改善作用。石斛通过调节人体免疫力，对放疗、化疗者进行辅助治疗，能减轻放疗、化疗引起的毒副作用，增强免疫功能，提高生命质量，延长生存时间。

麦冬为百合科植物麦冬、湖北麦冬、山麦冬等的块根，其性微寒，味甘、微苦，入肺、心、胃经，具有润肺养阴、益胃生津、清心除烦的功效，常用于治疗肺燥干咳、阴虚劳嗽、热病津伤、心烦失眠、内热消渴、肠燥便秘、血热吐衄、肺痈、咽干口燥、便秘等病症。麦冬块根中富含多糖、皂苷、黄酮等有效成分，具有强心、利尿、抗菌、降糖等药理作用，所以在治疗心绞痛、心律失常、糖尿病、久咳不愈等方面具有良好的效果。在对心血管系统作用方面，麦冬有增加冠脉流量，对心肌缺血有明显保护作用，并能抗心律失常及改善心悸收缩力，可用于治疗心绞痛。在降糖方面，麦冬多糖明显改善胰岛素敏感性，使周围组织对胰岛素抵抗降低。在对免疫系统作用方面，麦冬多糖可以促进体液免疫和细胞免疫功能，麦冬多糖具有良好的免疫增强和促进作用。在对消化系统作用方面，麦冬多糖对萎缩性胃炎有一定的治疗作用，主要与改善胃黏膜的血液循环、抑制炎性反应、促进组织细胞的增生有一定的关系。另外，麦冬多糖具有一定的耐缺氧、抗疲劳作用。

生地为玄参科植物地黄的根茎，其性凉，味甘、苦，入心、肝、肾经，具有凉血清热、滋阴养血功效，常用于治疗烦热、消渴、吐血、衄血、血崩、月经不调等病症。生地含甾醇、二氢甾醇、地黄苷、筋骨草苷、胡萝卜苷、水苏糖、葡萄糖、蔗糖、果糖、氨基酸、有机酸及铁、锌等，能提高免疫功能，调节内分泌功能，强心、降血压、降血糖、止血、生血，并有抗癌、镇静、利尿作用。

陈皮为芸香科植物橘及其栽培变种的干燥成熟果皮，其性温，味苦、辛，入肺、脾经，具有理气健脾、燥湿化痰的功效，常用于治疗脘腹胀满、食少吐泻、胸闷气短、咳嗽痰多等

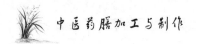

病症。陈皮含辛醛、柠檬烯、橙皮苷、枸橼醛、麝香草酚等，有解痉、抗胃溃疡及保肝利胆作用，也能祛痰、平喘、抗炎、抗过敏、降血脂、抗动脉硬化、抗病毒等。

第十一节　当归生姜羊肉汤

（《常用特色药膳技术指南（第一批）》ZGYSYJH/T11—2015）

【实训目标】

①掌握当归、生姜、羊肉的性味归经及功效。

②掌握当归生姜羊肉汤操作步骤及炖法的要点。

③掌握当归生姜羊肉汤适用人群及禁忌人群。

④熟悉葱、黄酒的性味归经及功效。

【实训准备】

1. 药食两用材料

当归30 g。推荐产地为甘肃、云南等地。以头肥身大，尾须少，外皮金黄或偏棕色、肉质饱满、断面白色，药香浓郁、味甘者佳。

生姜60 g。推荐产地为四川、贵州、浙江、山东等地，川、贵品质最佳。以皮色金黄，水分适中，气味浓郁者佳。

2. 食材

羊肉750 g。推荐产地为甘肃、宁夏、内蒙古。以膻腥气味淡者佳。

3. 辅料

葱30 g。以根颈部粗、壮、长者为佳。

黄酒（绍兴酒、老酒、加饭酒、料酒、甜酒）50 mL。浙江绍兴所产者最佳，其味芬芳醇厚。

4. 调味品

盐15 g。

【实训操作】

①将羊肉切块、焯水备用，当归清水洗净，葱、姜切片备用。

②羊肉、葱、姜、黄酒、当归同放砂锅内，加开水适量，武火煮沸后改用文火煲1小时左右放盐调味即可。

【药膳功效】

温中，补血，散寒。

【适用人群】

适用于血虚、阳虚体质人群，常表现为神倦乏力、头晕、心慌、怕冷等症。亚健康或健康人群用作日常食养保健。

【禁忌人群】

合并有口干口苦、咽喉肿痛及大便干结等人群慎用。

【组成分析】

羊肉性热，味甘，入脾、胃、心、肾等经，具有温脾暖胃、补中益气、补气养血、大补脾肾的功效。羊肉常用于治疗脾胃虚寒所致的反胃、身体瘦弱、畏寒等病症，以及肾阳虚所致的腰膝酸软、宫寒冷痛、阳痿等病症。羊肉含有蛋白质、脂肪、糖类、无机盐、硫胺素、核黄素、烟酸、胆甾醇、维生素A、维生素C、烟碱等成分，具有大补脾肾阳气、温胃散寒等作用。

生姜性温，味辛，入脾、胃、肺经，具有发表散寒、健脾止呕、解毒的作用，常用于治疗风寒感冒、胃寒呕吐、寒痰咳嗽、鱼蟹中毒等病症。生姜含姜醇、姜烯、水芹烯、柠檬烯、姜辣素、天门冬素、谷氨酸、天门冬氨酸、丝氨酸、甘氨酸等，有促进消化、增进食欲和止呕作用。生姜可用于交感神经及迷走神经系统，有抑制胃功能及直接兴奋胃平滑肌的作用。

当归为伞形科多年生草本植物当归的根，其性温，味甘、辛，入肝、心、脾经，具有补血、活血、止痛、润肠的作用，常用于治疗血虚、月经不调、经闭、痛经、虚寒腹痛、肠燥便秘、跌仆损伤、痿痹、肌肤麻木、痈疽疮疡等病症。当归含有挥发油、阿魏酸、丁二酸、邻苯二甲酸酐、茴香酸、烟酸、蔗糖、叶酸、亚叶酸、氨基酸、生物碱、维生素 B_{12}、维生素E及钾、钙、镁、锌等微量元素。当归多糖是当归中促进造血的有效成分之一，当归能增加外周血红细胞、白细胞及血红蛋白数量，这种作用特别在外周血细胞减少或骨髓受到抑制时尤为明显。也有研究认为，当归多糖可能通过诱导造血微环境的成纤维细胞分泌某些造血生长因子，从而促进造血细胞增生、分化，这或许是当归补血的生物学机制之一。当归挥发油有降血压的作用，阿魏酸有抑制肝合成胆固醇、降低血脂的作用。当归及其成分阿魏酸的抗氧化和自由基清除作用对血管壁来说具有保护内膜不受损伤的作用，使脂质在动脉壁的进入和移出保持正常的动态平衡，也不利于血小板黏附和聚集于血管壁上，其降胆固醇的作用可抑制脂质沉积于血管壁，同时阿魏酸又降低血小板聚集和阻止附壁血栓形成，这样使得当归具有抗动脉粥样硬化的作用。另外，当归水提取物对特异性及非特异性免疫功能均有增强作用。

第十二节　加味甘麦大枣羹

（《常用特色药膳技术指南（第一批）》ZGYSYJH/T12—2015）

【实训目标】

①掌握大枣、百合、甘草、鸡蛋的性味归经及功效。

②掌握加味甘麦大枣羹的操作步骤及药膳羹类加工制作的要点。

③掌握加味甘麦大枣羹的适用人群及禁忌人群。

④熟悉小麦的性味归经及功效。

【实训准备】

1. 药食两用材料

大枣（去核）60 g。推荐产于河北、河南、山东、四川、贵州等地区的道地药材。表面暗红色，略带光泽，外皮薄，中果皮肉松软，如海绵状，黄棕色，果核纺锤形，坚硬，两端尖锐。气微弱，味香甜。以色红、肉厚、饱满、核小、味甜者为佳。

百合100 g。推荐产于湖南、浙江、江苏、陕西、四川、安徽、河南等地区的道地药材。质坚硬而稍脆，光滑细腻，以瓣均肉厚、色黄白、质坚、筋少者为佳。气微，味苦。百合有家种与野生之分，家种的鳞片阔而薄，味不甚苦；野生的鳞片小而厚，味较苦。

甘草10 g。推荐产于内蒙古、甘肃等地区的道地药材。带皮甘草外皮松紧不等，呈红棕色、棕色或灰棕色，质坚实而重，微具特异的香气，味甜而特殊。

2. 食材

鸡蛋10个。全国各地均有出产。外壳光泽且挂有白霜者是新鲜鸡蛋。

小麦500 g。主产于山东、河南、河北、江苏、安徽等大部分地区。以颗粒饱满，颜色透亮，味佳微甜，无异味为佳。

【实训操作】

①将甘草洗净，煎取汁液备用；小麦洗净，大枣洗净，切成小块，百合洗净后切碎，鸡蛋破壳入碗打匀备用。

②将甘草汁煮沸加入小麦、大枣及百合同煮约30分钟，倒入鸡蛋液，煮沸搅匀即可。

【药膳功效】

补气，养血，安神。

【适用人群】

适用于存在精神疾患的各类人群，常表现为烦躁易怒、焦虑、乏力、失眠等症。亚健康或健康人群用作日常食养保健。

【禁忌人群】

体内有湿热之邪的人群慎用，可表现为四肢困倦、乏力懒言、口干口苦、大便黏滞不畅等症。

【组成分析】

小麦又名麸麦、浮麦，其性微寒，味甘，入心、脾等经，具有养心安神、疗痈止痛、健脾止泻、益气强身的作用，常用于治疗脏躁、烦热、消渴、泻痢、痈肿等病症。小麦含淀粉53%~70%，蛋白质约11%，糖类2%~7%，糊精2%~10%，脂肪约1.6%，粗纤维约2%。小麦中含的脂肪主要为油酸、亚油酸、棕榈酸、硬脂酸的甘油酯，也含有少量谷甾醇、卵磷脂、尿囊素、精氨酸、淀粉酶及微量维生素等。

甘草又名国老、美草、甜根子，为豆科植物甘草、胀果甘草或光果甘草的干燥根和根茎，其性平，味甘，入心、肺、脾、胃经，具有补脾益气、清热解毒、祛痰止咳、缓急止痛、调和诸药功效，常用于治疗脾胃虚弱、倦怠乏力、心悸气短、咳嗽痰多、脘腹或四肢挛急疼痛、痈肿疮毒等病症，又可以缓解药物毒性、烈性。

第十三节 清爽茶

（《常用特色药膳技术指南（第一批）》ZGYSYJH/T13—2015）

【实训目标】
①掌握荷叶、山楂的性味归经及功效。
②掌握清爽茶的操作步骤及药茶冲泡的要点。
③掌握清爽茶的适用人群及禁忌人群。
④熟悉普洱茶的性味归经及功效。

【实训准备】

1. 药食两用材料

荷叶干者 3 g，鲜者 10 g。推荐产于湖南、福建、江苏、浙江等地区的道地药材。夏、秋二季采收为鲜品。晒至七八成干时，除去叶柄，折成半圆形或折扇形的干燥成品，称作干品。

生山楂 5 g。推荐产于河南、山东、河北等地区的道地药材。秋季果实成熟时采收，切片，干燥。

2. 食材

普洱茶 2 g。推荐云南普洱茶。以公认普洱茶区的云南大叶种晒青毛茶为原料，经发酵加工成散茶和紧压茶。外形色泽褐红，内质汤色红浓明亮，香气独特陈香，滋味醇厚回甘，叶底褐红。有生茶和熟茶之分，生茶自然发酵，熟茶人工催熟。

【实训操作】

1. 烹制方法

①将荷叶洗净，切成细丝；生山楂洗净切丝备用。
②将荷叶丝、生山楂丝、普洱茶放入茶壶中，少量沸水冲入，摇晃数次，迅速倒掉沸水，以洗茶。
③将 90～100 ℃沸水冲入壶中，盖上盖子，浸泡 10 分钟后即可饮用。待茶水将尽，再冲入沸水浸泡续饮。

2. 特殊炮制及注意事项

最好用紫砂带盖容器冲泡。此茶可服用 1 个月以上，如果有效，可持续服用 2～3 个月或更长时间。

【药膳功效】
清热，活血，降浊，消脂。

【适用人群】
适用于超重或肥胖人群，表现为肥胖、高血脂、脂肪肝等，症见肥胖、脘腹胀满、便秘、轻度水肿等脾虚痰湿者。无病者，不定时食用，能强身益寿。

【禁忌人群】
脾胃虚而无积滞者、便溏者不宜饮用；孕妇慎饮。

【组成分析】

山楂又名棠球子、红果、酸查，其性温，味酸、甘，入脾、胃、肝经，有消食健胃的功效，主消肉食积滞。山楂含糖类、蛋白质、脂肪、维生素C、胡萝卜素、淀粉、苹果酸、枸橼酸、钙和铁等物质，具有降血脂、降血压、强心和抗心律不齐等作用。山楂内的黄酮类化合物牡荆素，是一种抗癌作用较强的药物，山楂提取物对癌细胞体内生长、增生和浸润转移均有一定的抑制作用。山楂具有消食积、散瘀血、驱绦虫、止痢疾、抗氧化、保肝、扩张血管、降低血压、降低胆固醇、强心、抗菌、收缩子宫的作用。山楂常用于赤白痢疾、产后瘀血痛、诸滞腹痛、食积腹胀、小儿乳食停留、肥胖、脂肪肝、胆囊炎、冠心病、便秘、妇女闭经或量少、消化道癌、膀胱癌、高血压、高脂血症、急慢性肾盂肾炎、食肉不消、产妇恶露不尽、绦虫病等病症的辅助调养。

中医认为普洱茶同时具有清热、消暑、解毒、消食、去腻、利水、通便、祛痰、祛风解表、止咳生津、益气、延年益寿等功效。现代医学更是认为普洱茶具有暖胃、减肥、降脂、防止动脉硬化、防止冠心病、降血压、抗衰老、抗癌、降血糖的功效。普洱熟茶经过人工发酵，科学证实普洱茶具有溶油祛脂、调节代谢、防辐射等多重效果，长期饮用普洱茶能使胆固醇及三酰甘油减少，有治疗肥胖症的功用；同时饮用普洱茶能引起人的血管舒张、血压下降、心率减慢和脑部血流量减少等生理效应，所以对高血压和脑动脉硬化患者有良好的治疗作用。普洱茶花，不同于山茶花，其色泽纯白，花蕊金黄，肥硕润泽。泡出来的汤水晶莹黄亮，喝起来十分爽口，还有阵阵蜜香。与所有花草茶一样，普洱茶花也是直接冲泡饮用，除了美容，还能宁神安睡。普洱茶的熟茶在渥堆发酵的工艺过程中，茶叶会慢慢分泌出果胶，这种黏稠的自然胶质，会将部分茶叶黏在一起，变成一团一团的硬疙瘩，这就是老茶头。其内含果胶较多，非常耐泡，茶汤比普通熟茶更加油润红亮，喝起来更加甜润，暖胃安神，老少皆宜。黄片，就是普洱茶的老叶子，因为其条索疏松、粗大，在揉捻过程中不成条，所以在原料筛选拣工序中，就会把它挑出来。黄片的味道较普通茶叶淡，甜度高，口感不苦不涩，香味独特。

第十四节　九月肉片

（《常用特色药膳技术指南（第一批）》ZGYSYJH/T14—2015）

【实训目标】
①掌握菊花、石斛、猪肉的性味归经及功效。
②掌握九月肉片操作步骤及炒法的要点。
③掌握九月肉片适用人群及禁忌人群。

【实训准备】

1. 药食两用材料

菊花100 g。推荐产于河南、安徽、浙江等地区的道地药材。以花朵完整、颜色鲜艳、气清香、无杂质的新鲜白菊花为佳。

石斛20 g。推荐产于四川、安徽、浙江等地区的道地药材。干石斛均以色金黄、有光泽、质柔韧者为佳。鲜石斛以色黄绿、肥满多汁、嚼之发黏者为佳。

2. 食材

瘦猪肉 300 g。较好的猪肉颜色呈淡红色或者鲜红色，不安全的猪肉颜色往往是深红色或者紫红色。猪脂肪层厚度适宜且呈洁白色，没有黄膘色。

鸡蛋 3 个。一般以红色、茶色居多。外壳有一层白霜粉末，手摩擦时不很光滑，外形完整的鲜蛋佳。

3. 辅料

鸡汤 300 mL。以新鲜老母鸡汤为佳。

姜 15 g。姜块完整，丰满，结实，无损伤；辣味强，无姜腐病；不带枯苗和泥土；无焦皮，不皱缩；无黑心、糠心现象，不烂芽。

葱 15 g。以颜色鲜绿，质地清脆的葱叶为佳。

湿淀粉 10 g。以新鲜均匀调制的湿淀粉为佳。

麻油 50 g。以淡黄色或棕黄色的澄明液体，气微或带有熟芝麻香气者为佳。

4. 调味品

食用油 500 g。

食盐 3 g。以色白、纯净、无杂质者为佳。

白砂糖 3 g。结晶颗粒大小整齐，松散干燥，晶面明亮，无碎末、结块现象者佳。

绍酒 20 g。色泽橙黄，清亮透明，醇香浓郁，滋味醇厚爽口，口感柔和协调者佳。

胡椒粉 2 g。黑胡椒粉、白胡椒粉均可。黑胡椒粉末呈暗灰色，白胡椒粉末呈黄白色，以气芳香、味辛辣者为佳。

【实训操作】

①将瘦猪肉去皮、筋后，切成薄片；菊花瓣用清水轻轻洗净，用凉水漂上；姜、葱洗净后切成指甲片；鸡蛋去黄留清备用。

②肉片用蛋清、食盐、绍酒、胡椒粉、湿淀粉调匀浆好，食盐、白砂糖、鸡汤、胡椒粉、湿淀粉、芝麻油勾兑成调料汁。

③炒锅置武火上烧热，放入食用油 500 g，待油五成热时投入肉片，滑撒后倒入漏勺沥油。锅中留底油烧热，下姜、葱炒香，放入肉片，烹绍酒，倒入芡汁，撒入菊花瓣炒匀即可。

【药膳功效】

清热，滋阴，明目，祛风，平肝，养血。

【适用人群】

适用于视疲劳，属肝风内动证，常表现为头昏头痛、眼花干涩、易急躁等症。对肝阴虚动风型慢性青光眼患者有一定养护作用，患者常表现为头痛眩晕、眼胀、口干等症。亦可作为肝风内动型或肝阴虚动风型高血压、冠心病患者之膳食。肝火旺盛或阴虚体质中老年人最为适宜。亚健康或健康人群用作日常食养保健。

【禁忌人群】

脾胃虚寒者慎食；阳虚或头痛恶寒者禁食。

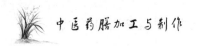

【组成分析】

猪肉又名豚肉、豕肉，为猪科动物猪的肉，其性微寒，味甘、咸，入脾、胃、肾经，具有健脾益气、滋阴润燥、润肠通便、补肾益精、养肝润肤的功效。猪肉富含蛋白质和脂肪，同时是磷和铁的丰富来源，含有丰富微量元素和维生素，肥肉主要含脂肪，并含少量蛋白质、磷、钙、铁等，瘦肉主要含蛋白质、脂肪、维生素 B_1、维生素 B_2、磷、钙、铁等。猪全身是宝，猪瘦肉补肾气、解热毒，用于慢性营养不良、软骨病、小儿遗尿等病症。猪瘦肉含脂肪少，是肝病患者的滋补佳品。

菊花为菊科植物菊的头状花序，其性凉，味甘、苦，入肺、肝经，具有发散风热、清肝明目、清热解毒的功效，常用于治疗风热感冒、头痛、眩晕、目赤肿痛、痈肿疮毒等病症。菊花含挥发油、腺嘌呤、胆碱、水苏碱、菊苷、氨基酸、木樨草素、龙脑、樟脑、维生素 B_1 等成分，有解热、镇痛、抗炎的作用，能扩张周围血管，降血压，降脂，抗动脉硬化，降转氨酶，解铅中毒。

第十五节　银杞明目汤

（《常用特色药膳技术指南（第一批）》ZGYSYJH/T15—2015）

【实训目标】

①掌握枸杞、银耳的性味归经及功效。

②掌握银杞明目汤的操作步骤及制作药膳汤剂的要点。

③掌握银杞明目汤的适用人群及禁忌人群。

④熟悉鸡肝、水豆粉的性味归经及功效。

【实训准备】

1. 药食两用材料

银耳15 g。推荐产地为四川。以实体纯白至乳白色，柔软洁白，半透明，富有弹性者为佳。

枸杞15 g。推荐产地为宁夏。以果皮柔韧、皱缩，果肉厚、柔润而有黏性，气微，味甜、微酸者为佳。

茉莉花24朵。以朵大、色黄白、气香浓者为佳。

2. 食材

鸡肝100 g。以色紫红、质细嫩者为佳。

3. 辅料

水豆粉3 g。以新鲜豆粉均匀勾芡为佳。

4. 调味品

料酒3 g，新鲜正牌料酒均可。

姜汁3 g。以鲜姜用刀削去外皮，切为细丝，剁成末，放入干净的容器中，加醋调匀为佳。

食盐3 g。以色白、纯净、无杂质者为佳。

【实训操作】

将鸡肝洗净，切成薄片焯水备用；银耳洗净，撕成小片，用清水浸泡焯水备用；茉莉花择去花蒂，洗净，淡盐水浸泡15分钟备用；枸杞洗净待用。将锅置火上，放入清汤，加入料酒、姜汁、食盐，随即下银耳、鸡肝、枸杞烧沸，撇去浮沫，待鸡肝刚熟，装入碗内，将茉莉花撒入碗中即可。

【药膳功效】

补肝益肾，滋阴明目。

【适用人群】

适用于阴血亏虚所致视疲劳或老视。常表现为：①视疲劳，久视近物后出现视物模糊、眼胀痛、干涩，兼见头晕目眩、耳鸣、腰膝酸软；②老视，出现阅读等近距离工作困难，视物模糊，一般开始发生在40~50岁。亚健康或健康人群用作日常食养保健。

【禁忌人群】

肝火旺盛者慎食；风寒咳嗽者及湿热酿痰致咳者，外邪实热、脾虚有湿及泄泻者禁食。

【组成分析】

鸡肝为雉科动物家鸡的肝脏，呈大小双叶，叶面有苦胆和筋络（加工时须择去），其色紫红，质细嫩。肝脏是动物体内储存养料和解毒的重要器官，含有丰富的营养物质，具有营养保健功能，是最理想的补血佳品之一。鸡肝含有丰富的蛋白质、钙、磷、铁、锌及维生素A、B族维生素。动物肝中维生素A的含量远远超过奶、蛋、肉、鱼等食品，具有维持正常生长和生殖功能的作用，能保护眼睛，维持正常视力，防止眼睛干涩、疲劳，维持健康的肤色。经常食用动物肝还能补充维生素B_2，这对补充机体的辅酶具有重要作用。维生素B_2是人体生化代谢中许多酶和辅酶的组成部分，在细胞增生及皮肤生长中发挥着间接作用，能完成机体对一些有毒成分去除的重要作用。鸡肝中还具有一般肉类食品不含的维生素C和微量元素硒，能增强人体的免疫反应，抗氧化，防衰老，并能抑制肿瘤细胞的产生，也可治急性传染性肝炎。动物肝脏含铁丰富，铁质是产生红细胞必需的元素，一旦缺乏便会感觉疲倦，面色青白。适量进食动物肝脏可使皮肤红润，所以常食动物肝脏还有益于皮肤健康。

银耳又名白木耳、白耳子，为银耳科植物银耳的子实体，其性平，味甘，入肺、胃、肾经，具有滋阴润肺、益胃生津的功效，常用于治疗虚劳咳嗽、痰中带血、津少口渴、病后体虚、气短乏力等病症，现代也用于防治癌症放化疗期白细胞下降等症。银耳中含有酸性多糖类物质，能增强人体免疫力，调动淋巴细胞，加强白细胞的吞噬能力，兴奋骨髓造血功能。银耳多糖具有抗肿瘤作用。

第十六节　黄芪羊脖粥

（《常用特色药膳技术指南（第一批）》ZGYSYJH/T16—2015）

【实训目标】

①掌握黄芪、陈皮、大麦的性味归经及功效。

②掌握黄芪羊脖粥的操作步骤及制作药粥的要点。

③掌握黄芪羊脖粥的适用人群及禁忌人群。

④熟悉羊脖、草果、小茴香的功效。

【实训准备】

1. 药食两用材料

黄芪 15 g。全国各地均有栽培，推荐产于山西的道地药材。以坚实、色黄、绵软者为佳。

2. 食材

羊脖 1200 g。常用于温补滋养，以膻腥气味淡者为佳。

粳米 100 g。以色泽清白或精白，色具光泽、基本透明者为佳。

大麦 200 g。颗粒饱满者佳。

3. 辅料

陈皮 5 g。全国各地均有出产，推荐广东所产道地药材，色红日久者，气味辛香者为佳。

草果 5 g。产于云南、广西、贵州。以个头大、气味辛香者为佳。

小茴香 2 g。以颗粒均匀、质地饱满、色泽黄绿、芳香浓郁、无柄梗者为佳品。

【实训操作】

①将黄芪、大麦清水泡透备用。

②羊脖洗净焯水，放入黄芪、葱、姜、蒜、陈皮、草果、小茴香，加清水，待羊脖肉炖至软烂后取出，放入大麦熬 30 分钟后，再放入粳米熬煮成粥，最后放入羊脖肉煮 5 分钟，调适量盐即可。

【药膳功效】

益气养血，健脾温肾。

【适用人群】

适用于气血虚弱、脾肾亏虚的人群，常表现为头晕耳鸣、心慌气短、疲乏无力、腰酸腿软、失眠多梦等症。亚健康或健康人群用作日常食养保健。

【禁忌人群】

实证上火及感冒者忌食；夏季慎食。

【成分分析】

大麦又名饭麦、牟麦、倮麦，其性微寒，味甘、咸，入脾、胃、膀胱经，有和胃消胀、健脾止泻、除烦止渴、利尿通淋作用。大麦含糖类、蛋白质、膳食纤维、麦芽糖、糊精、磷脂、B 族维生素等。大麦中蛋白质含量较高，还有丰富的膳食纤维、维生素及矿物质元素，其营养成分综合指标符合现代人们对营养的要求。大麦中所含的脂肪主要为不饱和脂肪酸如亚油酸、油酸等，近总数的 80%。大麦脂肪中的油酸在人体内合成花生四烯酸（人体必需脂肪酸之一），能降低血脂，是合成前列腺素和脑神经的重要成分。大麦中的钙、磷、铁、镁等矿物质元素含量也比较充足，其含量高于大米和小麦粉，这些对于幼儿和青少年成长发育，促进人体纤维蛋白溶解、血管扩张、抑制凝血酶的生成，降低血清胆固醇具有一定疗效。大麦中的维生素 B_1 是增强消化功能、抗神经炎、预防脚气的重要成分，烟酸有降低人体血脂和胆固醇的作用，裸大麦中还含有生育三烯酚和生育酚，可以抑制胆固醇的合成。现代药理发现，大麦中含有各种酶类，如淀粉酶、蛋白分解酶、脂化酶等，有利于消化吸收。

草果属姜科，多年生草本植物，其性温，味辛，入脾、胃经，具有燥湿除寒、祛痰截疟、健脾开胃、利水消肿的功效，常用于治疗疟疾、痰饮痞满、脘腹冷痛、反胃、呕吐、泻痢、食积等病症。草果用来烹调菜肴，可去腥除膻，增进菜肴味道，烹制鱼类和肉类时，用了草果其味更佳。炖煮牛羊肉时，放点草果，既能使牛羊肉清香可口，又能祛除牛羊肉膻味。草果味辛、性温，具有温中健胃、消食顺气的功能，主治心腹疼痛、脘腹胀痛、恶心呕吐、咳嗽痰多等，还能解酒毒，祛口臭。

小茴香又名茴香菜子、八角珠、鱼茴香子，为伞形科植物茴香的干燥成熟果实，其性温，味辛，具有温中散寒、和胃理气的作用，常用于治疗寒疝腹痛、睾丸偏坠、痛经、少腹冷痛、脘腹胀痛、食少吐泻等病症。小茴香含茴香油成分，能刺激胃肠神经血管，促进唾液和胃液分泌，起到增进食欲、帮助消化的作用。

第十七节　牛肉炖海带

（《常用特色药膳技术指南（第一批）》ZGYSYJH/T17—2015）

【实训目标】

①掌握牛肉、海带、八角茴香、肉豆蔻、丁香、肉桂的性味归经及功效。

②掌握牛肉炖海带的操作步骤及其炖法要点。

③掌握牛肉炖海带的适用人群及禁忌人群。

【实训准备】

1. 药食两用材料

海带500 g。全国各地均有栽培。以边缘整齐、质厚、无杂质者为佳。

2. 食材

黄牛肉1000 g。全国各地均产。以牛腰板肉肥瘦相间者为佳。

3. 辅料

陈皮2 g。全国各地均有出产，推荐广东所产道地药材，以色红日久、气味辛香者为佳。

草果1 g。产于云南、广西、贵州。以个头大、气味辛香者为佳。

小茴香2 g。以颗粒均匀、质地饱满、色泽黄绿、芳香浓郁、无柄梗者为佳品。

花椒2 g。推荐陕西所产道地药材。以鲜红、光艳、皮细、均匀、无杂质者为佳。

八角茴香6 g。推荐广西所产道地药材。以个大、色红、油多、香浓者为佳。

肉豆蔻2 g。产于马来西亚、印度尼西亚、巴西等地者佳。以个大、体重、坚实、香浓者为佳。

丁香0.5 g。推荐广东出产道地药材。以个大、粗壮、鲜紫棕色、香气强烈、油多者佳。

肉桂2 g。推荐广西出产道地药材。以外表面细致、皮厚体重、不破碎、油性大、香气浓者为佳。

4. 调味品

葱130 g，生姜60 g，大蒜20 g，盐适量。

【实训操作】

①将牛肉切块，冷水下锅，锅开后撇去浮沫，放入陈皮、草果、肉豆蔻、丁香、花椒、肉桂、小茴香、葱、姜、蒜，炖至牛肉软烂。

②另起一锅，用炖好的牛肉汤煮已泡发的海带丝，炖好后放入牛肉块，适量盐调味即可。

【药膳功效】

补中益气，滋养脾胃，软坚散结。

【适用人群】

适用于贫血等脾气亏虚者，表现为头晕、气短、疲乏、心慌等症。身体虚弱或无病者不定时食用，能健身益寿。

【禁忌人群】

甲状腺疾病及上火者慎食。

【组成分析】

牛肉为牛科动物黄牛或水牛的肉，其性温，味甘，入脾、胃、肾经，具有补中益气、化痰息风、强筋壮骨、利水消肿功效，常用于治疗脾虚不运之证，如虚损羸瘦、消渴、痞积、不思饮食、水肿、腰膝酸软等。牛肉富含蛋白质、脂肪、维生素 A、维生素 B、维生素 D、钙、磷、铁、铜、锌等。现代医学认为，牛肉属于红肉，含有一种恶臭乙醛，过多摄入不利健康，患皮肤病、肝病、肾病的人应慎食。

海带又名江白菜、昆布，为海带科植物海带或翅藻科植物昆布、裙带菜的叶状体，其性寒，味咸，入脾、胃经，具有化痰软坚、泄热利水、止咳平喘、祛脂降压、散结抗癌功效，常用于治疗瘰疬、瘿瘤、噎嗝、水肿、睾丸肿痛等病症。海带含藻胶酸、昆布素、半乳聚糖等多糖类，海带氨酸、谷氨酸、天门冬氨酸、脯氨酸等氨基酸，维生素 B_1、维生素 B_2、维生素 C 及胡萝卜素、碘、钾、钙等无机盐。海带能清除血脂，镇咳平喘，有降血压作用，并能纠正由缺碘引起的甲状腺功能不足。

大蒜又名荤菜、葫、独头蒜，为百合科植物大蒜的鳞茎，其性温，味辛，入脾、胃、肺经，具有行气解毒、祛痰止咳、健胃消食、利便杀虫、消痈除斑功效，常用于增加香辣气味，消除腥膻味，增进食欲，也用于治疗食滞脘胀、泄泻痢疾、百日咳、带下阴痒、水肿等病症。大蒜含大蒜素、蒜氨酸等，有降血压、抗动脉硬化、增强免疫功能和抗菌作用。

八角茴香又名大茴香，为木兰科植物八角茴香的干燥成熟果实，其性温，味辛，入肝、肾、脾、胃经，具有温阳散寒、理气止痛功效，常用于寒疝腹痛、肾虚腰痛、胃寒呕吐、脘腹冷痛等病症。八角茴香是常用的调料，是炖鱼、制作卤制品的必用之品。因其能祛除肉中臭气，增添香味，故称作"茴香"。大茴香含有的主要成分是茴香油，能刺激胃肠神经血管，促进消化液分泌。

第八章　中医药茶加工实训

第一节　清宫生发茶

（《中国药茶大全》）

【实训目标】

①掌握何首乌、菟丝子、柏子仁、生地、牛膝的性味归经及功效。

②掌握清宫生发茶的操作步骤及药茶煎煮的要点。

③掌握清宫生发茶的适用人群及禁忌人群。

【原料准备】

何首乌2 g，推荐以广东德庆为佳。

菟丝子2 g，全国各地区均有产。

柏子仁2 g，推荐以山东地区为佳。

生地1 g，全国大部分地区均有生产，以河南地区质地最佳。

牛膝1 g，推荐以四川地区品质最佳。

红茶5 g，全国大部分地区均有生产，以安徽地区为佳。

【实训操作】

①何首乌、菟丝子、柏子仁、生地、牛膝加清水400 mL，大火煮开后调成小火煎煮20分钟。

②用煎煮液冲泡红茶，可加入蜂蜜调味，冲饮服用。

【药膳功效】

滋补肝肾，生发乌发。

【适用人群】

适用于少发、脱发、须发早白人群。

【禁忌人群】

阴虚阳亢、内有湿热火邪者忌服。

【组成分析】

何首乌为蓼科植物何首乌的干燥块根。气微，味微甘而苦涩。性温，归肝、心、肾经。具有补肝肾、益精血、乌须发、强筋骨功效。用于血虚萎黄，眩晕耳鸣，须发早白，腰膝酸软，肢体麻木，崩漏带下，久疟体虚；主要适用于高脂血症、脂肪肝、肥胖症、失眠、脱发、少白头及亚健康人群。

菟丝子为旋花科植物南方菟丝子或菟丝子的干燥成熟种子。味辛、甘，性平。归肝、肾、脾经。具有补益肝肾，固精缩尿、安胎、明目、止泻之功效，外用具有消风祛斑之功效。常用于肝肾不足，腰膝酸软，阳痿遗精，遗尿尿频，肾虚胎漏，胎动不安，目昏耳鸣，脾肾虚泻；外治白癜风。

柏子仁为柏科植物侧柏的种仁。味甘，性平。归心、肝、脾经。具有养心安神、润肠通便的功效。主治惊悸怔忡，失眠健忘，自汗盗汗，遗精，肠燥便秘。柏子仁含脂肪油，并含少量挥发油、皂苷及植物甾醇、维生素 A、蛋白质等。

生地别名生地黄、野地黄等，为玄参科植物地黄的块根。味甘苦，性凉。归心、肝、肾经。脾虚泄泻、胃虚食少、胸膈多痰者慎服。鲜地黄清热生津、凉血、止血，具有清热凉血、养阴、生津功能，用于热病、舌绛、烦渴、阴虚内热、骨蒸消渴、吐血、月经不调、胎动不安、阴伤便秘等症。

牛膝为苋科植物牛膝的根。味苦、酸，性平。入肝、肾经。具有补肝肾，强筋骨，活血通经，引火（血）下行，利尿通淋功效。主治腰膝酸痛，下肢痿软，血滞经闭，痛经，产后血瘀腹痛，癥瘕，胞衣不下；热淋，血淋；跌打损伤；痈肿恶疮；咽喉肿痛。凡中气下陷、脾虚泄泻、下元不固、梦遗失精、月经过多及孕妇均忌服。

何首乌，柏子仁配伍增强乌发功效；菟丝子补肝肾；配伍牛膝、生地增强补肝肾功效。五味药材搭配，共奏补肝肾，乌须发之功，可生发，适用于脱发、须发早白人群。

第二节　乌梅甘草茶

（《医门八法》）

【实训目标】
①掌握乌梅、甘草的性味归经及功效。
②掌握乌梅甘草茶的操作步骤及药茶煎煮的要点。
③掌握乌梅甘草茶的适用人群及禁忌人群。

【原料准备】
乌梅 3 枚。以浙江出产为佳。
甘草 3 g。在北方地区广泛分布，以内蒙古、甘肃、宁夏地带出产的为佳。
绿茶 3 g。以新鲜为佳。
冰糖 10 g。

【实训操作】
①用沸水 400 mL 冲泡乌梅、甘草、绿茶。
②可加入冰糖调味，冲泡服用。

【药膳功效】
生津止渴，敛肺止咳。

【适用人群】
适用于消化不良、食欲不振及高血压、高脂血症人群。

【禁忌人群】

有实邪者忌服。

【组成分析】

乌梅别名酸梅、黄仔、合汉梅、干枝梅，为蔷薇科落叶乔木植物梅的近成熟果实，经烟火熏制而成。乌梅味酸、涩，性平。归肝、脾、肺、大肠经。功能敛肺，涩肠，生津，安蛔。主要用于治疗肺虚久咳，虚热烦渴，久疟，久泻，痢疾；便血，尿血，血崩；蛔厥腹痛，呕吐，钩虫病。现代研究发现，乌梅含有儿茶酸、梅酸及多种有机酸。乌梅中含钾多而含钠较少，故适宜长期服用排钾性利尿药者使用；梅子中含儿茶酸能促进肠蠕动，因此，便秘之人宜食之。梅子中含多种有机酸，有改善肝脏功能的作用，故肝病患者宜食之。梅子中的梅酸可软化血管，推迟血管硬化，具有防老抗衰作用。

甘草别名国老、甜草、乌拉尔甘草、甜根子，为豆科甘草属多年生草本。甘草气微，味甜。入脾、胃、肺经。甘草可益气补中，缓急止痛，润肺止咳，泻火解毒，调和诸药。主治倦怠食少，肌瘦面黄，心悸气短，腹痛便溏，四肢挛急疼痛，咳嗽气喘，咽喉肿痛，痈疮肿痛等，还可缓和药物毒性、烈性。生用主治咽喉肿痛、痈疽疮疡、胃肠道溃疡及解药毒、食物中毒等；蜜炙主治脾胃功能减退、大便溏薄、乏力发热及咳嗽、心悸等。

中医认为冰糖具有润肺、止咳、清痰和去火的作用，也是泡制药酒、炖煮补品的辅料。冰糖味甘、性平、无毒。归肺、脾经。具有补中益气、和胃润肺、止咳化痰的作用。主治肺燥咳嗽、干咳无痰、咯痰带血。

乌梅生津敛肺，配伍甘草润肺止咳，二者共奏止咳之功。搭配绿茶，冲泡服用，常服可达到敛肺生津的保健功效。

第三节　桑葚枸杞茶

（《中国药茶大全》）

【实训目标】

①掌握桑葚、枸杞的性味归经及功效。

②掌握桑葚枸杞茶的操作步骤及药茶煎煮的要点。

③掌握桑葚枸杞茶的适用人群及禁忌人群。

【原料准备】

桑葚 30 g。全国各地均有栽培，尤以安徽亳州地区为佳。

枸杞 5 g。以宁夏地区出产为佳。

绿茶 3 g。以新鲜为佳。

冰糖 3 g。

【实训操作】

①将鲜桑葚洗净，加水 400 mL 进行煎煮。

②用桑葚的煎煮液泡枸杞、绿茶、冰糖，以供饮用。

【药膳功效】

滋阴补肾，止渴生津。

【适用人群】

适用于肝肾阴虚所致的头晕目眩、耳鸣心悸、烦躁失眠、腰膝酸软、须发早白、消渴口干、大便干结等症。

【禁忌人群】

体虚便溏者、外邪实热者不宜用；儿童不宜大量食用。

【组成分析】

桑葚为桑科植物桑树的果穗，又名桑葚子、桑蔗、桑枣、桑果、桑泡儿、乌椹等。桑葚味甜汁多，是人们常食的水果之一。其性味甘寒，具有补肝益肾、生津润燥、乌发明目等功效。桑葚含有乌发素，能使头发变得黑而亮泽。现代药理研究证明，桑葚含有多种维生素，尤其是含有丰富的磷和铁，能益肾补血，使人面色红润，头发漆黑亮丽。若与黑豆、枣肉相配，还能提供使头发变黑的黑色素及供头发生长所需的蛋白质。常食桑葚可以明目，缓解眼睛疲劳干涩的症状。

枸杞味甘，性平。入肝、肾经。具有养肝，滋肾，润肺，明目功效。一般人群均可食用。治肝肾阴亏，腰膝酸软，头晕，目眩，目昏多泪，虚劳咳嗽，消渴，遗精。适宜肝肾阴虚及高血压、高血脂、动脉硬化等患者食用，用眼过度者及老人更加适合。现代研究发现，枸杞有提高机体免疫力的作用，具有补气强精，滋补肝肾，抗衰老，抗肿瘤功效。枸杞子中的甜菜碱，可抑制脂肪在肝细胞内沉积、促进肝细胞再生，因而具有保护肝脏作用。

桑葚与枸杞配伍，增强补肝肾功效，又兼具滋阴润燥之功。搭配绿茶、冰糖冲泡服用，常服可达到滋阴补肾、止渴生津的保健功效。

第四节　玉芝茶

（《中国药茶大全》）

【实训目标】

①掌握人参、白术、葛根、蔓荆子的性味归经及功效。

②掌握玉芝茶的操作步骤及药茶煎煮的要点。

③掌握玉芝茶的适用人群及禁忌人群。

【原料准备】

人参 2 g。以东北地区所产为佳。

白术 2 g。中国多地均有种植。

甘菊 2 g。全国多地均有种植。

葛根 2 g，全国多地均有种植。

蔓荆子 2 g，以山东、广西、浙江等地所产为佳。

绿茶 5 g。

【实训操作】

①先将前五味药材加入 450 mL 水煎煮，至水沸后，用小火继续煎煮约 20 分钟。

②冲泡绿茶饮用。

③可加冰糖调味，冲饮至味淡。

【药膳功效】

润肤益神。

【适用人群】

适用于皮肤粗糙、肌肉松弛、神经衰弱等人群。

【禁忌人群】

血虚有火、阴虚内热伤津者忌用。

【组成分析】

人参为五加科植物。《神农本草经》认为人参"主补五脏，安精神，止惊悸，除邪气，明目，开心益智"。人参味甘、微苦，性温、平。归脾、肺、心经。具有大补元气，补气固脱，补脾益肺，生津，安神益智的功效。主治体虚欲脱，肢冷脉微，脾虚食少，肺虚喘咳，津伤口渴，内热消渴，久病虚羸，惊悸失眠，阳痿宫冷等症。可用于气短喘促，心悸健忘，口渴多汗，食少无力，一切急慢性疾病及失血后引起的休克、虚脱。治劳伤虚损，倦怠，反胃吐食，大便滑泄，虚咳喘促，自汗暴脱，惊悸，健忘，眩晕头痛，阳痿，尿频，消渴，妇女崩漏，小儿慢惊，及久虚不复，一切气血津液不足之证。

白术为菊科苍术属多年生草本植物，《神农本草经》认为"术，味苦温。主风寒湿痹死肌，痉疸，止汗，除热，消食，作煎饵。久服轻身延年，不饥"。白术味苦、甘，性温。归脾、胃经。具有健脾益气，燥湿利水，止汗，安胎功效。用于脾虚食少，腹胀泄泻，痰饮眩悸，水肿，自汗，胎动不安。

甘菊，《本草纲目》记载："甘菊，昔人谓其能除风热，益肝补阴，盖不知其尤多能益金、水二脏也，补水所以制火，益金所以平木，木平则风息，火降则热除，用治诸风头目，其旨深微。"甘菊味微苦、甘香，入脾、胃、肝、胆经。甘菊可消除各种不适所引起的酸痛，退肝火，消除眼睛疲劳。具有帮助睡眠，润泽肌肤的功效，也可改善女性经前不适。利于肝功能养护。可消除感冒所引起的肌肉酸痛及偏头痛，且对胃及腹部神经有所助益，能增强记忆力，降低胆固醇。

葛根性凉，味甘、辛。入脾、胃经。具有解表退热，生津，透疹，升阳止泻的功效。用于外感发热头痛、高血压、颈项强痛、口渴、消渴、麻疹不透、热痢、泄泻。《本草纲目》记载"葛，性甘、辛、平、无毒，主治：消渴、身大热、呕吐、诸弊，起阴气，解诸毒"。葛根是老少皆宜之品，特别适用于高血压、高血脂、高血糖及偏头痛等心脑血管病患者，以及更年期妇女、中老年人群的日常饮食调理。常食葛根粉能调节人体功能，增强体质，提高机体抗病能力，抗衰延年。现代医学研究发现，葛根黄酮具有防癌抗癌和雌激素样作用，可助于女性养颜，尤其对中年妇女和绝经期妇女养颜保健作用明显。

蔓荆子为马鞭草科植物单叶蔓荆的果实。味辛、苦，性微寒。归肺、膀胱、肝经。具有疏散风热，清利头目，除湿利关节的功效。主治外感头痛，偏正头风，昏晕目暗，赤眼多

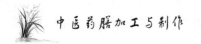

泪，目睛内痛，齿龈肿痛，湿痹拘挛。蔓荆子轻浮升散，可引药上行。

人参与白术配伍，二者具有健脾益肺功效。脾为后天之本，生化之源，脾气健运，则气血生化得源，肺气得养，宗气充沛，神能得养；肺主皮毛，气血可充肌肤，润泽毛发。脾肺得养，则润肤益神。葛根升阳，蔓荆子轻浮升散，二者引药上行，助气血润泽肌肤。甘菊、绿茶可消除肌肤的不适，能抗氧化，起到抗疲劳功效。

第五节　元宫养颜茶

（《中国药茶大全》）

【实训目标】
①掌握何首乌、肉苁蓉、菟丝子、泽泻、枸杞的性味归经及功效。
②掌握元宫养颜茶的操作步骤及药茶煎煮的要点。
③掌握元宫养颜茶的适用人群及禁忌人群。

【原料准备】
何首乌 2 g。推荐以广东德庆为佳。
肉苁蓉 2 g。以新疆、内蒙古、宁夏出产为佳。
菟丝子 2 g。全国各地区均有产。
泽泻 2 g。中国多地均有种植。
枸杞 2 g。以宁夏地区出产为佳。
绿茶 5 g。

【实训操作】
①先将前五味药材加入 450 mL 水煎煮，至水沸后，用小火继续煎煮约 20 分钟。
②冲泡绿茶饮用。
③可加冰糖调味，冲饮至味淡。

【药膳功效】
美发养颜。

【适用人群】
适用于肝肾不足所致脱发、白发、面容无华。

【禁忌人群】
血虚有火、阴虚内热伤津者忌用。

【组成分析】
何首乌为蓼科植物何首乌的干燥块根。气微，味微甘而苦涩，性温。归肝、心、肾经。具有补肝肾，益精血，乌须发，强筋骨功效。用于血虚萎黄，眩晕耳鸣，须发早白，腰膝酸软，肢体麻木，崩漏带下，久疟体虚；主要适宜于高脂血症、脂肪肝、肥胖症、失眠、脱发、少白头及亚健康人群。（参见本章第一节"清宫生发茶"内容）。

肉苁蓉味甘、咸，性温。归肾、大肠经。具有补肾阳，益精血，润肠道功能。主治肾阳虚衰，精血不足之阳痿、遗精、白浊、尿频余沥；腰痛脚弱，耳鸣目花；月经后期，宫寒不

324

孕；肠燥便秘。肾主骨生髓，其华在发；发为血之余，气血充盛，肾气充足，表现为头发乌黑亮丽。

菟丝子为旋花科植物南方菟丝子或菟丝子的干燥成熟种子。味辛、甘，性平。归肝、肾、脾经。具有补益肝肾，固精缩尿，安胎，明目，止泻之功效，外用具有消风祛斑之功效。常用于肝肾不足，腰膝酸软，阳痿遗精，遗尿尿频，肾虚胎漏，胎动不安，目昏耳鸣，脾肾虚泻；外治白癜风。（参见本章第一节"清宫生发茶"内容）

泽泻，味甘，性寒。入肾、膀胱经。功善利水，渗湿，泄热。治小便不利，水肿胀满，呕吐，泻痢，痰饮，脚气，淋病，尿血。《神农本草经》认为泽泻能"消水，养五脏，益气力"，《名医别录》认为泽泻可"补虚损五劳"。泽泻可施利水之功，助他药祛水湿。

枸杞味甘，性平。入肝、肾经。具有养肝，滋肾，润肺，明目功效。一般人群均可食用。治肝肾阴亏，腰膝酸软，头晕，目眩，目昏多泪，虚劳咳嗽，消渴，遗精。适宜肝肾阴虚及高血压、高血脂、动脉硬化等患者食用，用眼过度者及老人更加适合。历代医家治疗肝血不足、肾阴亏虚引起的视物昏花和夜盲症，常常使用枸杞。现代研究发现，枸杞含有 β 胡萝卜素、叶黄素等，具有提高人体免疫功能、防止肿瘤形成及预防动脉粥样硬化等作用。

本方中何首乌滋肾乌发，配伍肉苁蓉、菟丝子填补肾精，培补肾阳；佐以枸杞滋肾填补肾阴；肾阴肾阳得补，先天之本得充，则可化生气血，养颜乌发。泽泻可利湿去浊，使邪有出路，更利于气血运行，配以茶饮滋肾乌发。

第六节 元朝增颜茶

（《中国药茶大全》）

【实训目标】
①掌握冬瓜仁、桃仁、陈皮的性味归经及功效。
②掌握元朝增颜茶的操作步骤及药茶煎煮的要点。
③掌握元朝增颜茶的适用人群及禁忌人群。

【原料准备】
冬瓜仁 3 g。全国各地均有。
桃仁 2 g。以河北、山西、陕西等地出产为佳。
陈皮 2 g。全国各地区均有产，以广东新会地区所产为最佳。
绿茶 2 g。以新鲜为佳。
冰糖 3 g。

【实训操作】
①先将前三味药材加入 300 mL 水煎煮，至水沸后，用小火继续煎煮约 20 分钟。
②冲泡绿茶饮用。
③可加冰糖调味，冲饮至味淡。

【药膳功效】
润肤增颜。

【适用人群】

适用于面色晦暗、憔悴、有斑点之人。

【禁忌人群】

胃寒呕吐、脾虚泄泻者忌用。

【组成分析】

冬瓜仁为冬瓜的种子，我国各地均有栽培。味甘，性寒。归肺、小肠经。功效清肺化痰，排脓。用于肺热咳嗽、肺痈、肠痈。此外，冬瓜有利水消肿功效，可用于水肿病的治疗。

桃仁为蔷薇科落叶小乔木桃的种仁，全国大部分地区均产，主产于四川、陕西、河北等地。桃仁性平，味苦，归心、肝、肺、大肠经。功能活血化瘀，润肠通便，止咳平喘。用于经闭痛经，癥瘕痞块，肺痈肠痈，跌仆损伤，肠燥便秘，咳嗽气喘。

陈皮为芸香科植物橘及其栽培变种的干燥成熟果皮。味苦，性辛，温。归肺经、脾经。以陈久者为佳，故称陈皮。以广东新会地区所产的陈皮品质最佳。具有理气健脾、燥湿化痰的功效。主治脾胃气滞证，呕吐，呃逆，湿痰，寒痰咳嗽，胸痹。

本方中桃仁活血化瘀，有助于容颜的保养，配伍冬瓜仁有利水排脓功效，有效地增强活血化瘀、消斑效果，配以陈皮理气健脾，促进气血运行，推陈出新，可使肌肤润泽鲜丽。搭配冰糖调味，绿茶用做冲泡，共奏化瘀消斑之效。

第七节　金宫香口茶

（《中国药茶大全》）

【实训目标】

①掌握黄连、升麻、藿香、木香的性味归经及功效。

②掌握金宫香口茶的操作步骤及药茶煎煮的要点。

③掌握金宫香口茶的适用人群及禁忌人群。

【原料准备】

黄连 1 g。以四川雅安地区出产的最佳。

升麻 2 g。分布于西藏、云南、四川等地。

藿香 2 g。全国各地区均有产。

木香 1 g。以四川和云南地区出产的为佳。

甘草 3 g。在北方地区广泛分布，以内蒙古、甘肃、宁夏地区出产的为佳。

绿茶 3 g。以新鲜之品为佳。

冰糖 10 g。

【实训操作】

①先将前四味药材加入 450 mL 水煎煮，至水沸后，用小火继续煎煮约 20 分钟。

②泡甘草、绿茶饮用。

③可加冰糖调味，冲饮至味淡。

【药膳功效】

清胃热，洁牙香口，固齿止痛。

【适用人群】

适用于胃热所致口臭、牙疳出血、牙齿松动与疼痛等人群。

【禁忌人群】

胃寒呕吐、脾虚泄泻者忌用。

【组成分析】

黄连味苦，性寒。归心、脾、胃、肝、胆、大肠经。清热燥湿，泻火解毒。用于湿热痞满，呕吐吞酸，泻痢，黄疸，高热神昏，心火亢盛，心烦不寐，血热吐衄，目赤，牙痛，消渴，痈肿疔疮；外治湿疹，湿疮，耳道流脓。酒黄连善清上焦火热，用于目赤、口疮。姜黄连清胃和胃止呕，用于寒热互结，湿热中阻，痞满呕吐。萸黄连舒肝和胃止呕，用于肝胃不和，呕吐吞酸。

升麻味辛、甘，微寒。归肺、脾、大肠、胃经。具有发表透疹，清热解毒，升阳举陷功效。主治外感表证，麻疹不透，齿痛口疮，咽喉肿痛，温毒发斑，气虚下陷，脏器脱垂，崩漏下血。因其尤善清解阳明热毒，故胃火炽盛成毒的牙龈肿痛、口舌生疮、咽肿喉痛及皮肤疮毒等尤为多用。

藿香性辛，微温。归脾、胃、肺经。具有芳香化浊，和中止呕，发表解暑功效。用于湿浊中阻，脘痞呕吐，暑湿表证，湿温初起，发热倦怠，胸闷不舒，寒湿闭暑，腹痛吐泻，鼻渊头痛。藿香有杀菌功能，口含藿香可除口臭，预防传染病。夏季用藿香煮粥或泡茶饮服，对暑湿重症，脾胃湿阻，脘腹胀满，肢体重困，恶心呕吐有效。

木香分布于中国陕西、甘肃、四川、云南等地，以云南西北部种植较多，产量较大。味辛、苦，性温。归脾、大肠、三焦经。具有行气，止痛，健脾，消食功效。可行气止痛，调中导滞。用于胸脘胀痛、泻痢后重、食积不消、不思饮食及牙痛等症的治疗。

甘草参见本章第二节"乌梅甘草茶"相关内容。

黄连苦寒清泻降火，升麻升阳透散，二者相配伍，一升一降，使火势得出。配以藿香芳香化浊，祛除口中异味；木香行气止痛，减缓牙痛；再佐以甘草，缓和诸药，使全方泻火而不伤正；再配以冰糖，缓和药茶的清苦滋味；配以绿茶冲泡，使本方达到祛邪而不伤正的目的。

第八节　生津茶

(《慈禧光绪医方选议》)

【实训目标】

①掌握金石斛、竹茹、麦冬、桑叶、芦根的性味归经及功效。

②掌握生津茶的操作步骤及药茶煎煮的要点。

③掌握生津茶的适用人群及禁忌人群。

【原料准备】

青果5个。以福建为最多，四川、浙江、台湾等部分地区也有分布。

金石斛6 g。产自台湾地区。

甘菊6 g。全国多地均有种植。

竹茹6 g。主产于长江流域和南方各省。

麦冬9 g。中国南方等地均有栽培。

桑叶9 g。全国多地均有出产。

藕10片。南北各地均有，本方取材以鲜藕为佳。

梨2个。全国各地均有，取当地品种即可。

荸荠5个。在我国主要分布于江苏、安徽、浙江、广东等水泽地区。

芦根2 g。产于江河湖泽、池塘沟渠沿岸和低湿地，本方采用鲜品。

【实训操作】

①青果碾碎，鲜藕10片，梨、荸荠去皮，鲜芦根2 g切碎。

②上药同金石斛、甘菊、竹茹、麦冬、桑叶加入450 mL水煎煮，至水沸后，用小火继续煎煮约20分钟。

③煎水代茶饮。

【药膳功效】

生津润燥。

【适用人群】

适用于温病热盛之人。

【禁忌人群】

脾胃寒湿者慎用。

【组成分析】

青果为橄榄科植物橄榄的干燥成熟果实。味甘酸，性平。入脾、胃、肺经。有清热解毒、利咽化痰、生津止渴、除烦醒酒之功。适用于咽喉肿痛、烦渴、咳嗽痰血等疾病的治疗。

金石斛为兰科金石斛，以茎入药。味甘、淡，性平。归胃、肾经。具有益胃生津，滋阴清热的功效。主治热病伤津，唇齿干燥，潮热，盗汗。用于热病津伤，口干烦渴，胃阴不足，食少干呕，病后虚热不退，阴虚火旺，骨蒸劳热，目暗不明，筋骨痿软。

甘菊味微苦、甘香，入脾、胃、肝、胆经。可消除各种不适所引起的酸痛，退肝火，消除眼睛疲劳。具有帮助睡眠，润泽肌肤的功效，也可改善女性经前不适。利于肝功能养护。可消除感冒所引起的肌肉酸痛及偏头痛，且对胃及腹部神经有所助益。能增强记忆力，降低胆固醇。

竹茹为禾本科植物青秆竹、大头典竹或淡竹的茎秆的干燥中间层。味甘，性凉。入胃、胆经。具有清热凉血，化痰止吐的功效。主治烦热呕吐、呃逆，痰热咳喘，吐血，衄血，崩漏，恶阻，胎动，惊痫。主要用于肺热咳嗽，痰热心烦不寐；胃热呕吐，妊娠恶阻。此外，该品还有凉血止血作用，可用于吐血、衄血、崩漏等症。

麦冬味甘、微苦，微寒。归肺、心、胃经。具有养阴润肺、益胃生津、清心除烦的功效。可用于燥咳痰黏，劳嗽咯血；胃阴不足，舌干口渴，心烦失眠。麦冬为常用的养肺阴、润肺燥的药物，适用于肺阴不足而有燥热之证。麦冬能益胃生津，且具有清心除烦安神的功效。此外，麦冬具有润肠通便功效，可用于肠燥便秘。

桑叶为桑科植物桑的干燥叶。味苦、甘，性寒。归肺、肝经。具有疏散风热，清肺润燥，平抑肝阳，清肝明目的功效。主治风热感冒、温病初起，肺热咳嗽、燥热咳嗽，肝阳眩晕，目赤昏花。桑叶轻清凉散，能清疏肺经及在表的风热。此外，桑叶具有凉血止血作用，可用于血热吐血之轻证。

藕为睡莲科植物莲的肥大根茎，分布于南北各地。生藕，味甘、性寒，入心、脾、胃经，具有清热、生津、凉血、散瘀、补脾、开胃、止泻的功效，主治热病烦渴、吐血、衄血、热淋。熟藕，性温、味甘，具有益胃健脾、养血补益、生肌、止泻的功效，主治肺热咳嗽、烦躁口渴、脾虚泄泻、食欲不振及各种血证。本方采用鲜藕，莲藕生用性寒，有清热凉血作用，可用来治疗热性病症；莲藕味甘多液，对热病口渴、衄血、咯血、下血者尤为有益。

梨为蔷薇科梨属植物。味甘微酸，性凉。入肺、胃经。具有生津、润燥、清热、化痰、解酒的作用。主治热嗽、止咳。用于热病伤阴或阴虚所致的干咳、口渴、便秘等症，也可用于内热所致的烦渴、咳喘、痰黄等症。梨可润肺凉心，消痰解疮。

荸荠俗称马蹄，又称地栗，因其形如马蹄，又像栗子而得名。荸荠属沙草科植物荸荠的球茎，在我国主要分布于江苏、安徽、浙江、广东等水泽地区。荸荠，味甘，性寒。清热化痰，滋阴润肺。适用于阴虚阳亢的高血压患者。主治消渴，去体内痹热，温中益气。开胃消食，治呃逆，消积食，饭后宜食用。还可治血崩等症。研末食用，可明耳目，消黄疸，使肠胃不饥；不可多食，否则使人腹胀气满。

芦根味甘，性寒。归肺经、胃经。具有清热生津，除烦，止呕，利尿的功效。用于热病烦渴，胃热呕吐，肺热咳嗽，肺痈吐脓，热淋涩痛。芦根性味甘寒，既能清透肺胃气分实热，又能生津止渴，除烦，故可用治热病伤津，烦热口渴者。

本方中，金石斛、鲜芦根、麦冬相配伍滋润生津；桑叶润肺清热；竹茹清热凉血，化痰止吐；甘菊可消除各种不适所引起的酸痛；青果可利咽化痰，生津止渴；鲜藕、梨、荸荠三者皆有清热，生津润燥功效。诸药合用，共奏生津润燥，多用于温病热盛之人。

第九节 葱豉茶

（《太平圣惠方》）

【实训目标】
①掌握葱白、豆豉、荆芥、薄荷、栀子、石膏的性味归经及功效。
②掌握葱豉茶的操作步骤及药茶煎煮的要点。
③掌握葱豉茶的适用人群及禁忌人群。

【原料准备】

葱白 3 茎。以新鲜的为佳。

豆豉 15 g。全国各地均有制作，以贵州、重庆等地出产的豆豉较为出名。

荆芥 0.5 g。我国西北部地区主产。

薄荷 3 g。全国多地均有出产，以江苏、安徽两省产量最大。

栀子 4 g。主要产于江苏、浙江等地。

石膏 30 g。全国多地均有出产。

紫笋茶 15 g。以产于浙江省长兴县为佳。

【实训操作】

①上药加入 450 mL 水煎煮，至水沸后，用小火继续煎煮约 8 分钟，待香味大出后，关火。

②煎水代茶饮。

【药膳功效】

辛凉解表。

【适用人群】

适用于风热感冒初起，邪在卫分之人。

【禁忌人群】

表虚多汗者不宜服用。

【组成分析】

葱白为百合科植物葱近根部的鳞茎。味辛，性温。具有发汗解表，通达阳气的功效。主要用于外感风寒，阴寒内盛，格阳于外，脉微，厥逆，腹泻；外敷治疗疮痈疔毒。

豆豉性平，味咸。归肺、胃经。和胃，除烦，解腥毒，祛寒热。《本草纲目》曰："黑豆性平，作豉则温。既经蒸署，故能升能散；得葱则发汗，得盐则能吐，得酒则治风，得薤则治痢，得蒜则止血；炒熟则又能止汗，亦麻黄根、节之义也。"

荆芥味辛、微苦，性微温。入肺、肝经。祛风解表，透疹止血。主治感冒发热，头痛，咽喉肿痛；麻疹，痈肿、疮疥；衄血、吐血、便血、崩漏。用于治疗感冒，头痛，麻疹透发不畅，风疹，疮疡初起。炒炭治便血，崩漏，产后血晕，鼻出血。

薄荷为唇形科植物。味辛、性凉，归肝经。具有疏散风热、清利头目、利咽、透疹、疏肝解郁之功效。治感冒、发热、喉痛、头痛、目赤痛、肌肉疼痛、皮肤风疹瘙痒、麻疹不透等症，对痈、疽、疥、癣、漆疮亦有效。另外，薄荷还具有消炎止痛作用。

栀子为茜草科植物山栀的果实。味苦，性寒。入心、肝、肺、胃经。具有清热泻火，燥湿凉血的功效。主治热病心烦，肝火目赤，头痛，湿热黄疸；淋证、血痢尿血；口舌生疮、疮疡肿毒；扭伤肿痛。脾虚便溏者忌服。

石膏是单斜晶系矿物，是主要化学成分为硫酸钙（$CaSO_4$）的水合物。性辛，味微寒。入肺、胃经。功善清热泻火，解肌退热，养阴生津。用于外感热病，高热烦渴，肺热喘咳，胃火亢盛，头痛，牙痛。主治中风寒热，心下逆气惊喘，口干舌焦，腹中坚痛等症。

紫笋茶产于浙江省长兴县。唐陆羽著《茶经》称"阳崖阴林，紫者上，绿者次，笋者上，芽者次。"紫笋茶制茶工艺精湛，茶芽细嫩，色泽带紫，其形如笋，唐代广德年间至明洪武八年间紫笋茶被列为贡茶。中医认为，茶有引药上行的功效。

本方采用小量的辛温解表药葱白、豆豉，配伍大剂量的大辛和大寒的石膏，使全方不至于过于温燥；同时葱白、豆豉的辛温又可缓解栀子的苦寒之性，佐治栀子对脾胃的伐伤；配伍薄荷以清宣头目；以茶引经，可使诸药上达头部（本方原书所载的紫笋茶为名贵茶品，如用于实训，建议选用其他品种的绿茶以替代）。诸药配伍，使全方具有轻宣头目的功效，同时不会过于苦寒而伐伤脾胃，共同发挥辛凉解表的功效。

第十节　川芎茶

（《简便方》）

【实训目标】

①掌握川芎的性味归经及功效。

②掌握川芎茶的操作步骤及药茶煎煮的要点。

③掌握川芎茶的适用人群及禁忌人群。

【原料准备】

川芎 3 g。主产于四川。

茶叶 6 g。以绿茶为主。

【实训操作】

①将川芎制成粗末，与茶叶放入砂锅，加入 450 mL 水煎煮，至水沸后，用小火继续煎煮约 10 分钟，待香味大出后，关火。

②去渣取汁即成。

③本方代茶温服，不拘时常服，冲饮至味淡。

【药膳功效】

祛风散热，理气止痛。

【适用人群】

适用于风热头痛。

【禁忌人群】

阴虚阳亢及肝阳上亢者不宜应用；月经过多者、孕妇忌服。

【组成分析】

川芎味辛，性温。归肝、胆经。功能行气开郁，祛风燥湿，活血止痛。主治月经不调，痛经，经闭，难产，胞衣不下，产后恶露腹痛，肿块，胸胁疼痛，跌打损伤肿痛，头痛眩晕目暗，风寒湿痹，肢体麻木，痈疽疮疡。古人称川芎为血中之气药，殆言其寓辛散、解郁、通达、止痛等功能。川芎功善活血行气，祛风止痛，又具有辛温香燥，走而不守，既能行散，上行可达巅顶的特点，又入血分，下行可达血海，故常用于治疗头痛、身痛等症。川芎活血祛瘀作用广泛，适宜瘀血阻滞各种病症，祛风止痛，效用甚佳，可治头风头痛、风湿痹痛等症。

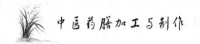

绿茶有疏风清热，解表功效，又具有轻浮升散性质，善于引药上行。

川芎与绿茶合用，共奏疏风解表，化瘀行气，止痛功效。但要注意，川芎性辛温燥，因肝阳上亢所致的头痛，不适用本茶方。川芎还有行气活血功效，月经过多者慎用。

第十一节　午时茶

（《经验百病内外方》）

【实训目标】

①掌握苍术、柴胡、前胡、防风、羌活、橘皮、山楂、连翘、神曲、藿香、白芷、枳实、川芎、甘草、厚朴、桔梗、麦芽、紫苏的性味归经及功效。

②掌握午时茶的操作步骤及药茶煎煮的要点。

③掌握午时茶的适用人群及禁忌人群。

【原料准备】

苍术 30 g。中国多地均有种植，以江苏、浙江所产的品质为佳。

柴胡 30 g。有南北之分，本方用于疏风散寒，故选用北柴胡。

前胡 30 g。全国多地均有种植，以甘肃、河南地区为佳。

防风 30 g。主产于黑龙江、辽宁等地。

羌活 30 g。主产于陕西、四川、甘肃等地。

橘皮 30 g。以广东新会地区所产为佳。

山楂 30 g。以山东、陕西、山西、河南等多地均有出产。

连翘 30 g。主产于河北、陕西、山西等地。

神曲 30 g。全国各地均产。

藿香 30 g。中国各地均有出产，主产于广东。

白芷 30 g。主产于浙江、湖北、辽宁等地。

枳实 30 g。主产于四川、江西、福建等地。

川芎 30 g。主产于四川。

甘草 30 g。宁夏地带出产为佳。

厚朴 45 g。以四川地区出产为佳。

桔梗 45 g。以东北地区所产为佳。

麦芽 45 g。全国大部分地区均产。

紫苏 45 g。我国南北均产。

红茶 500 g。

【实训操作】

①上药研为粗末。每次用 10～20 g，纳入热水瓶中，冲入适量沸水，加盖焖约 15 分钟。

②频频饮用，1 日内饮尽。

【药膳功效】

祛风散寒，消食和胃。

【适用人群】

适用于外感风寒所致头痛咳嗽、全身酸痛；内伤饮食所致呕恶腹泻、晕船晕车、水土不服等的治疗。

【禁忌人群】

服用本茶期间，忌烟、酒及辛辣、生冷、油腻食物，也不宜同时服用滋补药物或保健品。

【组成分析】

苍术为菊科苍术属多年生草本植物。味辛、苦，性温。归脾、胃、肝经。具有燥湿健脾，祛风散寒，明目，辟秽的功效。用于脘腹胀痛，食欲不振，泄泻，水肿，表证夹湿，头身重痛，肢体关节酸痛重着，风湿痹痛，脚气痿躄，风寒感冒，雀目。

柴胡性微寒、味苦、辛。归肝经、胆经。具有疏肝利胆、散火解郁之功效。透表泄热，疏肝解郁，升举阳气。主治肝郁气滞，胸肋胀痛，脱肛，子宫脱垂，月经不调等证。

前胡为伞形科前胡属多年生草本植物。前胡味苦、辛，性微寒。归肺、脾、肝经。具有疏散风热，降气化痰功效。主治外感风热，肺热痰郁，咳喘痰多，痰黄黏稠，呃逆食少，胸膈满闷等症。

防风味辛、甘，性温。归膀胱、肝脾经。有解表发汗，祛风除湿，止痉功效。主治风寒感冒、头痛、发热、关节酸痛、破伤风。注意，体虚风动发痉者，肝阳上亢的头痛眩晕者慎用。

羌活为伞形科植物。味辛、苦，性温。归膀胱、肾经。具有祛风散寒，除湿止痛功效。用于风寒感冒头痛，风湿痹痛，肩背酸痛。多用于上肢关节疼痛的治疗。

橘皮又称为陈皮，为芸香科植物橘的成熟果皮。性温，味辛、苦。入脾、胃、肺经。具有理气健脾调中，燥湿化痰功效。主治脾胃气滞之脘腹胀满或疼痛、消化不良。湿浊阻中之胸闷腹胀、纳呆便溏。痰湿壅肺之咳嗽气喘。用于胸脘胀满，食少吐泻，咳嗽痰多。

山楂味酸甘，性微温。入脾、胃、肝经。山楂消食健胃，行气散瘀。用于肉食积滞、胃脘胀满、泻痢腹痛、瘀血经闭、产后瘀阻、心腹刺痛、疝气疼痛、高血脂等。但要注意，脾胃虚弱者慎用。

连翘是木樨科连翘属植物。味苦，性微寒。归心、肺、小肠经。具有清热解毒，消肿散结功效。用于痈疽，瘰疬，乳痈，丹毒。治疗风热感冒，温病初起，温热入营，高热烦渴，神昏发斑，热淋尿闭等证。

神曲始载于《药性论》，为面粉和其他药物混合后经发酵而成的加工品。其制法是以面粉或麸皮与杏仁泥、赤小豆粉，以及鲜青蒿、鲜苍耳、鲜辣蓼自然汁，混合拌匀，使干湿适宜，做成小块，放入筐内，复以麻叶或楮叶，保温发酵1周，长出黄菌丝时取出，切成小块，晒干即成。生用或炒用。神曲味甘、辛，性温。归脾、胃经。具有消食和胃功效。主治饮食积滞，脘腹胀满，食少纳呆等证。

藿香为唇形科多年生植物广藿香或藿香的地上部分。味辛，微温。归脾、胃、肺经。功能化湿解暑，止呕。用于湿阻中焦证。藿香性温而不燥，化浊又能发表，故用于暑湿证及湿温证初起。藿香用于呕吐，以脾胃湿浊引起的呕吐最为适宜。

白芷为伞形科多年生草本植物。味辛，性温。归肺、胃经。功能解表，祛风燥湿，消肿排脓，止痛。用于外感风寒，头痛，鼻塞，阳明头痛，眉棱骨痛，头风痛，齿痛，疮疡肿痛，寒湿带下证。此外，白芷能祛风止痒，还可用于皮肤风湿瘙痒证。

枳实属芸香科植物酸橙及栽培变种或甜橙的干燥幼果。苦、辛、微酸，微温。归脾、胃、大肠经。枳实功善破气消积，化痰除痞。用于积滞内停，痞满胀痛，大便秘结，以及泻痢不畅，里急后重之证。本品行气消痰，以通痞塞之功，故用于痰浊阻塞气机，胸脘痞满之证。本品还可用于胃下垂、子宫脱垂、脱肛。但要注意，脾胃虚弱及孕妇慎服枳实。虚而久病，不可误服。大损真元，非邪实者，不可误用。

甘草参见本章第二节"乌梅甘草茶"相关内容。

厚朴为木兰科落叶乔木植物厚朴的枝皮。味苦、辛，性温。归脾、胃、肺、大肠经。功能行气燥湿，消积平喘。用于治疗腹胀。主要用于实胀（腹胀而有小便黄短，大便干结，脉滑数有力），其中对食胀（因饮食过度而致消化不良）、气胀（因胃肠功能失调，而致肠内物质腐败发酵，气体产量过多而在肠内积聚，常见于肠炎、肝炎、胃肠神经官能症）尤为适宜。

桔梗味苦、辛，性平，归肺经。功能开宣肺气，祛痰，排脓。桔梗辛散苦泄，功能开宣肺气而利胸膈，并有较好的祛痰作用，可用于咳嗽痰多，或咳痰不爽、胸膈痞闷、咽痛音哑等证。桔梗有良好的排脓之效，可用于肺痈胸痛，咳吐脓血，痰黄腥臭等证。

麦芽味甘，性平。归脾、胃经。具有行气消食，健脾开胃，回乳消胀的功效。用于食积不消，脘腹胀痛，脾虚食少，乳汁郁积，乳房胀痛，妇女断乳，肝郁胁痛，肝胃气痛。生麦芽健脾和胃，疏肝行气。用于脾虚食少，乳汁郁积。炒麦芽行气消食回乳。用于食积不消，妇女断乳。焦麦芽消食化滞。用于食积不消，脘腹胀痛。注意，哺乳期妇女不宜使用。

紫苏为唇形科紫苏的叶。味辛，性温。归肺、脾经。具有发表散寒，行气宽中，解鱼蟹毒的功效。可用于感冒风寒，发热恶寒，头痛鼻塞，兼见咳嗽或胸闷不舒者。本品行气宽中，和胃止呕，用于脾胃气滞，胸闷，呕吐之证，又可用于妊娠呕吐，胸腹满闷，还可用于进食鱼蟹而引起的腹痛、吐泻的症状。

本方中，采用解表散寒之品的苍术、柴胡、前胡、防风、羌活、紫苏、藿香；运用橘皮、山楂、连翘、神曲、麦芽健脾消食；枳实、厚朴行气燥湿；川芎、甘草、白芷、桔梗燥湿化痰，活血行气；紫苏兼具止呕功效。诸药共奏祛风散寒，消食和胃之效。故能适用于外感风寒所致头痛咳嗽、全身酸痛，内伤饮食所致呕恶腹泻、晕船晕车、水土不服等的治疗。

第十二节　清热止嗽茶

（《慈禧光绪医方选议》）

【实训目标】

①掌握菊花、枇杷叶、桑叶、广陈皮、酒黄芩、生地、枳实、芦根的性味归经及功效。

②掌握清热止嗽茶的操作步骤及药茶煎煮的要点。

③掌握清热止嗽茶的适用人群及禁忌人群。

【原料准备】

干菊花6 g。分布于全国各地，主产于浙江、安徽、河南等地。

炙枇杷叶6 g。全国大部分地区均有种植。

霜桑叶6 g。我国南北各省均有种植，要选用经霜后采收的桑叶为最佳。

广陈皮3 g。以广东新会地区所产的为佳。

酒黄芩3 g。主产于河北、山西、内蒙古等地。

生地4.5 g。以河南所产为佳。

焦枳实4.5 g。主产于四川、江西、福建等地。

芦根2 支。产于江河湖泽、池塘沟渠沿岸和低湿地，本方采用鲜品。

【实训操作】

①将芦根切碎，与余药共为粗末。

②加水500 mL，大火煮开后调成小火继续煎煮15 分钟，分离出药渣，取汁。

③代茶温服，每日1 剂。

【药膳功效】

清热解表，宣肺止嗽。

【适用人群】

适用于外感风热，肺热咳嗽，恶心痰多，口渴咽干，大便干结等。

【禁忌人群】

本方只用于慢性病的调理或咽、胃局部病变，若重症危症，则缓不济急，用时应注意。此外，枇杷叶应包煎，以免刺激喉咙。

【组成分析】

菊花性微寒，味辛、甘、苦，归肝、肺经。具有疏风清热、解毒、明目的功效。菊花能清上焦风热，清头目，可用于外感风热及温病初起发热、头昏头痛等证。菊花能清肝明目，可用于肝经风热或肝火上攻所致的目赤肿痛。菊花还可平肝息风，可用于肝风头痛及肝阳上亢头痛、眩晕等证。

枇杷叶为蔷薇科植物枇杷的叶子。味苦、微辛，性微寒。归肺、胃经。善降肺胃气逆而止咳、止呕，为痰热咳嗽及胃热呕逆所常用。本品苦寒，能清肺热，降肺气以止咳，常用于治疗肺热咳嗽、痰多色黄。枇杷叶具有和胃降逆之功，可降胃气而止呕逆，用于胃热引起的呕逆。枇杷叶有止渴功效，可治疗口干消渴，肺风面疮，粉刺。需注意，鲜枇杷叶有绒毛，需要包煎，以免绒毛对咽喉有刺激作用。本方选用炙枇杷叶。

霜桑叶为桑科落叶小乔木桑树的叶。味苦、甘，性微寒。归肺、肝经。具有疏风清热，清肝明目的功效。用于风热感冒及目赤肿痛，常配菊花，疏风清热。具有清肝明目功效，可用于风火目疾。还可用于肝阴不足，肝阳上亢引起的头晕、视物昏花。本品苦寒清泄肺热，甘寒益阴，凉润肺燥，故可用于治疗燥热伤肺、干咳少痰之证。此外，桑叶略有凉血止血作用，可配伍他药，治疗血热吐血的轻证。

广陈皮为芸香科植物橘的成熟果皮。以广东新会地区所产的陈皮质量最优，故称为广陈皮或新会皮。陈皮性温，味辛、味苦。入脾、胃、肺经。具有理气健脾调中，燥湿化痰的功效。主治脾胃气滞之脘腹胀满或疼痛、消化不良；湿浊阻中之胸闷腹胀、纳呆便溏；痰湿壅肺之咳嗽气喘。

酒黄芩味苦，性寒。归肺、胆、胃、大肠经。具有清热燥湿，泻火解毒，止血，安胎的功效。本品苦寒，燥湿泄热，并能解毒，可用于湿热所致的多种病证，如湿温、黄疸、泻痢、热淋、痈肿疮毒等。黄芩可清气分实热，并有退热功效，可用于湿热病，壮热烦渴、苔黄脉数等证。黄芩长于清肺热，可用于肺热咳嗽，且具有止血效果，故可用于内热亢盛，迫血妄行所致的吐血、咳血、衄血、便血、血崩等证。此外，黄芩还具有清热安胎功效，可用于胎热不安之证。本方清上焦热，故选用酒黄芩。

生地为玄参科多年生草本植物怀庆地黄的根。味甘，性寒。归心、肝、肾经。具有清热生津，凉血，止血的功效。用于热病舌绛烦渴，阴虚内热，骨蒸劳热，内热消渴，吐血、衄血，发斑发疹。现代研究发现，生地既有止血作用，又有抗凝血作用。生地具有清热凉血和养阴作用，用于温热病热入营血，生热口干、舌绛或红等证。生地凉血止血，用于热在血分，迫血妄行的吐血、衄血、尿血、崩漏下血等证。本品能养阴生津，用于热病伤阴，舌红口干，或口渴多饮，以及消渴证烦渴多饮。

枳实属芸香科植物酸橙及栽培变种或甜橙的干燥幼果。苦、辛、微酸，微温。归脾、胃、大肠经。功善破气消积，化痰除痞。用于积滞内停，痞满胀痛，大便秘结，以及泻痢不畅，里急后重之证。本品行气消痰，以通痞塞之功，故用于痰浊阻塞气机，胸脘痞满之证。本品还可用于胃下垂、子宫脱垂、脱肛。但要注意，脾胃虚弱及孕妇慎服。虚而久病，不可误服。大损真元，非邪实者，不可误用。

芦根味甘，性寒。归肺经、胃经。具有清热生津，除烦，止呕，利尿的功效。用于热病烦渴，胃热呕吐，肺热咳嗽，肺痈吐脓，热淋涩痛。芦根性味甘寒，既能清透肺胃气分实热，又能生津止渴、除烦，故可用治热病伤津，烦热口渴者。

本方选用菊花、桑叶配伍黄芩、生地，四药共同发挥清宣肺热功效；陈皮、枳壳理气宣肺；芦根清热生津；枇杷叶润肺止咳。诸药配伍，共奏清热解表，宣肺止嗽之效。

第十三节　姜蜜咳嗽方

（《寿世编》）

【实训目标】
①掌握生姜的性味归经及功效。
②掌握姜蜜咳嗽方的操作步骤及药茶煎煮的要点。
③掌握姜蜜咳嗽方的适用人群及禁忌人群。
【原料准备】
生姜汁半杯。全国各地均有种植，本方以新鲜生姜为佳。
白蜜2匙。
【实训操作】
①将生姜汁和白蜜放入茶碗内，用开水冲泡即成。

②频频饮用，1日内饮尽。

【药膳功效】

润肺止咳化痰。

【适用人群】

适用于各种咳嗽病证。

【组成分析】

生姜辛、微温，归肺、脾、胃经。发汗解表，温中止呕，温肺止咳，解鱼蟹毒，解药毒。适用于外感风寒，头痛，痰饮，咳嗽，胃寒呕吐。用于脾胃虚寒，食欲减退，恶心呕吐，或痰饮呕吐，胃气不和的呕吐；风寒或寒痰咳嗽；感冒风寒，恶风发热，鼻塞头痛等证。

白蜜多数指结晶后的洋槐花蜂蜜，采用传统老式方法饲养，也称土蜂蜜，它的浓度也较高，营养成分也相当齐全。蜂蜜有润肺化痰，止咳，缓和药性的功效。

本方采用生姜汁配伍白蜜，二者配伍兼具温肺宣肺，润肺止咳的功效。

第十四节　山楂核桃茶

（《中国药茶大全》）

【实训目标】

①掌握胡桃仁（核桃仁）、山楂的性味归经及功效。

②掌握山楂核桃茶的操作步骤及药茶煎煮的要点。

③掌握山楂核桃茶的适用人群及禁忌人群。

【原料准备】

胡桃仁150 g。全国多地均有种植。

山楂50 g。山东、陕西、河北等多地均有分布。

白砂糖200 g。

【实训操作】

①将胡桃仁浸泡洗净，加少许清水磨成浆待用。

②将山楂洗净熬汁1000 mL（去渣），加白糖、核桃浆，煮微沸。

③代茶温服，每日1剂。

【药膳功效】

补肺肾，润肠燥，消饮食，通血脉，生津液。

【适用人群】

适用于老年便秘及肺虚咳嗽、气喘。

【禁忌人群】

实热咳喘者不宜饮此茶。

【组成分析】

胡桃仁又名核桃肉，为胡桃科植物胡桃的干燥成熟种子。味甘，性温。归肾、肺、大肠经。具有补肾，温肺，润肠的功效。用于腰膝酸软，肾阳虚衰，腰痛脚弱，小便频数，肺肾不足，虚寒喘咳，肺虚久咳，气喘及肠燥便秘等诸证。注意，阴虚火旺、痰热咳嗽及便溏者不宜用。

山楂味酸甘，性微温。入脾、胃、肝经。具有消食积，散瘀血，驱绦虫功效。山楂可消食健胃，行气散瘀。用于肉食积滞、胃脘胀满、泻痢腹痛、瘀血经闭、产后瘀阻、心腹刺痛、疝气疼痛、高脂血症。

本方选用胡桃仁以补肺肾，润肠燥，配伍山楂消饮食，通血脉；山楂味酸甘，可生津液。二者相配伍，润肠通便，肺与大肠相表里，取上病下治之意，以宣肺气，降气止咳。同时，山楂还可消食积，以助老年人消化食物。

第十五节　石斛茶

（《中国药茶大全》）

【实训目标】
①掌握石斛的性味归经及功效。
②掌握石斛茶的操作步骤及药茶煎煮的要点。
③掌握石斛茶的适用人群及禁忌人群。

【原料准备】
石斛 5 g。以安徽地区所产的品质最佳。
绿茶 3 g。选取新鲜的绿茶即可。

【实训操作】
①用 200 mL 开水冲泡后饮用，可加冰糖。
②煎服，6～15 g；鲜用 15～30 g，入汤剂宜先煎。

【药膳功效】
益胃生津，清热养阴。

【适用人群】
适用于热病伤津所致口干烦渴等，病后虚热。

【禁忌人群】
温热病不宜早用；湿温尚未化燥者忌服。

【组成分析】
石斛味甘，性微寒。归胃、肾经。具有益胃生津，滋阴清热之功效。常用于热病津伤，口干烦渴，胃阴不足，食少干呕，病后虚热不退，阴虚火旺，骨蒸劳热，目暗不明，筋骨痿软。

绿茶清热解毒。茶叶不仅具有提神清心、清热解暑、消食化痰、去腻减肥、清心除烦、解毒醒酒、生津止渴、降火明目、止痢除湿等药理作用，还对现代疾病，如辐射病、心脑血管病、癌症等有一定的药理功效。茶叶具有药理作用的主要成分是茶多酚、咖啡因、脂多糖、茶氨酸等。

第十六节　天冬板蓝茶

（《中国药茶大全》）

【实训目标】

①掌握天门冬、板蓝根的性味归经及功效。

②掌握天冬板蓝茶的操作步骤及药茶煎煮的要点。

③掌握天冬板蓝茶的适用人群及禁忌人群。

【原料准备】

天门冬 5 g。主产于中国华东、中南、河北、河南等地。

板蓝根 3 g。全国多地均有种植。

绿茶 3 g。选取新鲜的绿茶即可。

【实训操作】

①用 250 mL 开水冲泡后饮用。

②可加冰糖。

【药膳功效】

清热养阴，解毒。

【适用人群】

适用于热病所致发热、烦渴等，咽喉肿痛，扁桃体炎，口舌生疮。

【禁忌人群】

脾胃虚寒者忌用。

【组成分析】

天门冬为百合科多年生攀援状草本植物天门冬的块根。味甘、苦，性大寒。归肺、肾经。具有清肺降火，滋阴润燥的功效。本品能清肺火，滋肾阴，润燥止咳，用于燥咳痰黏、咯血。本品还有生津止渴功效，用于热病伤阴，舌干口渴或津亏消渴。此外，本品有润肠通便功效，可用于肠燥便秘。

板蓝根为十字花科植物菘蓝的干燥根。味苦，性寒。归心、胃经。功能清热解毒，凉血，利咽。主要用于温热病发热、头痛、喉痛，或发斑疹及疔腮、痈肿疮毒等多种热炽毒盛之证。本品有类似大青叶的清热解毒功效，而更以解毒散结见长。

天门冬配伍板蓝根，二药共同发挥清热解毒，凉血利咽功效；再配以绿茶频服，适用于热病所致发热、烦渴等，以及咽喉肿痛、扁桃体炎、口舌生疮的患者。

第十七节　肉桂良姜茶

（《太平圣惠方》）

【实训目标】

①掌握肉桂、高良姜、当归、厚朴、人参的性味归经及功效。

②掌握肉桂良姜茶的操作步骤及药茶煎煮的要点。

③掌握肉桂良姜茶的适用人群及禁忌人群。

【原料准备】

肉桂 3 g。以广州、广西地区出产的品质较好。

高良姜 2 g。主产于广东、海南地区。

当归 1 g。以甘肃省东部的岷县所产质量最佳。

厚朴 2 g。以四川所产质量最佳。

人参 1 g。以东北地区所产质量最佳。

花茶 3 g。建议选用茉莉花茶等气味芳香淡雅的花茶。

【实训操作】

①用前五味药煎煮成 350 mL 药液,用煎煮液直接泡茶。

②冲饮至味淡。

【药膳功效】

温中散寒。

【适用人群】

适用于冷气攻心腹痛,多呕,不思饮食。

【禁忌人群】

胃热疼痛患者忌用。

【组成分析】

肉桂为樟树科常绿乔木植物肉桂的干皮或粗枝皮。味甘、辛,性热。归肾、脾、心、肝经。具有补元阳,暖脾胃,除积冷,通血脉的功效。治命门火衰,肢冷脉微,亡阳虚脱,腹痛泄泻,寒疝奔豚,腰膝冷痛,经闭癥瘕,阴疽流注,及虚阳浮越,上热下寒。

高良姜为姜科植物高良姜的干燥根茎。味辛,性热。归脾、胃经。温胃止呕,散寒止痛。用于脘腹冷痛,胃寒呕吐,嗳气吞酸。本品性热,可温胃散寒,故用于治胃寒脘腹冷痛。本品温中散寒止痛,用于治疗心腹绞痛如剧,两胁支满,烦闷不可忍。

当归为伞形科多年生草本植物当归的根。味甘、辛,性温。归肝、心、脾经。具有补血活血,调经止痛,润燥滑肠的功效。可用于血虚诸证,月经不调,经闭,痛经,崩漏,虚寒腹痛,痿痹,肌肤麻木,肠燥便难,赤痢后重,痈疽疮疡,跌仆损伤。

厚朴为木兰科落叶乔木植物厚朴的枝皮。味苦、辛,性温。归脾、胃、大肠经。具有行气消积,燥湿除满,降逆平喘功效。主治食积气滞,腹胀便秘,湿阻中焦,脘痞吐泻,痰壅气逆,胸满喘咳之证。

人参为五加科多年生草本植物人参的根。味甘、微苦,性温、平。归脾、肺、心经。具有大补元气,补脾益肾,生津止渴,安神益智功效。可用于体虚欲脱,肢冷脉微,脾虚食少,肺虚喘咳,津伤口渴,内热消渴,久病虚羸,惊悸失眠,阳痿宫冷;心力衰竭,心源性休克。用于气短喘促,心悸健忘,口渴多汗,食少无力,一切急慢性疾病及失血后引起的休克、虚脱。治劳伤虚损,食少,倦怠,反胃吐食,大便滑泄,虚咳喘促,自汗暴脱,惊悸,健忘,眩晕头痛,阳痿,尿频,消渴,妇女崩漏,小儿慢惊,及久虚不复,一切气血津液不足之证。

本方肉桂用量最大，取肉桂补火助阳，引火归元的特性。配伍人参大补元气，高良姜温里散寒，当归补血活血，三药合用气血双补。再佐以厚朴行气消滞，配伍花茶，芳香升散，有助于诸药药力发挥。诸药配伍共奏温里行气、散寒止痛之功效。

第十八节 青苏茶

（《方脉正宗》）

【实训目标】

①掌握青皮、苏叶、白芥子、龙胆草、当归尾的性味归经及功效。

②掌握青苏茶的操作步骤及药茶煎煮的要点。

③掌握青苏茶的适用人群及禁忌人群。

【原料准备】

青皮 5 g。全国多地均有种植，以江苏、安徽、浙江等地为主。

苏叶 3 g。我国南北各地均产。

白芥子 3 g。中国辽宁、安徽、河南等地均有种植。

龙胆草 3 g。我国南北各地均有分布。

当归尾 2 g。以甘肃省东部的岷县所产质量最佳。

花茶 3 g。建议选用茉莉花茶等气味芳香淡雅的花茶。

【实训操作】

①上六味洗净，共置壶中，用沸水 4000 mL 冲泡 5～10 分钟即成。

②本方日常代茶频服，冲饮至味淡。

【药膳功效】

疏肝行气止痛。

【适用人群】

适用于肝气不和，胁肋刺痛如击如裂。本方对因肝气不和所致胁痛有显效。

【禁忌人群】

脾胃虚寒者不宜用。

【组成分析】

青皮为芸香科常绿小乔木植物橘及其同属多种植物的幼果或未成熟果实的果皮。味苦、辛，性温。归肝、胆、脾、肺、心经。具有疏肝破气，消积化滞的功效。主治肝郁气滞之胁肋胀痛，乳房胀痛，乳核，乳痈；疝气疼痛，食积气滞之胃脘胀痛，以及气滞血瘀所致癥瘕积聚，久疟痞块。

苏叶为唇形科一年生草本植物邹紫苏的叶。味辛，性微温。归脾、肺经。具有发表散寒，行气宽中，解鱼蟹毒的功效。用于感冒风寒，发热恶寒，头痛鼻塞，兼见咳嗽或胸闷不舒者；本品具有行气宽中，和胃止呕功效，用于妊娠呕吐，胸腹满闷。此外，本品还可用于进食鱼蟹而引起的腹痛、吐泻。

白芥子为十字花科植物白芥的成熟种子。味辛，性温。归肺经。具有温肺祛痰，利气散结，通络止痛的功效。白芥子有辛散利气、温肺祛痰之功，用于寒痰壅滞、咳嗽气喘、胸满胁痛等证。近年用以治疗渗出性胸膜炎，有消除胸腔积液的作用。本品能祛经络之痰，并能利气散结。可用于痰湿阻滞经络所致的肢体关节疼痛、麻木及阴疽流注等证。

龙胆草为龙胆科多年生草本植物龙胆的根。味苦，性寒。归肝、胆经。具有清热燥湿，泻肝火的功效。用于湿热黄疸、阴肿阴痒、白带、湿疹等证。本品能清肝胆邪热，用于肝经热盛，热极生风所致高热惊厥、手足抽搐。本品还可用于肝胆实热所致胁痛、头痛、口苦、目赤、耳聋、阴肿阴痒诸证。

当归为伞形科多年生草本植物当归的根。味甘、辛，性温。归肝、心、脾经。具有补血活血，调经止痛，润燥滑肠的功效。可用于血虚诸证，月经不调，经闭，痛经，崩漏，虚寒腹痛，痿痹，肌肤麻木，肠燥便难，赤痢后重，痈疽疮疡，跌仆损伤。当归尾功善破血。

本方中，青皮配伍苏叶疏肝行气；白芥子配伍龙胆草清热燥湿，清热泻火，用于肝经热盛所致的胁肋疼痛；当归尾破血活血，又能滋养肝阴；诸药配伍，佐以花茶，芳香升散，有助于诸药药力发挥。诸药配伍共奏疏肝，行气止痛之功效。

附　　录

附录1　中国药膳制作及从业资质基本要求

ZGYS/T 001 — 2010

中国药膳研究会发布

2010 年 7 月 23 日

引　言

随着社会的发展和人民生活水平的提高，医疗模式以及人民健康观念的转变，保健意识的增强，中医药膳越来越受到人们的欢迎。国内各地制作及经营药膳企业、药膳餐馆纷纷成立，市场上药膳品种也如雨后春笋。目前，国内的中医药高等院校大部分开设了药膳课程，全国乃至各省相继成立了药膳的学术团体，多次召开国内国际药膳学术交流研讨会，各种专业书籍相继出版问世。随着中华文化的复兴，国际上出现了中国"文化热""中医热"，同时也出现了"药膳热"，药膳事业正在走向现代化、国际化、产业化。积极推进中医药膳事业的发展，对提高人民的生活质量和健康水平，构建我国特色医疗卫生保健体系，建设和谐社会和小康国家具有重要的意义。

近年来，随着药膳事业在国内外的迅速发展，在药膳行业市场的制作、经营以及使用中出现了混乱和不规范行为，如不问服用者的体质情况，乱施补膳；药膳品种配方不符合中医药理论，甚至有相反相畏之品；不依法炮制，伪药品进入药膳；为招揽顾客，追求利润，将有毒成瘾的中药或变质中药加入药膳。这一切使服用药膳者不但对健康无益，反而损害了身体，严重影响了消费者的合法权益。种种行为，引起了社会的较大反响，纷纷要求有关管理部门加强管理。

为了进一步使中医药膳的制作和管理更加规范，使我国的药膳事业形成一个良性循环、健康发展的态势，中国药膳研究会承担了国家中医药管理局政策法规司资助的中医药标准化项目"中国药膳制作标准"（ZYYS – 200）。在完成课题的基础上，组织专家经过多次论证，制定了《中国药膳制作及从业资质基本要求》，并上报国家中医药管理局政策法规司，同意发布。本标准的制定填补了国内同领域的空白，规定了药膳的制作原料、产品以及制作机构、从业人员资质的基本要求。在具体的实施过程中，将根据此基本要求进一步细化，制定出具体的管理标准，如药膳制作企业、药膳品种标准、配方标准、人员资质要求等。

《中国药膳制作及从业资质基本要求》的发布，将促进中国药膳的制作和从业资质的管理，使我国药膳事业健康发展，为弘扬我国养生保健文化，增强人民健康水平服务。

本标准由中国药膳研究会提出并归口。

本标准主要起草单位：中国药膳研究会药膳技术制作专业委员会。

本标准主要起草人：周文泉、沙凤桐、高普、李宝华、高思华、罗增刚、李浩、赵国新、祖绍先、张守康、崔玲、李跃华、刘方。

<h2 style="text-align:center">中国药膳制作及从业资质基本要求</h2>

1. 范围

本标准规定了药膳的制作原料、产品以及制作机构、从业人员资质的基本要求。

本标准适用于药膳的制作、生产、经营及其机构和从业人员。

2. 规范性引用文件

下列文件对于本文件的应用是必不可少的。凡是注日期的引用文件，仅注日期的版本适用于本文件。凡是不注日期的引用文件，其最新版本（包括所有的修改单）适用于本文件。

《中华人民共和国药典》2005 年版中文版。

中华人民共和国（卫法监发〔2002〕51 号）《卫生部关于进一步规范保健食品原料管理的通知》GB 7718—2004《预包装食品标签通则》。

3. 术语和定义

GB7718 规定的以及下列术语和定义适用于本标准。

药膳（Health-Protection Food）

在中医药理论指导下利用食材本身或者在食材中加入特定的中药材，使之具有调整人体脏腑阴阳气血生理功能以及色、香、味、型特点，适用于特定人群的食品，包括菜肴、汤品、面食、米食、粥、茶、酒、饮品、果脯等。

4. 要求

4.1 中药材、饮片

4.1.1 应属中华人民共和国药典所载。

4.1.2 应使用卫法监发〔2002〕51 号文件所规定的"既是食品又是药品的物品"和"可用于保健食品的物品"；使用"可用于保健食品的物品"中的药材，药膳企业须按有关规定履行报批手续，餐饮业使用须在药膳指导师指导下配制和使用；若使用不属于上述范围所规定的药材，应在药膳指导师指导下配制和使用；不得使用"保健食品禁用物品"及《中华人民共和国药典》标示有毒性的药材。

4.1.3 所用单味中药饮片人均每次量应不超过《中华人民共和国药典》规定的每日最大剂量。

4.1.4 应来源于合法经营企业。

4.2 配方

4.2.1 应由药膳指导师或药膳师指导和制作。

4.2.2 配方的组成、作用应符合中医药理论，不得有配伍禁忌。

4.3 药膳产品

4.3.1　包装物应有标签，标签上应标注有"药膳"字样以及产品的作用；标签上的其他内容按 GB7718 的规定执行。

4.3.2　如果产品由两种或两种以上食材制作而成，应按其主要作用的大小顺序标示。

4.3.3　批量生产的药膳产品应符合卫生、质量有关要求，提供包装、贮运要求和标签、检验合格证及说明书。说明书应包括以中医药理论为指导的作用配伍说明。

4.3.4　如果产品的保质期或保存期与贮藏条件有关，应在标签上标示产品的特定贮藏条件。

4.3.5　标签、说明书、菜谱及广告等不得标注与宣传治疗作用，不得代替药物。

4.4　药膳制作机构资质

4.4.1　药膳制作的机构（包括饭店、餐馆、企业等）应具有有效的商业执照。

4.4.2　应具有直接管辖权的卫生行政部门核发的有效食品生产或经营许可证。

4.4.3　应具有符合资质的专门药膳从业人员。

4.5　药膳从业人员资质

药膳从业人员分为药膳指导师、药膳制作师和药膳制作士，均需专门机构认证。

4.5.1　药膳指导师

4.5.1.1　应具备主治中医医师、主管中药师以上专业技术职称。

4.5.1.2　应具备较好的中医药理论知识，掌握药膳原料的性味、功效、配伍、炮制等较全面的专业知识。

4.5.1.3　应具备能够辨证施膳，指导药膳使用者选择药膳的能力。

4.5.1.4　应具备对药膳原料进行识别的专业知识和能力。

4.5.1.5　应具备监督、指导、规范药膳制作的能力。

4.5.1.6　应熟悉国家有关食品卫生、安全的法律、法规和相关规定。

4.5.2　药膳制作师

4.5.2.1　应具备中级以上厨师资格。

4.5.2.2　应具备与药膳相关的中医药知识。

4.5.2.3　应具备严格按照药膳配方制作药膳的能力。

4.5.2.4　应具备在药膳制作过程中对药膳原料、制作工艺、技术水平以及成品质量的监督、指导、规范的能力。

4.5.2.5　应熟悉国家有关食品卫生、安全的法律、法规和相关规定。

4.5.2.6　需持证上岗。

4.5.3　药膳制作士

4.5.3.1　应具备初级以上厨师资格。

4.5.3.2　应具备一定的药膳相关知识。

4.5.3.3　应具备能够按照药膳配方或者在药膳指导师、药膳师指导下的实际操作能力。

4.5.3.4　应了解国家有关食品卫生、安全的法律、法规和相关规定。

附录2 卫生部关于进一步规范保健食品原料管理的通知

卫法监发〔2002〕51号

各省、自治区、直辖市卫生厅局、卫生部卫生监督中心:

为进一步规范保健食品原料管理,根据《中华人民共和国食品卫生法》,现印发《既是食品又是药品的物品名单》《可用于保健食品的物品名单》和《保健食品禁用物品名单》(见附件),并规定如下:

一、申报保健食品中涉及的物品(或原料)是我国新研制、新发现、新引进的无食用习惯或仅在个别地区有食用习惯的,按照《新资源食品卫生管理办法》的有关规定执行。

二、申报保健食品中涉及食品添加剂的,按照《食品添加剂卫生管理办法》的有关规定执行。

三、申报保健食品中涉及真菌、益生菌等物品(或原料)的,按照我部印发的《卫生部关于印发真菌类和益生菌类保健食品评审规定的通知》(卫法监发〔2001〕84号)执行。

四、申报保健食品中涉及国家保护动植物等物品(或原料)的,按照我部印发的《卫生部关于限制以野生动植物及其产品为原料生产保健食品的通知》(卫法监发〔2001〕160号)、《卫生部关于限制以甘草、麻黄草、苁蓉和雪莲及其产品为原料生产保健食品的通知》(卫法监发〔2001〕188号)、《卫生部关于不再审批以熊胆粉和肌酸为原料生产的保健食品的通告》(卫法监发〔2001〕267号)等文件执行。

五、申报保健食品中含有动植物物品(或原料)的,动植物物品(或原料)总个数不得超过14个。如使用附件1之外的动植物物品(或原料),个数不得超过4个;使用附件1和附件2之外的动植物物品(或原料),个数不得超过1个,且该物品(或原料)应参照《食品安全性毒理学评价程序》(GB 15193.1—1994)中对食品新资源和新资源食品的有关要求进行安全性毒理学评价。

以普通食品作为原料生产保健食品的,不受本条规定的限制。

六、以往公布的与本通知规定不一致的,以本通知为准。

附件:1. 既是食品又是药品的物品名单
2. 可用于保健食品的物品名单
3. 保健食品禁用物品名单

二○○二年二月二十八日

附件1　既是食品又是药品的物品名单

（按笔画顺序排列）

丁香、八角茴香、刀豆、小茴香、小蓟、山药、山楂、马齿苋、乌梢蛇、乌梅、木瓜、火麻仁、代代花、玉竹、甘草、白芷、白果、白扁豆、白扁豆花、龙眼肉（桂圆）、决明子、百合、肉豆蔻、肉桂、余甘子、佛手、杏仁（甜、苦）、沙棘、牡蛎、芡实、花椒、赤小豆、阿胶、鸡内金、麦芽、昆布、枣（大枣、酸枣、黑枣）、罗汉果、郁李仁、金银花、青果、鱼腥草、姜（生姜、干姜）、枳椇子、枸杞子、栀子、砂仁、胖大海、茯苓、香橼、香薷、桃仁、桑叶、桑葚、橘红、桔梗、益智仁、荷叶、莱菔子、莲子、高良姜、淡竹叶、淡豆豉、菊花、菊苣、黄芥子、黄精、紫苏、紫苏籽、葛根、黑芝麻、黑胡椒、槐米、槐花、蒲公英、蜂蜜、榧子、酸枣仁、鲜白茅根、鲜芦根、蝮蛇、橘皮、薄荷、薏苡仁、薤白、覆盆子、藿香。

附件2　可用于保健食品的物品名单

（按笔画顺序排列）

人参、人参叶、人参果、三七、土茯苓、大蓟、女贞子、山茱萸、川牛膝、川贝母、川芎、马鹿胎、马鹿茸、马鹿骨、丹参、五加皮、五味子、升麻、天门冬、天麻、太子参、巴戟天、木香、木贼、牛蒡子、牛蒡根、车前子、车前草、北沙参、平贝母、玄参、生地黄、生何首乌、白及、白术、白芍、白豆蔻、石决明、石斛（需提供可使用证明）、地骨皮、当归、竹茹、红花、红景天、西洋参、吴茱萸、怀牛膝、杜仲、杜仲叶、沙苑子、牡丹皮、芦荟、苍术、补骨脂、诃子、赤芍、远志、麦门冬、龟甲、佩兰、侧柏叶、制大黄、制何首乌、刺五加、刺玫果、泽兰、泽泻、玫瑰花、玫瑰茄、知母、罗布麻、苦丁茶、金荞麦、金樱子、青皮、厚朴、厚朴花、姜黄、枳壳、枳实、柏子仁、珍珠、绞股蓝、香豆子、茜草、荜茇、韭菜子、首乌藤、香附、骨碎补、党参、桑白皮、桑枝、浙贝母、益母草、积雪草、淫羊藿、菟丝子、野菊花、银杏叶、黄芪、湖北贝母、番泻叶、蛤蚧、越橘、槐角、蒲黄、蒺藜、蜂胶、酸角、墨旱莲、熟大黄、熟地黄、鳖甲。

附件3　保健食品禁用物品名单

（按笔画顺序排列）

八角莲、八里麻、千金子、土青木香、山莨菪、川乌、广防己、马桑叶、马钱子、六角莲、天仙子、巴豆、水银、长春花、甘遂、生天南星、生半夏、生白附子、生狼毒、白降丹、石蒜、关木通、农吉痢、夹竹桃、朱砂、米壳（罂粟壳）、红升丹、红豆杉、红茴香、红粉、羊角拗、羊踯躅、丽江山慈姑、京大戟、昆明山海棠、河豚、闹羊花、青娘虫、鱼藤、洋地黄、洋金花、牵牛子、砒石（白砒、红砒、砒霜）、草乌、香加皮（杠柳皮）、骆驼蓬、鬼臼、莽草、铁棒槌、铃兰、雪上一枝蒿、黄花夹竹桃、斑蝥、硫黄、雄黄、雷公藤、颠茄、藜芦、蟾酥。

卫生部公告

2004 年第 17 号

根据《中华人民共和国食品卫生法》及《新资源食品卫生管理办法》规定，卫生部于 1998 年下发《关于 1998 年全国保健食品市场整顿工作安排的通知》（卫监法发〔1998〕第 9 号），将食品新资源油菜花粉、玉米花粉、松花粉、向日葵花粉、紫云英花粉、荞麦花粉、芝麻花粉、高粱花粉、魔芋、钝顶螺旋藻、极大螺旋藻、刺梨、玫瑰茄、蚕蛹列为普通食品管理。自本公告发布之日起，注销上述类别新资源食品的卫生审查批件，并停止受理上述类别新资源食品卫生审查批件的转让、变更、补发。

二〇〇四年八月十七日

附录3　按照传统既是食品又是中药材物质目录管理办法

（征求意见稿2018 年）

第一条　（目的依据）根据《中华人民共和国食品安全法》（以下简称《食品安全法》）及其实施条例，为规范按照传统既是食品又是中药材物质目录的管理，制定本办法。

第二条　（定义范围）按照传统既是食品又是中药材的物质，是指具有传统食用习惯，且列入国家中药材标准（包括《中华人民共和国药典》及相关中药材标准）中的动物和植物可使用部分（包括食品原料、香辛料和调味品）。

第三条　（管理部门）国家卫生和计划生育委员会（以下简称国家卫生计生委）负责制定修订并公布《按照传统既是食品又是中药材物质目录》（以下简称《目录》）。

第四条　（制定原则）制定《目录》应当以保障食品安全和公众健康为宗旨，坚持科学合理、公开透明的原则。

第五条　（鼓励原则）国家鼓励科研机构、社会团体及企业在符合国家法律法规及相关产业政策前提下，开展既是食品又是中药材物质的安全性研究和开发利用工作。

第六条　（列入原则）列入《目录》的物质应当同时符合下列要求：

（一）符合《食品安全法》及有关法规的规定；

（二）在中医药典籍中有食用记载，未发现毒性记录；

（三）具有传统食用习惯，正常食用未发现对人体健康造成任何急性、亚急性、慢性或者其他潜在性危害，符合应当有的营养要求；

（四）符合中药材资源保护相关法律法规规定；

（五）已经列入国家中药材标准。

第七条 （不列入原则）具有下列情形之一的物质不列入《目录》：

（一）列入《国家重点保护野生动物名录》和《国家重点保护野生植物名录》的野生动、植物品种；

（二）中药材使用过程中存在不良反应的；

（三）违背国家法律、法规或不符合饮食传统要求的；

（四）其他不应列入的情形。

第八条 （修订周期）《目录》实施动态管理，根据食品安全风险评估进展适时增加或删减。

第九条 （修订依据）国家卫生计生委依据下列情况对《目录》进行修订：

（一）国家中药材标准修订情况；

（二）对列入《目录》中物质的再评估情况；

（三）发现有不良反应案例信息和文献报道；

（四）食品安全监管情况。

第十条 （修订程序）《目录》修订程序：

（一）国家卫生计生委组织专家对《目录》进行安全性评估，提出具体修订意见。

（二）国家卫生计生委应当在《目录》评估过程中向社会公开征求意见，相关意见与建议作为《目录》安全性评估的参考依据。

第十一条 （物质信息）《目录》中的物质一般应当包括下列信息：中文名、拉丁学名、所属科名、使用部分。必要时，标注使用的限制条件。

第十二条 （生产企业责任）使用《目录》中的物质从事食品生产经营的企业，应当保障所生产经营食品的食用安全性。发现《目录》中物质存在食用安全性问题，应当及时报告当地省级卫生计生和食品安全监管部门。

第十三条 （再评估）列入《目录》的物质有下列情形之一的，国家卫生计生委应当及时组织进行再评估：

（一）有证据表明《目录》中的物质可能存在安全性问题的；

（二）随着科学技术的发展和认识的提高，对《目录》中的物质的安全性产生质疑的；

经再评估不符合食品安全要求的，国家卫生计生委将公告禁止其生产经营和使用，并从《目录》中删除。

第十四条 （与新食品原料衔接）利用《目录》以外的物质为食品原料从事食品生产经营的，应当按照《新食品原料安全性审查管理办法》有关规定进行安全性审查，符合要求的，作为新食品原料予以公布，并在《目录》修订时酌情纳入。

第十五条 （与监管衔接）《目录》中的物质生产经营由有关部门依据《食品安全法》和有关法律法规标准实施监督管理。

第十六条 （排除情况）本办法不适用保健食品和食品添加剂的管理。保健食品、食品添加剂的管理按照国家有关规定执行。

第十七条 本办法由国家卫生计生委负责解释。本办法自年月日起施行。原卫生部1987年10月22日公布的《禁止食品加药卫生管理办法》同时废止。

中医药膳加工与制作

按照传统既是食品又是中药材物质目录
（征求意见稿2018年）

注：排序按照植物、动物；再按笔画

序号	物质名称	植物名/动物名	拉丁学名	所属科名	使用部分	备注
1	丁香	丁香	*Syzyginm aromaticum*（L.）Merr. & L. M. Perry	桃金娘科	花蕾	
2	八角茴香	八角茴香	*Illicium verum* Hook. f.	木兰科	成熟果实	在调味品中也称"八角"
3	刀豆	刀豆	*Canavalia gladiata*（Jacq.）DC.	豆科	成熟种子	
4	小茴香	茴香	*Foeniculum vulgare* Mill.	伞形科	成熟果实	用于调味时还可用叶和梗
5	小蓟	刺儿菜	*Cirsium setosum*（Willd.）MB.	菊科	地上部分	
6	山药	薯蓣	*Dioscorea opposita* Thunb.	薯蓣科	根茎	
7	山楂	山里红	*Crataegus pinnatifida* Bge. var. *major* N. E. Br.	蔷薇科	成熟果实	
		山楂	*Crataegus pinnatifida* Bge.	蔷薇科		
8	马齿苋	马齿苋	*Portulaca oleracea* L.	马齿苋科	地上部分	
9	乌梅	梅	*Prunus mume*（Sieb.）Sieb. et Zucc.	蔷薇科	近成熟果实	
10	木瓜	贴梗海棠	*Chaenomeles speciosa*（Sweet）Nakai	蔷薇科	近成熟果实	
11	火麻仁	大麻	*Cannabis sativa* L.	桑科	成熟果实	
12	代代花	代代花	*Citrus aurantium* L. var. *amara* Engl.	芸香科	花蕾	果实地方常用作枳壳
13	玉竹	玉竹	*Polygonatum odoratum*（Mill.）Druce	百合科	根茎	
14	甘草	甘草	*Glycyrrhiza uralensis* Fisch.	豆科	根和根茎	
		胀果甘草	*Glycyrrhiza inflata* Bat.	豆科		
		光果甘草	*Glycyrrhiza glabra* L.	豆科		
15	白芷	白芷	*Angelica dahurica*（Fisch. ex Hoffm.）Benth. et Hook. f.	伞形科	根	
		杭白芷	*Angelica dahurica*（Fisch. ex Hoffm.）Benth. et Hook. f. var. *formosana*（Boiss.）Shan et Yuan	伞形科		

序号	物质名称	植物名/动物名	拉丁学名	所属科名	使用部分	备注
16	白果	银杏	*Ginkgo biloba* L.	银杏科	成熟种子	
17	白扁豆	扁豆	*Dolichos lablab* L.	豆科	成熟种子	
18	白扁豆花	扁豆	*Dolichos lablab* L.	豆科	花	
19	龙眼肉（桂圆）	龙眼	*Dimocarpus longan* Lour.	无患子科	假种皮	
20	决明子	决明	*Cassia obtusifolia* L.	豆科	成熟种子	需经过炮制方可使用
		小决明	*Cassia tora* L.	豆科		
21	百合	卷丹	*Lilium lancifolium* Thunb.	百合科	肉质鳞叶	
		百合	*Lilium brownie* F. E. Brown var. *viridulum* Baker	百合科		
		细叶百合	*Lilium pumilum* DC.	百合科		
22	肉豆蔻	肉豆蔻	*Myristica fragrans* Houtt.	肉豆蔻科	种仁;种皮	种皮仅作为调味品使用
23	肉桂	肉桂	*Cinnamomum cassia* Presl	樟科	树皮	在调味品中也称"桂皮"
24	余甘子	余甘子	*Phyllanthus emblica* L.	大戟科	成熟果实	
25	佛手	佛手	*Citrus medica* L. var. *sarcodactylis* Swingle	芸香科	果实	
26	杏仁（苦、甜）	山杏	*Prunus armeniaca* L. var. *ansu* Maxim	蔷薇科	成熟种子	苦杏仁需经过炮制方可使用
		西伯利亚杏	*Prunus sibirica* L.	蔷薇科		
		东北杏	*Prunus mandshurica*（Maxim）Koehne	蔷薇科		
		杏	*Prunus armeniaca* L.	蔷薇科		
27	沙棘	沙棘	*Hippophae rhamnoides* L.	胡颓子科	成熟果实	
28	芡实	芡	*Euryale ferox* Salisb.	睡莲科	成熟种仁	
29	花椒	青椒	*Zanthoxylum schinifolium* Sieb. et Zucc.	芸香科	成熟果皮	花椒果实可作为调味品使用
		花椒	*Zanthoxylum bungeanum* Maxim.	芸香科		

序号	物质名称	植物名/动物名	拉丁学名	所属科名	使用部分	备注
30	赤小豆	赤小豆	*Vigna umbellata* Ohwi et Ohashi	豆科	成熟种子	
		赤豆	*Vigna angularis* Ohwi et Ohashi	豆科		
31	麦芽	大麦	*Hordeum vulgare* L.	禾本科	成熟果实经发芽干燥的炮制加工品	
32	昆布	海带	*Laminaria japonica* Aresch.	海带科	叶状体	
		昆布	*Ecklonia kurome* Okam.	翅藻科		
33	枣(大枣、黑枣)	枣	*Ziziphus jujuba* Mill.	鼠李科	成熟果实	
34	罗汉果	罗汉果	*Siraitia grosvenorii* (Swingle.) C. Jeffrey ex A. M. Lu et Z. Y. Zhang	葫芦科	果实	
35	郁李仁	欧李	*Prunus humilis* Bge.	蔷薇科	成熟种子	
		郁李	*Prunus japonica* Thunb.	蔷薇科		
		长柄扁桃	*Prunus pedunculata* Maxim.	蔷薇科		
36	金银花	忍冬	*Lonicera japonica* Thunb.	忍冬科	花蕾或带初开的花	
37	青果	橄榄	*Canarium album* Raeusch.	橄榄科	成熟果实	
38	鱼腥草	蕺菜	*Houttuynia cordata* Thunb.	三白草科	新鲜全草或干燥地上部分	
39	姜(生姜、干姜)	姜	*Zingiber officinale* Rosc.	姜科	根茎(生姜所用为新鲜根茎,干姜为干燥根茎)	
40	枳椇子	枳椇	*Hovenia dulcis* Thunb.	鼠李科	药用为成熟种子;食用为肉质膨大的果序轴、叶及茎枝	
41	枸杞子	宁夏枸杞	*Lycium barbarum* L.	茄科	成熟果实	
42	栀子	栀子	*Gardenia jasminoides* Ellis	茜草科	成熟果实	

序号	物质名称	植物名/动物名	拉丁学名	所属科名	使用部分	备注
43	砂仁	阳春砂	*Amomum villosum* Lour.	姜科	成熟果实	
		绿壳砂	*Amomum villosum* Lour. var. *xanthioides* T. L. Wu et Senjen	姜科		
		海南砂	*Amomum longiligularg* T. L. Wu	姜科		
44	胖大海	胖大海	*Sterculia lychnophora* Hance	梧桐科	成熟种子	
45	茯苓	茯苓	*Poria cocos*（Schw.）Wolf	多孔菌科	菌核	
46	香橼	枸橼	*Citrus medica* L.	芸香科	成熟果实	
		香圆	*Citrus wilsonii* Tanaka	芸香科		
47	香薷	石香薷	*Mosla chinensis* Maxim.	唇形科	地上部分	
		江香薷	*Mosla chinensis* 'jiangxiangru'	唇形科		
48	桃仁	桃	*Prunus persica*（L.）Batsch	蔷薇科	成熟种子	
		山桃	*Prunus davidiana*（Carr.）Franch.	蔷薇科		
49	桑叶	桑	*Morus alba* L.	桑科	叶	
50	桑葚	桑	*Morus alba* L.	桑科	果穗	
51	桔红（橘红）	橘及其栽培变种	*Citrus reticulata* Blanco	芸香科	外层果皮	
52	桔梗	桔梗	*Platycodon grandiflorum*（Jacq.）A. DC.	桔梗科	根	
53	益智仁	益智	Alpinia oxyphylla Miq.	姜科	去壳之果仁，而调味品为果实	
54	荷叶	莲	*Nelumbo nucifera* Gaertn.	睡莲科	叶	
55	莱菔子	萝卜	*Raphanus sativus* L.	十字花科	成熟种子	
56	莲子	莲	*Nelumbo nucifera* Gaertn.	睡莲科	成熟种子	
57	高良姜	高良姜	*Alpinia officinarum* Hance	姜科	根茎	
58	淡竹叶	淡竹叶	*Lophatherum gracile* Brongn.	禾本科	茎叶	
59	淡豆豉	大豆	*Glycine max*（L.）Merr.	豆科	成熟种子的发酵加工品	
60	菊花	菊	*Chrysanthemum morifolium* Ramat.	菊科	头状花序	

序号	物质名称	植物名/动物名	拉丁学名	所属科名	使用部分	备注
61	菊苣	毛菊苣	*Cichorium glandulosum* Boiss. et Huet	菊科	地上部分或根	
		菊苣	*Cichorium intybus* L.	菊科		
62	黄芥子	芥	*Brassica juncea*（L.）Czern. et Coss	十字花科	成熟种子	
63	黄精	滇黄精	*Polygonatum kingianum* Coll. et Hemsl.	百合科	根茎	
		黄精	*Polygonatum sibiricum* Red.	百合科		
		多花黄精	*Polygonatum cyrtonema* Hua	百合科		
64	紫苏	紫苏	*Perilla frutescens*（L.）Britt.	唇形科	叶（或带嫩枝）	
65	紫苏子（籽）	紫苏	*Perilla frutescens*（L.）Britt.	唇形科	成熟果实	
66	葛根	野葛	*Pueraria lobata*（Willd.）Ohwi	豆科	根	
67	黑芝麻	芝麻	*Sesamum indicum* L.	胡麻科	成熟种子	在调味品中也称"胡麻、芝麻"
68	黑胡椒	胡椒	*Piper nigrum* L.	胡椒科	近成熟或成熟果实	在调味品中称"白胡椒"
69	槐花、槐米	槐	*Sophora japonica* L.	豆科	花及花蕾	
70	蒲公英	蒲公英	*Taraxacum mongolicum* Hand.-Mazz.	菊科	全草	
		碱地蒲公英	*Taraxacum borealisinense* Kitam.	菊科		
		同属数种植物		菊科		
71	榧子	榧	*Torreya grandis* Fort.	红豆杉科	成熟种子	
72	酸枣、酸枣仁	酸枣	*Ziziphus jujuba* Mill. var. *spinosa*（Bunge）Hu ex H. F. Chou	鼠李科	果肉、成熟种子	
73	鲜白茅根（或干白茅根）	白茅	*Imperata cylindrical* Beauv. var. *major*（Nees）C. E. Hubb.	禾本科	根茎	

续表

序号	物质名称	植物名/动物名	拉丁学名	所属科名	使用部分	备注
74	鲜芦根（或干芦根）	芦苇	*Phragmites communis* Trin.	禾本科	根茎	
75	橘皮（或陈皮）	橘及其栽培变种	*Citrus reticulata* Blanco	芸香科	成熟果皮	
76	薄荷	薄荷	*Mentha haplocalyx* Briq.	唇形科	地上部分	
		薄荷	*Mentha arvensis* L.	唇形科	叶、嫩芽	仅作为调味品使用
77	薏苡仁	薏苡	*Coix lacryma-jobi* L. var. *mayuen.* (Roman.) Stapf	禾本科	成熟种仁	
78	薤白	小根蒜	*Allium macrostemon* Bge.	百合科	鳞茎	
		薤	*Allium chinense* G. Don	百合科		
79	覆盆子	华东覆盆子	*Rubus chingii* Hu	蔷薇科	果实	
80	藿香	广藿香	*Pogostemon cablin* (Blanco) Benth.	唇形科	地上部分	
81	乌梢蛇	乌梢蛇	*Zaocys dhumnades* (Cantor)	游蛇科	剥皮、去除内脏的整体	仅限获得林业部门许可进行人工养殖的乌梢蛇
82	牡蛎	长牡蛎	*Ostrea gigas* Thunberg	牡蛎科	贝壳	
		大连湾牡蛎	*Ostrea talienwhanensis* Crosse	牡蛎科		
		近江牡蛎	*Ostrea rivularis* Gould	牡蛎科		
83	阿胶	驴	*Equus asinus* L.	马科	干燥皮或鲜皮经煎煮、浓缩制成的固体胶。	
84	鸡内金	家鸡	*Gallus gallus domesticus* Brisson	雉科	砂囊内壁	
85	蜂蜜	中华蜜蜂	*Apis cerana* Fabricius	蜜蜂科	蜂所酿的蜜	
		意大利蜂	*Apis mellifera* Linnaeus	蜜蜂科		
86	蝮蛇（蕲蛇）	五步蛇	*Agkistrodon acutus* (Güenther)	蝰科	去除内脏的整体	仅限获得林业部门许可进行人工养殖的蝮蛇

续表

序号	物质名称	植物名/动物名	拉丁学名	所属科名	使用部分	备注
新增中药材物质						
1	人参	人参	*Panax ginseng* C. A. Mey	五加科	根和根茎	为5年及5年以下人工种植的人参；食用量≤3 g/d；孕妇、哺乳期妇女及14周岁以下儿童不宜食用
2	山银花	华南忍冬	*Lonicera confuse* DC.	忍冬科	花蕾或带初开的花	
		红腺忍冬	*Lonicera hypoglauca* Miq.			
		灰毡毛忍冬	*Lonicera macranthoides* Hand.-Mazz.			
		黄褐毛忍冬	*Lonicera fulvotomentosa* Hsu et S. C. Cheng			
3	芫荽	芫荽	*Coriandrum sativum* L.	伞形科	果实、种子	
4	玫瑰花	玫瑰	*Rosa rugosa* Thunb 或 *Rose rugosa* cv. Plena	蔷薇科	花蕾	
5	松花粉	马尾松	*Pinus massoniana* Lamb.	松科	干燥花粉	
		油松	*Pinus tabuliformis* Carr.			
		同属数种植物				
6	粉葛	甘葛藤	*Pueraria thomsonii* Benth.	豆科	根	
7	布渣叶	破布叶	*Microcos paniculata* L.	椴树科	叶	仅作为凉茶饮料原料；使用量≤15 g/d
8	夏枯草	夏枯草	*Prunella vulgaris* L.	唇形科	果穗	仅作为凉茶饮料原料；使用量≤9 g/d
9	当归	当归	*Angelica sinensis*(Oliv.) Diels	伞形科	根	仅限用于香辛料；使用量≤3 g/d

续表

序号	物质名称	植物名/动物名	拉丁学名	所属科名	使用部分	备注
10	山柰	山柰	*Kaempferia galanga* L.	姜科	根茎	仅作为调味品使用;使用量≤6 g/d;在调味品中标示"根、茎"
11	西红花	藏红花	*Crocus sativus* L.	鸢尾科	柱头	仅作为调味品使用;使用量≤1 g/d;在调味品中也称"藏红花"
12	草果	草果	*Amomum tsao-ko* Crevost et Lemaire	姜科	果实	仅作为调味品使用;使用量≤3 g/d
13	姜黄	姜黄	*Curcuma Longa* L.	姜科	根茎	仅作为调味品使用;使用量≤3 g/d;在调味品中标示"根、茎"
14	荜茇	荜茇	*Piper longum* L.	胡椒科	果实或成熟果穗	仅作为调味品使用;使用量≤1 g/d

备注:

《按照传统既是食品又是中药材物质目录》新增物质纳入依据

一、人参。《原卫生部 2012 年第 17 号公告》批准人参(人工种植)为新资源食品;《中国药典》记载;基源植物和使用部分与《中国药典》记载一致。

二、山银花。金银花列入 2002 年原卫生部公布《既是食品又是药品的物品名单》,金银花来源为忍冬(*Lonicera japonica* Thunb.)、红腺忍冬(*Lonicera hypoglauca* Miq.)、华南忍冬(*Lonicera confusa* DC.)、毛花柱忍冬(*Lonicera dasystyla* Rehd.),金银花和山银花在《中国药典》中二者未分开,遵循药典的处理方法;经查阅文献和实地调研,山银花在南方种植时间悠久,在当地有食用历史,且无毒副反应报道。

三、粉葛。《中国药典》(2005 版)为甘葛藤葛根基源之一。

四、玫瑰花。《原卫生部 2010 年第 3 号公告》将玫瑰花作为普通食品;《中国药典》记载；基源植物和使用部分与《中国药典》记载一致。

五、松花粉。《原卫生部 2004 年第 17 号公告》将松花粉作为新资源食品；《中国药典》记载；基源植物和使用部分与《中国药典》记载一致。

六、布渣叶、夏枯草。《原卫生部 2010 年第 3 号公告》允许夏枯草、布渣叶作为凉茶饮料原料使用；《中国药典》记载；基源植物和使用部分与《中国药典》记载一致。

七、当归。欧盟食品安全局（EFSA）将当归作为香辛料（每天食用 3～15 g 当归根或 3～6 g 根粉）；日本将当归列入"源自植物或动物的天然香料名单"作为食品的香辛料使用；《中国药典》记载；基源植物和使用部分与《中国药典》记载一致。

八、山柰、西红花、草果、姜黄、荜茇。列入《香辛料和调味品标准》（GB/T 12729.1—2008）；《中国药典》记载；基源植物和使用部分与《中国药典》记载一致。

附录 4 党参等 9 种物质按照食药物质管理要求

新增					
序号	名称	来源		使用部分	备注
		植物名/动物名	拉丁学名	所属科名	
1	党参	党参	*Codonopsis pilosula* (Franch.) Nannf.	桔梗科	根	使用量 ≤ 9 g/d，孕妇、婴幼儿不宜食用
		素花党参	*Codonopsis pilosula* Nannf. *var. modesta* (Nannf.) *L. T. Shen*			
		川党参	*Codonopsis tangshen* Oliv.			
2	肉苁蓉（荒漠）	肉苁蓉	*Cistanche deserticola* Y. C. Ma	列当科	肉质茎	使用量 ≤ 3 g/d，孕妇、哺乳期妇女及婴幼儿不宜食用
3	铁皮石斛	铁皮石斛	*Dendrobium officinale* Kimura et Migo	兰科	茎	使用量 ≤ 3.5 g/d，孕妇不宜食用
4	西洋参	西洋参	*Panax quinquefolium* L.	五加科	根	使用量 ≤ 3 g/d，孕妇、哺乳期妇女及婴幼儿不宜食用
5	黄芪	蒙古黄芪	*Astragalus membranaceus* (Fisch.) Bge. *var. mongholicus* (Bge.) Hsiao	豆科	根	使用量 ≤ 9 g/d
		膜荚黄芪	*Astragalus membranaceus* (Fisch.) Bge.			

续表

序号	名称	来源		使用部分	备注

序号	名称	植物名/动物名	拉丁学名	所属科名	使用部分	备注
6	灵芝	赤芝	*Ganoderma lucidum* (leyss. ex Fr.) Karst.	多孔菌科	子实体	使用量≤6 g/d, 孕妇不宜食用
		紫芝	*Ganoderma sinense* Zhao, Xu et Zhang			
7	山茱萸	山茱萸	*Cornus officinalis* Sieb. et Zucc.	山茱萸科	果实	使用量≤6 g/d, 孕妇、哺乳期妇女及婴幼儿不宜食用
8	天麻	天麻	*Gastrodia elata* B1.	兰科	块茎	使用量≤3 g/d, 孕妇、哺乳期妇女及婴幼儿不宜食用
9	杜仲叶	杜仲	*Eucommia ulmoides* Oliv.	杜仲科	叶	使用量≤7.5 g/d, 孕妇、哺乳期妇女及婴幼儿不宜食用

相关技术解读材料

党参在《中国药典》（2015 版）收载，为桔梗科植物党参（*Codonopsis pilosula* (Franch.) Nannf.）、素花党参 [*Codonopsis pilosula* Nannf. *var. modesta* (Nannf.) *L. T. Shen*] 和川党参（Codonopsis tangshen Oliv.）的干燥根。党参在山西省、甘肃省等地区有作为食品原料使用历史，主要方法为煲汤、煮粥、蒸米饭、煮菜、火锅用料、泡酒、制作党参脯等；按照传统习惯正常使用，未见不良反应报道。

肉苁蓉在《中国药典》（2015 版）收载，肉苁蓉（荒漠）为列当科植物肉苁蓉（*Cistanche deserticola* Y. C. Ma）的带鳞叶肉质茎。在内蒙古自治区有作为食品原料使用历史，主要方法为炖肉、炒菜、泡茶、泡酒等；按照传统习惯正常使用，未见不良反应报道。

铁皮石斛在《中国药典》（2015 版）收载，为兰科植物铁皮石斛（*Dendrobium officinale* Kimura et Migo）的茎。铁皮石斛在云南省和浙江省等地区有作为食品原料使用历史，主要方法为即食、煲汤、做菜、榨汁、泡茶、泡酒等；按照传统习惯正常使用，未见不良反应报道。

西洋参在《中国药典》（2015 版）收载，为五加科植物西洋参（*Panax quinquefolium* L.）的干燥根。西洋参在山东省等地区有作为食品原料使用历史，主要方法为切片泡水饮用、加工成细粉添入粥中食用、煲汤或直接烹制各种菜肴等；按照传统习惯正常使用，未见不良反应报道。

黄芪在《中国药典》（2015 版）收载，为豆科植物膜荚黄芪〔*Astragalus membranaceus*（Fisch.）Bge〕和蒙古黄芪〔*Astragalus membranaceus*（Fisch.）Bge. var. mongholicus（Bge.）Hsiao〕的干燥根。黄芪在山西省和甘肃省等地区有作为食品原料使用历史，主要方法为炖汤、炖肉、煮粥、蒸米饭、煮菜、加入火锅中直接食用，或用于泡酒、泡水、混合蜂蜜食用等；按照传统习惯正常使用，未见不良反应报道。

灵芝在《中国药典》（2015 版）收载，为多孔菌科真菌赤芝〔*Ganoderma lucidum*（Leyss. ex Fr.）Karst.〕和紫芝〔*Ganoderma sinense* Zhao，Xu et Zhang〕的干燥子实体。灵芝在安徽省与山东省等地区有作为食品原料使用历史，主要方法为煲汤、泡茶、泡酒等；按照传统习惯正常使用，未见不良反应报道。

天麻在《中国药典》（2015 版）收载，为兰科植物天麻（*Gastrodia elata* B1.）的块茎。天麻在贵州省和云南省等地区有作为食品原料使用历史，主要方法为炖肉、炖鸡、素炒、加入火锅、天麻泡蜂蜜等；按照传统习惯正常使用，未见不良反应报道。

山茱萸在《中国药典》（2015 版）收载，为山茱萸科植物山茱萸（*Cornus officinalis* Sieb. et Zucc.）的成熟果肉。山茱萸在陕西省和河南省等地区有作为食品原料使用历史，主要方法为煲汤、做菜或制作果酒、保健醋、果汁、蜜饯果脯、糕、果冻等；按照传统习惯正常使用，未见不良反应报道。

杜仲叶在《中国药典》（2015 版）收载，为杜仲科植物杜仲（*Eucommia ulmoides* Oliv.）的叶片。杜仲叶在湖南省和河南省等地区有作为食品原料使用历史，主要方法为杜仲嫩叶做菜、煮粥、杜仲茶或用杜仲叶汁做面条等；按照传统习惯正常使用，未见不良反应报道。

经安全性评估认为，上述 9 种物质按照传统习惯使用是安全的。鉴于上述物质均具有药用功效，建议食用时按照传统习惯和公示信息使用。

附录5　保健食品原料目录与保健功能目录管理办法

（2019 年 8 月 2 日国家市场监督管理总局令第 13 号公布）

第一章　总　则

第一条　为了规范保健食品原料目录和允许保健食品声称的保健功能目录的管理工作，根据《中华人民共和国食品安全法》，制定本办法。

第二条　中华人民共和国境内生产经营的保健食品的原料目录和允许保健食品声称的保健功能目录的制定、调整和公布适用本办法。

第三条　保健食品原料目录，是指依照本办法制定的保健食品原料的信息列表，包括原料名称、用量及其对应的功效。

允许保健食品声称的保健功能目录（以下简称保健功能目录），是指依照本办法制定的具有明确评价方法和判定标准的保健功能信息列表。

第四条　保健食品原料目录和保健功能目录的制定、调整和公布，应当以保障食品安全和促进公众健康为宗旨，遵循依法、科学、公开、公正的原则。

第五条　国家市场监督管理总局会同国家卫生健康委员会、国家中医药管理局制定、调整并公布保健食品原料目录和保健功能目录。

第六条　国家市场监督管理总局食品审评机构（以下简称审评机构）负责组织拟订保健食品原料目录和保健功能目录，接收纳入或者调整保健食品原料目录和保健功能目录的建议。

<h2 align="center">第二章　保健食品原料目录管理</h2>

第七条　除维生素、矿物质等营养物质外，纳入保健食品原料目录的原料应当符合下列要求：

（一）具有国内外食用历史，原料安全性确切，在批准注册的保健食品中已经使用；

（二）原料对应的功效已经纳入现行的保健功能目录；

（三）原料及其用量范围、对应的功效、生产工艺、检测方法等产品技术要求可以实现标准化管理，确保依据目录备案的产品质量一致性。

第八条　有下列情形之一的，不得列入保健食品原料目录：

（一）存在食用安全风险以及原料安全性不确切的；

（二）无法制定技术要求进行标准化管理和不具备工业化大生产条件的；

（三）法律法规以及国务院有关部门禁止食用，或者不符合生态环境和资源法律法规要求等其他禁止纳入的情形。

第九条　任何单位或者个人在开展相关研究的基础上，可以向审评机构提出拟纳入或者调整保健食品原料目录的建议。

第十条　国家市场监督管理总局可以根据保健食品注册和监督管理情况，选择具备能力的技术机构对已批准注册的保健食品中使用目录外原料情况进行研究分析。符合要求的，技术机构应当及时提出拟纳入或者调整保健食品原料目录的建议。

第十一条　提出拟纳入或者调整保健食品原料目录的建议应当包括下列材料：

（一）原料名称，必要时提供原料对应的拉丁学名、来源、使用部位以及规格等；

（二）用量范围及其对应的功效；

（三）工艺要求、质量标准、功效成分或者标志性成分及其含量范围和相应的检测方法、适宜人群和不适宜人群相关说明、注意事项等；

（四）人群食用不良反应情况；

（五）纳入目录的依据等其他相关材料。

建议调整保健食品原料目录的，还需要提供调整理由、依据和相关材料。

第十二条　审评机构对拟纳入或者调整保健食品原料目录的建议材料进行技术评价，结合批准注册保健食品中原料使用的情况，做出准予或者不予将原料纳入保健食品原料目录或者调整保健食品原料目录的技术评价结论，并报送国家市场监督管理总局。

第十三条　国家市场监督管理总局对审评机构报送的技术评价结论等相关材料的完整

性、规范性进行初步审查，拟纳入或者调整保健食品原料目录的，应当公开征求意见，并修改完善。

第十四条　国家市场监督管理总局对审评机构报送的拟纳入或者调整保健食品原料目录的材料进行审查，符合要求的，会同国家卫生健康委员会、国家中医药管理局及时公布纳入或者调整的保健食品原料目录。

第十五条　有下列情形之一的，国家市场监督管理总局组织对保健食品原料目录中的原料进行再评价，根据再评价结果，会同国家卫生健康委员会、国家中医药管理局对目录进行相应调整：

（一）新的研究发现原料存在食用安全性问题；

（二）食品安全风险监测或者保健食品安全监管中发现原料存在食用安全风险或者问题；

（三）新的研究证实原料每日用量范围与对应功效需要调整的或者功效声称不够科学、严谨；

（四）其他需要再评价的情形。

<h3 style="text-align:center">第三章　保健功能目录管理</h3>

第十六条　纳入保健功能目录的保健功能应当符合下列要求：

（一）以补充膳食营养物质、维持改善机体健康状态或者降低疾病发生风险因素为目的；

（二）具有明确的健康消费需求，能够被正确理解和认知；

（三）具有充足的科学依据，以及科学的评价方法和判定标准；

（四）以传统养生保健理论为指导的保健功能，符合传统中医养生保健理论；

（五）具有明确的适宜人群和不适宜人群。

第十七条　有下列情形之一的，不得列入保健功能目录：

（一）涉及疾病的预防、治疗、诊断作用；

（二）庸俗或者带有封建迷信色彩；

（三）可能误导消费者等其他情形。

第十八条　任何单位或者个人在开展相关研究的基础上，可以向审评机构提出拟纳入或者调整保健功能目录的建议。

第十九条　国家市场监督管理总局可以根据保健食品注册和监督管理情况，选择具备能力的技术机构开展保健功能相关研究。符合要求的，技术机构应当及时提出拟纳入或者调整保健功能目录的建议。

第二十条　提出拟纳入或者调整保健功能目录的建议应当提供下列材料：

（一）保健功能名称、解释、机理以及依据；

（二）保健功能研究报告，包括保健功能的人群健康需求分析，保健功能与机体健康效应的分析以及综述，保健功能试验的原理依据、适用范围，以及其他相关科学研究资料；

（三）保健功能评价方法以及判定标准，对应的样品动物实验或者人体试食试验等功能检验报告；

（四）相同或者类似功能在国内外的研究应用情况；

（五）有关科学文献依据以及其他材料。

建议调整保健功能目录的，还需要提供调整的理由、依据和相关材料。

第二十一条　审评机构对拟纳入或者调整保健功能目录的建议材料进行技术评价，综合做出技术评价结论，并报送国家市场监督管理总局：

（一）对保健功能科学、合理、必要性充足，保健功能评价方法和判定标准适用、稳定、可操作的，做出纳入或者调整保健功能目录的技术评价结论；

（二）对保健功能不科学、不合理、必要性不充足，保健功能评价方法和判定标准不适用、不稳定、没有可操作性的，做出不予纳入或者调整的技术评价建议。

第二十二条　国家市场监督管理总局对审评机构报送的技术评价结论等相关材料的完整性、规范性进行初步审查，拟纳入或者调整保健食品功能目录的，应当公开征求意见，并修改完善。

第二十三条　国家市场监督管理总局对审评机构报送的拟纳入或者调整保健功能目录的材料进行审查，符合要求的，会同国家卫生健康委员会、国家中医药管理局，及时公布纳入或者调整的保健功能目录。

第二十四条　有下列情形之一的，国家市场监督管理总局及时组织对保健功能目录中的保健功能进行再评价，根据再评价结果，会同国家卫生健康委员会、国家中医药管理局对目录进行相应调整：

（一）实际应用和新的科学共识发现保健功能评价方法与判定标准存在问题，需要重新进行评价和论证；

（二）列入保健功能目录中的保健功能缺乏实际健康消费需求；

（三）其他需要再评价的情形。

第四章　附　则

第二十五条　保健食品原料目录的制定、按照传统既是食品又是中药材物质目录的制定、新食品原料的审查等工作应当相互衔接。

第二十六条　本办法自 2019 年 10 月 1 日起施行。

附录 6　中医体质分类与判定（ZYYXH/T 157—2009）

中华中医药学会

（2009.04.09 实施）

1. 范围

本标准规定了中医关于体质的术语及定义、中医体质的 9 种基本类型、中医体质类型的特征、中医体质分类的判定。

本标准适用于中医体质的分类、判定及体质辨识治未病。

2. 术语和定义

下列术语和定义适用于本标准。

中医体质（constitution of TCM）：是指人体生命过程中，在先天禀赋和后天获得的基础上所形成的形态结构、生理功能和心理状态方面综合的、相对稳定的固有特质，是人类在生长、发育过程中所形成的与自然、社会环境相适应的人体个性特征。

3. 中医体质9种基本类型与特征

3.1 平和质（A型）

3.1.1 总体特征：阴阳气血调和，以体态适中、面色红润、精力充沛等为主要特征。

3.1.2 形体特征：体形匀称健壮。

3.1.3 常见表现：面色、肤色润泽，头发稠密有光泽，目光有神，鼻色明润，嗅觉通利，唇色红润，不易疲劳，精力充沛，耐受寒热，睡眠良好，胃纳佳，二便正常，舌色淡红，苔薄白，脉和缓有力。

3.1.4 心理特征：性格随和开朗。

3.1.5 发病倾向：平素患病较少。

3.1.6 对外界环境适应能力：对自然环境和社会环境适应能力强。

3.2 气虚质（B型）

3.2.1 总体特征：元气不足，以疲乏、气短、自汗等气虚表现为主要特征。

3.2.2 形体特征：肌肉松软不实。

3.2.3 常见表现：平素语音低弱，气短懒言，容易疲乏，精神不振，易出汗，舌淡红，舌边有齿痕，脉弱。

3.2.4 心理特征：性格内向，不喜冒险。

3.2.5 发病倾向：易患感冒、内脏下垂等病；病后康复缓慢。

3.2.6 对外界环境适应能力：不耐受风、寒、暑、湿邪。

3.3 阳虚质（C型）

3.3.1 总体特征：阳气不足，以畏寒怕冷、手足不温等虚寒表现为主要特征。

3.3.2 形体特征：肌肉松软不实。

3.3.3 常见表现：平素畏冷，手足不温，喜热饮食，精神不振，舌淡胖嫩，脉沉迟。

3.3.4 心理特征：性格多沉静、内向。

3.3.5 发病倾向：易患痰饮、肿胀、泄泻等病；感邪易从寒化。

3.3.6 对外界环境适应能力：耐夏不耐冬；易感风、寒、湿邪。

3.4 阴虚质（D型）

3.4.1 总体特征：阴液亏少，以口燥咽干、手足心热等虚热表现为主要特征。

3.4.2 形体特征：体形偏瘦。

3.4.3 常见表现：手足心热、口燥咽干，鼻微干，喜冷饮，大便干燥，舌红少津，脉细数。

3.4.4 心理特征：性情急躁，外向好动，活泼。

3.4.5 发病倾向：易患虚劳、失精、不寐等病；感邪易从热化。

3.4.6 对外界环境适应能力：耐冬不耐夏；不耐受暑、热、燥邪。

3.5 痰湿质（E型）

3.5.1 总体特征：痰湿凝聚，以形体肥胖、腹部肥满、口黏苔腻等痰湿表现为主要特征。

3.5.2 形体特征：体形肥胖，腹部肥满松软。

3.5.3 常见表现：面部皮肤油脂较多，多汗且黏，胸闷，痰多，口黏腻或甜，喜食肥甘甜，苔腻，脉滑。

3.5.4 心理特征：性格偏温和、稳重，多善于忍耐。

3.5.5 发病倾向：易患消渴、中风、胸痹等病。

3.5.6 对外界环境适应能力：对梅雨季节及湿重环境适应能力差。

3.6 湿热质（F型）

3.6.1 总体特征：湿热内蕴，以面垢油光、口苦、苔黄腻等湿热表现为主要特征。

3.6.2 形体特征：形体中等或偏瘦。

3.6.3 常见表现：面垢油光，易生痤疮，口苦口干，身重困倦，大便黏滞不畅或燥结，小便短黄，男性易阴囊潮湿，女性易带下增多，舌质偏红，苔黄腻，脉滑数。

3.6.4 心理特征：容易心烦气躁。

3.6.5 发病倾向：易患疮疖、黄疸、热淋等病。

3.6.6 对外界环境适应能力：对夏末秋初湿热气候，湿重或气温偏高环境较难适应。

3.7 血瘀质（G型）

3.7.1 总体特征：血行不畅，以肤色晦暗、舌质紫黯等血瘀表现为主要特征。

3.7.2 形体特征：胖瘦均见。

3.7.3 常见表现：肤色晦暗、色素沉着，容易出现瘀斑，口唇黯淡，舌黯或有瘀点，舌下络脉紫黯或增粗，脉涩。

3.7.4 心理特征：易烦，健忘。

3.7.5 发病倾向：易患癥瘕及痛证、血证等。

3.7.6 对外界环境适应能力：不耐受寒邪。

3.8 气郁质（H型）

3.8.1 总体特征：气机郁滞，以神情抑郁、忧虑脆弱等气郁表现为主要特征。

3.8.2 形体特征：形体瘦者为多。

3.8.3 常见表现：神情抑郁，情感脆弱，烦闷不乐，舌淡红，苔薄白，脉弦。

3.8.4 心理特征：性格内向不稳定、敏感多虑。

3.8.5 发病倾向：易患脏燥、梅核气、百合病及郁证。

3.8.6 对外界环境适应能力：对精神刺激适应能力较差；不适应阴雨天气。

3.9 特禀质（I型）

3.9.1 总体特征：先天失常，以生理缺陷、过敏反应等为主要特征。

3.9.2 形体特征：过敏体质者一般无特殊；先天禀赋异常者或有畸形，或有生理缺陷。

3.9.3 常见表现：过敏体质者常见哮喘、风团、咽痒、鼻塞、喷嚏等；患遗传性疾病者有垂直遗传、先天性、家族性特征；患胎传性疾病者具有母体影响胎儿个体生长发育及相关疾病特征。

3.9.4 心理特征：随禀质不同情况各异。

3.9.5 发病倾向：过敏体质者易患哮喘、荨麻疹、花粉症及药物过敏等；遗传性疾病如血友病、先天愚型等；胎传性疾病如五迟（立迟、行迟、发迟、齿迟和语迟）、五软（头软、项软、手足软、肌肉软、口软）、解颅、胎惊、胎痫等。

3.9.6 对外界环境适应能力：适应能力差，如过敏体质者对易致过敏季节适应能力差，易引发宿疾。

4. 中医体质分类的判定

判定方法

回答《中医体质分类与判定表》中的全部问题，每一问题按5级评分，计算原始分及转化分，依标准判定体质类型。

中医体质分类判定自测表

1. 判定方法

回答《中医体质分类与判定表》中的全部问题，每一问题按5级评分，计算原始分及转化分，依标准判定体质类型。

$$原始分 = 各个条目的分会相加。$$

$$转化分数 = [(原始分 - 条目数)/(条目数 \times 4)] \times 100$$

2. 判定标准

平和质为正常体质，其他8种体质为偏颇体质。判定标准见表1。

表1 平和质与偏颇体质判定标准表

体质类型	条件	判定结果
平和质	转化分≥60分	是
	其他8种体质转化分均<30分	
	转化分≥60分	基本是
	其他8种体质转化分均<40分	
	不满足上述条件者	否
偏颇体质	转化分≥40分	是
	转化分30~39分	倾向是
	转化分<30分	否

3. 示例

示例1 某人各体质类型转化分如一：平和质75分，气虚质56分，阳虚质27分，阴虚质25分，痰湿质12分，湿热质15分，血瘀质20分，气郁质18分，特禀质10分。

根据判定标准，虽然平和质转化分≥60分，但其他8种体质转化分并未全部<40分，其中气虚质转化分≥40分，故此人不能判定为平和质，应判定为是气虚质。

示例2　某人各体质类型转化分如一：平和质75分，气虚质16分，阳虚质27分，阴虚质25分，痰湿质32分，湿热质25分，血瘀质10分，气郁质18分，特禀质10分。

根据判定标准，平质转化分≥60分，同时，痰湿质转化分在30~39分，可判定为痰湿质倾向，故此人最终体质判定结果基本是平和质，有痰湿质倾向。

4. 表格（注：标有＊的条目为逆向计分，即：1→5，2→4，3→3，4→2，5→1，再用公式转化分）

一、阳虚质

请根据近一年的体验和感觉，回答以下问题	没有（根本不）	很少（有一点）	有时（有些）	经常（相当）	总是（非常）
（1）您手脚发凉吗？	1	2	3	4	5
（2）您胃脘部、背部或腰膝部怕冷吗？	1	2	3	4	5
（3）您感到怕冷、衣服比别人穿得多吗？	1	2	3	4	5
（4）您比一般人耐受不了寒冷（冬天的寒冷，夏天的冷空调、电扇等）	1	2	3	4	5
（5）您比别人容易患感冒吗？	1	2	3	4	5
（6）您吃（喝）凉的东西会感到不舒服或者怕吃（喝）凉东西吗？	1	2	3	4	5
（7）你受凉或吃（喝）凉的东西后，容易腹泻（拉肚子）吗？	1	2	3	4	5

判断结果：□是　　□倾向是　　□否

二、阴虚质

请根据近一年的体验和感觉，回答以下问题	没有（根本不）	很少（有一点）	有时（有些）	经常（相当）	总是（非常）
（1）您感到手脚心发热吗？	1	2	3	4	5
（2）您感觉身体、脸上发热吗？	1	2	3	4	5
（3）您皮肤或口唇干吗？	1	2	3	4	5
（4）您口唇的颜色比一般人深吗？	1	2	3	4	5
（5）您容易便秘或大便干燥吗？	1	2	3	4	5
（6）您面部潮红或偏红吗？	1	2	3	4	5
（7）您感到眼睛干涩吗？	1	2	3	4	5

续表

请根据近一年的体验和感觉，回答以下问题	没有 （根本不）	很少 （有一点）	有时 （有些）	经常 （相当）	总是 （非常）
（8）您活动量稍大就容易出虚汗吗？	1	2	3	4	5

判断结果：□是　　□倾向是　　□否

三、气虚质

请根据近一年的体验和感觉，回答以下问题	没有 （根本不）	很少 （有一点）	有时 （有些）	经常 （相当）	总是 （非常）
（1）你容易疲乏吗？	1	2	3	4	5
（2）您容易气短（呼吸短促，接不上气）吗？	1	2	3	4	5
（3）您容易心慌吗？	1	2	3	4	5
（4）您容易头晕或站起时晕眩吗？	1	2	3	4	5
（5）您比别人容易患感冒吗？	1	2	3	4	5
（6）您喜欢安静、懒得说话吗？	1	2	3	4	5
（7）您说话声音无力吗？	1	2	3	4	5
（8）您活动量稍大就容易出虚汗吗？	1	2	3	4	5

判断结果：□是　　□倾向是　　□否

四、痰湿质

请根据近一年的体验和感觉，回答以下问题	没有 （根本不）	很少 （有一点）	有时 （有些）	经常 （相当）	总是 （非常）
（1）您感到胸闷或腹部胀满吗？	1	2	3	4	5
（2）您感到身体不轻松或不爽快吗？	1	2	3	4	5
（3）您腹部肥满松软吗？	1	2	3	4	5
（4）您有额部油脂分泌多的现象吗？	1	2	3	4	5
（5）您上眼睑比别人肿（仍轻微隆起的现象）吗？	1	2	3	4	5
（6）您嘴里有黏黏的感觉吗？	1	2	3	4	5
（7）您平时痰多，特别是咽喉部总感到有痰堵着吗？	1	2	3	4	5
（8）您舌苔厚腻或有舌苔厚厚的感觉吗？	1	2	3	4	5

判断结果：□是　　□倾向是　　□否

五、湿热质

请根据近一年的体验和感觉，回答以下问题	没有（根本不）	很少（有一点）	有时（有些）	经常（相当）	总是（非常）
（1）您面部或鼻部有油腻感或者油亮发光吗？	1	2	3	4	5
（2）你容易生痤疮或疮疖吗？	1	2	3	4	5
（3）您感到口苦或嘴里有异味吗？	1	2	3	4	5
（4）您大便黏滞不爽、有解不尽的感觉吗？	1	2	3	4	5
（5）您小便时尿道有发热感、尿色浓（深）吗？	1	2	3	4	5
（6）您带下色黄（白带颜色发黄）吗？（限女性回答）	1	2	3	4	5
（7）您的阴囊部位潮湿吗？	1	2	3	4	5

判断结果：□是　　　□倾向是　　　□否

六、血瘀质

请根据近一年的体验和感觉，回答以下问题	没有（根本不）	很少（有一点）	有时（有些）	经常（相当）	总是（非常）
（1）您的皮肤在不知不觉中会出现青紫瘀斑（皮下出血）吗？	1	2	3	4	5
（2）您两颧部有细微红丝吗？	1	2	3	4	5
（3）您身体上有哪里疼痛吗？	1	2	3	4	5
（4）您面色晦暗或容易出现褐斑吗？	1	2	3	4	5
（5）您容易有黑眼圈吗？	1	2	3	4	5
（6）您容易忘事（健忘）吗	1	2	3	4	5
（7）您口唇颜色偏黯吗？	1	2	3	4	5

判断结果：□是　　　□倾向是　　　□否

七、特禀质

请根据近一年的体验和感觉，回答以下问题	没有（根本不）	很少（有一点）	有时（有些）	经常（相当）	总是（非常）
（1）您没有感冒时也会打喷嚏吗？	1	2	3	4	5
（2）您没有感冒时也会鼻塞、流鼻涕吗？	1	2	3	4	5
（3）您有因季节变化、温度变化或异味等原因而咳喘的现象吗？	1	2	3	4	5

请根据近一年的体验和感觉，回答以下问题	没有 （根本不）	很少 （有一点）	有时 （有些）	经常 （相当）	总是 （非常）
（4）您容易过敏（对药物、食物、气味、花粉或在季节交替、气候变化时）吗？	1	2	3	4	5
（5）您的皮肤容易起荨麻疹（风团、风疹块、风疙瘩）吗？	1	2	3	4	5
（6）您因过敏出现过紫癜（紫红色瘀点、瘀斑）吗？	1	2	3	4	5
（7）您的皮肤一抓就红，并出现抓痕吗？	1	2	3	4	5

判断结果：□是　　□倾向是　　□否

八、气郁质

请根据近一年的体验和感觉，回答以下问题	没有 （根本不）	很少 （有一点）	有时 （有些）	经常 （相当）	总是 （非常）
（1）您感到闷闷不乐吗？	1	2	3	4	5
（2）您容易精神紧张、焦虑不安吗？	1	2	3	4	5
（3）您多愁善感、感情脆弱吗？	1	2	3	4	5
（4）您容易感到害怕或受到惊吓吗？	1	2	3	4	5
（5）您胁肋部或乳房腹痛吗？	1	2	3	4	5
（6）您无缘无故叹气吗？	1	2	3	4	5
（7）您咽喉部有异物感，且吐之不出、咽之不下吗？	1	2	3	4	5

判断结果：□是　　□倾向是　　□否

九、平和质

请根据近一年的体验和感觉，回答以下问题	没有 （根本不）	很少 （有一点）	有时 （有些）	经常 （相当）	总是 （非常）
（1）您精力充沛吗？	1	2	3	4	5
（2）您容易疲乏吗？*	5	4	3	2	1
（3）您说话声音无力吗？*	5	4	3	2	1
（4）您感到闷闷不乐吗？*	5	4	3	2	1
（5）您比一般人耐受不了寒冷（冬天的寒冷，夏天的冷空调、电扇）吗？*	5	4	3	2	1

请根据近一年的体验和感觉，回答以下问题	没有 （根本不）	很少 （有一点）	有时 （有些）	经常 （相当）	总是 （非常）
（6）您能适应外界自然和社会环境的变化吗？	1	2	3	4	5
（7）您容易失眠吗？*	5	4	3	2	1
（8）您容易忘事（健忘）吗？*	5	4	3	2	1

判断结果：□是　　　□倾向是　　　□否

（注：标有 * 的条目为逆向计分，即 1→5，2→4，3→3，4→2，5→1，再用公式转化分。）

参考文献

[1] 龚水明, 黎丽芸. 临床护理中外敷生姜片和马铃薯片治疗静脉输液外渗的疗效比较 [J]. 现代诊断与治疗, 2017（1）: 191 - 193.

[2] 美丽, 朱懿敏, 罗晶, 等. 丁香化学成分、药效及临床应用研究进展 [J]. 中国实验方剂学杂志, 2019, 25（15）: 222 - 227.

[3] 林森, 孙振军, 刘红星, 等. 八角属植物药理作用的研究进展 [J]. 大众科技, 2010（2）: 136 - 137.

[4] 王婷, 苗明三, 苗艳艳. 小茴香的化学、药理及临床应用 [J]. 中医学报, 2015, 30（6）: 856 - 858.

[5] 李丹, 吴莲波, 吴秉纯. 中药小蓟的药理作用研究进展 [J]. 黑龙江中医药, 2010, 39（3）: 46 - 47.

[6] 邵礼梅, 许世伟. 山药化学成分及现代药理研究进展 [J]. 中医药学报, 2017, 45（2）: 125 - 127.

[7] 封若雨, 朱新宇, 张苗苗. 近五年山楂药理作用研究进展 [J]. 中国中医基础医学杂志, 2019, 25（5）: 715 - 718.

[8] 施文彩, 薛凡, 李菊红, 等. 马齿苋的药理活性研究进展 [J]. 药学服务与研究, 2016, 16（4）: 291 - 295.

[9] 王松涛, 谢晓梅. 宣木瓜有效成分及药理作用的研究进展 [J]. 中医药临床杂志, 2014, 26（3）: 320 - 321.

[10] 韦凤, 涂冬萍, 王柳萍. 火麻仁食用开发和药理作用研究进展 [J]. 中国老年学杂志, 2015, 35（12）: 3486 - 3488.

[11] 罗纯清, 王兴. 玉竹药理作用研究进展 [J]. 亚太传统药, 2018, 14（7）: 95 - 97.

[12] 张利. 甘草的药理作用及现代研究进展 [J]. 中医临床研究, 2014, 6（10）: 147 - 148.

[13] 赵珮妮, 和法涛, 宋烨, 等. 白果的特异生物活性和药理作用研究进展 [J]. 化工进展, 2017, 36（S1）: 366 - 371.

[14] 李海洋, 李若存, 陈丹, 等. 白扁豆研究进展 [J]. 中医药导报, 2018, 24（10）: 117 - 120.

[15] 韩亚萍. 决明子现代药理研究概述 [J]. 环球中医药, 2009, 2（6）: 461 - 463.

[16] 刘鹏, 林志健, 张冰. 百合的化学成分及药理作用研究进展 [J]. 中国实验方剂学杂志, 2017, 23（23）: 201 - 211.

[17] 黄丽涛, 杨向宏, 许育佳, 等. 肉桂的研究进展 [J]. 大众科技, 2018, 20（1）: 77 - 79.

[18] 何晓敏. 余甘子药理作用研究进展 [J]. 中国中医药科技, 2014, 21（5）: 593 - 595.

[19] 赵永艳, 胡瀚文, 彭腾, 等. 佛手的化学成分药理作用及开发应用研究进展 [J]. 时珍国医国药, 2018, 29（11）: 2734 - 2736.

[20] 杨国辉, 魏丽娟, 王德功, 等. 中药苦杏仁的药理研究进展 [J]. 中兽医学杂志, 2017（4）: 75 - 76.

[21] 张东, 邬国栋. 沙棘黄酮的化学成分及药理作用研究进展 [J]. 中国药房, 2019, 30（9）: 1292 -

1296.

[22] 杨晓曦，张庆林. 中药芡实的研究进展 [J]. 国际药学研究杂志，2015，42（2）：160 – 164.

[23] 袁海梅，邱露，谢贞建，等. 花椒属植物生物碱类成分及其药理活性研究进展 [J]. 中国中药杂志，2015，40（23）：4573 – 4584.

[24] 彭游，李仙芝，柏杨. 赤小豆活性成分的提取及保健功能研究进展 [J]. 食品工业科技，2013，34（9）：389 – 391 + 395.

[25] 朱立俏，何伟，袁万瑞. 昆布化学成分与药理作用研究进展 [J]. 食品与药品，2006（3）：9 – 12.

[26] 陈熹，李玉洁，杨庆，等. 大枣现代研究开发进展与展望 [J]. 世界科学技术 – 中医药现代化，2015，17（3）：687 – 691.

[27] 张维，王斌，周丽，等. 罗汉果成分及药理研究进展 [J]. 食品工业科技，2014，35（12）：393 – 397.

[28] 田硕，武晏屹，白明，等. 郁李仁现代研究进展 [J]. 中医学报，2018，33（11）：2182 – 2183，2190.

[29] 刘玉峰，李鲁盼，马海燕，等. 金银花化学成分及药理作用的研究进展 [J]. 辽宁大学学报（自然科学版），2018，45（3）：255 – 262.

[30] 陈碧琼，聂咏飞，涂华. 中药青果的化学成分及药理作用研究进展 [J]. 广州化工，2012，40（21）：16 – 18.

[31] 王小飞，吴国泰，牛亭惠，等. 生姜的化学、药理及应用 [J]. 中国果菜，2016，36（6）：23 – 26，29.

[32] 孙凤娇，李振麟，钱士辉，等. 干姜化学成分和药理作用研究进展 [J]. 中国野生植物资源，2015，34（3）：34 – 37.

[33] 李建学，樊祥富，刘学龙，等. 枸杞化学成分及其药理作用的研究进展 [J]. 食品安全导刊，2016（24）：75.

[34] 邹毅，周敏. 栀子化学成分及药理作用的研究进展 [J]. 江西化工，2019（5）：47 – 48.

[35] 崔鹤蓉，王睿林，郭文博，等. 茯苓的化学成分、药理作用及临床应用研究进展 [J]. 西北药学杂志，2019，34（5）：694 – 700.

[36] 向伦理. 两种香薷属植物的化学成分研究 [D]. 昆明：昆明理工大学，2018.

[37] 许筱凰，李婷，王一涛，等. 桃仁的研究进展 [J]. 中草药，2015，46（17）：2649 – 2655.

[38] 黄安民，杨斯佳，虞璐琳，等. 桑叶活性成分的研究进展 [J]. 临床医药文献电子杂志，2017，4（82）：16226 – 16227.

[39] 孙乐，张小东，郭迎迎. 桑椹的化学成分和药理作用研究进展 [J]. 人参研究，2016，28（2）：49 – 54.

[40] 王艳慧. 化橘红的研究进展 [J]. 世界科学技术 – 中医药现代化，2017，19（6）：1076 – 1082.

[41] 左军，尹柏坤，胡晓阳. 桔梗化学成分及现代药理研究进展 [J]. 辽宁中医药大学学报，2019，21（1）：113 – 116.

[42] 陈萍，王培培，焦泽沼，等. 益智仁的化学成分及药理活性研究进展 [J]. 现代药物与临床，2013，28（4）：617 – 623.

[43] 刘贝涛. 荷叶的化学成分和药理作用探究 [J]. 当代化工研究，2016（7）：134 – 135.

[44] 赵振华，李媛，季冬青，等. 莱菔子化学成分与药理作用研究进展 [J]. 食品与药品，2017，19（2）：147 – 151.

[45] 黄秀琼，卿志星，曾建国．莲不同部位化学成分及药理作用研究进展［J］.中草药，2019，659
（24）：255－273.

[46] 宋秋烨，吴启南．中药淡竹叶的研究进展［J］.中华中医药学刊，2007（3）：526－527.

[47] 李娜，黄庆柏．淡豆豉中的异黄酮成分及药理作用与临床应用［J］.中国现代中药，2008（7）：18－
19.

[48] 谢占芳，张倩倩，朱凌佳，等．菊花化学成分及药理活性研究进展［J］.河南大学学报（医学版），
2015，34（4）：290－300.

[49] 孙博喻，张冰，林志健，等．菊苣的药理药效研究进展［J］.中华中医药学刊，2015，33（7）：
1577－1579.

[50] 张璐，易延逵，陈兴兴，等．炒制对黄芥子挥发油成分的影响［J］.江苏中医药，2007（8）：66－
67.

[51] 李亚霖，周芳，曾婷，等．药用黄精化学成分与活性研究进展［J］.中医药导报，2019，25（5）：
86－89.

[52] 何育佩，郝二伟，谢金玲，等．紫苏药理作用及其化学物质基础研究进展［J］.中草药，2018，49
（16）：3957－3968.

[53] 刘洪旭，陈海滨，吴春敏．紫苏子的研究进展［J］.海峡药学，2004（4）：5－8.

[54] 房伟．葛根药理作用研究进展［J］.中国药物经济学，2017，12（11）：159－160.

[55] 刘琳，程伟．槐花化学成分及现代药理研究新进展［J］.中医药信息，2019，36（4）：125－128.

[56] 丁惠，张馨方，纪文华，等．蒲公英药用研究进展［J］.辽宁中医药大学学报，2018，20（9）：
156－159.

[57] 王玉，杨雪，夏鹏飞，等．酸枣仁汤化学成分、药理作用、临床应用的研究进展及质量标志物的预
测分析［J］.中国中医药杂志，2020，45（12）：47－53.

[58] 刘荣华，付丽娜，陈兰英，等．白茅根化学成分与药理研究进展［J］.江西中医学院学报，2010，22
（4）：80－83.

[59] 王中华，郭庆梅，周凤琴．芦根化学成分、药理作用及开发利用研究进展［J］.辽宁中医药大学学
报，2014，16（12）：81－83.

[60] 梅全喜，林慧，宋叶，等．广陈皮的药理作用与临床研究进展［J］.中国医院用药评价与分析，
2019，19（8）：899－902.

[61] 沈梅芳，李小萌，单琪媛．薄荷化学成分与药理作用研究新进展［J］.中华中医药学刊，2012，30
（7）：1484－1487.

[62] 李颖硕，汪琼，杨楠楠，等．薏苡化学成分及药理活性研究进展［J］.辽宁中医药大学学报，2018，
20（7）：114－121.

[63] 乔凤仙，蔡皓，裴科，等．中药薤白的研究进展［J］.世界中医药，2016，11（6）：1137－1140.

[64] 程丹，李洁，周斌，等．覆盆子化学成分与药理作用研究进展［J］.中药材，2012，35（11）：
1873－1876.

[65] 徐雯，吴艳清，丁浩然，等．广藿香的药理作用及机制研究进展［J］.上海中医药杂志，2017，51
（10）：103－106.

[66] 冯丽，赵文静，常惟智．牡蛎的药理作用及临床应用研究进展［J］.中医药信息，2011，28（1）：
114－116.

[67] 伊娜，杨铧，武勇，等．阿胶药理药效研究进展［J］.世界最新医学信息文摘，2017，17（54）：

12 – 15.

［68］吴国泰，武玉鹏，牛亭惠，等．蜂蜜的化学、药理及应用研究概况［J］.蜜蜂杂志，2017，37（1）：
3 – 6.

［69］王贵金．蝮蛇化学成分的研究［D］.长春：长春中医药大学，2008.

［70］李倩，柴艺汇，高洁，等．人参现代药理作用研究进展［J］.贵阳中医学院学报，2019，41（5）：
89 – 92.

［71］徐春生，李明，李光明．中药玫瑰花的药理研究进展［J］.中国医药指南，2012（15）：82 – 84.

［72］黑育荣，彭修娟，杨新杰．松花粉的有效成分及药理活性研究进展［J］.农产品加工，2019（17）：
95 – 96，99.

［73］孙冬梅．布渣叶化学成分和药理作用研究进展［A］.广东省药学会.2016 年广东省药师周大会论文集
［C］.广东省药学会：广东省药学会，2015：8.

［74］卢旻昱，刘铜华，侯毅，等．夏枯草的药理作用及研究进展述要［J］.世界最新医学信息文摘，
2019，19（31）：31 – 33.

［75］董培良，李慧，韩华．当归及其药对的研究进展［J］.中医药信息，2019，36（2）：127 – 130.

［76］刘涛，楚溪，韩雪，等．西红花苷的药理学研究进展［J］.广东化工，2016，43（17）：77 – 78.

［77］代敏，彭成．草果的化学成分及其药理作用研究进展［J］.中药与临床，2011，2（4）：55 – 59.

［78］孙林林，乔利，田振华，等．姜黄化学成分及药理作用研究进展［J］.山东中医药大学学报，2019，
43（2）：207 – 212.

［79］李建良．荜茇的化学成分和药理作用的研究进展［A］.中国商品学会.中国商品学会第五届全国中药
商品学术大会论文集［C］.中国商品学会：中国商品学会，2017：6.

［80］王涵，林红强，谭静，等．党参药理作用及临床应用研究进展［J］.世界最新医学信息文摘，2019，
19（7）：21 – 22，24.

［81］方鉴．肉苁蓉的药理研究进展［J］.光明中医，2017，32（14）：2140 – 2142.

［82］柳俊，邱新雨．铁皮石斛药理作用研究述［J］.河南农业，2019，491（3）：58 – 59.

［83］尚金燕，李桂荣，邵明辉，等．西洋参的药理作用研究进展［J］.人参研究，2016，28（6）：49 –
51.

［84］唐冕，许晓芬．药用黄芪皂苷类化学成分及药理作用研究进展［J］.中医药导报，2018，24（20）：
117 – 122.

［85］陈伟，马飞，张琳，等．灵芝有效成分提取及药理活性研究进展［J］.安徽农业科学，2016，44
（8）：147 – 149，202.

［86］杨明明，袁晓旭，赵桂琴，等．山茱萸化学成分和药理作用的研究进展［J］.承德医学院学报，
2016，33（5）：398 – 400.

［87］易斌，尹良周，张强，等．天麻研究进展［J］.铜仁学院学报，2015，17（4）：41 – 43.

［88］曾桥，韦承伯．杜仲叶药理作用及临床应用研究进展［J］.药学研究，2018，37（8）：482 – 486，
489.

［89］于慧，汪涛，张辉，等．鹿鞭及鞭类药材研究［J］.吉林中医药，2019，39（7）：921 – 924.

［90］兰凤英．郁金的药理作用及临床应用［J］.长春中医药大学学报，2009，25（1）：27 – 28.

［91］白明学．白术的现代药理研究与临床新用［J］.中国中医药现代远程教育，2008，6（6）：609 – 610.

［92］齐雁辉，赵彩玉．五味子的现代药理作用研究进展［J］.中国医药指南，2011，（26）：43 – 44.

［93］孙森凤，张颖颖．番泻叶成分及药理作用研究进展［J］.山东化工，2017，46（13）：44 – 45.

［94］ 蔺禹帆，粟栗．青蒿鳖甲汤临床及实验研究进展［J］.吉林中医药，2017，37（10）1075－1080.

［95］ 于岚，郝正一，胡晓璐，等．胡椒的化学成分与药理作用研究进展［J］.中国实验方剂学杂志，2020，26（6）：242－250.

［96］ 刘珊珊，郭杰，李宗艾，等．泽泻化学成分及药理作用研究进展［J］.中国中药杂志，2020，45（7）：120－137.

［97］ 龚殿婷，郭晓蒙，王晓宁．从西瓜皮中提取果胶的研究进展［J］.应用化工，2018，47（2）：355－357.

［98］ 符影，程悦，陈建萍，等．鸡血藤化学成分及药理作用研究进展［J］.中草药，2011，42（6）：1229－1234.

［99］ 田代华．实用中药词典（下）［M］.北京：人民卫生出版社，2002：1478－1480.

［100］ 谢鹏，秦华珍，谭喜梅，等．草豆蔻化学成分和药理作用研究进展［J］.辽宁中医药大学学报，2017，19（3）：60－63.

［101］ 李民，王春艳，李士栋，等．鹿角胶的研究进展［J］.中国药物评价，2014，31（5）：310－312.

［102］ 高学敏．《中药学》［M］.北京：中国中医药出版社，2012.

［103］ 罗露，袁志鹰，黄惠勇，等．淫羊藿化学成分及药理研究进展［J］.亚太传统医药，2019，15（6）：190－194.